现代急诊医学与临床重症监护

主编　刘丹丹　马淑红　崔清涛　李姗姗
唐林军　陶海霞　杨　慧　宋　伟

中国海洋大学出版社
·青岛·

图书在版编目（CIP）数据

现代急诊医学与临床重症监护 / 刘丹丹等主编.
青岛：中国海洋大学出版社，2024.9. -- ISBN 978-7
-5670-3989-6

Ⅰ. R459.7

中国国家版本馆CIP数据核字第20246ZU372号

XIANDAI JIZHEN YIXUE YU LINCHUANG ZHONGZHENG JIANHU

现代急诊医学与临床重症监护

出版发行 中国海洋大学出版社
社　　址 青岛市香港东路23号　　**邮政编码** 266071
出 版 人 刘文菁
网　　址 http://pub.ouc.edu.cn
电子信箱 369839221@qq.com
订购电话 0532-82032573（传真）
责任编辑 韩玉堂　李　燕　　**电　　话** 0532-85902349
印　　制 日照报业印刷有限公司
版　　次 2024年9月第1版
印　　次 2024年9月第1次印刷
成品尺寸 185 mm×260 mm
印　　张 24.5
字　　数 618千
印　　数 1～1000
定　　价 198.00元

发现印装质量问题，请致电0633-8221365，由印刷厂负责调换。

编委会

主　编　刘丹丹　马淑红　崔清涛　李姗姗
　　　　唐林军　陶海霞　杨　慧　宋　伟

副主编　王冠军　海　荣　唐婷妮　张　艳
　　　　刘洪波　张芳芳　周　娟　郭明伟

编　委（按姓氏笔画排序）

马淑红（山东省聊城市中医医院）
王冠军（山东省聊城市传染病医院）
庄月军（山东省莒南县人民医院）
刘　虎（湖北省十堰市人民医院
　　　　湖北医药学院附属人民医院）
刘丹丹（山东省公共卫生临床中心）
刘洪波（山东省公共卫生临床中心）
李姗姗（山东省临沭县人民医院）
杨　慧（新疆维吾尔自治区人民医院）
宋　伟（苏州大学附属第四医院
　　　　苏州市独墅湖医院）
张　艳（湖北省武汉市红十字会医院）
张芳芳（山东省鱼台县人民医院）
周　娟（新疆维吾尔自治区中医医院）
赵延波（湖北省十堰市人民医院
　　　　湖北医药学院附属人民医院）
郭明伟（天津市滨海新区急救分中心）
唐林军（广东省高州市人民医院）
唐婷妮（碧迪医疗）
海　荣（新疆医科大学第五附属医院）
陶海霞（新疆医科大学附属中医医院）
崔清涛（山东省聊城市妇幼保健院）

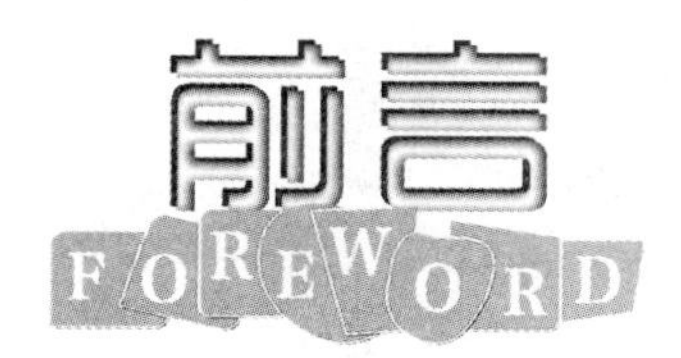

在医学科学发展日新月异的今天，急诊医学与临床重症监护守护生命健康的重要性日益凸显。面对突发公共卫生事件、交通事故、自然灾害等紧急情况，快速、准确、高效的急诊救治能力直接关系到患者的生存率与生存质量。同时，随着医学科学技术的不断进步，临床重症监护的精细化管理、个体化治疗方案的实施，以及跨学科协作模式的推广，为重症患者带来了更多生存的希望。这就要求临床医务工作者不断学习新知识，提高自身医疗服务水平，以便更好地为患者服务，促进患者健康恢复。鉴于以上情况，我们特组织了一批急诊与重症领域资深的专家，在参考大量国内外文献的基础上，结合其自身丰富的临床经验，共同编写了《现代急诊医学与临床重症监护》一书。

本书不仅包含急诊与重症领域原有理论、技术，还深入探讨了急诊与重症领域的最新进展，并对疾病的病因、临床表现、辅助检查、诊断与鉴别诊断、治疗方法等进行了重点介绍。本书旨在为读者提供一套系统、全面、实用的知识体系，帮助他们在面对复杂多变的临床情境时，能够迅速做出正确的判断与决策。本书还着重强调了人文关怀在急诊救治与重症监护中的重要意义，提醒每一位医务工作者在追求技术精进的同时，还应注意对患者的关爱与尊重，让医学科技的温度传递给每一位需要帮助的患者。本书内容丰富，资料新颖，重点突出，专业性强，适合各级医院从事急诊与重症领域的医务工作者与医学院校相关专业学生参考使用。

由于编者水平有限，书中难免存在疏漏或不足之处，敬请广大读者不吝赐教，给予批评指正，以期在今后修订中不断改进。急诊医学与临床重症监护的发展未来将面临更多的挑战与机遇，让我们携手并进，在守护生命的道路上不断前行，为构建更加安全、高效、人性化的医疗服务体系贡献自己的力量。

《现代急诊医学与临床重症监护》编委会

2024 年 7 月

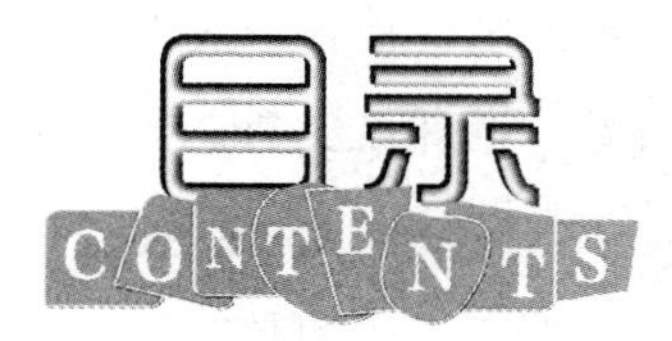

第一章 急危重症的常用操作

第一节 心脏电复律

心脏电复律是用较强的脉冲电流通过心肌，使心肌各部分在瞬间同时除极，以终止异位心律，使其恢复窦性心律的一种方法。它是除药物与人工心脏起搏之外治疗异位快速性心律失常的另一种方法，具有作用快、疗效高、比较安全与操作简便的特点，但不能防止心律失常的复发。该方法最早用于消除心室颤动（VF），故称为“电除颤”；后来进一步用于纠正心房颤动、心房扑动、阵发性室上性心动过速和室性心动过速等，故称为“电复律”，又通称“心脏电休克”。

一、心脏电复律器

心脏电复律器就是进行心脏电复律时所用的装置，也称“心脏电除颤器”，由电极、蓄电和放电装置、同步触发装置、心电示波仪、电源供应等几部分组成。直流电复律器是将几千伏的高电压存储在 16～32 μF 的大电容中，然后将电容所存储的电能在几毫秒（ms）的极短时间内，直接（体内复律，电极接触心肌）或间接（体外复律，电极接触胸壁）地向心脏放电，从而达到复律或除颤的目的。这种高能脉冲电流波形既往多采用顶端呈椭圆形的单相衰减正弦波。根据心脏电除颤器发放脉冲是否与 R 波同步，又分为同步电复律与非同步电复律。同步电复律是指除颤器由 R 波的电信号激发放电，即电流刺激落在心室肌的绝对不应期，从而避免在心室的易损期放电导致室性心动过速（VT）或心室颤动（VF），主要用于治疗除 VF、心室扑动以外的快速性心律失常，电复律前一定要核查仪器上的“同步”功能，使其处于开启状态。非同步电复律（即非同步电除颤）是指电除颤器在心动周期的任何时间都可放电，主要用于治疗 VF、心室扑动，此时患者已无心动周期，心电图上也无 QRS-T 波，无从避开心室易损期，应即刻于任何时间放电。

近年来已广泛使用双相波电除颤器，行双相波形电除颤，即一次充电、两次放电除颤。其除颤阈值低，复律除颤成功率高，对心肌的损伤也较小，已逐渐取代了既往的单相波电复律器。目前已有两种不同波形的双相波形电除颤器，即双相截断指数波形电除颤器和直线双相波形电除颤器。前者首次电击能量为 150～200 J，后者电击能量选择 120 J。目前已研制成功并已广泛应用的自动体外除颤器（AED）具有自动分析、操作简单、携带方便的特点，已成为基础生命支持（BLS）设备中的重要组成部分。

二、心脏电复律机制

利用电能终止异位快速性心律失常的基础：①引起异位快速性心律失常的机制最常见的是环行或折返现象所致，低能量脉冲电流或恰为足量的电流通过心脏，能使折返环路中的一部分心肌除极，而不再接受从折返环传递过来的冲动，从而中断这一折返途径而终止心动过速；②对于因异位兴奋灶的自律性增高（包括触发活动）所致的心律失常，在短时间内给心肌通以高能量脉冲电流，可使心肌各部（不论是处于应激期还是不应激期）在瞬间同时除极，暂时使各处异位兴奋灶失去自律性，此时心脏起搏传导系统中具有最高自律性的窦房结可以恢复其主导功能，再行控制整个心动和心律。

电刺激的直接作用是在使所有心肌细胞除极的同时，也使心脏自主神经系统兴奋。电复律后短暂出现的各种类型的期前收缩是由于交感神经兴奋、心肌有局部性肾上腺素能递质释放所致。若电复律后出现心动过缓，则提示副交感神经被激惹。

心脏电复律过程中所用的高压电流仅能在极短的时间内起作用，复律能否成功取决于下列因素。①所用电击能量的大小：过小的电击能量不足以使心肌整体除极或参与折返环路心肌除极，将不能消除异位兴奋灶或中断折返环路等机制。②心肌异位起搏点兴奋性的高低：若心肌异位起搏点的兴奋性过高，则即使心肌整体除极后，心搏仍有可能再为异位起搏点所控制。③窦房结起搏功能状况：若窦房结起搏功能低下，则心肌整体除极后，窦房结仍将无控制心搏的能力。

发生 VF 时，心室肌所处激动位相很不一致，一部分心肌尚在不应期，而另一部分心肌已经复极，故在任何时候通以高压脉冲电流都足以使所有心肌纤维同时除极，称为“非同步电复律”或“非同步电除颤”。其他异位快速性心律失常中，心室肌激动位相是一致的，任意通以高压脉冲电流时，如电流在心动周期的兴奋期或相对不应期中（尤其是易损期中）通过，则可诱发 VF 而危及生命。因此，对 VF 以外的异位快速性心律失常施行电复律时，电流的发放必须与患者的心搏同步，将电流发放在患者 QRS 波群 R 波的降支或 R 波开始后 30 ms 以内的心室绝对不应期中，才能达到心肌整体除极而不诱发 VF 的目的，称为“同步电复律”。一般即利用患者自己的 R 波作为同步触发放电。鉴于同步电复律需要患者自己的 R 波来触发放电，在发生 VF 时由于 R 波消失，因而无从触发放电，只能用非同步电复律。

三、非同步电除颤

VF 及心室扑动是非同步电除颤的绝对适应证。当发生 VF 或心室扑动后，患者已失去知觉，电击时无须任何麻醉剂，应在积极行心肺复苏术（CPR）时即刻进行非同步除颤。选用的电功率宜大，如 300～360 J（单相波除颤仪）或 150～200 J（双相波除颤仪），以期一次除颤成功。若室颤波幅小，可注射肾上腺素，以增大颤动波，使再次除颤有希望成功。如诱发 VF 的因素仍存在（如电解质与酸碱平衡失调、缺氧、心肌梗死、休克等），需同时积极加以处理，以防 VF 再发。有时快速的 VT 或预激综合征合并快速心房颤动均有宽大的 QRS 波和 T 波，除颤仪在同步工作方式下无法识别 QRS 波而不放电，此时也可用非同步电除颤，以免延误病情。

电除颤的操作步骤：①首先通过心电（图）监护确认存在 VF；②打开除颤器电源开关，并检查选择按钮是否置于“非同步”位置（一般为除颤器开机后的定式），将能量选择键调至所需的除颤能量水平；③电极板涂抹上导电糊或包以数层浸过盐水的纱布，将电极板上缘分别置于患者胸骨右缘第 2 肋间及左腋中线第 4 肋间，两个电极板至少相隔 10 cm；④按下“充电”按钮，将除颤

器充电到所需水平，并关闭氧气；⑤环顾患者四周，确定操作者和周围人员与患者无直接或间接接触；⑥对电极板施加一定的压力，以保证有较低的阻抗，有利于除颤成功；⑦再次观察心电图，确认有电复律指征，双手拇指同时按压放电按钮，当观察到除颤器放电后再放开按钮；⑧放电后立即观察患者的心电图，观察除颤是否成功并决定是否需要再次电除颤，若首次电除颤未能成功，则宜继续心肺复苏 2 min 后再次除颤，所用能量同首次电除颤或稍高于首次电除颤；⑨电除颤完毕，关闭除颤器电源，将电极板擦干净，收存备用。

四、同步电复律

除室扑外，凡异位快速性心律失常药物治疗无效者，均是同步电复律治疗的指征。临床上主要有两种情况需同步电复律治疗：①急性的快速异位心律失常，如室性心动过速（VT）、室上性心动过速、阵发性快速心房颤动（心房扑动），尤其是预激综合征引起的心房颤动；②持续性心房颤动或心房扑动。在复律前应了解患者的发病原因，做出有针对性的积极处理。

（一）适应证

当 VT 的心室率超过 150 次/分钟时，常引起明显的血流动力学障碍。当药物治疗效果不佳，出现心力衰竭、休克等情况，或 VT 发生于急性心肌梗死（AMI）时，宜及时进行同步电复律，所需能量一般为 100～200 J，即时成功率可达 97%。强心苷中毒所致 VT 禁忌电击。

1.室性心动过速

室性心动过速是同步电复律最常见的适应证。对预激综合征并发心房颤动伴血流动力学障碍者，电复律是首选治疗方法。慢性心房颤动的复律则需仔细权衡利弊，有下列情况者可考虑电复律治疗：①心房颤动在半年以内、心脏病变较轻或已做过效果较为令人满意的二尖瓣手术；②甲状腺功能亢进症或其他诱因经治疗控制后心房颤动继续存在；③经足量强心苷及其他药物治疗后心室率无法控制；④经复律后能维持 3 个月以上，并有明显症状改善的复发病例。治疗所需能量一般为 100～200 J。

2.心房颤动

心房颤动的药物治疗效果较差，而同步电复律所需能量较低（仅需 50～100 J），即时转复成功率高达 100%，可作为首选的治疗方法。尤其是伴有心室率快及血流动力学障碍的患者（如心房扑动 1∶1 传导时），更适合同步电复律治疗。

3.心房扑动

用刺激迷走神经的方法和药物治疗无效者，可选用直流电同步电复律，复律能量一般为 100～150 J，成功率为 75%～85%。若已用强心苷类药物，则宜考虑食管快速心房起搏治疗。

4.室上性心动过速

异位性心动过速性质属室上性（如室上性心动过速伴心室差异性传导）或室性尚未明确，以致选用药物有困难者；以及预激综合征并快速性心律失常，临床上应用药物有困难者，均可考虑同步电复律治疗。对反复短阵发作（几秒）的各类异位快速心律失常不宜用电复律治疗，因为发作能自行停止，而电复律并不能防止其复发。

（二）禁忌证

有下列情况者绝对禁用电复律。

（1）拟进行心脏瓣膜病外科手术者。

（2）强心苷过量或低血钾患者，电复律应在纠正后进行。

(3)甲状腺功能亢进症伴心房颤动而未对前者进行正规治疗者。

(4)心力衰竭未纠正、在风湿活动期或有急性心肌炎者。

(5)心脏明显扩大者。

(三)电复律操作要点

为了对可能发生的并发症做及时处理,电复律前除了准备心电监护和记录、全身麻醉药物等外,尚应准备心肺复苏的药品、设备,如抗心律失常药、升压药、心脏起搏器、氧气、抽吸器、气管插管和人工呼吸器等设备。复律前应多次检查复律器的同步性能。患者应禁食数小时,并在复律前排空小便,卸去义齿,建立静脉输液通道。具体操作要点如下。

1.体位

患者宜仰卧于硬木板床上,不与周围的金属物体接触,将所有与患者连接的仪器接地,开启复律器电源。

2.心电监护

除常规描记心电图外,选择 R 波较高的导联进行示波观察。电复律器的"工作选择"设置为 R 波同步类型,再次检查与患者 R 波同步的准确性。

3.麻醉

用地西泮 20～40 mg 以 5 mg/min 的速度静脉推注,边注射边令患者数数,当其中断数数处于朦胧状态、睫毛反射消失、痛觉消失即可进行电复律。地西泮目前已逐渐被丙泊酚(负荷量1～3 mg/kg)及咪达唑仑(负荷量 0.03～0.3 mg/kg)所替代。麻醉前后应给患者吸氧。

4.安置电极

电极板的放置位置有以下两种。①胸前左右法:一个电极置于患者右锁骨下方、胸骨右缘第 2 肋间处,电极板中心在右锁骨中线上;另一电极置于患者左乳头下方心尖处,电极板中心在左腋前线上,两电极板相距应在 10 cm 以上,此法最常用。②胸部前后法:一个电极置于患者前胸部胸骨左缘第 4 肋间,电极板中心在左锁骨中线上;另一电极置于患者背部左肩胛下区,电极板中心在左肩胛中线处。应先将两电极板涂以导电糊或包以浸过生理盐水的纱布,再置于上述位置。

5.充电

按充电按钮,充电到预定的复律能量(房扑 50～100 J,心房颤动 100～200 J,阵发性室上性心动过速 100～150 J,室性心动过速 100～200 J)。

6.复律

按"放电"按钮,进行电复律,此时患者的胸部肌肉和上肢将抽动一下。随即观察患者的心电图变化,了解复律成功与否,主要是密切观察放电后 10 余秒患者的心电图情况。此时即使出现 1～2 次窦性心动,亦应认为该次电复律是有效的,此后心律失常的再现正是说明窦性心律不稳定或异位兴奋灶兴奋性极高。如未转复,可增加复律能量,间隔 2～3 min 再次进行电击。用地西泮麻醉的患者如需再次放电,常需给原剂量 1/2～2/3 的药量再次麻醉。如反复电击 3 次或能量达到 300 J 仍未转复为窦性,应停止电复律治疗。

7.密切观察

转复窦性心律后,应密切观察患者的呼吸、血压、心率与心律变化,直至患者清醒后 30 min,让患者卧床休息 1 d。

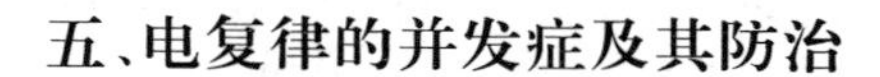

五、电复律的并发症及其防治

电复律较安全且疗效迅速，其并发症一般不多也较轻，发生严重并发症者多为病例选择失误、操作不慎或电复律前处理不当所致，常见的有以下几种。

(一)皮肤灼伤

几乎所有的患者在电复律后电极接触部位均有皮肤灼伤，可见局部红斑，尤其是在操作时按压不紧、导电糊不足时尤为明显。该情况通常无须特殊处理。

(二)心律失常

心律失常多数在复律后即刻出现，主要有各种期前收缩和逸搏，分别为电刺激和窦房结暂时受抑制所致，无须特殊处理。如室早频发呈二联律或短阵 VT，可静脉注射利多卡因或胺碘酮治疗。VF 极少出现，可因心脏本身病变程度严重、低血钾、强心苷中毒、酸中毒、对奎尼丁过度敏感等多种因素所致，应立即予以非同步电除颤治疗。心房颤动电击后转为心房扑动，可能是复律能量小，仅使环行节律减慢而未能终止所致；亦有心房扑动电击后转为心房颤动者，可能是电击恰在心房的易损期所致。凡遇上述情况，应先观察片刻，若仍不转复，可加大能量再次电击。

(三)心肌损害

心肌损害的临床表现为局部性 ST 段暂时抬高，血清谷草转氨酶(AST)、乳酸脱氢酶(LDH)、肌酸激酶(CK)水平轻度升高，低热，血压暂时性轻度下降等。心肌损害的程度与复律能量、电极面积及两电极安置的距离有关。因此，应避免使用不必要的高能量，宜用适当大的电极，并避免两电极距离过近。

(四)栓塞

栓塞的发病率为 1.2%～5.0%，多发生于心房颤动持续时间较长、左心房显著增大的患者，尤以术前未接受抗凝治疗者为多，多发生于电复律后 24～48 h。过去有栓塞史者术前和术后给予抗凝治疗可起到预防作用。

(五)急性肺水肿

急性肺水肿多发生在二尖瓣和(或)主动脉瓣病变伴心房颤动电复律后 1～3 h，发病率约 3%，可能是经电击后虽恢复了窦性心律，但左心房及左心室功能不全所致，应按急性左心衰竭处理。极少数可能是由肺栓塞引起，应按肺栓塞处理。

六、自动体外除颤器的操作方法

AED 的使用已成为 BLS 的重要组成部分。AED 仪器面板上有 3 个不同颜色的按钮。①绿色按钮：开关(ON/OFF)。②黄色按钮：分析(Analysis)。③红色按钮：电击(Shock)。操作时有声音和文字提示，具体操作步骤如下。

(1)开机：按绿色开关按钮。

(2)连接：将一次性使用的除颤电极贴在患者胸廓的前侧位，即前电极放在患者右上胸锁骨下放心胸骨右缘，侧电极则放在患者躯干的左下胸乳头左侧，电极中心点放在患者左腋中线上。同时将电极与 AED 连接，仪器迅速提示正在分析，并告知操作者分析结果。

(3)放电除颤：如 AED 语音提示建议电击除颤，操作者要求相关人员离开患者身体，按压红色电击按钮，即可进行电击除颤。对持续 VF/VT 患者，可做 1 次电击(双相波者电击能量为 150～200 J)。

(4)操作者在为患者除颤后,不应立即检查患者的脉搏,而应先再次做心肺复苏。自胸外按压开始,在5个循环(约2 min)的CPR后再检查患者的脉搏。如无脉搏,继续CPR 2 min,再次除颤。

(郭明伟)

第二节 有创机械通气技术

有创机械通气是指通过建立人工气道(经鼻或经口气管插管、气管切开),应用正压机械通气方式,达到维持、改善和纠正患者由诸多原因所致的,急慢性重症呼吸衰竭的一种治疗措施。常见的有创人工气道:气管插管(包括经口气管插管和经鼻气管插管)和气管切开、喉罩等。有创正压通气为临床医学中不可缺少的生命支持手段,为治疗原发病提供了时间,极大地提高了呼吸衰竭的治疗水平。

一、适应证

(一)心跳、呼吸停止

任何原因引起的心跳、呼吸停止,均应尽早进行心肺脑复苏。及早进行有创呼吸机辅助通气,是心肺复苏的必需治疗之一,可避免因严重缺氧造成的全身器官功能尤其是脑功能的不可逆性的损害。

(二)胸、肺部疾病

目前胸、肺部疾病中需要使用有创正压通气的情况包括慢性阻塞性肺疾病急性加重期(AECOPD)、重症肺炎、急性呼吸窘迫综合征(ARDS)及胸部大手术术后的呼吸支持。针对AECOPD患者,早期可应用无创呼吸机辅助通气,但随着 $PaCO_2$ 水平的升高,患者意识障碍的出现,或出现气道分泌物排出困难,或呼吸肌肉的疲劳,均应尽早进行有创通气治疗。

重症肺炎、ARDS患者出现严重呼吸困难伴低氧血症[PaO_2<8.0 kPa(60 mmHg)]或是呼吸窘迫致辅助呼吸肌的动用明显时,尽管尚能维持 PaO_2 在8.0 kPa(60 mmHg)水平以上,仍应考虑使用有创通气治疗,避免严重缺氧造成的全身脏器损伤。

大手术术后(心脏及大血管手术、胸部手术)出现低氧血症、呼吸衰竭应及时使用呼吸机治疗。已经进行有创通气的患者,应每天评估心肺功能。

除了有反常呼吸运动的连枷胸是应用有创呼吸机的指征,其他胸部外伤导致的呼吸衰竭无法纠正时,也应及早进行有创正压通气。

(三)神经-肌肉系统疾病

神经-肌肉系统疾病是指一系列累及周围神经系统和(或)肌肉的疾病,主要包括运动神经元病、周围神经病、神经肌肉接头疾病和肌肉疾病等,分为中枢性和周围性。中枢性主要指由呼吸中枢受损产生的中枢性呼吸抑制和受损,常见的有脑卒中、脑炎、脑外伤、脑部手术的直接损伤或各种原因所致的脑水肿、癫痫持续状态等。周围性是指脊髓及脊髓神经根、呼吸肌肉受损引起的呼吸困难甚至呼吸停止。导致呼吸肌受累的常见神经-肌肉系统疾病有运动神经元病(如肌萎缩侧索硬化)、多发性周围神经病(如吉兰-巴雷综合征)、神经肌肉接头传递障碍性肌病(如重症肌无力、炎症性肌病）等。

（四）循环系统疾病

尽管有创正压通气后胸腔内压增高可造成回心血量的减少，导致心排血量下降，从而可能造成血流动力学的不稳定，但并非使用有创通气的禁忌证，如急性肺水肿、心脏疾病（大面积心肌梗死、心肌炎等）、心脏大手术术后等病例。当无创通气无法纠正呼吸衰竭、稳定心肺功能时，应及时进行有创通气治疗。

（五）中毒造成的呼吸衰竭

中毒引起呼吸抑制，继而出现了氧分压下降或二氧化碳潴留，当病因不能纠正造成的呼吸衰竭无法缓解，应考虑使用有创呼吸机辅助通气，避免因缺氧造成全身器官损害。临床上常见的是因药物中毒，其中包括各种催眠镇静药，如吗啡、苯二氮䓬类、巴比妥类等；麻醉药过量，如芬太尼、肌肉松弛药、氯胺酮等。此外，急诊多见农药中毒，如有机磷、有机氯等。此时，应使用有创通气治疗直至中毒病因被清除。需要注意的是，由于某些手术过程需要使用肌肉松弛药，因此需重视肌肉松弛药的残余作用。残余肌松可引起术后呼吸功能损害和增加术后肺部并发症的发生率，减弱机体对缺氧性通气反应的代偿能力，此时应进行有创通气治疗，直至药物引起的神经-肌肉阻滞作用消失，自主呼吸恢复。

（六）腹部外伤、腹腔感染或腹部大手术术后

腹部外伤、腹腔感染或大手术术后需要密切监测腹压，当患者腹胀明显、腹压明显增高时，可直接影响肺功能，导致肺顺应性下降、气道阻力增加，使肺通气量、功能残气量、残气容量进行性下降。此外，同步上升的胸膜腔内压升高及肺泡张力下降，也可导致肺血管阻力升高，诱发肺水肿，进而造成肺外 ARDS。因此，针对这类患者，应密切监测腹压引起的呼吸功能的改变，必要时行有创正压通气，直至病因解除。

总之，掌握应用有创呼吸机的指征是宜早不宜晚，尤其是对大部分急性呼吸衰竭的患者，应密切评估病情，以免增加病死率。当造成呼吸衰竭的病因不明时，应尽早进行有创正压通气治疗，纠正严重低氧血症，在维持患者生命的同时积极寻找病因。另外，如需进行有创通气，应首先建立人工气道。目前建立人工气道的方法主要有 3 种：经口气管插管、经鼻气管插管、气管切开。临床医师应熟练掌握建立人工气道的方法，尤其是存在急性呼吸衰竭、严重低氧血症患者，迅速而有效建立人工气道可以及早缓解低氧血症；同时应注意，在建立人工气道的同时，应做好氧储备，防止因严重低氧血症出现心跳、呼吸停止，从而对患者的生命造成无可挽回的损失。

二、禁忌证

一般来说，有创正压通气没有绝对的禁忌证。对于进行机械通气的患者，临床医师应针对其病情变化采用适当的通气策略及调整呼吸机参数，减少人机对抗。对于某些特殊病例，应采用特殊的通气方式，如分侧肺通气等。以下情况可视为有创正压通气的相对禁忌证。

（一）严重肺大疱

当 AECOPD 出现呼吸衰竭而无创通气不能缓解病情时，需要进行有创通气治疗。但巨大肺大疱可能在正压通气下出现破裂，导致医源性气胸，加重缺氧。因此，临床医师应熟练掌握呼吸机的通气方式，根据患者病情随时调整呼吸机参数，减少医源性肺损伤；一旦出现气胸，应立即进行引流。

(二)张力性气胸与纵隔气肿未行引流

对于气胸，尤其是张力性气胸，应先进行胸腔闭式引流，否则有创正压通气会进一步加重气胸；若病情不允许，应争取二者同时进行。这是因为未经引流的气胸或纵隔气肿会因为正压通气使肺脏破口无法闭合，已闭合的破口也可能因为正压通气重新破裂，从而使得气胸进一步加重，肺组织受压更加明显，甚至造成医源性张力性气胸。对于高危患者，一旦出现低氧等临床表现，应尽早排除气压伤。

(三)大咯血或严重误吸引起窒息

因大咯血或严重误吸造成气道阻塞，在气道未通畅前，原则上不宜立即进行机械通气，否则机械通气会将血块或误吸物压入小气道引起阻塞性肺不张；此时应尽早通畅气道，吸出血液或误吸物。注意，在保持气道通畅的同时应密切评估患者呼吸衰竭是否能够纠正，否则应行机械通气治疗。

(四)低血容量性休克未纠正

因正压通气可造成回心血量的减少，当低血容量性休克出现血流动力学不稳定时，进行机械通气可进一步加重休克，此时应尽快补足血容量。但值得注意的是，在休克未纠正前患者已经出现了呼吸衰竭，乃至危及生命时，也应尽早进行机械通气治疗，同时尽快纠正休克。

(五)支气管胸膜瘘

存在支气管胸膜瘘的患者进行正压通气时，气体会在支气管胸膜瘘处进出。若瘘口已与周围胸膜组织粘连，气体不能进入胸膜腔造成肺组织受压；但若瘘口尚未与周围胸膜组织粘连，正压通气的气体可能造成医源性气胸，从而不能达到满意的临床疗效。因此，必须进行机械通气的支气管胸膜瘘的患者，应尽早针对病因进行治疗，与此同时，根据病情及时调整呼吸机参数，通常可选择高频通气的方式帮助瘘口修复。

(六)严重活动性肺结核

当活动性肺结核病灶范围不大时可进行机械通气治疗，如合并大咯血、肺大疱或气胸时应慎用，具体原因可见前述。同时，应做好医院感染的防护，使用密闭式吸痰管及细菌过滤器有助于控制院内感染。

(七)急性心肌梗死并心源性休克

以往认为，心肌梗死造成血流动力学不稳定使用机械通气会进一步加重休克，因此将心肌梗死列为有创正压通气的禁忌证。但近年来的观点认为，当心肌梗死合并严重呼吸衰竭时，应尽早进行呼吸机治疗。但此时应密切监测血流动力学，积极针对原发病进行治疗，改善心功能，降低病死率。

(八)临床医师对呼吸机性能不了解

当临床医师缺乏应用呼吸机治疗的基本知识或对呼吸机性能不了解时，可能存在不合理使用呼吸机，造成医源性肺损伤。因此，应在有经验的医师指导下进行机械通气，减少对患者的危害。针对不同患者和同一患者病情的变化，应随时评估呼吸机使用的模式和参数，减少人机对抗。

三、呼吸机参数设置

呼吸机常规通气参数包括潮气量(Vt)、呼吸频率(f)、吸气时间(Ti)或吸呼比($I:E$)、吸气流速、触发敏感度、吸氧浓度(FiO_2)、呼气末正压(PEEP)、报警范围、湿化器。

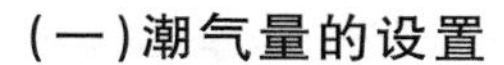

(一)潮气量的设置

潮气量(tidal volume,Vt)的设置是机械通气时首先要考虑的问题。潮气量调节由一只针状气体流量调节阀控制,顺时针方向调节流量增加,反之则减少。容量控制通气时,潮气量设置的目标是保证足够的气体交换及患者的舒适性,成人潮气量一般为 6～8 mL/kg。潮气量大小的设定应考虑以下因素:胸肺顺应性、气道阻力、呼吸机管道的可压缩容积、氧合状态、通气功能和发生气压伤的危险性。潮气量设置过程中,为防止发生气压伤,一般要求气道平台压力为 3.4～3.9 kPa(35～40 cmH_2O)。此外,还要考虑呼吸机的类型,当应用对管路的可压缩容量能自动代偿的呼吸机时,比应用不能自动代偿的呼吸机要潮气量减小,因为此时设置的潮气量就是实际输送给患者的潮气量。潮气量过大,可导致气道压过高和肺泡过度扩张,诱发呼吸机相关性肺损伤,这在 ARDS 患者尤易发生;潮气量过小,易引起通气不足。特殊状况下,如有肺大疱、可疑气胸、血容量减少尚未纠正、血压下降等,先将潮气量设置在较低水平,以预防通气不足;对于脑出血或缺血、脑外伤等中枢系统疾病引起急性呼吸衰竭,在纠正缺氧的前提下,保持轻度过度通气,有助于减轻脑血管扩张,降低颅内压,潮气量可设置为 8～10 mL/kg。对于压力控制通气,潮气量的大小主要由预设的压力水平、吸气时间、呼吸系统的阻力及顺应性决定;最终应根据动脉血气分析进行调整。

(二)呼吸频率的设置

呼吸频率(f)的设置应考虑通气模式、潮气量的大小、$PaCO_2$目标水平和患者自主呼吸能力等因素。一般新生儿为 40～50 次/分钟,婴儿为 30～40 次/分钟,成人通常设定为 12～20 次/分钟,急/慢性限制性肺疾病(如 ARDS、胸廓畸形、肺间质纤维化和大量胸腔积液等)也可根据分钟通气量和目标 $PaCO_2$水平超过 20 次/分钟(18～24 次/分钟),机械通气过 15～30 min,应根据 PaO_2、$PaCO_2$和 pH 进一步调整机械通气频率。另外,机械通气频率的设置不宜过快,以避免肺内气体闭陷、产生内源性 PEEP。一旦产生内源性 PEEP,将影响肺通气/血流,增加患者呼吸功,并使气压伤的危险性增加。假如自主呼吸频率快(>28 次/分钟)时,初始呼吸频率不易设置过低,否则易出现呼吸机对抗,随着引起自主呼吸频率增快原因的去除,再将呼吸频率逐渐下调。

(三)吸气时间(Ti)或吸呼比(I ∶ E)的设置

机械通气时呼吸机吸呼比的设定应考虑机械通气对患者血流动力学的影响、氧合状态、自主呼吸水平等因素,适当的设置能保持良好的人-机同步性。正常的呼吸方式吸气时间长,呼气时间短,I ∶ E 通常设置为 1 ∶ (1.5～2.5),平均为 1 ∶ 2。存在自主呼吸的患者,呼吸机送气应与患者吸气相配合,以保证两者同步。一般吸气需要 0.8～1.2 s,吸、呼比为 1 ∶ (1.5～2)。吸气时间有助于吸入气分布,呼气时间有助于二氧化碳排出。对于控制通气的患者,一般吸气时间较长、吸呼比稍高可提高平均气道压力,改善氧合。但延长吸气时间,减少呼气时间,可导致气体陷闭和内源性 PEEP,应注意监测患者血流动力学的改变。而且,吸气时间过长,患者不易耐受,可能导致人机对抗,往往需要使用镇静剂,甚至肌肉松弛药,临床应用中需注意。通常对于限制性疾病吸、呼比可设置为 1 ∶ (1～1.5),阻塞性通气障碍可适当延长呼气时间,调至 1 ∶ (2.5～3),心功能不全为 1 ∶ 1.5,ARDS 可适当延长吸气时间,甚至反比呼吸。容量控制通气模式可以设定吸气暂停时间,吸气暂停时间一般计入吸气时间内。

(四)吸气流速的设置

许多呼吸机需要设定吸气流速(flow),吸气峰流速一般情况下以使气流满足患者吸气努力为目标。容量控制模式下,根据患者吸气力量的大小和分钟通气量,临床上常用的吸气流速,成人为 40～100 L/min，平均约为 60 L/min；婴儿为 4～10 L/min。流速与送气时间的乘积即为潮气量，在潮气量设定的条件下，调节吸气流速就是调节吸气时间，吸气流速越高，吸气时间越短；这种情况下潮气量、流速、吸气时间是相互关联的。吸气流速可影响：①气体在肺内的分布；②二氧化碳排放；③无效腔与潮气量比值和静动脉分流占血流量比值，因此也影响 PaO_2。由于吸气流速的大小将直接影响患者的呼吸功和人机配合，应引起临床医师重视。流速波形在临床常用减速波或方波。压力控制通气时，吸气峰值流率是由预设压力水平和患者吸气力量共同决定的，还需要设置吸气触发后达到目标压力所需的时间，这一参数在有些呼吸机上为压力上升时间，通常设为 0.05～0.1 s，在有些呼吸机上为压力上升的斜率(ramp)，通常设为 75%左右，一般以使吸气流速恰好满足患者吸气努力为目标。

(五)触发灵敏度的设置

此类参数的作用在于决定呼吸机何时向患者送气，合适的触发灵敏度设置将明显使患者更舒适，促进人机协调。按触发信号的来源可分为由呼吸机触发和患者触发。呼吸机触发一般是指时间触发，参数为呼吸频率，呼吸机按照预设的呼吸频率定时给患者送气。此种触发方式多用于患者自主呼吸较弱或无自主呼吸时，如昏迷状态、全麻术后恢复期患者等。患者触发需要患者存在自主呼吸，触发信号为患者吸气动作导致的管路内流速或压力的变化。这种变化在呼吸机上体现为触发灵敏度，相应的有流速触发灵敏度和压力触发灵敏度。由于呼吸机和人工气道可产生附加阻力，为减少患者的额外做功，应将触发灵敏度设置在较为敏感的水平上，但又不至于引起与患者用力无关的自发切换。一般情况下，压力触发灵敏度通常设为－0.20～－0.05 kPa(－2～－0.5 cmH_2O)。气管插管管径过小或狭窄、气道阻塞、肺实质僵硬等均可增加触发系统的不敏感性。流速触发灵敏度通常设为 1～3 L/min。上述两种触发方式可以单独使用，亦可联合应用。值得注意的是，触发灵敏度设置过于敏感时，气道内微小的压力和流量改变即可引起自动触发，反而令患者不适。

(六)吸入氧浓度的设置

吸入氧浓度(FiO_2)指呼吸机送入气体中氧气所占的百分比，此参数的调节以能维持患者的血氧饱和度正常为目的。选择 FiO_2 需要考虑患者氧合状况、PaO_2 目标值、PEEP 和血流动力学状态。机械通气初始阶段可应用较高 FiO_2(＞60%)以迅速纠正严重缺氧，以后通常设为能维持血氧饱和度大于 90%[PaO_2≈8.0 kPa(60 mmHg)]前提下的最低氧浓度，由于吸入高浓度氧可产生氧中毒性肺损伤，一般要求吸入氧浓度低于 50%。低氧血症未得完全纠正时，不能以一味提高 FiO_2 的方式纠正缺氧，可采用其他方式，如加用 PEEP 等。但如果病情严重，在吸痰前，纤维支气管操作过程中可给予短时间的高浓度氧。

(七)呼气末正压的设置

呼气末正压(PEEP)指在呼气末维持气道内压为正压，PEEP 具有较为复杂的生理效应，应用 PEEP 可增加肺泡内压和功能残气量，在整个呼吸周期维持肺泡的开放，使萎陷的肺泡复张，增加肺的顺应性；能对肺水的分布产生影响，改善通气与血流比例；还可减少由于内源性 PEEP 造成的吸气功增加等。应用 PEEP 不当可导致气道压增加；胸腔内压升高，回心血量减少，心排血量降低；增加中心静脉压和颅内压。

呼气末正压水平的设置理论上应选择最佳 PEEP，即获得最大氧输送的 PEEP，临床上应用较为困难。一般情况下，对于胸部或上腹部手术患者，术后机械通气时采用 0.29～0.49 kPa(3～5 cmH_2O)的 PEEP，有助于防止术后肺不张和低氧血症。对于 ARDS 患者，PEEP 的选择应结合吸入氧浓度、吸气时间、动脉氧分压水平、氧输送水平等因素综合考虑。一般认为，当严重换气障碍时(ARDS、肺水肿、肺出血)需增加 PEEP，一般在 0.49～0.98 kPa(5～10 cmH_2O)，病情严重者可为 1.47～1.96 kPa(15～20 cmH_2O)，但应该注意有可能引起肺泡过度膨胀，同时影响血流动力学，故近年主张应用恰当的 PEEP 来保持肺开放。在临床实践中，个体化滴定 PEEP 的方法很多，但目前未有研究证实何种 PEEP 设置方法最佳。曾有些学者提倡描绘 ARDS 患者的静态或近似静态压力-容量(*P*-*V*)曲线，PEEP 可设置在 *P*-*V* 曲线的低拐点(LIP)或 LIP 以上 0.2 kPa (2 cmH_2O)。另有些学者主张以 PEEP-FiO_2表格法，胸部 X 线、CT 影像学法或者食管压方法、肺复张后 PEEP 递减方法来选择最佳 PEEP 值。当吸氧浓度超过 60%时，如动脉血氧分压仍低于 8.0 kPa(60 mmHg)，应以增加 PEEP 为主，直到动脉血氧分压超过 10.7 kPa(80 mmHg)。PEEP 每增加或减少 0.1～0.3 kPa (1～3 cmH_2O)，都会对血氧产生很大影响，这种影响数分钟内即可出现，减少 PEEP 应逐渐进行，并注意监测血氧变化，实际设置时还需根据具体情况。对慢性阻塞性肺疾病伴Ⅱ型呼吸衰竭患者，PEEP 通常设为 0.29～0.49 kPa(3～5 cmH_2O)，这类患者一般不需要加用 PEEP 来改善氧合和提高 PaO_2，对存在内源性 PEEP，可以加用 70%～80%内源性 PEEP 以减轻吸气负荷。急性心源性肺水肿可逐渐加用 0.49～0.98 kPa(5～10 cmH_2O) PEEP 改善氧合。

(八)报警设置

呼吸机上所有报警都应该正确予以设置。容量(Vt 或 MV)报警，其临床意义是预防漏气和脱机。高水平设置与 Vt 或 MV 相同；低水平能维持生命的最低 Vt 或 MV 水平；压力报警分上、下限，用于对气道压力的监测。一般情况下，高压限设定在正常气道峰压上 0.49～0.98 kPa(5～10 cmH_2O)，低压下限设定在能保持吸气的最低压力水平。低压报警装置是对脱机的又一种保护措施，高压报警多提示咳嗽、分泌物堵塞、管道扭曲、自主呼吸与机械通气拮抗或不协调等。窒息报警用来监控强制性或自主呼吸。呼吸机停机或患者无呼吸时报警，窒息设置为患者提供完全的通气支持，一般窒息报警多设定＞15 s。FiO_2报警一般高于或低于实际设置的 FiO_2 10%～20%。

(九)湿化问题

有创通气患者均应进行气道湿化。进行主动湿化时，建议湿度水平在 33～44 mg/L，Y 形管接头处气体温度在 34 ℃～41 ℃，相对湿度达 100%。高温的报警高限应该是不高于 41 ℃，低温报警值应该以不低于 Y 形管接头处温度 2 ℃为宜。有创通气患者进行被动湿化时，建议热湿交换器提供的吸入气湿度至少达到 30 mg/L。

四、呼吸机参数的调节

不区分患者的基础病理生理状况和呼吸力学，机械套用参数设置是不可取的。使用机械通气后，首先应严密观察患者病情变化，如神志、体温、脉搏、血压、呼吸频率及强弱等，如口唇发绀减轻，无呼吸机抵抗，心率和血压稳定，说明通气参数的设置比较合适。否则，应积极寻找原因，尤其应该根据血气分析及呼吸力学、循环动力学监测对不合适的通气参数进一步调节。重点是对通气水平(*f* 及 Vt)及氧合水平(FiO_2及 PEEP)进行调节。

潮气量×频率＝*V*min(每分通气量)。预设分钟通气量需考虑患者的通气需要和动脉血$PaCO_2$的目标水平。机械通气治疗时，$PaCO_2$＜4.7 kPa(35 mmHg)，提示过度通气；$PaCO_2$＞6.7 kPa(50 mmHg)，提示通气不足。过度通气时，可降低 *f* 或者 Vt；通气不足时，保持呼吸道通畅，增加 Vt、*f* 和延长呼气时间，尤其注意 $PaCO_2$下降的速度不宜过快，避免二氧化碳过快排出，而慢性贮存的碳酸氢盐来不及排出，致使发生碱中毒。在ARDS、危重型哮喘等实行控制性低通气时，允许$PaCO_2$逐渐增加，但希望增加的速度最好控制在<1.3 kPa/h(10 mmHg/h)的水平，以便肾脏能较好地发挥代偿作用，而不致使pH严重降低。在颅脑创伤、颅内压增高的患者实行有意过度通气时，可维持$PaCO_2$ 3.3～4.0 kPa(25～30 mmHg)，以便降低颅内压，这都需要精确地调整通气量来达到。预设潮气量和频率时，还应考虑所用的通气模式，如用辅助控制通气模式时，预设的频率与触发的频率不要相差太大，否则可导致呼气时间的不足和反比通气。因为此时预设的频率是备用频率，而实际上频率是由患者触发的。例如，预设Vmin＝8 L/min，f＝20次/分钟，吸、呼比(I∶E)＝1∶2；那么此时Vt＝0.4 L/min，每个呼吸周期是3 s，吸气时间(T_I)1 s，呼气时间(T_E)2 s。如果患者触发的f是30次/分钟，那么实际Vmin是Vt×f＝0.4×30＝12 L，吸气时间1 s，呼气时间1 s，I∶E为1∶1。这不仅导致每分钟呼出气量过大，也使I∶E近于反比通气。所以设置了Vt和f后，还要看监测显示的Vmin、实际频率和内源性PEEP结果。应用同步间歇指令通气时，设置的Vt和f是指令通气的Vt和f，自主呼吸的Vt和f则取决于患者的呼吸能力。设置的Vt和f是否恰当，还要考虑到人机协调的问题，不恰当的潮气量和频率会引起人机对抗和患者的不适感。

动脉血气分析PaO_2是设置和调整氧合参数的重要指标。当PaO_2≥8.0 kPa(60 mmHg)，PEEP在相对较低的水平，患者病情相对稳定，此时可逐渐降低FiO_2至相对安全的水平(FiO_2 40%～50%)。当低氧血症未被纠正时，可从3个方面着手调整机械通气参数。分析低氧血症的原因调整相应参数，如弥散障碍可选择适当提高FiO_2，尽快纠正严重缺氧；通气/血流比例失调可加用适当的PEEP，从0.29～0.49 kPa(3～5 cmH_2O)开始逐渐增加，直至达目标值；通气功能障碍须去除呼吸道分泌物、保持呼吸道通畅，适当增加通气量，延长吸气时间，增加吸、呼比，甚至是反比通气。临床上低氧血症往往由多种原因造成，同时合并通气/血流比例失调及弥散障碍，因此可同时提高FiO_2及PEEP纠正低氧血症。对于已存在心功能障碍和血流动力学不稳定，慎用高PEEP、吸气延长、吸气末屏气和反比通气等。当然还需要注意降低氧耗，如退热、止惊，烦躁者适当镇静，同时注意增加氧输送，如纠正贫血、休克、心律失常等。应用机械通气纠正不同病理生理改变造成低氧血症的过程较为复杂，只有通过大量临床实践，才能掌握。

五、评价能否开始撤机

导致患者呼吸衰竭的病症一旦开始好转，即应开始进行撤机。延迟撤机会增加呼吸机相关性肺炎(Ventilator-associated pneumonia，VAP)、呼吸机相关性肺损伤(Ventilator induced lung injury，VILI)、呼吸机诱发的膈肌功能不全等并发症的发生风险，同时导致住院时间延长、病死率增加。但另一方面，过早撤机对患者也是不利的，会导致呼吸肌疲劳、气体交换障碍、容易发生误吸等，同时还可能因为失去人工气道而发生危险。因此，如何做到及时撤机一直是临床医师面临的难题，即使是最有经验的临床医师，也会低估患者成功撤机的可能性，临床上仍有许多患者未能及时撤机。因此，临床经验判断与客观标准相结合，有助于尽早撤机成功。准备撤机前，应仔细评估患者情况是否已经改善并达到以下撤机标准。

(一)主观评价

导致呼吸衰竭的病因已解决或改善，咳嗽有力，未使用肌松药，气道分泌物不多，不需持续镇静或镇静时仍足够清醒。

(二)客观指标

血流动力学稳定(例如心率≤140 次/分钟);血压稳定[例如收缩压 12.0～21.3 kPa(90～160 mmHg)];无或小剂量缩血管药或正性肌力药[<5 μg/(kg・min)多巴胺或多巴酚丁胺];无活动性心肌缺血;血红蛋白≥80 g/L;无发热(体温<38 ℃);氧合充分[例如 PaO_2/FiO_2 ≥20.0 kPa(150 mmHg);PEEP≤0.49 kPa(5 cmH_2O);氧浓度≤0.4]。

六、评估患者自主呼吸能力

开始撤机后,应每天评估患者自主呼吸能力,以判断患者能否完全脱离呼吸机。临床上通常采用自主呼吸试验(spontaneous breathing trial,SBT)来评估患者自主呼吸能力,SBT 应该在患者清醒未镇静状态下进行。

(一)SBT 方法

SBT 方法具体内容有以下几种。①T 管法:通过 T 管连接气管插管进行供氧。②持续气道正压(CPAP)法:采用与 SBT 前机械通气设置的 PEEP 相同水平的 CPAP 进行 SBT。③低水平压力支持通气(PSV):0.49～0.78 kPa(5～8 cmH_2O)或采用导管补偿(TC)通气。

现有循证医学证据表明,吸气压力增加情况下实施的 SBT 更容易成功,拔管成功率更高,且与没有增加吸气压力情况下进行的 SBT 相比有降低 ICU 病死率的趋势。因此,对于急症住院、机械通气超过 24 h 的患者,建议使用 0.49～0.78 kPa(5～8 cmH_2O)吸气压进行首次 SBT,优于无吸气压力支持的 T 管法或 CPAP 法。

(二)SBT 时程

根据循证医学的研究结果,SBT 时程至少 30 min,但不要超过 120 min。SBT 开始后的几分钟应密切监测病情变化,判断是否能够继续。SBT 早期出现呼吸肌疲劳表现容易导致 SBT 失败。

(三)SBT 成功标准

临床判断 SBT 成功的标准:呼吸频率<35 次/分钟;FiO_2<40%的情况下 SaO_2>90%或 PaO_2>8.0 kPa(60 mmHg);心率<140 次/分钟或心率变异性持续性增加或降低>20%;收缩压<24.0 kPa(180 mmHg)且>10.7 kPa(80 mmHg)或较基线变化幅度<20%;无呼吸功增加表现(使用辅助呼吸肌、胸腹矛盾呼吸运动、肋间隙凹陷、鼻翼翕动),无呼吸窘迫的其他表现(大汗、躁动)。这些指标不能仅凭是否达到阈值来判断 SBT 是否成功,而是需要综合起来分析,并且对照基线值分析其变化。成功通过 SBT 的患者往往能够成功拔除气管插管、脱离呼吸机,反之则撤机失败和再次气管插管的概率明显升高。

(四)撤机分类

具体有以下几种分类。①简单撤机:初次尝试 SBT 即获成功,随后机械通气转换为自主呼吸。②困难撤机:初次进行 SBT 失败,需要最多达 3 次 SBT 才获成功,但转换为自主呼吸的时间<7 d。③延迟撤机:SBT 失败至少 3 次,或初次 SBT 失败后需继续机械通气至少 7 d。

以上三种分级的患者撤机困难程度逐渐增加,机械通气时间、住 ICU 时间、住院时间、拔管失败率、病死率也随之增加。

由于临床判断可能对患者的具体情况估计不够准确,因此需要参考一些客观的评价指标。这些指标应该是简单易行、能够广泛应用的。有些指标与机械通气参数直接相关,如分钟通气量(VE)、肺活量(VC);有些指标与需氧程度相关,如动脉肺泡氧分压比值(PaO_2/PAO_2)、氧合指数(PaO_2/FiO_2)或肺泡动脉氧梯度(A-a 梯度);有些指标检测呼吸肌力,如最大吸气压(MIP)。之所以有这么多指标,是因为这些指标只是测量呼吸功能的一个方面,且检测实施过程存在很大程度的变异,而撤机过程是复杂的、受多因素影响的,因此这些评价指标的预测价值非常有限。

浅快呼吸指数(rapid shallow breathing index,RSBI)定义为呼吸频率(f)与潮气量(VT)的比值,应在 SBT 持续 30 min 后计算。最早由 Yang 和 Tobin 提出,RSBI<105 次/(分钟×升)与撤机成功相关,而 RSBI>105 次/(分钟×升)与撤机失败相关,其敏感性、特异性、阳性预测值、阴性预测值分别为 97%、64%、78%、95%。之后该研究结果被多项研究证实,并被广泛应用于临床工作中。

近年来,人们探索了一些其他的撤机预测指标,包括以下几个方面。①心率变异性:撤机会导致血流动力学和自主神经系统的变化,前瞻性观察性研究表明,SBT 过程中心率变异性降低与拔管失败显著相关,另一项研究发现,心率变异性与呼吸流量信号之间的频谱一致性分析可用于预测拔管失败。②睡眠质量:睡眠质量差会影响呼吸肌功能和撤机转归。一项横断面研究利用睡眠量表评价睡眠质量,结果表明睡眠质量差与撤机失败显著相关。③手握力:肌肉无力不利于撤机。通过握力计测量手握力的研究发现,握力与困难撤机或撤机延迟显著相关,但与拔管失败并不相关。④膈肌功能:长时间机械通气继发的膈肌功能障碍可影响撤机转归。膈肌功能可通过超声观察吸气末和呼气末膈肌厚度的差值来评价,研究发现该差值≥30%能够预测拔管失败,敏感性 88%,特异性 71%。⑤氧化应激标志物:氧化应激是呼吸机诱发呼吸肌功能不全的重要机制,研究发现血浆中丙二醛和维生素 C 血浆水平升高、一氧化氮水平降低与 SBT 失败显著相关。

以上这些预测指标虽经初步研究证明其对撤机有一定指导意义,但仍需在大样本患者中进行验证。

(五)评估能否拔管

SBT 成功后,下一步应评估患者是否能够去除人工气道,并评估是否存在容易导致拔管失败的危险因素。拔管失败定义为拔管 48 h 内再次气管插管。再次气管插管与住院时间延长、住 ICU 时间延长、气管切开增加显著相关。再次气管插管率常作为评价撤机是否恰当的指标,其值过高表示撤机过早,其值过低则意味着撤机过于保守,有学者建议 5%~20%是可以接受的。导致拔管失败的危险因素:连续 2 次及以上 SBT 失败;慢性心力衰竭;拔管后 $PaCO_2$>6.0 kPa(45 mmHg);具有一项以上除心力衰竭以外的并发症;咳嗽无力;拔管后上气道阻塞;年龄≥65 岁;拔管时 APACHEⅡ评分>12 分;患者在内科、儿科或综合 ICU;引起呼吸衰竭的病因为肺炎。

1.气囊漏气试验(cuff leak test,CLT)

拔管后喘鸣(post extubation stridor,PES),即上气道阻塞,是上呼吸道狭窄所致。PES 危险因素包括拔管损伤、插管时间大于 6 d、气管插管口过大、女性、非计划性拔管后的再次插管。

PES 可在拔管前通过 CLT 进行预测。气管插管的患者,将气囊完全放气后,呼吸机送入的气量会从气囊周围漏出。据此原理提出气囊漏气试验,即将气囊充气状态时和气囊放气后的呼气量进行对比,以两者的差值作为结果进行判读,间接判断上气道狭窄的可能性,但评判标准有一定争议。目前比较认可的是,成人患者呼气量差值≤110 mL,或呼气量差值与气囊充气时呼气量的比值≤15%,提示阳性。

证据表明,CLT 阳性的患者拔管后 PES 或拔管失败的风险增加,使用 CLT 指导拔管可减少

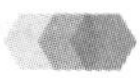

再次插管率及拔管后上气道阻塞发生率。但CLT假阳性率高，故容易导致拔管延迟，不能缩短机械通气时间。对于CLT阳性患者全身使用激素可能会降低再次插管率和拔管后上气道阻塞发生率。因此，建议机械通气符合拔管标准且被认为有高风险PES的患者实施CLT；对于CLT阳性但准备拔管的成人患者，建议至少拔管前4 h使用全身激素，不需要再重复进行CLT。

2.气道保护能力

评估患者通过有效咳嗽清除过多的分泌物以保护气道的能力。包括评价咳嗽质量、分泌物的量和吸痰频率。患者气道保护能力差者不建议拔管。

3.精神状态

拔管前患者是否需要具备完全正常的认知功能尚存争议。研究表明，如果气道保护能力足够的话，格拉斯哥昏迷评分(Glasgow coma score，GCS)>8分与拔管成功显著相关。

(六)拔管后处理

1.无创通气(non-invasive ventilation，NIV)

对于具有拔管失败高危因素的患者，拔管后预防性使用NIV可显著降低再次气管插管风险和ICU病死率，而当患者已经出现呼吸窘迫表现时再使用NIV则效果差。虽然在不同的预防性NIV研究中对高风险患者的定义具有异质性，但通常拔管失败危险因素包括年龄较大、存在并发症如慢性阻塞性肺疾病或充血性心力衰竭、SBT过程中高碳酸血症。现有证据综合分析表明对于拔管成功率、住ICU时间、短期和长期病死率，预防性NIV优于无预防性NIV。因此，对于具有拔管失败高风险且接受机械通气超过24 h的患者，若通过了SBT，推荐拔管后预防性使用NIV。

2.经鼻高流量氧疗(high flow nasal cannula，HFNC)

HFNC可以提供高达60 L/min的高速气流及高达100%的吸入氧浓度。在拔管前PaO_2/FiO_2≤40.0 kPa(300 mmHg)患者中，与传统氧疗相比，患者拔管后使用HFNC能够改善氧合、增加舒适性，并减少再次气管插管率。在拔管失败低风险的患者中，拔管后使用HFNC与传统氧疗相比可以显著降低72 h再次插管率。在拔管失败高风险患者中，拔管后使用HFNC与使用NIV疗效相当，再次气管插管率和拔管后呼吸衰竭发生率无显著差异，但HFNC无不良反应发生，耐受性显著优于NIV。

(七)撤机过程中的其他注意事项

1.优化镇静方案

过度镇静会影响SBT的实施并延长机械通气时间。采用程序化镇静方案的患者机械通气时间和住ICU时间较短，短期病死率较低。因此，对于急症住院、机械通气超过24 h的患者，建议采用程序化最小剂量镇静方案。

2.早期康复治疗

接受以早期活动为目标的程序化康复治疗的患者机械通气时间更短，严重不良事件(如心律失常)发生率更低，出院后恢复行走能力的可能性更大。但与未接受早期程序化康复治疗的患者相比，这些患者的病死率、住ICU住院时间、ICU出院后行走能力、6 min步行距离及无机械通气时间无显著差异。因此，对于急症住院、机械通气超过24 h的成人患者，推荐实施以早期活动为目标的程序化康复治疗。

(刘丹丹)

第三节　无创机械通气技术

无创机械通气(NIV)是指无须建立人工气道(气管插管等)的机械通气方法,包括气道内正压通气、胸外负压通气、腹部正压带、植入型膈肌起搏、摇动床等。无创正压通气(non-invasive positivepressure ventilation,NPPV 或 NIPPV)是指不需要建立人工气道,通过多种类型的接口器(interface)连接患者与呼吸机的正压通气方法。双水平正压通气[Bi-level positive airway pressure,BiPAP 实质是压力支持(PSV)或压力控制(PCV)+呼气末正压(PEEP)]和持续气道内正压(continuous positive airway pressure,CPAP)是目前最常用的通气模式。随着无创通气技术的不断发展和临床研究的深入,NPPV 的应用日益普遍,几乎取代了其他几种无创通气的方法。因此,现在狭义的无创通气通常是指 NPPV。因此,接下来的叙述主要是针对 NPPV 的临床应用等问题。

一、适应证

(1)疾病的诊断和病情的可逆性评价适合使用 NPPV。

(2)有需要辅助通气的指标。①中、重度呼吸困难:表现为呼吸急促(慢性阻塞性肺疾病患者呼吸频率>24 次/分钟,充血性心力衰竭>30 次/分钟);动用辅助呼吸肌或胸腹矛盾运动。②血气异常:pH <7.35,$PaCO_2$>6.0 kPa(45 mmHg),或 PaO_2/FiO_2<26.7 kPa(200 mmHg)。

(3)排除 NPPV 的禁忌证。NPPV 主要应用于呼吸衰竭的早期干预,避免发展为危及生命的呼吸衰竭;也可以用于辅助早期撤机。但对于明确有创通气指征者,除非是拒绝插管,否则不宜常规应用 NPVV 替代气管插管。

二、应用范围

临床上应用比较常见的基础疾病有慢性阻塞性肺疾病急性加重、稳定期慢性阻塞性肺疾病、心源性肺水肿、免疫功能受损合并呼吸衰竭、支气管哮喘急性严重发作、NPPV 辅助撤机、辅助纤维支气管镜检查、手术后呼吸衰竭、急性肺损伤(acute lung injury,ALI)/ARDS、肺炎、胸壁畸形或神经-肌肉系统疾病、胸部创伤、拒绝气管插管的呼吸衰竭及其他疾病。NPPV 也可用于多种疾病导致的呼吸衰竭,包括肺囊性纤维化、支气管扩张症、气管插管前改善氧合、辅助纤维支气管镜检查及辅助麻醉手术等。

三、禁忌证

(一)绝对禁忌证

具体包括:呼吸、心搏停止;误吸风险大;上消化道手术后;咯血或上消化道出血;昏迷或意识障碍;面部创伤、术后、畸形,无法佩戴面罩;自主呼吸微弱,气道保护能力差;不合作;合并其他器官功能障碍;上气道梗阻。

(二)相对禁忌证

具体包括:严重低氧血症[PaO_2<6.0 kPa(45 mmHg)]或严重酸中毒(pH<7.35);气道分泌

物多或排痰障碍。

四、临床实践

NPPV 的使用多采用“试验治疗-观察反应”的策略，如果没有 NPPV 禁忌证的呼吸衰竭患者，先试用 NPPV 观察 1～2 h，根据治疗后的反应决定是否继续应用 NPPV 或改为有创通气。

在动态决策实施过程中，关键的问题是如何判断 NPPV 治疗有效与失败。如果出现下列指征，应该及时气管插管，以免延误救治时机。

(1)意识恶化或烦躁不安。

(2)不能清除分泌物。

(3)无法耐受连接方法。

(4)血流动力学指标不稳定。

(5)氧合功能恶化。

(6)二氧化碳潴留加重。

(7)治疗 1～4 h 若无改善。$PaCO_2$ 无改善或加重，出现严重的呼吸性酸中毒(pH＜7.20)或严重的低氧血症[FiO_2≥0.5，PaO_2≤8.0 kPa(60 mmHg)或 PO_2/FiO_2＜16.0 kPa(120 mmHg)]。

五、有创与无创机械通气的区别

有创与无创机械通气的区别，主要在于呼吸机与患者的连接方式的不同。凡需要通过气管插管或气管切开建立有创人工气道进行机械通气的方式，称为有创机械通气；而通过鼻、面罩、接口器等相对无创方式与呼吸机连接或无须建立人工气道的通气方式，则统称为无创通气。广义的无创通气应当也包括体外负压通气、胸壁震荡通气、体外膈肌起搏等，但目前所称无创通气仅指通过鼻、面罩等方式与患者相连的无创正压机械通气(NIPPV)。

有创与无创的根本区别只是人机连接界面选择方式的不同，而与其连接的呼吸机可以相同也可以不同，功能齐全、设计精良的有创呼吸机，也可以用于无创通气，而一般专用无创通气的呼吸机因其工作压力等性能所限，不适合进行有创通气。

有创与无创通气各有其不同的适应证，二者的关系是互补的而不是对立的，因此也不存在孰优孰劣的问题。近年来有创通气技术在我国已得到了很快的发展与普及，与其相比，无创通气可能还留有相当大的发展空间与潜力。新一代无创呼吸机在吸氧浓度调节、气道湿化、同步性能等方面，以及与其配套的鼻、面罩的密闭性和舒适性及减少重复呼吸等方面都有了很大的改善，因此其适应证有逐渐扩大的趋势。相信随着患者对生命质量要求的提高，能保留进食与语言功能的无创通气方式在我国临床应用会逐渐增多。但是，无论是在我国还是在某些发达国家，医务人员对无创通气的疗效信心不足，相关技术与知识不够普及，仍是阻碍无创通气发展的主要障碍之一，无创通气技术并不比有创通气技术简单，往往需要更耐心细致的操作与监护。

对无创通气的适应证选择国内外都在探索之中，目前认为对于以下几种情况无创通气可以发挥满意的疗效。

(1)阻塞性睡眠呼吸暂停综合征。

(2)尚不必施行有创通气的急、慢性呼吸衰竭的治疗，以减少或避免有创通气的应用，如由肺部感染、支气管哮喘等引起的急性呼吸衰竭及慢性阻塞性肺疾病患者的慢性呼吸衰竭的急性发作。

(3)撤离有创机械通气过程中。

(4)肺水肿的治疗。

无创通气的主要缺点是只能施行辅助通气功能、不能完全代替自主呼吸、痰液引流不方便、胃肠胀气、在通气压力高的情况下难以保持密闭或引起面部损伤。所以,我们应当强调在提倡应用无创通气的同时也应当避免另一种倾向,那就是不适当地、过于勉强地强调以无创通气来代替有创通气。

虽然有创、无创通气之间并没有严格的与绝对的适应证区别,但对于已失去或接近失去自主呼吸功能、有明显意识障碍、气道分泌物多又引流不畅或肺顺应性过低需要很高通气压力的患者,应不失时机地建立通畅、密闭的人工气道进行有创通气治疗。

(马淑红)

第四节 深静脉穿刺术

深静脉穿刺术常用的穿刺部位有颈内静脉、锁骨下静脉及股静脉。近年来,彩超引导下的深静脉穿刺术得到越来越广泛的应用,其优点为操作简易、定位准确,尤其是对困难中心静脉置管,可减少徒手穿刺操作中深度与角度的困难把握,很大程度上降低了损伤,增加了操作的成功率和有创操作的安全性。

一、适应证

(1)监测中心静脉压(CVP)。

(2)快速补液、输血或给血管活性药物。

(3)需长期静脉输注高渗或有刺激性可导致周围静脉硬化的液体及实施胃肠外营养。

(4)特殊用途,如插入肺动脉导管、心导管检查、安装心脏起搏器等。

(5)进行血液净化,如血液透析、滤过或血浆置换。

(6)需长期多次静脉取血化验及临床研究。

(7)无法穿刺外周静脉以建立静脉通路。

二、禁忌证

(1)出血倾向(禁忌行锁骨下静脉穿刺)。

(2)穿刺常用部位局部皮肤外伤或感染。

三、操作前准备

(一)患者准备

置管前应明确适应证,检查患者的出、凝血功能,签署知情同意书。充分暴露穿刺部位,锁骨下静脉穿刺及颈内静脉穿刺时垫肩,头偏向对侧;股静脉穿刺时下肢外旋、外展。向患者解释,缓解其紧张情绪。

(二)材料准备

(1)准备好除颤器及有关的急救药品,床旁B超定位及引导可提高穿刺成功率,减少试穿损伤。

(2)准备穿刺器具,包括消毒物品、深静脉穿刺手术包、穿刺针、引导丝、扩张管、深静脉导管(单腔、双腔或三腔)、缝合针线等,以及肝素生理盐水(生理盐水 100 mL+肝素 6 250 U)和局部麻醉药品(1%利多卡因或1%普鲁卡因)。

(三)操作者准备

无菌手套,无菌手术衣,帽子,口罩。

四、操作步骤

(一)颈内静脉穿刺术

乙状窦穿颅底颈内静脉孔后成为颈内静脉的上段,伴随颈内动脉下降,起初在该动脉之背侧,后达其外侧,向下与颈总动脉(偏内)、迷走神经(偏后)共同位于颈动脉鞘内,颈内静脉在胸锁关节后方与锁骨下静脉汇合成头臂静脉。

1.体位

患者取去枕仰卧位,最好头低15°～30°(Trendelenburg 体位),以保持静脉充盈和减少空气栓塞的危险性,头转向对侧,肩背垫高。

2.颈部皮肤消毒及检查器械

术者穿无菌手术衣及戴无菌手套,铺无菌单。显露患者胸骨上切迹、锁骨、胸锁乳突肌侧缘和下颌骨下缘,常规皮肤消毒、铺巾。检查导管完好性和各腔通透性。

3.确定穿刺点及穿刺路径

根据穿刺点与胸锁乳突肌的关系可分为前路、中路、后路法,常采用中路法。

(1)中路法:胸锁乳突肌的胸骨头、锁骨头及锁骨组成的三角形称胸锁乳突肌三角,在其顶端处(距锁骨上缘2～3横指)进针,针体与皮肤(冠状面)成30°,针尖指向同侧乳头方向,针体与胸锁乳突肌锁骨头内侧缘平行,通常在针尖进入皮肤2～3 mm可回抽出暗红色静脉血。

(2)前路法:在胸锁乳头肌前缘中点(距中线约3 cm),术者左手示、中指向内推开颈总动脉后进针,针体与皮肤成30°～50°,针尖指向锁骨中、内1/3交界处或同侧乳头,亦可在甲状软骨上缘水平颈总动脉搏动处外侧0.5～1.0 cm处进针,针体与皮肤成30°～40°,针尖指向胸锁乳突肌三角,与颈内静脉走向一致方向穿刺。但此点易误伤颈总动脉。

(3)后路法:在胸锁乳突肌外缘中、下1/3交界处进针,针体水平位,在胸锁乳突肌深部向胸骨上切迹方向穿刺。针尖勿向内侧刺入过深,以防损伤颈总动脉。

4.局部麻醉及试穿

确认穿刺点,局部浸润麻醉后用局麻针按上述相应进针方向及角度试穿,进针过程中持续轻回抽注射器至见暗红色回血后记住进针方向、角度及深度后拔针。

5.穿刺及置管

(1)静脉穿刺:在选定的穿刺点,沿穿刺方向进针,进针过程中略带负压缓缓进针见回血后,固定穿刺针,防止针尖移动。

(2)置入导丝:将导丝从注射器尾部送入血管内后退出穿刺针及注射器。

(3)置入扩张器:置入扩张器时应撑紧穿刺部位的皮肤,沿导丝将扩张器旋转进入皮肤、皮下组织，退出扩张器，检查导丝深度。

(4)置入导管：将导管沿导丝置入静脉，置入导管时，导管进入血管后调整导管深度(成人置管深度一般以13～15 cm为宜)，将导丝拉出。

(5)冲洗导管：从导管内回抽血证实导管在血管内，立即用含有肝素的生理盐水冲洗各管腔以防止血栓形成，拧上肝素帽。

6.固定

将静脉导管与皮肤固定、缝合，无菌敷料覆盖。

7.确认导管的位置

拍摄X线胸片以明确不透X线的导管位置，并排除气胸。导管尖端正确位置应处于上腔静脉与右心房交界处。确定导管尖端未扭曲和未贴在上腔静脉管壁上。

(二)锁骨下静脉穿刺置管

锁骨下静脉是腋静脉的延续，长为3～4 cm，直径为1～2 cm，由第1肋外缘行至胸锁关节，在此与颈内静脉汇合成头臂静脉，锁骨下静脉的前上方为锁骨及锁骨下肌，后上方为锁骨下动脉，动、静脉之间由前斜角肌隔开，后内方为胸膜顶，下方为第1肋骨上表面。

1.体位

患者去枕仰卧位，肩后垫高，头低15°～30°，使静脉充盈，减少空气栓塞发生的机会，头转向穿刺点对侧。

2.消毒

锁骨中下部皮肤消毒。术者穿无菌手术衣及戴无菌手套，铺无菌单。检查导管完好性，用肝素生理盐水冲洗各腔检查通透性并封闭。

3.确定穿刺点及麻醉

常用锁骨下径路。锁骨下径路穿刺点定位于锁骨中、内1/3端交界处下方1.0～1.5 cm处，针头朝向胸骨上切迹，确定穿刺点后局部浸润麻醉锁骨中下方皮肤及深部组织，因深度较深，麻醉针一般试穿不到。

4.穿刺

右手持针，针体与胸壁皮肤的夹角<15°，左手示指放在胸骨上凹处定向，穿刺针进入皮肤后保持负压，针尖指向内侧稍上方，确定穿刺针触及锁骨骨膜后，保持穿刺针紧贴在锁骨后，对准胸骨柄上切迹进针，直至回抽出静脉血，一般进针深度为3～5 cm。如果以此方向进针4～5 cm仍无回血时，不可再向前推进，以免损伤锁骨下动脉。此时应徐徐向后退针并边退边抽，往往在撤针过程中抽到回血，说明已穿透锁骨下静脉。在撤针过程中仍无回血，可将针尖撤到皮下而后改变方向(针尖在深部时不可改变方向，以免扩大血管的损伤)，使针尖指向甲状软骨，以同样方法徐徐前进，往往可以成功。

5.置管

步骤同颈内静脉穿刺置管步骤。

(三)股静脉穿刺置管

股静脉为髂外静脉的延续，股静脉上段位于股三角内，上界为腹股沟韧带，内侧界为长收肌内侧缘，外侧界为缝匠肌的内侧缘。股三角的血管、神经排列关系分别为股动脉居中，外侧为神经，内侧为股静脉。

 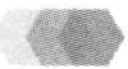

1.体位

患者下肢轻度外旋、外展，膝盖稍弯曲。

2.消毒

腹股沟韧带上、下部皮肤消毒，术者穿无菌手术衣及戴无菌手套，铺无菌单。检查导管完好性，注入肝素生理盐水，检查各腔通透性并封闭。

3.确定穿刺点及麻醉

穿刺点定位在腹股沟韧带中点下方 2～3 cm，股动脉搏动的内侧 0.5～1.0 cm。确定穿刺点后，局部浸润麻醉腹股沟下股动脉搏动内侧皮肤及深部组织，可用麻醉针试穿刺，确定穿刺方向。

4.穿刺

穿刺针体与皮肤成 30°～45°，针尖对准对侧耳进针，穿刺方向与股动脉平行，进入皮肤后穿刺针保持负压，直至回抽出静脉血。

5.置管

步骤同颈内静脉穿刺置管步骤。

五、注意事项

(1)在抗凝治疗或有凝血障碍的患者中，因锁骨下出血后压迫止血困难，因此，此时行锁骨下静脉穿刺置管应视为禁忌。

(2)颅内高压或充血性心力衰竭患者不应采取 Trendelenburg 体位。

(3)颈内静脉穿刺进针深度一般为 3.5～4.5 cm，以不超过锁骨为度。

(4)锁骨下静脉穿刺进针过程中应保持针尖紧贴于锁骨后缘以避免气胸。

(5)股静脉穿刺时，切不可盲目用穿刺针向腹部方向无限制地进针，以免将穿刺针穿入腹腔引起并发症。

(6)注意判断动、静脉。①穿刺过程中需注意回血的颜色，一般情况下静脉血为暗红色，动脉血为鲜红色。②观察连接穿刺针的注射器内有无搏动性血流，如有搏动性血流，考虑误入动脉；如不能正确判定，可通过连接换能器观察压力及波形，判断是否为动脉。③可通过同时抽取动脉血标本比较血氧分压和血氧饱和度来判断。④误穿动脉需退针压迫 5～10 min，若系导管损伤动脉，应予加压包扎。

(7)“J”形引导丝的弯曲方向必须和预计的导管走向一致，并保证引导丝置入过程顺畅，否则会出现引导丝打折或导管异位的情况。有时可能出现血管瘪陷使引导丝不能置入，则可选用套管针穿刺，见到回血后，先将套管顺入血管，再经套管下引导丝。

(8)置入导管时必须首先将引导丝自导管的尾端拉出，以防引导丝随导管一起被送入血管引起严重后果。

(9)颈内或锁骨下静脉导管插入困难时，可行 Valsalva 手法(将口鼻闭住，关闭声门，强行呼气，以增加胸膜腔内压，从而减少静脉回流)，以增大静脉口径。

(10)置管后各导管尾部均要回抽见血以证实开口在血管内。

六、并发症

(一)感染

常见原因：穿刺过程中无菌操作不严格；术后护理不当，导管留置过久。可根据具体原因做相应处理。多因导丝置入过深，因此在颈内静脉及锁骨下静脉穿刺过程中需常规行心电监护，一旦发生需回撤导丝，停止操作。

（二）心律失常

心律失常多由导丝插入过深所致，最好是在放置导丝时行心电监测。若有心律失常，则及时回撤；若心律失常持续，则停止操作并进行相应处理。

（三）出血与血肿

针对有出血倾向的患者操作时，尽量先纠正出血和凝血障碍。若必须紧急放置导管，则尽量减少反复穿刺；若有血管损伤，应及时压迫且压迫时间要充分。

（四）气胸

锁骨下进路穿刺时针体与皮肤进针角度过大易误伤锁骨下动脉，应立即退针并从胸骨上压迫止血，严重致血胸者需开胸缝合止血。颈内静脉穿刺损伤动脉者，应及时退针局部压迫 5～10 min。

（五）空气栓塞

导管太硬且置导丝太深易穿破心房壁致心脏压塞，需心脏直视手术切开心包。因此不能使用劣质导丝及导管，置管不宜过深。

（六）血胸

穿刺时未使患者处于头低位，穿刺成功后，一旦撤离注射器后静脉与大气相通，由于心脏的舒张作用，空气易进入血管致气栓。因此穿刺时需取头低位，穿刺成功后保持肺在吸气状态下置导丝，这样可减小胸腔负压，预防空气栓塞的发生。

（七）神经与淋巴管损伤

大多由导管留置时间过长或导管扭曲所致，应减少导管留置时间，用合适浓度的肝素盐水封管。

（八）血栓形成与栓塞

可由凝血功能障碍导致血栓形成，大多是由导管留置时间过长或导管扭曲所致，应减少导管留置时间，及时应用肝素盐水冲洗，封管液肝素浓度要合适。

（九）乳糜胸

左侧行锁骨下静脉穿刺可以导致乳糜胸，应尽量减少反复穿刺，尽量不要穿刺过深。

（十）胸腔积液

无论是颈内静脉还是锁骨下静脉穿刺，在送管时如穿透静脉而送入胸腔内，此时液体都输入胸腔内。其表现有以下几点：①从此路给药（麻醉药、肌肉松弛药等）均无效；②测量中心静脉压时出现负压；③此路输液通畅但抽不出回血。若出现上述现象，应确诊导管在胸腔内，不应再使用此通路，应另行穿刺置管。

（李姗姗）

第五节　主动脉内球囊反搏

主动脉内球囊反搏（intra-aortic balloon pump，IABP）是常见的一种机械循环辅助的方法，

 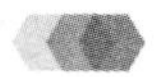

通过动脉系统植入一根带气囊的导管到降主动脉内左锁骨下动脉开口的远端，在心脏舒张期气囊充气，在收缩前气囊排气，提高主动脉内舒张压，增加冠状动脉供血和改善心肌功能，起到辅助心脏的作用。已广泛应用于心功能不全等危重病患者的抢救和治疗。

一、原理

将球囊置于锁骨下动脉下 2～3 cm（胸骨角处）与肾动脉开口之间的主动脉内；左心室舒张期球囊充盈，突然阻滞降主动脉内血流，使主动脉内舒张期血压升高，大于或等于收缩期血压，大于辅助前舒张压 0.7～1.3 kPa（5～10 mmHg），增加冠状动脉的供血，此时冠状动脉灌注量几乎占心排血量的 10%；左心室等容收缩期球囊突然排空，主动脉内压力骤然下降，降低收缩压0.7～1.3 kPa（5～10 mmHg），降低左心室射血阻力，减轻左心室的后负荷，缩短等容收缩期，减少左心室室壁张力及左心室做功和耗氧。IABP 可最大减少心肌做功 25%，增加前向血流，增加组织灌注。

二、适应证

（1）急性心肌梗死并发心源性休克、室间隔穿孔、二尖瓣反流。
（2）药物难以控制的心绞痛。
（3）顽固性严重心律失常。
（4）心脏术后脱离体外循环困难和（或）心脏术后药物难以控制的低心排血量综合征。
（5）高危患者冠状动脉造影、PTCA、冠状动脉溶栓及非心脏外科手术前后的辅助治疗。
（6）急性病毒性心肌炎导致心肌功能损伤。
（7）心脏移植或心室机械辅助装置置入前后的辅助治疗。
（8）体外循环手术中产生搏动性血流。

三、禁忌证

（1）明显的主动脉瓣关闭不全。
（2）主动脉病变或创伤：主动脉夹层、主动脉瘤和主动脉外伤。
（3）心脏停搏、心室颤动。
（4）严重出血倾向和出血性疾病。
（5）主动脉、髂动脉严重梗阻性病变。
（6）不可逆的脑损害。

四、应用指征

（1）多巴胺用量＞10 μg/（kg · min），并用 2 种升压药，血压仍呈下降趋势。
（2）心脏排血指数＜2.0 L/（m^2 · min）。
（3）平均动脉压＜6.7 kPa（50 mmHg）。
（4）左心房压＞2.7 kPa（20 mmHg）。
（5）中心静脉压＞1.5 kPa（15 cmH_2O）。
（6）尿量＜0.5 mL/（kg · h）。
（7）外周循环差，手足凉。

(8)精神萎靡,组织供氧不足,动脉或静脉血氧饱和度低。

五、术前准备

(一)选择气囊导管

根据患者的情况选择管径、容积大小合适的气囊导管。气囊导管末端连着气囊,原则上宁小勿大,容积应大于每搏输出量的50%,成人一般选用8.5～9.0 F、容积为40～60 mL的导管,小儿根据体质量而定。

(二)反搏机器

反搏机器包括压力驱动系统、电源、气源贮备系统和监测设备。现临床上常用具备自动选择触发方式,可自动选择反搏时相、自动监测漏气、自动补气、提示故障和监测项目等功能。

六、导管植入

导管置入方法主要有经皮股动脉穿刺法、股动脉切开法和经胸升主动脉插管法。其中,经皮股动脉穿刺最为简便、安全、常用,步骤介绍如下。

(1)选取股动脉搏动明显侧腹股沟区,消毒、铺巾。

(2)在腹股沟韧带下方2～3 cm处局麻后,将穿刺针穿入股动脉。

(3)经穿刺针送入引导钢丝,拔出穿刺针,注意在送入钢丝遇阻力时勿强行送入,可退出再试或换对侧重新穿刺。

(4)在引导钢丝入皮肤处,用尖刀稍许挑开皮肤入口,再先后以小号及大号血管扩张器扩大血管入口。

(5)以针筒抽尽球囊内气体,用盐水浸湿球囊导管,用肝素盐水冲洗导管中心测压管腔,测量穿刺点至胸骨角距离估计导管置入深度。

(6)取出大号扩张器,沿引导钢丝送入球囊导管至预计深度,体外固定导管。

(7)将导管中气体管路及测压管路与主机连接开始反搏,压力换能器应置于心脏水平位置校零后固定。

七、反搏机的操作与调节

(一)床旁定位

球囊导管植入固定后可行床边摄片检查导管位置,球囊顶端不透X线标记应距左锁骨下动脉1～2 cm处,位置不当可调整后重新固定。

(二)检查触发效果

检查心电触发效果,选用R波高尖、T波低平之导联,如触发不满意,可改用压力触发模式。

(三)调整

调整球囊充、放气时相,一般选择1∶2比例反搏时进行调整;经调整后应使球囊在相当于动脉重搏波切迹处充气,使反搏压高于自身收缩压,在收缩前放气,使舒张末压降低。正常反搏时的压力波形特点:①反搏压力波起于动脉压力波下降支上的重波切迹,反搏辅助的动脉舒张末压波较未辅助的动脉舒张末压波深、陡;②舒张期反搏压力峰值高于收缩压峰值;③辅助的动脉舒张末压低于未辅助的动脉舒张末压;④辅助的收缩压低于未辅助的收缩压。

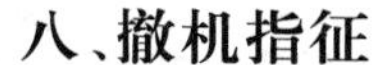

八、撤机指征

撤机指征如下：①血流动力学状态稳定，心排血量指数＞2.5 L/(m^2·min)，平均动脉压＞10.7 kPa(80 mmHg)；②神志清楚，外周循环良好，尿量＞1 mL/(kg·h)；③多巴胺用量＜5 μg/(kg·min)；④心电图无心律失常或心肌缺血的表现；⑤已撤除呼吸机，血气正常。

九、注意事项

(一)术后处理

(1)抗凝治疗：导管置入后应根据情况适时开始抗凝。常用抗凝药物为肝素，可持续静脉输入，或每6～8 h重复静脉滴注，维持激活全血凝固时间(ACT)为150～180 s。肝素有禁忌证者，可用右旋糖酐静脉滴注。长期球囊反搏可用华法林，维持凝血酶原时间为16～20 s。

(2)其他治疗：监测心功能和心律失常，以免影响球囊反搏效果；防止机器停搏。维持血流动力学稳定。应用广谱抗生素预防感染；补充血容量，维持水、电解质平衡。

(二)密切观察

(1)监测和观察导管置入深度有无移位。

(2)术口有无出血及血肿，术侧下肢有无缺血及神经压迫表现。

(3)IABP需抗凝并会对血小板造成破坏，应监测凝血功能及血色素、血小板。

(三)报警处理

熟悉和了解主动脉内球囊反搏(IABP)的操作与预警系统，包括触发、漏气、导管位置、驱动装置、低反搏压、气源(氦气)不足及系统报警等。监测IABP机工作状态是否正常。

十、并发症

(一)穿刺导致血管损伤

导管可以损伤动脉形成夹层动脉瘤，髂动脉、股动脉损伤或穿孔，可导致腹膜后出血。预防方法为经皮穿刺置管时，注意穿刺针回抽血液通畅，放置导引钢丝顺畅无阻，通入导管时要轻柔，遇到阻力时不可用力插入。

(二)感染

感染多表现在插管处局部及全身反应(发热、菌血症)。预防措施为严格无菌操作、预防使用抗生素、加强插管部位的无菌管理。

(三)气囊破裂

气囊破裂表现为气体管腔内出现血液；同时机器会出现连续的报警并停搏。预防手段为避免气囊与尖锐物或粗糙物接触。一旦确认气囊破裂，应立即停止反搏并拔除导管。

(四)气囊钳夹

气囊导管撤除过程中遇到过大的阻力，应考虑到气囊被钳夹。应及时请血管外科医师会诊，必要时通过外科手术取出。

(五)动脉栓塞

血栓或粥样硬化斑块栓子脱落阻塞全身各脏器的动脉。预防方法为选择合适型号的导管、无鞘置入、有效的抗凝治疗、保证IABP连续性和使用合适的频率。注意在拔除气囊导管后观察下肢血运及动脉搏动情况。

(六)血小板减少症

该并发症可能是球囊机械运动或肝素诱发的,也可能与人工血管侧支感染、冠状动脉或主动脉弓部有关。预防方法为优化 IABP 使用策略、药物治疗与调整、营养支持与生活方式调整及积极治疗相关疾病等。

(海　荣)

第六节　血液滤过与血液透析滤过

一、血液滤过的发展史与现状

血液滤过(hemofiltration,HF)最早是在单纯超滤(ultrafiltration,UF)技术的基础上发展起来的。Brull 和 Geiger 首次用火棉胶膜对动物进行了超滤试验,并观察到超滤液中电解质、葡萄糖、非蛋白氮的浓度与血浆中的浓度是相同的。1955 年 Alwall 对水肿患者使用单纯超滤方法进行了成功的治疗。现代 HF 治疗方法的研究始于 1967 年,1972 年首次应用于临床,1976 年 9 月在德国疗养胜地 Bmunkge 召开的第一次 HF 讨论会上,一组德国专家介绍了这种疗法的优点,如能改善贫血、神经病变、脂质代谢及控制血压等。今天全自动的血液滤过机已能精确地控制出入量的平衡,使 HF 成为一项安全成熟的常规治疗模式,大量的临床报道证实了这一方法在清除中分子毒素和维持血流动力学稳定性方面的优越性能。随着对中分子毒素引起透析并发症的进一步认识,寻找更符合生理的治疗方式、开发新的滤过膜、增加治疗中的对流成为肾脏替代治疗改良与发展的思路。

二、血液滤过原理

(一)血液滤过的基本概念

血液滤过是通过对流清除尿毒素,所以它较血液透析(hemodialysis,HD)更接近人体的生理过程。其工作原理是模拟肾小球的滤过和肾小管的重吸收作用。在血液滤过时,血浆、水和溶质的转运与人体肾小球滤过相似,当血液引入滤过器循环时,在滤过器膜内形成正压,而膜外又被施加一定的负压,由此形成了跨膜压(TMP),使水分依赖跨膜压而被超滤。当水通过膜大量移动时,会拖拉水中的溶质同时移动,这种伴有水流动的溶质转运("溶质性拖曳"现象)称为对流,凡小于滤过膜截留分子量(通常为 4 万～6 万)的溶质均可随水分的超滤以对流的方式被清除,血液滤过同时模拟肾小管的重吸收过程将新鲜的含正常电解质成分和浓度的置换液输入体内,以纠正患者水、电解质、酸碱失衡。

(二)影响血液滤过效果的因素

血液滤过清除溶质的有效性取决于水和溶质转运速率,而转运速率又取决于血流量、滤过器面积、滤过膜筛选系数、超滤系数和每次治疗时的置换液总量,与患者的血细胞比容、血清蛋白浓度也有关。血液滤过清除溶质的原理与血液透析不同,血液透析时小分子物质(如肌酐、尿素氮)的清除依靠扩散,通过半透膜扩散的量取决于物质的浓度梯度及物质转运面积系数(mass transfer area coefficient,MTAC)。因此,血液透析比血液滤过有更高的小分子物质清除率,而

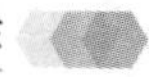

血液滤过对中分子物质的清除率高于血液透析。血液透析滤过(hemodiafiltration,HDF)是将透析与滤过合二为一,弥补二者之不足,实现了一次治疗中既通过弥散高效清除小分子物质,又通过对流高效清除中分子物质,治疗的效果更加理想。这是近年来临床上对维持性血液透析患者推荐的高效短时的血液净化治疗模式。

(三)血液滤过装置

1.血液滤过器

血液滤过器的膜性能是决定 HF、HDF 治疗效果的关键部分,血液滤过膜应有大孔径、高通量,具有很高的超滤系数和通透性。现在临床使用的材质多为高分子合成膜,呈不对称结构,有支持层和滤过层,前者保持膜的机械稳定性,后者保证其良好的通透性,既有利于对流,又能进行弥散。然而用于 HF 或 HDF 的血液滤过器的超滤系数(KUF)必须达到≥50 mL/(h·mmHg)的标准,并具有以下特点:①生物相容性好,无毒性;②理化性质稳定;③截留分子量通常$<60\times10^3$,能截留血清蛋白;④具有清除并吸附中分子毒素的能力;⑤能截留内毒素。

目前常用于 HF 和 HDF 的滤过膜见表 1-1。

表 1-1　常见血液滤过膜

材料	产品名
聚丙烯腈[polyacrylonitrile(PAN)]	Rhone-Pulence,asahi
聚酰胺[polyamide(PA)]	Gambro
聚甲基丙烯酸甲酯[polymethylmethacylate(PMMA)]	Toray
聚砜[polysulfone(PS)]	Amicon
聚碳酸酯[polycarbonate(PC)]	Gambro

2.血液滤过机

血液滤过机除了与血液透析机具有相同的动脉压、静脉压、跨膜压、漏血、空气监测等监护装置外,还增设了置换液泵和液体平衡加温装置。新型的血液滤过机均可根据需要选择血液滤过或血液透析滤过的治疗模式。这两种治疗运作时的最大区别在于前者不用透析液,后者则需应用透析液。两者在治疗时都要超滤大量液体并同时补充相应量的置换液,故对液体平衡要求特别高,倘若在治疗时液体置换过量或不足,均可快速导致危及患者生命的容量性循环衰竭,所以确保滤出液与置换液进出平衡是安全治疗的重要环节。

血液滤过机的液体平衡系统有两种类型:一种是重量平衡,另一种是容量平衡。重量平衡法一般使用电子称重系统(置换液为挂袋式),保证输入置换液的重量等于滤出液重量(超滤量另外设定)。容量平衡法采用平衡腔原理,平衡腔是控制液体进出平衡的系统,它是一个容积固定的空腔,由一隔膜将室内的置换液和滤出液分隔在两个互不交通的腔室内,当隔膜移向置换液一侧时,置换液腔室的容积被压缩,迫使一定量的置换液进入患者体内;与此同时,滤出液腔室的容积等量增加,迫使等量的滤出液从滤过器进入该侧的腔室以保持隔膜两边的容量平衡,同时从患者体内超滤出的液体流经测量室以累加超滤量,如此往复运动,在平衡中达到预设的超滤目标。现大多数血液滤过、血液透析滤过的机器以容量平衡取代了重量平衡。以重量平衡法控制液体平衡的机器,通常用于连续性肾脏替代治疗(CCRT)的床旁机。

3.置换液

血液滤过和血液透析滤过时,由于大量血浆中的溶质和水被滤出,所以必须补充相当量的与正常细胞外液相似的置换液,常用配方见表1-2。血液滤过中通常的超滤量为70～200 mL/min,置换液补充量每次需16～50 mL 。由于输入速度极快,因而对溶液的质量要求很高,必须保证其无菌、无致热原、浓度可以变化、无有机物,且价格低廉。置换液质量是提高血液滤过疗效、减少并发症、改善患者长期预后的重要环节。在早年,血液滤过或血液透析滤过均使用商业生产的袋装灌注液,价格昂贵、操作烦琐、体积大,最大的不足是缓冲液为乳酸盐或醋酸盐,无碳酸氢盐置换液,患者对其耐受差。为提高置换液质量,减少操作中的污染,现今临床上应用较为普遍的在线式血液滤过机,已实现了可即时生成大量洁净无致热原、低成本且更符合生理的碳酸氢盐置换液,这一装置亦便于透析液及置换液处方的个体化。

表1-2　血液滤过置换液常用配方

电解质(mmol/L)						渗透压
Na^+	K^+	Cl^-	Ca^{2+}	Mg^{2+}	碳酸氢钠	(mmol/L)
135～135	2.0～3.0	103～110	1.25～1.75	0.5～0.75	30～34	286～300

在线生成置换液方法是指超纯水与成品浓缩液(A液)和B粉(筒装)通过比例泵系统配制生成的液体,然后流经机器内置的双聚合膜、聚砜膜或聚酰胺膜的超净滤器(也称细菌滤过器),一部分作为透析液进入血液滤过器完成透析弥散功能,另一部分分流至机器内置的第二个超净滤器,使置换液在输入体内之前,经过双重滤过,滤除内毒素,生成灭菌置换液输入体内。各类液体标准等级见表1-3;透析用水化学污染物最高允许浓度见表1-4。机器内置的超净滤器可耐受每天消毒,以保证在线生成的置换液不被微生物侵袭,达到最大安全程度。机器内置超净滤器使用寿限应根据产品说明书提示,如超限使用,可能会导致因置换液不纯引起的感染。

表1-3　各类液体灭菌等级

分类	浓缩液	反渗水	超纯级	灭菌级	置换液
细菌(cfu/mL)	<1 000	<100	<1	0	0
内霉素(EU/mL)	<1	<0.05	<0.03	<0.03	<0.03

注:以上为AAMI血液透析系统的美国国家标准。

表1-4　透析用水化学污染物最高允许浓度

标准来源	污染物及其浓度(mg/L)							
	铝	氯胺	游离氯	铜	氟化物	硝酸盐	硫酸盐	锌
欧洲药典	0.01	0	0	0	0.2	2.0	50.0	0.1
中国标准	0.01	0.1	0.5	0.1	0.2	2.0	100.0	0.1

三、血液滤过与血液透析滤过的方法

(一)血管通路

血液滤过、血液透析滤过的血管通路与血液透析相同,可以应用动静脉内瘘或中心静脉留置导管,但血流量要求较血液透析高,一般需250～350 mL/min的血流量才能达到理想的治疗效果。

(二)置换液补充

置换液可在血液滤过器前或滤过器后输入,不同的方法对可清除物质的清除率及置换液的需求量不一样。

1.前稀释置换法

置换液于滤过器前的动脉端输入，其优点是血液在进入滤器前已被稀释，故血流阻力小，不易在滤过膜上形成蛋白覆盖层，可减少抗凝剂用量，但溶质清除率低于后稀释，要达到与后稀释相等的清除率需消耗更多的置换液。无抗凝剂或小剂量肝素抗凝治疗时，建议选择前稀释置换法。

2.后稀释置换法

置换液于滤过器后静脉端输入。临床上最常用的是后稀释，其优点是清除率高，可减少置换液用量，节省治疗费用。有文献报道，后稀释 HDF 应用较高的置换量对中分子毒素清除率远胜于高流量透析，当置换液输入 100 mL/min 时，β_2 微球蛋白的清除率可以是高流量透析的 2 倍，对骨钙素（分子量 5 800）和肌红蛋白（分子量 17 200）等中大分子也能充分清除，对磷的清除也优于传统的血液透析，而尿素清除率则与高流量透析大致相当。后稀释的缺点是滤过器内水分大量被超滤后致血液浓缩，易在滤过器膜上形成覆盖物，因此后稀释时，总超滤与血流的比值应＜30%，肝素用量也较前稀释多。为提高每次治疗的清除效果，常规治疗患者通常可选择后稀释置换法。若为无抗凝剂或小剂量肝素治疗的患者或有高凝倾向的患者，不宜选择此法。

3.混合稀释置换法

这是一种较完善的稀释方法。为了最大限度地发挥 HF、HDF 前稀释或后稀释的治疗优点，避免两者的缺点，欧洲一些血液净化中心提倡将置换液分别在前、后稀释的位置同步输入，这样既具有前稀释抗凝剂用量少的优点，又具有后稀释清除率高的优点，不失为一种优化稀释治疗方法。

（三）置换液补充计算方法

血液滤过和血液透析滤过清除溶质的效果还取决于置换液量。临床上应用后稀释血液滤过一次，置换液量一般在 20～30 L。为达到尿素清除指数＞1.2 的标准，超滤量应为体质量的 58%；也有研究发现，置换液量为体质量的 45%～50%是比较合适的。

也可根据尿素动力学计算，由于患者蛋白质摄入量的不同，产生尿素氮数量亦不同，其计算公式如下：

$$每周交换量(L)=每天蛋白质摄入量(g)\times 0.12\times 7/0.7(g/L)$$

公式中，0.12 为每克蛋白质代谢所产生的尿素氮的克数，7 为每周天数，0.7 为滤过液中平均尿素氮浓度。计算出的每周置换液量分 2～3 次在血液滤过治疗时给予。

按此公式计算时未计残余肾功能，若患者有一定的残余肾功能，则所需置换液量可相应减少，按 1 mL 置换液等于 1 mL 肾小球滤过液的尿素清除率计算，假如患者残余肾功能为 5 mL/min，则一天清除率为 7.2 L，故可减少 7.2 L 的置换液。

对前稀释血液滤过量的估计尚无统一的方法。一般建议每次治疗的置换量不低于 50 L，或者每次前稀释总滤液量与干体质量的比值为 1.3∶1 以上，此时能得到良好的清除效果，所以认为应用“前稀释总滤液量/干体质量”这个指标可以更加方便地制订充分的治疗剂量。

四、血液滤过与血液透析滤过的临床应用

血液滤过（HF）和血液透析滤过（HDF）与血液透析（HD）相比，至少有两方面的优点，即血流动力学稳定、能清除中大分子物质。

(一)血流动力学稳定

患者心血管系统对 HF 的耐受性优于 HD。HF 的脱水是等渗性脱水,水与溶质同时排出,体内渗透压变化小。HF 时血细胞比容等变化较小,不像 HD 时体内渗透压变化大、对血压影响也大。另外,HF 能选择性地保留 Na^+,HF 大量脱水时,血浆蛋白浓度相对提高,按照道南平衡选择性地保留 Na^+,使 Na^+ 在细胞外液中维持较高水平,细胞外液的高张状态使组织和细胞内水分移至细胞外,以保持渗透压的恒定,即使在全身水分明显减少的情况下,也能保持细胞外液的容量,从而使血压稳定。HF 治疗后血浆去甲肾上腺素明显增高,交感神经兴奋性增加,而 HD 治疗后即使发生低血压,血浆去甲肾上腺素也无变化。在 HD 中约 5%的患者容易发生难治性高血压,即所谓肾素依赖型高血压,而用 HF 治疗时可降低其发生率。

(二)清除大中分子物质

HF 能有效地清除 HD 所不能清除的大中分子毒素,如甲状旁腺素、炎症介质、细胞因子、$β_2$微球蛋白等。有研究显示,在两组血液透析患者分别接受 HDF 和低流量 HD 治疗 3 个月以后,HDF 组治疗前微球蛋白的水平要比低通透量 HD 组有明显的下降,并在超过两年的研究期间,这种差异始终保持着。无论是前稀释还是后稀释 HDF,当置换液量<60 mL/min 时,$β_2$微球蛋白的下降率要比采用同样膜做 HD 的清除率高(HDF 为 72.2%,HD 为 49.7%)。

大量的临床资料及研究证明,HF、HDF 可改善心血管稳定性,改善神经系统症状,增进食欲,减少与透析相关的淀粉样变,清除甲状旁腺素,缓解继发性甲状旁腺功能亢进症,改善促红细胞生成素生成,纠正贫血。因此,HF 或 HDF 除了适用于急、慢性肾衰竭患者外,更适用于有下列情况的慢性维持性血液透析患者。

(1)高血压患者:无论是容量依赖型还是肾素依赖型高血压,血液滤过都能较好地控制。对于前者,HF 较 HD 能清除更多的液体而不发生循环衰竭。对非容量依赖型高血压或对降压药物有抵抗的高血压,应用 HF 治疗更有利于血压的控制。

(2)低血压患者:血液透析中发生低血压的原因很多,老年患者对血液透析耐受性差,心肌病变、自主神经功能紊乱、糖尿病等患者易发生低血压,HF 治疗能改善低血压症状。

(3)有明显的中分子毒素积聚而致神经病变、视力模糊、听力下降、皮肤瘙痒者。

(4)与透析相关的体腔内积液或腹水。发生率为 5%~37%,原因可能是以下几种:①水钠潴留;②腹壁毛细血管通透性增加;③细菌、结核分枝杆菌或真菌感染;④低蛋白血症、心包炎、充血性心力衰竭等。HD 很难使积液、腹水吸收或消失,HF 则有助吸收。

(5)肝性脑病患者。

(6)药物中毒患者。

(7)高磷血症患者:HDF 对磷的清除远比 HD 有效,能比较好地控制高磷血症。

(8)多脏器功能障碍患者,特别是伴有急性呼吸窘迫综合征(ARDS)、低氧血症者等。

五、血液滤过和血液透析滤过的并发症

(一)常见技术并发症

(1)低血流量。

(2)治疗中 TMP 快速升高。

(3)置换液成分错误。

(4)液体平衡误差。

(5)置换液被污染导致热原反应。

(6)凝血。

(7)破膜漏血。

(二)丢失综合征

HF 或 HDF 在超滤大量水分、清除中分子毒素的同时,也将一些分子量小但是有益的成分清除,如每次滤过可丢失氨基酸约 6 g(分子量仅为 140)、蛋白质约 10 g,患者应在饮食中补足。现在也有厂家通过对透析器膜孔进行技术改良,使透析器的膜孔分布更高、更均等,这种新型的透析器不仅提高了膜对中分子物质的清除效果,同时也能最大限度地减少蛋白质丢失,改善了治疗效果和预后。另有报道,在 HDF 中维生素 C 可下降 45%±14%,其中 25%~40%是被对流所清除的;同时,HDF 过程中抗氧化剂的丢失与大量高度氧化的标记物同时出现,这将是一个潜在的问题。

(三)其他

HF 对小分子物质清除不理想,应与 HD 交替治疗。

(崔清涛)

第七节 支气管肺泡灌洗技术

一、概述

支气管肺泡灌洗是经纤维支气管镜,获取下呼吸道(主要是肺泡)来源的细胞与生化成分,分析探讨肺疾病病理学过程的一种比较安全而实用的技术。支气管肺泡灌洗不同于以获取大气道来源的样本进行病原学和肿瘤细胞学检查而采用少量液体(10~30 mL)进行的支气管冲洗,也不同于治疗性灌洗,如采用少量液体进行的支气管冲洗以移出支气管哮喘、支气管扩张等患者气道内的黏稠分泌物或采用大量液体(10~30 L)进行的全肺灌洗技术,以治疗肺泡蛋白沉积症。

自从开始应用支气管肺泡灌洗研究肺疾病局部的免疫反应和炎症机制以来,无论是支气管肺泡灌洗的操作技术,还是支气管肺泡灌洗液的检测手段、检测项目及其应用范围都有了长足的进步。许多国家的医学团体,包括我国,还先后制订并发表了指南性意见,规范了支气管肺泡灌洗的技术操作及支气管肺泡灌洗液实验室处理过程,使其结果更加标准可靠,从而进一步促进了支气管肺泡灌洗的发展和应用,使其作为研究肺疾病的一种检查手段得到了广泛的认可。最新发布的关于结节病和特发性肺间质纤维化的诊断和治疗的国际性联合声明也将支气管肺泡灌洗推荐为常规诊断手段。

二、支气管肺泡灌洗的应用指征

因为相对无创,没有明显的并发症,患者容易耐受,所以支气管肺泡灌洗目前已经成为肺活检的替代或补充手段,用于各种原因引起的弥漫性实质性肺疾病的临床诊断、疗效判断、预后评价以及病理和发病机制的研究。临床上,支气管肺泡灌洗检查主要用于感染性原因、非感染性原因、免疫性原因和肿瘤性原因引起的弥漫性实质性肺疾病或间质性肺疾病的诊断和鉴别诊断。

在弥漫性实质性肺疾病的诊断过程中，支气管肺泡灌洗结果对于提示或除外某些疾病，缩小鉴别诊断范围确实具有非常重要的意义。这些疾病主要包括结节病、外源性变应性肺泡炎、闭塞性细支气管炎伴机化性肺炎、慢性嗜酸性粒细胞肺炎、特发性肺纤维化、药物性肺损伤、结缔组织病等。如果临床和肺功能异常提示间质性肺疾病，而胸片正常，这时有必要进行支气管肺泡灌洗；相反，如果支气管肺泡灌洗结果正常，则可除外某些活动性间质性肺疾病。有时候，通过支气管肺泡灌洗也可发现疾病的特征性异常，作出特异性疾病诊断。这些疾病包括卡氏肺孢子虫肺炎、巨细胞病毒肺炎、肺结核、石棉沉着病、肺出血、肺部肿瘤或癌性淋巴管炎、肺泡蛋白沉积症、肺朗格汉斯组织细胞增多症等。

(一)不需要活检诊断

(1)肺泡蛋白沉积症。

(2)卡氏肺孢子虫肺炎。

(3)支气管肺癌。

(4)嗜酸性粒细胞肺炎。

(二)结合临床与高分辨率 CT 特征诊断

(1)特发性肺间质纤维化(中性粒细胞±嗜酸性粒细胞)。

(2)外源性变应性肺泡炎(淋巴细胞、浆细胞和泡沫样巨噬细胞)。

(3)呼吸性细支气管炎伴间质性肺疾病(色素沉着的巨噬细胞)。

(4)闭塞性细支气管炎伴机化性肺炎(混合性细胞改变，CD_4与CD_8比值降低)。

(5)淋巴管平滑肌瘤病(肺泡出血)。

(三)支气管肺泡灌洗±肺活检诊断

支气管肺泡灌洗液典型者占50%，通常需要活检。

(1)结节病(淋巴细胞增加，CD_4与CD_8比值增加)。

(2)朗格汉斯组织细胞增多症(CD_1增加)。

(3)支气管肺泡灌洗多数时候不具有诊断价值，需要活检(低敏感性±低特异性)。

(4)霍奇金淋巴瘤。

(5)侵入性曲霉病。

三、支气管肺泡灌洗的实施

虽然各国关于支气管肺泡灌洗操作及支气管肺泡灌洗液实验室处理过程和检测方法的指南存在一定的差异，但是原则基本上一致。

(一)操作前准备与注意事项

操作前准备与麻醉同常规的纤维支气管镜检查。支气管肺泡灌洗通常是通过纤维支气管镜，在观察气管支气管后，但在其他操作(如活检或支气管毛刷)之前进行，以免因为出血造成灌洗回收液被污染。当支气管肺泡灌洗是为了评价非感染性间质性肺疾病时，如果支气管镜检查发现支气管炎症并伴脓性分泌物时，则需要进行抗生素治疗控制感染后再进行支气管肺泡灌洗检查，以免影响支气管肺泡灌洗液的实际结果。还需要强调的是，进行支气管肺泡灌洗时，对所选灌洗肺段的支气管应该常规使用2%利多卡因进行局部麻醉，以防止咳嗽，但是在进行支气管肺泡灌洗前又必须吸引清除局部的利多卡因，以防止利多卡因影响细胞回收、活性及功能。此外，适当使用镇静剂也有利于患者合作，适当使用胆碱能受体抑制剂可以降低迷走神经反射和支气管分泌,这些都有利于增加支气管肺泡灌洗的回吸收。

(二)灌洗部位

纤维支气管镜嵌顿于段或亚段是保证灌洗液回吸收的重要条件。在患者仰卧位时,右中叶或左舌叶易于操作及嵌顿,有利于回吸收,与灌洗下叶比较,回吸收增加至少20%。关于弥漫性实质性肺疾病的支气管肺泡灌洗研究还显示,一个部位的灌洗通常能够代表全肺并能提供足够的临床资料。因此,对于弥漫性实质性肺疾病患者,常规采用右中叶或左舌叶作为灌洗部位。然而,对于局灶性病变,如肿瘤、肺部感染等,则需要在影像学证实的局部病变部位进行灌洗。

(三)预热

灌洗液通常使用预热至37 ℃或室温的无菌生理盐水进行灌洗,预热至37 ℃可以减轻咳嗽,增加细胞的回吸收。

(四)灌注与回收

在纤维支气管镜嵌顿于所选择的段或亚段支气管后,通常使用塑料注射器经活检孔(或经活检孔插入的细硅胶管)快速注射等份的无菌生理盐水,每次20～60 mL,重复4～5次,灌洗总量100～300 mL。临床上较实用而安全的灌洗量是5×20 mL。少于100 mL的灌洗量可能增加灌洗回收液体中的支气管腔分泌物混杂。每次灌注后立刻通过手动回抽轻轻吸引至塑料注射器内或采用3.3～13.3 kPa(25～100 mmHg)的负压,轻轻吸引至无菌塑料或硅化的玻璃回收容器内。通常第一次回吸收的量相对较小,总的回吸收率为40%～70%。回收液体过程中需要注意的是吸引负压过大可能导致远端气道塌陷或气道黏膜损伤,降低回吸收率或改变支气管肺泡灌洗液的组分。咳嗽、气管镜嵌顿不良可能导致灌洗液体从气管镜周围漏出,影响回吸收。患者的疾病状况、吸烟和年龄也影响回吸收量,当存在阻塞性气道疾病或肺气肿时,回吸收明显降低,甚至低于30%。当支气管肺泡灌洗的回收率小于25%时,支气管肺泡灌洗液结果通常不可靠。

四、支气管肺泡灌洗的禁忌证

(1)凡气管镜的禁忌证均为支气管肺泡灌洗的禁忌证。

(2)精神高度紧张不能配合完成气管镜检查患者。

(3)严重通气和换气功能障碍患者,动脉血氧分压<6.7 kPa(50 mmHg)或吸氧状态下动脉血氧分压<9.3 kPa(70 mmHg)。

(4)冠心病、高血压、心律失常、频发心绞痛患者。

(5)主动脉瘤和食管静脉曲张有破裂危险的患者。

(6)近期发热、咯血和哮喘发作患者。

五、实施支气管肺泡灌洗的注意事项

(1)用于做支气管肺泡灌洗的气管镜顶端直径应在5.5～6.0 mm,适于紧密楔入段或亚段支气管管口,防止大气道分泌物混入和灌洗液外溢,保证支气管肺泡灌洗液满意回收量。

(2)在灌洗过程中咳嗽反射必须得到充分的抑制,否则易引起支气管壁黏膜损伤而造成灌洗液混血,同时影响回收量。

(3)一份合格的支气管肺泡灌洗液标本应是:支气管肺泡灌洗液中没有大气道分泌物混入;

回收率＞40％，存活细胞占95％以上；红细胞＜10％(除外创伤、出血因素)，上皮细胞占3％～5％；涂片细胞形态完整，无变形，分布均匀。

(4)注意防治并发症。虽然目前认为支气管肺泡灌洗是一种安全的检测方法，但随着支气管肺泡灌洗应用范围不断扩大，其不良反应和并发症亦在增加。主要并发症：①灌洗时偶有支气管痉挛喘息，灌洗后数小时出现发热、寒战。②术后24 h内灌洗肺段肺泡浸润影，个别有肺不张。③肺功能：第一秒用力呼气容积、肺活量、最大呼气流量、动脉血氧分压短暂减低。④气胸、出血，仅见于经支气管镜肺活检术。

(崔清涛)

第二章
急危重症的监测技术

第一节　常规监测技术

急危重症患者的监测已从过去器官功能间断检查转变为全身各器官系统综合快速床边监测。各项生理指标监测是重症监护室重要功能之一，通过对高危患者持续监测，有助于实现滴定式治疗并获得良好预后。

一、循环系统

（一）心电监护

五导联心电监护电极片放置位置：右上（RA），胸骨右缘锁骨中线第一肋间；右下（RL），右锁骨中线剑突水平处；中间（C），胸骨左缘第四肋间；左上（LA），胸骨左缘锁骨中线第一肋间；左下（LL），左锁骨中线剑突水平处。常监测Ⅱ导联。

1.适应证

心电监护能够持续监测心电图、呼吸、血压、脉搏及血流动力学等项目，所有危重患者都是心电监护适应证。

2.监测要点

（1）持续监测心率和心律。

（2）是否有 P 波，P 波是否规则出现，形态、高度和宽度有无异常。

（3）观察 QRS 波形是否异常，有无漏波。

（4）观察 ST 段有无抬高或者降低，如有异常发现及时行床边心电图检查以明确有无心肌缺血或者心肌梗死发生。

（5）观察 T 波是否异常，注意有无异常波形出现。

（6）需要设置报警的范围，出现报警时需及时明确病因并处理。

（二）常见异常心电图

心律失常有许多分类方法，鉴于重症监护室重症患者疾病的特殊性，所有患者进行床旁心电监测和无创或有创血流动力学监测，因此，对于重症监护室病房患者的心律失常以对血流动力学有无影响进行分类利于临床救治（见表 2-1）。

表 2-1 重症监护室常见心律失常的分类

对血流动力学有明显影响	对血流动力学有潜在影响	对血流动力学无明显影响
阵发性室性心动过速	窦性心动过速	窦性心动过缓
持续性室性心动过速	阵发性房性心动过速	一度房室传导阻滞
双向性室性心动过速	持续性房性心动过速	二度Ⅰ型房室传导阻滞
尖端扭转型室性心动过速	紊乱性房性心动过速	单源性房性期前收缩
心室扑动	阵发性室上性心动过速	单源性室性期前收缩
心室颤动	心房扑动	非阵发性交界性心动过速
二度Ⅱ型房室传导阻滞	心房颤动	非阵发性室性心动过速
三度房室传导阻滞	多源性室性期前收缩	
	成对性室性期前收缩	
	联律型室性期前收缩	
	R-on-T 型室性期前收缩	

1.对血流动力学有明显影响急性心律失常类型的心电图特点

(1)期前收缩型室性心动过速:①≥3 个室性期前收缩连续出现(QRS 波宽大畸形,ST-T 与主波方向相反);②频率在 100～250 次/分钟;③可见心室夺获与室性融合波。

(2)双向性室性心动过速。

(3)扭转室性心动过速:①QRS 波以基线为轴,波型尖端间断性向相反方向扭转;②多由室性期前收缩诱发,联律间期较长;③室性频率在 150～250 次/分钟,RR 间期不等;④可引发心室颤动;⑤发作呈自限性,非发作期多伴 QT 间期延长;⑥临床反复发作晕厥。

(4)心室扑动:①P 波及 QRS 波完全消失;②连续出现波幅较大、较规则的波形;③频率约为 250 次/分钟;④短时间不能消除,易发生室颤。

(5)心室颤动:①P-QRS-T 波消失;②出现波幅、形态、间距极不均匀的波形;③频率 250～500 次/分钟;④如不能及时消除,短时间内心电活动消失。

(6)不易鉴别宽 QRS 波群心动过速:①是指 QRS 波时限>0.12 s,频率超过正常范围的心动过速;②80%以上为室性心动过速,特别 QRS 波时限>0.14 s 者;③20%为室性心动过速合并室内传导异常,少数情况下为预激伴房颤。

(7)严重的缓慢型心律失常:①二度Ⅱ型房室传导阻滞;②高度房室传导阻滞;③三度房室传导阻滞。

2.对血流动力学有潜在影响急性心律失常类型的心电特点

(1)窦性心动过速:①P 波规律发生,频率>100 次/分钟;②Ⅰ、Ⅱ、aVF 导联 P 波直立,aVR 导联 P 波倒置;③PR 间期 0.12～0.20 s;④PP 间期<0.6 s;⑤频率>150 次/分钟以上时,P 波可与其前 T 波相重叠。

(2)房性心动过速:①多由房性期前收缩诱发,P′波与窦性 P 波形态不同;②频率多在130～180 次/分钟,较为规则,P′R 间期≥0.12 s;③伴有不同程度的房室传导阻滞,以 2∶1 传导最为常见;④QRS 波形态大多呈室上性,伴有室内差异性传导时 QRS 波可增宽、畸形。

(3)紊乱性房性心动过速:①同一导联可见三种以上不同形态的 P 波;②PP 间期、PR 间期、

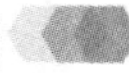

RR 间期完全不等；③QRS 波形态大多正常，频率多在 100～150 次/分钟；④P 波偶有不能下传至心室或出现束支传导阻滞波型。

(4)阵发性室上性心动过速：①QRS 波 3 个或 3 个以上连续发生，但形态、时限正常；②频率多在 150～250 次/分钟，节律规则；③P 波不易辨认，可见 P′波，大多重叠于 QRS 波内或其终末部位。

(5)心房扑动：①P 波消失，代之以连续出现规律的 F 波，同一导联形态一致，以 Ⅱ、Ⅲ、aVF 或 V_1 导联最清晰；②F 波频率多在 250～350 次/分钟；③F 波与 QRS 波比例可固定，也可不固定，以偶数多见；传导比例＞(4～6)∶1，提示伴有房室传导阻滞；④RR 间期可规则，也可不规则。

(6)心房颤动：①P 波消失，代之以形态、波幅、间隔绝对不规则的 f 波；②f 波连续发生，频率多在 350～600 次/分钟；③f 波以 Ⅱ、Ⅲ、aVF 和 V_1 导联最清晰；④V_1 导联 f 波＞0.1 mV 为粗颤型；f 波＜0.1 mV 为细颤型；⑤QRS 波多与窦性相同，频率＞100 次/分钟称为快速型心房颤动；频率＜100 次/分钟为缓慢型心房颤动；⑥RR 间期绝对不规则。

(7)多源性室性期前收缩：①提前出现的 QRS 波形态不一，联律间期不一；②符合室性期前收缩的基本特征；③易引起室性心动过速或心室颤动。

(8)成对性室性期前收缩：①提前出现的 QRS 波成对连续发生；②符合室性期前收缩特征；③可诱发室性心动过速或心室颤动。

(9)联律型室性期前收缩：①心电图基本符合窦性心律；②提前发生的 QRS 波符合室性期前收缩的特征；③提前发生的 QRS 波易发生在长的心动周期之后；④提前发生的 QRS 波有规律地发生，可呈现为二、三、四联律。

(10)R-on-T 型室性期前收缩：①提前发生的 QRS 波落在前一个 T 波尖峰的前 30 ms 处；②符合室性期前收缩的 QRS 波特征；③易引起心室颤动。

3.对血流动力学无明显影响的急性心律失常类型的心电特点

(1)窦性心动过缓：①具有正常窦性心律的心电图特点(同窦性心动过速中的 2、3、4 项)；②频率在 60 次/分钟以下，但一般不低于 40 次/分钟；③常可伴有窦性心律不齐。

(2)一度房室传导阻滞：①主要表现为 PR 间期延长≥0.21 s；②P 波后伴随有 QRS 波；③与原心电图比较，心率相同情况下，PR 间期较原来延长；④心率过快或 PR 间期过度延长，P 波与前面 T 波重叠时，易发生误诊。

(3)单源性房性期前收缩：①在正常的主导节律中突然出现提早的 P 波，形态与窦性 P 波略有不同；②P′R 间期＞0.12 s；③QRS 波呈室上型，P 波落入前一个心动周期的 T 波中，其后的 QRS 波可发生缺失，称为房性期前收缩未下传；④代偿间歇常不完全。

(4)房室交界性期前收缩：①在正常的主导节律中突然出现提前的室上型 QRS 波；②在提前的 QRS 波前后可见 P′波，P′波也可埋于 QRS 不易辨别或引起 QRS 波变形；③代偿间歇多较完全(期前收缩前后的两个窦性 PP 间歇等于正常窦性 PP 间期的两倍)。

(5)单源性室性期前收缩：①在正常的主导节律中突然出现提早的 QRS 波；②提早的 QRS 波形态宽大畸形，时间＞0.12 s；③提早的 QRS 波其前无 P 波；④T 波方向与提早的 QRS 波相反；⑤代偿间歇完全。

二、呼吸系统

(一)血氧饱和度监测

血氧是反映组织供氧量和耗氧量的重要指标，经皮血氧饱和度是利用光学法监测的，正常值为95%～98%。

1.适应证

(1)代谢性或呼吸性疾病的性质、严重程度及预后评价。

(2)对有无低氧血、脱机症、缺氧程度及氧疗效果评价。

(3)进行机械通气前的重要监测指标，为插管、通气指标调整、撤机及拔管提供依据。

2.临床意义

反映血红蛋白结合氧的能力，主要取决于氧分压、血氧饱和度与动脉血氧分压关系称为氧解离曲线，不成直线关系，氧解离曲线呈S形；从氧解离曲线上可以看到在动脉血氧分压＞10.7 kPa (80 mmHg)时其改变对血氧饱和度的影响不大，所以动脉血氧分压比血氧饱和度更为敏感。血氧饱和度受血红蛋白质和量的影响，＜90%表示呼吸衰竭，＜80%表示严重缺氧，贫血时血氧饱和度正常不代表不缺氧。

3.影响因素

(1)外部因素：监测传感器部分脱落产生黑色效应，监测值降低；房间亮度过高、监测部位过度移动影响准确性。

(2)局部循环血流：休克、局部低温、低血压或使用缩血管药物影响准确性。

(3)局部皮肤因素：黑色素沉着、皮肤黄染、染甲影响监测准确性。

(4)血液因素：异常血红蛋白血症、血液中存在甲基蓝等有色物质、悬浮脂肪悬液、严重贫血影响测量结果。

(二)通气功能监测

1.潮气量

潮气量包括吸入潮气量和呼出潮气量，现代新型呼吸机监测的均是呼出气潮气量，虽理论上两者应相等，但实际上它可大于或小于吸入气潮气量。潮气量包括有效潮气量和无效潮气量，只有有效潮气量进行气体交换。

2.分钟通气量

分钟通气量为呼吸频率和潮气量的乘积，成人每分钟通气量可设定为6～10 L/min，并根据动脉血二氧化碳分压进行调节。

3.生理无效腔与潮气量的比例

生理无效腔是指潮气量中没有参加肺泡内气体交换的那部分气体，包括解剖无效腔和生理无效腔之和。健康人自主呼吸时，生理无效腔与潮气量的比例约为0.3，主要是解剖无效腔。某些患者，增加主要是肺泡无效腔(气体分布不均匀和肺泡无灌注)，其比值可为0.7以上，成为二氧化碳潴留的重要原因。生理无效腔与潮气量比例的计算公式为：生理无效腔与潮气量的比例＝(动脉血二氧化碳分压－呼气末二氧化碳分压)/动脉血二氧化碳分压，呼气末二氧化碳分压为呼出气二氧化碳分压。

(三)内源性呼气末正压监测

内源性呼气末正压是指患者的气道压在呼气末不能回复零位或比设定的呼气末正压通气水

平高出的部分。临床上实际监测到的呼气末正压实际为设定呼气末正压通气和内源性呼气末正压通气之和。发现呼气末正压通气升高时,应注意降低气道阻力、调整合适的呼吸比例,以改善患者的通气,降低患者通气需要,应用支气管扩张剂。也可加入适当的外源性 呼气末正压通气,以抵消内源性呼气末正压(外加 2/3 内源性呼气末正压)。

(四)气道压力监测

1.峰压

峰压即气道峰压,是整个呼吸周期中气道的最高压力,在吸气末测得。正常值 0.88～1.57 kPa (9～16 cmH_2O)。机械通气过程中应努力保持峰压<3.92 kPa(40 cmH_2O),若高于此值,气压伤的发生率即显著增加

2.平台压

平台压即吸气平台压,是吸气后屏气时的压力,如屏气时间足够长(占呼吸周期的 10%或以上)。平台压可反映吸气时肺泡压,正常值 0.49～1.27 kPa(5～13 cmH_2O)。机械通气期间应努力保持平台压<3.4 kPa(35 cmH_2O),若高于此值,气压伤的发生率即显著增加。近年有学者认为,监测平台压比气道峰压更能反映气压伤的危险性,因为气道峰压主要作用于气道,而平台压才真正反映肺泡内的最大压力。过高的平台压和过长的吸气时间也增加肺内血液循环的负荷。

3.平均气道压

在被动情况下,平均肺泡压和它的唯一可测定的类似指标:平均气道压(Paw)与驱动通气和保持肺扩张的力关系密切,当消耗于吸气和呼气的压力相同时,整个通气周期的平均气道压在每一处,包括肺泡,应该是相同的。此平均压是扩张肺泡和胸壁的平均压力,因此与肺泡的大小和复张及平均胸膜腔内压相关联。平均肺泡压也是用于驱动呼气流的平均压。肺水肿和肺损伤情况下,平均气道(平均肺泡)压直接与动脉血氧合相关。对静脉血回流(因此对心排血量和周围水肿),以及对每分钟通气量有反向压力的作用。

4.胸肺顺应性

顺应性是指单位压力改变所引起的容量改变。机械通气时需监测静态顺应性(Cst)和动态顺应性(Cdyn)。静态顺应性包括了肺和胸廓的顺应性,对同一患者的动态监测可较好地反映病情的进展。动态顺应性包括了肺的顺应性和气道阻力两方面的因素,在评价患者肺顺应性改变时不如静态顺应性准确。如在支气管痉挛时,动态顺应性可明显降低,而静态顺应性仍保持不变。

5.压力-容积曲线

以功能残气量为基点,不同潮气量为纵坐标,相应的压力变化为横坐标,则可描绘出压力-容积曲线。与正常值比较,静态和动态压力-容积曲线同时右移,考虑肺实质、胸腔和胸壁的病变;静态压力-容积曲线不变,而动态压力-容积曲线右移,考虑为气道病变。一旦确立压力-容积曲线,则应确定低拐点(LIP)和高拐点(UIP)。前者反映陷闭气道扩张的最低压力,有助于选择呼气末正压通气,后者则反映胸肺的最大弹性扩张程度,指导通气参数和潮气量的选择,一旦超过低拐点将显著增加肺损伤的机会。呼气末正压通气的选择宜在上下拐点之间,最佳呼气末正压通气的水平应在低拐点的上方一点。

6.最大吸气压

最大吸气压是指在功能残气位,用单向活瓣阻塞吸气口,并迅速进行最大努力吸气,用压力表

直接或传感器间接测定的压力，其负压状态下正常值位为 4.9～9.8 kPa(50～100 cmH_2O)。最大吸气压低于负压状态下 1.96 kPa(20 cmH_2O)，一般需要机械通气，而机械通气的患者，最大吸气压高于负压状态下 2.45 kPa(25 cmH_2O)脱机容易成功。

(陶海霞)

第二节 围术期监测技术

围术期是由术前、术中及术后三个相互联系的阶段构成。入住重症监护室的危重患者病情已达到高危阶段，各种原因均可以导致患者先后出现循环、呼吸、代谢等系统功能严重损害，因而构成病情复杂多变的特点，其中部分危重患者手术治疗原发病是挽救生命的唯一方法。而危重患者高危状态判定、围术期监测与治疗对于患者预后有着举足轻重的作用。

一、术前患者高危标准

(1)术前有严重的心肺疾病，如急性心肌梗死、慢性阻塞性肺疾病。

(2)手术时间超过 6 h。

(3)多于两个器官或多于两个系统的创伤；两个体腔的开放创伤；多发性长骨和骨盆骨折。

(4)快速失血超过 1 000 mL。

(5)存在一个以上重要脏器生理功能损害的 70 岁以上的老年患者。

(6)低血容量性休克患者。

(7)感染性休克患者。

(8)严重脓毒症患者。

(9)清蛋白<30 g/L 的严重营养不良患者。

(10)需机械通气支持的呼吸衰竭患者。

(11)重症急性胰腺炎、内脏穿孔、消化道出血、肠梗阻、肠坏死患者。

(12)急性肾衰竭患者。

(13)急性肝衰竭患者。

(14)昏迷患者。

二、术后患者高危标准

(1)出现病情重大变化，如发生急性心肌梗死、肺栓塞、术后大出血、肠瘘。

(2)生命体征不稳定，应用血管活性药物如低血压、心律失常。

(3)任何一个生命器官出现衰竭。

(4)术中失血 4 000 mL 左右，输血或输红细胞在 1 600 mL 以上。

(5)发生水、电解质与酸碱失衡、尿崩每天输液量在 5 000 mL 以上。

(6)严重感染、内脏穿孔、肠坏死、胰腺炎、吸入性肺炎、血液培养阳性持续高热患者。

三、围术期危重症监测治疗

（一）一般监测

（1）临床观察：需观察患者神志、自主呼吸频率（反映病情变化的一个敏感指标）、胸廓运动起伏、心率、血压、口唇和甲床发绀、球结膜水肿，以及双肺呼吸音是否对称。

（2）重病患者还需每天监测血、尿常规，血生化和电解质，前降钙素原（PCT），C 反应蛋白；监测粪便潜血和胃内容物潜血，对了解机体内环境的变化有重要意义。尤其是尿量，可较好反映肾脏的灌注情况，间接反映心排血量的变化。

（3）床旁胸部 X 线检查和心电图检查：胸部 X 线可了解肺内有无不张、气压伤和肺内感染，对了解肺内病情的变化，调整呼吸机参数有重要意义。心电图检查可发现心律失常和 ST-T 改变，可避免漏诊心肌梗死。

（二）人工气道的监测

需监测气管插管的深度和稳定性，一般情况下，气管插管深度应距门齿 22～24 cm，太深易插入一侧气管导致肺不张，太浅容易使气囊嵌在声门，压迫声带，导致声音嘶哑，而且可使气体外溢，引起气道低压报警。

气管插管通常情况下都是用宽胶布固定，但对易出汗或流涎的患者，应加用绷带将气管插管固定在头后面，以免头部活动时将插管脱出。

气囊压力过高可导致气管黏膜缺血、坏死；气囊压力过低可导致漏气和患者不适感，应定时监测。

（三）呼吸功能的监测治疗

1.呼吸功能监测的主要指标

（1）氧合指数（动脉血氧分压/吸入氧浓度）：是监测肺换气功能的主要指标。

（2）动脉血氧分压：是反映机体氧合功能的重要指标，当肺通气、肺血流量、吸氧浓度、心排血量等低下时，动脉血氧分压便低于正常。

（3）脉搏血氧饱和度：是监测氧合功能的重要指标，它与动脉血氧分压有良好的相关性，在动脉血氧分压低于 12.0 kPa（90 mmHg）时，脉搏血氧饱和度可以灵敏地反映动脉血氧分压的变化。

（4）动脉血二氧化碳分压：是反映肺通气功能的重要指标，每分通气量降低 50%或增加 50%，动脉血二氧化碳分压增加 2 倍或降低 2 倍。

（5）呼气末二氧化碳分压：可反映肺泡内动脉血二氧化碳分压，当通气与血流比例（V/Q）正常时，呼气末二氧化碳分压接近于动脉血二氧化碳分压，因此可用呼气末二氧化碳分压替代动脉血二氧化碳分压了解肺通气功能情况。

2.围术期呼吸功能支持治疗

低氧血症及高碳酸血症是呼吸功能不全的主要表现。一旦动脉血氧分压低于 8.0 kPa（60 mmHg）或脉搏血氧饱和度低于 90%，即应立即进行氧治疗，从加大吸入气体氧浓度开始，直至气管插管机械通气，目的是使动脉血氧分压达 10.7 kPa（80 mmHg）或使脉搏血氧饱和度在 95%以上。

动脉血二氧化碳分压或呼气末二氧化碳分压降低是过度通气的表现，应给呼吸抑制剂治疗，减少通气，如为机械通气患者，应减少通气量。动脉血二氧化碳分压或呼气末二氧化碳分压升高是通气不足的表现，它可与脉搏血氧饱和度低下同时发生。当吸入气体氧浓度＞60％时，在动脉血二氧化碳分压升高时，脉搏血氧饱和度可不低下。从而可调整加大通气量，使体内蓄积的二氧化碳排出。如为自主呼吸，应使用呼吸兴奋剂治疗。

3.气道通畅

气道通畅是保证呼吸功能正常的前提。舌后坠、咽部及气管内分泌物增多，是呼吸道阻塞的常见原因。因此应定时吸出口腔及咽部分泌物或呕吐物，遇有舌后坠应置入口咽通气道或鼻咽通气道。当患者不能自行维持气道通畅且呼吸抑制时，应行喉罩、气管内插管或气管切开术。对保留气管内插管的术后患者，如果吸空气时脉搏血氧饱和度不能在95％～96％，应保留气管内插管，便于随时进行呼吸支持治疗。

（杨　慧）

第三节　血流动力学监测技术

血流动力学监测技术对指导临床救治危重患者十分重要，尤其在严重休克、严重心力衰竭、急性心肌梗死、急性呼吸衰竭、肺栓塞及心脏直视术后患者的血流动力学状态及指导补液和使用血管活性药物时具有重要价值。血流动力学监测主要通过经皮穿刺深静脉，将Swan-Ganz导管（气囊漂浮导管）经上腔或下腔静脉、右心房、右心室置入肺动脉，并嵌顿在肺动脉较小分支内，经换能器监测右房压（RAP）、右室压（RVP）、肺动脉压（PAP）、肺动脉楔压（PAWP），并通过导管上的热敏电极用温度稀释法检测心排血量（CO）。根据上述参数，按公式还可计算出心排血指数（CI）、肺血管阻力（PVR）、周围血管阻力（SVR）等指标。血流动力学监测的主要目的是辅助诊断和指导治疗。

一、采用Swan-Ganz导管监测

（一）适应证

1.心力衰竭

各种原因所导致的心力衰竭，如心肌梗死、心肌病、心肌炎、先天性心脏病、风湿性心脏病等，可在血流动力学监测下进行治疗，包括开胸手术治疗。

2.肺水肿

可用血流动力学监测的方法鉴别心源性肺水肿和渗透性肺水肿（如ARDS）等。

3.围术期的应用

大手术、危重症患者的手术均可在血流动力学监测下进行。

4.其他

各种类型的休克；应用血管活性药物治疗时，指导用量和评价效果。

（二）临床意义

1.血流动力学监测的正常值

见表2-2。

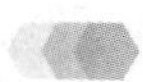

表 2-2　血流动力学监测的正常值

参数	计算方法	正常值
平均动脉压(MAP)	直接测量	10.9～13.5 kPa(82～102 mmHg)
中心静脉压(CVP)	直接测量	0.8～1.6 kPa(6～12 mmHg)
平均肺动脉压(MPAP)	直接测量	1.5～2.1 kPa(11～16 mmHg)
肺动脉楔压(PAWP)	直接测量	0.8～1.6 kPa(6～12 mmHg)
心率(HR)	直接测量	60～100 次/分钟
心排血量(CO)	直接测量	4～6 L/min
心排血指数(CI)	CO/BSA	2.8～3.6 L/(min · m^2)
体循环阻力指数(SVRI)	80(MAP-CVP)/CI	1 760～2 600 dyn · s/(cm^5 · m^2)
肺循环阻力指数(PVRI)	80(MPAP-PAWP)/CI	45～255 dyn · s/(cm^5 · m^2)

2.压力参数的意义

(1)右心房压力:与中心静脉压的意义相同,反映静脉血容量、静脉血管的张力,与右心室充盈和排空情况及右心室的顺应性有关。血容量增多、右心衰竭或右心室功能受损,右心舒张压升高或三尖瓣重病变时可致右房压力增高。

(2)右心室压力:反映右心室的收缩功能、右心室的后负荷。

(3)肺动脉压力:可反映患者血管阻力情况,如肺梗死或左心功能不全时,肺动脉压力升高。

(4)肺动脉楔压:可间接反映肺静脉压和左心房的压力,在左心室舒张末期,二尖瓣开放,肺静脉、左心房与左心室呈共同腔室,因此肺动脉楔压与左心室舒张末压(LVEDP)近似,可作为反映LVEDP 的指标,无二尖瓣狭窄时,肺动脉楔压是了解左心室功能的确切指标。

(三)并发症

1.心律失常

导管顶端可触及心内膜而诱发房性或室性心律失常。故导管的气囊应充气充足,可明显减少心律失常的发生率。若出现持续性心律失常,可将导管退出心室并经导管注射利多卡因后再行置管。

2.气囊破裂

导管多次使用、留管时间过长或频繁过量充气,就会引起气囊破裂。当发现向气囊内注气阻力消失,放松注射器的内栓,不能自动弹回,常提示气囊已破。当发现气囊破裂后不应再向气囊内注气并严密监测有无气栓的发生。

3.肺动脉破裂和出血

气囊充气膨胀直接损伤小动脉引起破裂出血,多见于肺动脉高压的患者。主要的预防方法是应注意导管的插入深度,不快速、高压地向气囊充气。当肺动脉压力波形变成楔压波形时,应立即停止注气,应尽量缩短 PAWP 的测定时间。

4.其他并发症

如感染、肺栓塞、导管打结等。应严格掌握适应证,遵守操作规则。

二、心排血量监测

心排血量(CO)是指一侧心室每分钟射出的总血量,正常人左、右心室的排血量基本相等。

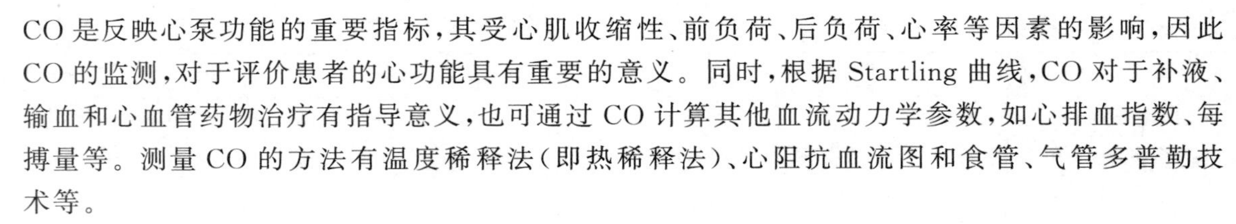

CO是反映心泵功能的重要指标，其受心肌收缩性、前负荷、后负荷、心率等因素的影响，因此CO的监测，对于评价患者的心功能具有重要的意义。同时，根据Startling曲线，CO对于补液、输血和心血管药物治疗有指导意义，也可通过CO计算其他血流动力学参数，如心排血指数、每搏量等。测量CO的方法有温度稀释法(即热稀释法)、心阻抗血流图和食管、气管多普勒技术等。

(一)温度稀释法

温度稀释法为临床常用的测量CO的方法，能方便、迅速地得到CO的数值。通过Swan-Ganz导管，向右心房注射冷生理盐水，其随血液的流动而被稀释并吸收血液的热量，温度逐渐升高到与血温一致。这一温度稀释过程由导管前段的热敏电阻感应，通过记录就可得知温度-时间稀释曲线。

(二)连续心排血量测定(CCO)

连续心排血量测定亦称连续温度稀释法心排血量测定，该方法应用与Swan-Ganz导管相似的导管置于肺动脉内，在心房及心室这一段导管表面有一加温系统，间断性使周围血液温度升高，导管尖端的热敏电阻可测定血温变化，故可获得温度-时间曲线来测定心排血量。

(三)心阻抗血流图

心阻抗血流图(ICG)是研究每个心动周期胸部电阻抗的变化，其改变与心脏、大血管血流的容积密切相关，通过公式计算便能得出CO的数值。ICG是一项无创性的方法，操作简单、安全。同计算机相连可动态监测CO及与其有关的血流动力学参数，术中应用并不普遍。

(四)多普勒心排血量监测

基本原理是采用多普勒超声测量胸主动脉血流而发展为无创性、连续性的CO监测方法。分为胸骨上、经食管和经气管3种途径。

三、周围循环监测

周围循环能够反映人体外周组织的灌流状态。动脉压与体循环阻力(SVR)是周围循环监测的重要指标，其他常用的监测方法主要有以下几种。

(一)毛细血管充盈时间

毛细血管充盈时间主要观察甲襞下血液循环，可进行毛细血管充盈试验。方法：压迫甲床后立即放松，记录颜色由白转红的时间，正常为2～3 s。若充盈时间延长，同时有口唇和牙床青紫，口及肢体发冷和苍白，提示周围血管收缩、微循环供血不足和血流淤滞，常见于休克和心力衰竭的患者。

(二)体温

正常时中心温度(如肛温)与足趾温度的差值<2 ℃，若>3 ℃，表示外周血管极度收缩。严重休克的患者，CO减少和微循环障碍，足趾温度降低，温差明显增加。但测量时应注意环境温度的影响。

(三)尿量

若肾功能无异常，持续监测尿量是反映血容量、心排血量和组织灌注的简单可靠指标。低血容量、休克、CO减少和周围组织灌流不足，则尿量减少，而尿量增加常提示心功能和周围血流灌注良好。

(周　娟)

第三章

重 症 超 声

第一节　肺部超声检查

一、肺部超声的基本原理

长期以来，肺都被认为是超声检查的禁区。这是由于肺是含气器官，气体介质会将超声波束完全反射，造成声屏障。但随着技术的进步和经验的积累，以往被认为属于伪差的肺部超声征象正逐渐为居于临床工作前沿的重症医学科医师所熟悉，肺部超声检查也逐渐成为评价肺部病变的重要方法。事实上，自 Lichtenstein 博士所创立的肺部超声基本原则和方法的基础上，肺部超声检查以其简便易行、安全可靠的重要特点在重症医学领域得到了广泛应用。

超声波在不同介质中的声速和声阻抗有着很大的差异。气体介质完全反射超声波束，而液性介质则有利于超声穿透。在肺组织里，气体和液体共存，气体上升，液体下沉。在肺部超声检查时，超声波束会在气体-肺组织界面发生反射或者折射。在正常肺组织中，超声波束会完全反射，产生伪像，限制了其对深部组织结构特征的进一步探查，但是当肺组织中的液体逐渐增加时，超声检查时会出现不同类型的征象。

对于不同病变类型的肺组织，肺内气体所占比例虽然发生了改变，但其气液成分比例并不一致，在进行超声检查时会形成不同类型的征象。对于肺组织的临床常见病变类型，其气液比（肺组织内气体所占比例）可简单划分为：胸腔积液，约 0；肺实变，约 0.1；肺间质综合征，约 0.95；慢性阻塞性肺病或哮喘失代偿，约 0.98；正常肺组织，约 0.99；气胸，约 1.0。上述基于肺内不同病变组织气液比例不同所组成的连续征象谱，则构成了肺部重症超声的基本理论基础（图 3-1）。

与传统的超声不同的是，肺部超声除了能显示正常的影像外，更多的征象是来自于超声所产生的伪像。当肺部组织的含气量明显减少，即肺部发生病变时，超声波束可以直接穿过肺部组织，从而可以显示肺部的真实病变；而当肺部组织含气量逐渐增加时，超声波束在气体-肺组织界面发生反射或折射，从而显示出 A 线/B 线等一系列的伪像，构成了肺部超声的基础。

（一）A 线形成的基本原理

肺部组织的胸膜由壁胸膜和脏胸膜两部分组成。在进行肺部超声的检查时，超声波经过皮下组织-壁胸膜交接面时，会形成一层高回声的胸膜线，同样，当超声波经过脏胸膜-肺组织交接面时，也会因为组织密度的差异，形成一条高回声的线。由于壁胸膜与脏胸膜之间在正常情况下紧密贴合，随着呼吸往复运动，在肺部超声下即形成一条高回声的、随着呼吸运动的胸膜线，这种随着呼吸的往复运动也被称为胸膜滑动征。

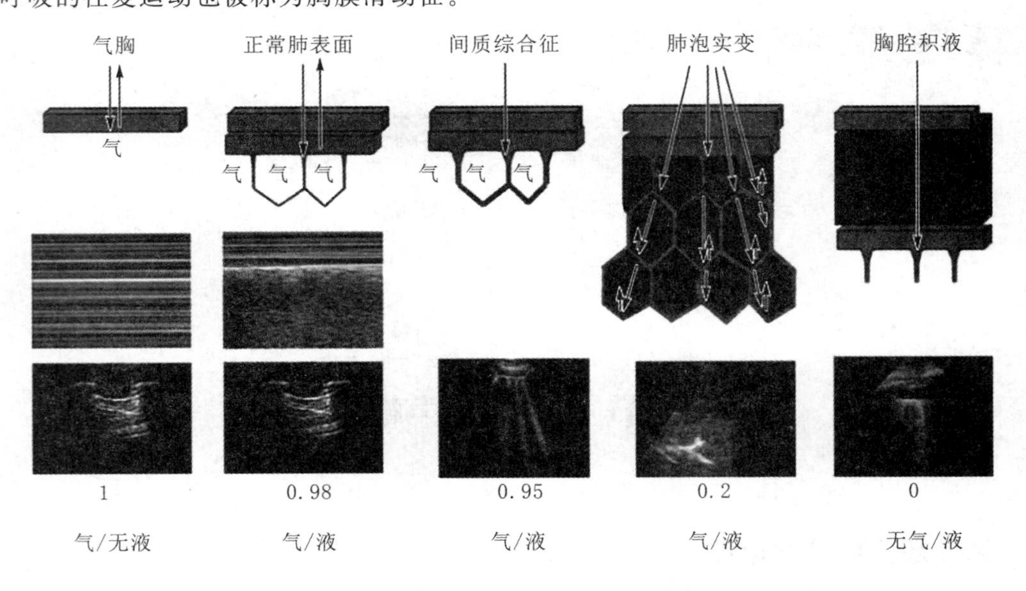

图 3-1　肺内气液比例对于肺部超声征象的影响

正常情况下，充满气体的肺组织阻止了超声波的进一步穿透，在胸膜-肺组织界面上形成强烈的反射，反射的超声波不断融合，使得在胸膜下以下形成了一系列与胸膜线等间距的、平行的高回声伪影，这些明亮的伪影即为"A 线"。A 线被认为是胸膜线的声反射伪影，因此，胸膜线至 A 线，以及 A 线与 A 线之间的距离均应与胸膜线到探头之间的距离相等。

(二)B 线产生的基本原理

关于 B 线产生的机制，目前还存在争议。GinoSoldati 等认为由于肺泡内空气与周围的液体或组织之间存在非常高的声阻抗差异，因此超声波可以到达肺泡表面，但不能进入肺泡。由于肺泡空气气泡的半径较小，声波在离开气泡表面后向所有方向反射。当存在一层相互紧密连接的气泡时，超声波被气泡层阻隔，且在它们表面相互反射，最终形成与探头之间的镜面反射效应。与空气相反，肺间质具备良好的声波传导特性。在病理状态下，出现间质水肿或部分肺泡水肿时，肺泡间气泡间距增大。在特定的肺泡数量和间距条件下，这些气泡可以相互捕获大量的超声能量，同时伴随在气泡之间的能量渗漏以及返回探头产生 B 线伪影。当间质间隙容量性扩张或胸膜下的充气组织因空气丢失而收缩时，在肺超声显示为超声肺彗尾征。而 Lichtenstein 等通过 CT 检查证实 B 线和小叶间隔的增厚相对应，认为 B 线源于胸膜下小叶间隔增厚。胸膜下的小叶间隔正常厚度为 0.10～0.15 mm，大部分小于超声分辨率(约 1 mm)，故正常情况下多为肺泡内气体强回声所包绕而不能显示。当小叶间隔增厚时，与周围肺泡内气体的声阻抗差异增大，从而形成 B 线。

(三)肺实变与肺不张形成的原理

当肺组织内的空气被液体所替代，即会形成肺实变或肺不张，当这些损伤区域到达胸壁或膈肌，可以被超声波束所穿透，从而显示出肺组织的内部结构，此时肺部超声所获得的征象为真实的征象。

(四)胸腔积液形成的原理

正常情况下,脏胸膜与壁胸膜之间紧密贴合,在肺部超声上难以区分。当患者胸腔出现积液时,脏胸膜与壁胸膜之间的间隙会被液体所填充,从而形成低回声的征象。此时,壁胸膜与液体、液体与脏胸膜之间均会形成组织交接面,其与上下肋骨所形成的声影一起,组成了四边形征,四边形中的低回声即为胸腔积液。

尽管重症肺部超声对不同病变类型能够对应不同的超声征象,但这并没有解决肺部超声不能探测肺部深部,即未累及至胸膜的病变,如正常通气肺组织包绕的局灶性病变的缺陷。但所幸重症医学临床医师所关注的肺部病变发展过程(如肺炎、肺水肿、肺实变等)大多都会累及周边肺组织。另一方面,肺部超声征象在很多情况下是对不同区域肺组织气液比的评价,需要与临床信息结合在一起方可提供完整的诊疗依据。此外,与边界清楚的实质脏器超声,如心脏、肾脏超声等不同的是,肺部超声的基础往往是“蝙蝠征”“B线”等间接反映肺组织病变情况的不同征象。对肺部超声初学者而言,这些征象在视觉上总显得不那么“直观”。但这些常见征象数量并不繁多,只要把握好肺部超声检查的基本要求,理解其所存在的客观局限性,肺部超声仍然是重症医学领域的一项容易学习掌握的重要临床方法。

二、肺部超声的检查方法

(一)探头的选择

肺部超声的检查对探头无明确的要求,低频腹部探头、微凸探头、高频血管探头、阵列心脏探头等均可以进行肺部超声检查。微凸探头能够在肺部超声检查时对准两肋间隙。高频血管探头能够提供肺组织周边区域的清晰影像,适合检查表浅的胸膜及胸膜下病变,特别适合对所谓“肺滑动征”进行检查。而低频超声探头更适用于体形肥胖者或深部肺组织检查,例如胸腔积液和肺实变的评价。线阵探头由于不适于对体型偏瘦患者进行纵向检查,故应用受限。而近年来随着各种整体重症超声(肺、胸腔和腹腔)流程的不断发展,心脏探头也会用于肺部超声检查以降低成本。但需要注意的是,这种情况下应注意调整超声机的设置,以避免近年来心脏超声所增加的各种复杂的图像优化算法对肺部超声图像质量的干扰。

(二)患者的体位

肺部超声检查时,需要充分考虑到患者的体位,以及探头所摆放的位置,因为重力会对其产生影响。检查时,重症患者的体位不固定,可以为卧位、半坐位,有时为侧位,偶尔会为坐位,俯卧位也有可能。在俯卧位的时候,重力依赖的病变会变成非重力依赖。因此,检查时明确重力对气与水比例的影响非常重要。气胸是非重力依赖性的,通常情况下间质综合征也是如此,而肺泡实变通常为重力依赖性的,而胸腔积液则是完全重力依赖性的。

(三)检查方法

1.基本方法

纵向探查是肺部超声检查的基本方法,即将超声探头面与肋间隙垂直,探头中点正对肋间隙进行检查。此时可在超声屏幕上观察到肋间隙两侧的肋骨强回声及其后方声影,以及正中部位的强回声水平线,即胸膜线。胸膜线位于肋骨线下方 0.5 cm 处,表现为一条往复滑动的强回声线,其实质是在每个呼吸周期中壁胸膜和脏胸膜之间相对运动的结果。由于超声波不能穿透充满气体的解剖结构,胸壁软组织和充气肺表面的强反射形成多条与胸膜线平行的强回声伪影,即A线。如果需要避开肋间对肺组织结构进行检查时,可将探头旋转 90°,进行横向检查,此时能够使得胸膜线显示得更为充分。

2.基本征象

由上肋骨、胸膜线和下肋骨共同组成的这个征象被称为蝙蝠征。蝙蝠征是肺部超声的基础步骤,有助于操作者利用永久的稳定的体表标志对肺表面进行准确定位。蝙蝠征的识别也有助于与其他水平高回声征象相区别,比如表面筋膜或者深部的回声。胸膜线反映的是胸壁的软组织(富含水)和肺组织(富含气)之间的交接面,如肺-胸壁交接。在任何情况下都能够看到壁胸膜,而脏胸膜只有在没有气胸的情况下才能看见。胸膜线使脏胸膜和壁胸膜合成一条线。胸膜腔在正常情况下看不见。所有征象均从胸膜线开始发出。胸膜两层分离时,气胸时脏胸膜会被气体所掩盖,而胸腔积液时,脏胸膜会显示得更清楚。

(四)检查的部位

肺是人体内体积最大的器官,与显示全肺图像的常规技术(胸片/肺 CT)相比,肺部超声检查结果是肺多个部位的区域性表现。临床医师需要将各部分信息重新整合成为整体印象,即基于各个区间观察到的不同二维征象有序地构建出肺部整体三维影像。这一认知过程与肺部听诊有些类似。因而在进行超声检查时选择适当的系统性评价流程是必要的。

1.肺部超声的基本部位

肺部超声原则上要求在双侧胸壁前、中、后侧共六个区间沿纵向逐肋间进行检查。一般而言对重症患者进行肺部超声检查多取平卧位,检查时对胸腔前、中、后侧分别进行检查。在实际临床操作中,该体位下便于经胸前壁和侧壁进行检查,但由于受肩胛骨遮挡和体位影响,背部肺组织检查往往受限。另一方面,由于重症患者的肺部病变往往具有按重力分布的特点,在平卧位条件下进行超声检查时应考虑到不同病变类型在胸腔前、中、后侧分布的特点。例如气胸有关征象往往集中分布在胸前壁和侧壁,间质综合征一般无重力分布特点,而肺实变和胸腔积液则多集中在低垂部位。应尽可能使患者处于侧卧位以充分暴露背部;如体位调整存在困难,则应持探头尽可能压向床垫,使探头方向尽可能朝向患者前方。对患者背部肺组织的超声检查是尤为必要的,否则很容易遗漏侧胸壁难于观察到的重力相关性肺实变和胸腔积液。

2.不同临床应用方案的检查部位

在理解掌握各种常见肺部超声征象和基本检查方法的基础上,重症医师不断尝试简化现有的检查方法,并与临床资料相整合,提出了很多流程方案,用于指导临床实践,特别是目前某些仍依赖于床旁 X 线和外出 CT 检查的重症疾病鉴别诊断过程。Liechtenstein 等基于大量的临床工作经验提出了诊断急性呼吸衰竭的床旁肺部超声急诊流程(Bedside Lung Ultrasound in Emergency,BLUE)方案。该方案对患者床旁超声检查的步骤和方法进行了标准化,将肺部超声征象与呼吸衰竭的常见病因进行了关联,为临床诊治提出了切实可行的工作思路。

BLUE 方案主要通过"蓝手"的方法进行定位,在检查前,比较检查者与被检查者的手,并通过双手在胸壁上所投射的位点确定检查的位置。BLUE 方案的主要的检查位置包括上蓝点、下蓝点、膈肌点、PLAPS 点。①上蓝点:位于上蓝手的第三指与第四指之间,在其掌跖关节处。②下蓝点:位于下蓝手的掌心。在大多数情况下,这样可以避开心脏,并且能够保持对称。在成人中,下蓝点接近乳头的位置,而在婴儿中距离很大。③膈肌点:下蓝手小拇指的下缘的位置即为膈肌线的位置。膈肌线的延长线与腋中线的交点即为膈肌点,通常位于肺穹顶的侧方(如果存在肺不张或肺过度牵张时,位置会有变化)。④PLAPS 点:位于后方。PLAPS 是缩写,是指后外侧肺泡胸膜综合征(posterior lateral alveolar pleural syndrome)。其目的在于寻找绝大多数肺

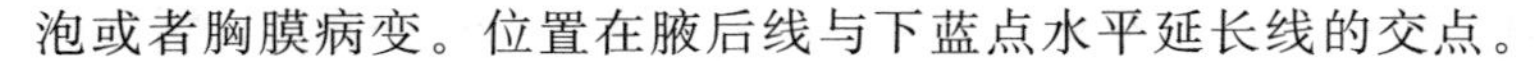

泡或者胸膜病变。位置在腋后线与下蓝点水平延长线的交点。

BLUE点是根据BLUE方案人为制定的，这些点的制定使得肺部超声的检查变得便捷，可重复，易于应用于临床。通过这些点的测量，可以将寻找气胸、间质综合征、胸腔积液以及其他病变结合起来。上蓝点能迅速明确气胸(自主呼吸)；下蓝点能迅速明确气胸(机械通气患者)；PLAPS点能迅速发现绝大多数胸腔积液，不管其大小，以及90%以上的急性肺泡实变；膈肌点能够迅速地发现单肺通气，插管进入食管，以及膈肌麻痹等。

Rouby等较为关注感染疗效评价和超声指导下急性呼吸窘迫综合征机械通气调整，他们利用腋前和腋后线作为解剖性体表标志，将单侧胸壁分成六个区域：前上、前下、侧上、侧下、后上、后下，并使用小型凸阵探头进行检查。Lichtenstein更强调系统性，检查流程也更具可操作性。Liechtenstein依据腋前线和腋后线将胸壁分成前区、侧区和后区三部分，推荐应用5 MHz的微凸阵探头完成检查。第一阶段主要完成前胸部的检查，患者主要取仰卧或半卧位；第二阶段完成侧肺区范围检查；之后将探头尽可能向后背延伸，并指向天空，同时将身体微微转向对侧即可完成第三阶段检查。探头可能被压进患者的床垫和朝向身体的中心。为了彻底检查仰卧位患者肺后部，患者可采用侧卧位。机械通气或外伤性危重患者往往是仰卧位，若用微型凸性探头检查其背部，可在患者作最小搬动时得到最多的超声信息。轻症患者侧身或坐位以系统检查后胸壁，系统超声检查可获得类似胸部CT检查的效果。最后，在坐位或侧卧位条件下完成背侧区域检查。为了便于观察对比，患者的体位、探头的位置和指向都应该被仔细记录。

三、肺部超声基本征象

(一)蝙蝠征

蝙蝠征是肺部超声最重要的征象之一。应用超声探头垂直胸膜扫描，首先可以看到由肌肉和筋膜组成的多层软组织回声。当沿肋骨长轴扫描时，可以显示其前方皮质的连续强线状回声。将探头扫描方向横断肋骨，进行纵行肋间扫描时，肋骨表现为平滑曲线状回声，且在其后方伴有明显声影。而在肋骨下方约0.5 cm深处即可以发现高回声的，随呼吸往复运动的胸膜线。胸膜线上0.5～1 cm处分别为皮下组织和肋间肌肉。如果应用7.5～10 MHz的线阵探头扫描，可以清楚分辨随呼吸相对移动的壁和脏胸膜。得到的图像描绘了上下相邻肋骨、肋骨声影、胸膜线共同构成了一个特征性超声表现：蝙蝠征(图3-2)。蝙蝠征只有在纵行扫描时才可以看到，是定位肺表面的基本标志。

(二)A线

B超下，胸膜-肺界面存在明显声阻抗，导致在胸膜线以下形成一系列与胸膜线等间距、平行的高回声水平人工伪影，这些明亮的线即A线(图3-2)。其深度是皮肤和胸膜线间距离的数倍。正常胸膜下充满气体的肺组织或气胸时胸膜腔内空气阻止了超声波穿透，胸壁软组织和充气肺表面的强反射形成A线。A线被认为是胸膜到探头之间的声反射伪影，随着与胸膜间距离的增加，这些线状伪影的强度逐渐减弱。在临床工作中，发现A线并伴随肺滑动征即可确定相应区域的肺组织正常。但是如果A线并不伴有肺滑动征，就要考虑是否存在气胸、呼吸暂停、气管插管进入侧支气管等情况的发生。

(三)海岸征

正常肺在M型超声模式下形成海岸征(图3-2)，可以使肺滑动征表现更加具体化。在M型超声模式下，正常超声表现为在胸膜线以上的静止胸壁组织没有任何运动，形成平行线；而在胸膜线下方则是均匀的颗粒样表现，与沙滩相类似，故称为沙滩征(图 3-2)。上面是平行线相当于大海，下面沙滩相当于海岸，形成海岸征，为肺正常动态征象。这种动态伪影的出现可以排除临床上气胸的存在。

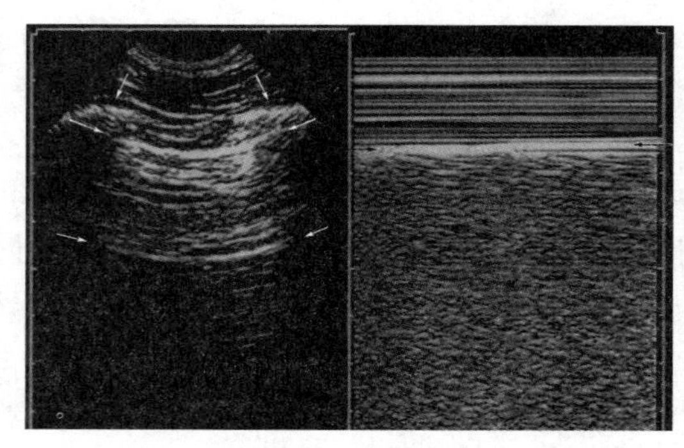

图 3-2 蝙蝠征

注：左图为 B 模式下的蝙蝠征肋间的纵向扫描可见典型的蝙蝠征；在肋骨(垂直箭头)下方约 0.5 cm 深处，近端水平线为胸膜线(上面的水平箭头)，远端的水平线为"A"线(下面的水平箭头)。右图为 M 型超声模式下的海岸征，胸膜线(箭头处)上下两侧的超声表现差异非常明显，胸膜线上为固定不动的胸壁形成多层的水平线，与平静的波浪相类似，而胸膜线下由滑动的肺组织形成了与沙滩相似的沙滩征

(四)胸膜滑动征

壁胸膜和脏胸膜的相对运动形成了肺滑动征，是一种在胸膜线处可见的、与呼吸同步的闪烁移动声影。这种运动与呼吸过程中肺组织沿头尾向的运动相一致。此征表明肺随呼吸运动相对于胸壁在滑动。肺滑行幅度在肺野下部区域达到最大，这时肺正朝着腹部下降。肺滑行征在肺过度膨胀和肺气肿等症候变得不明显，而对气胸、完全肺不张、胸膜纤维化及呼吸暂停等症候则完全消失不见。在实时超声模式下发现肺滑动征是一个很强的除外气胸的证据。

有学者认为 2.5 MHz 的心脏超声探头分辨率较低，可能难以准确识别胸膜滑动征。而近来出现的超声设备多配备了动态噪声滤器和余辉滤器，然而这些设计用来改善影像显示的滤器可能会导致难以发现肺滑动征。因此，在临床使用中应注意关闭相关功能。

(五)窗帘征

窗帘征描述了含气组织动态阻挡其后方结构的超声现象。含气的肺组织随着呼吸运动上下移动位置，遮挡了腹部的脏器。在正常受试者中通过肋膈角可以看到窗帘征，呼气期可以很容易看到上腹部器官如肝脏、脾脏，但在吸气期由于正常肺充气后向下方移动，阻挡在探头前方，导致临时看不到后方器官。肺基底部胸膜滑动征表现最为突出，窗帘征就是其最突出的例子。

(六)肺搏动征

M 型超声下胸膜线随心脏搏动称为肺搏动征(图 3-3)。心脏搏动引起的胸膜线震动可被 M 型超声记录到，并与心电监护同步。在正常人，肺的呼吸产生滑动。肺滑动会掩盖心脏活动。当屏气或者其他情况削弱或者停止肺滑动时，心脏活动立刻变得可见，从而形成这种心脏搏动引起胸膜线的振动，可在 M 型超声观察更明显。

四、重症肺部超声操作有限性与注意事项

肺部超声为重症医学医师在床旁对患者的呼吸系统疾病的诊断与检测提供了一种全新的工具，为在床旁迅速、便捷、准确的诊断和监测呼吸系统疾病打下了坚实的基础。但是，作为一名重

症医学科医师，必须清醒地认识到，重症超声的核心在于重症，其主体始终是重症医学科的医师及重症患者，任何重症超声征象的获取以及解读都必须以患者为核心，结合重症医师对临床状态的判断得出综合的结论。而作为一项新兴的技术，了解到肺部超声带来便捷的同时，必须也了解到肺部超声的误差及其局限性，使得肺部超声能够在临床得到更加准确的应用。

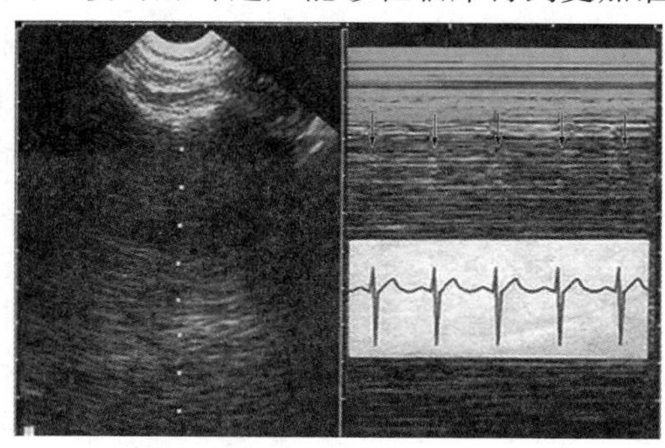

图 3-3　肺搏动征

注：在 M 型超声模式下，与心脏活动节律同步的肺振动在肺表面的记录（箭头）

（一）患者自身的特点

虽然超声早已经是临床上应用非常普遍的一项技术，但是并不是所有患者都适合进行超声检查。超声波能够穿透组织是超声成像的基础，而肺部超声重点需要观察的是壁胸膜与脏胸膜形成的胸膜线以及胸膜线以下的表浅结构。当壁胸膜表面的组织过厚或者胸壁表面的组织病变使得超声波的穿透能力受阻时，就会影响肺部超声的应用。

1.肥胖

当患者过于肥胖时，过厚的皮下组织会影响超声波的穿透能力，无法看清层层脂肪下的胸膜线，更无法有效地判断胸膜线下的肺部超声征象。此时，操作者进行升压，在对患者不造成损伤的前提下尽可能降低皮下脂肪的厚度也许能够为肺部超声找到部分检查的窗口。

2.胸廓畸形

气体是超声检查的天然屏障，因此，将超声探头与被检查区域严密贴合，避免有气泡混入是检查的必要条件。而胸廓畸形患者通常胸部正常的骨性结构受到破坏，从而无法形成良好的检查平面，进而对肺部超声的检查产生影响。

3.皮肤病变

对于烧伤或者天疱疮等皮肤疾病患者，皮肤表面或者是受到严重破坏，或者合并严重的感染或渗出。患者进行超声检查时不但会加重皮肤病变，还可能会加重皮肤的感染，这样的患者并不适合进行肺部超声检查。

（二）病理状态的局限性

胸膜表面的病变是肺部超声检查的重点，尽管绝大多数肺部病变会累及胸膜表面，但是在某些病理状态下，胸膜表面或者会被覆盖，如敷料、伤口；或者胸膜表面会出现皮下气肿；或者肺实变，占位等病变并未累及胸膜表面难以被超声所探测等。这些病变都会对肺部超声的操作以及对征象的解读造成很大的影响。

1.敷料与伤口

重症医学科病房中常常会有很多外科患者需要进行肺部超声检查，而对这些外科患者尤其是心胸外科患者而言，胸壁上会有手术留下的伤口及引流管，需要大量敷料覆盖，这些伤口和敷料严重影响了肺部超声的进行，而这些区域往往又是胸腔积液、肺实变等肺部病变的易发区域。这种情况下，除了关上机器，采用原始的听诊器、胸片等方法进行检查外，与外科医师进行沟通，尽可能减少不必要的敷料，以尽可能减少敷料对超声检查的影响也许是一个更好的选择。

2.皮下气肿

皮下气肿在重症医学科病房中并不少见，胸部外伤患者常会出现。皮下气肿也是急性呼吸窘迫综合征患者呼吸机相关性肺损伤的一个重要表现。胸部出现皮下气肿，阻止了超声波的穿过，无法明确其底部结构。通常情况下，会使初学者造成误判，但在一些极端情况下，也会对有经验的操作者造成障碍。

皮下气肿可以产生多条类似B线的伪线。当积存气体又多又小时(气泡)，产生的彗星尾样伪像随机出现，形成类似字母"W"的征象。当积存的气体在两块肌肉之间形成一大片规则条纹时，可以表现为从一条水平线发出的多条彗星尾样的征象。这些伪像称为E线，在第一眼看时非常容易与胸膜线发出的B线混淆，这对于很多初学者来说是一个重要的问题。解决这个问题非常简单，只要严格遵循肺部超声的原则。对于肺部超声而言，操作者首先需要找到蝙蝠征。而存在皮下气肿时，气体使得超声波无法穿透，从而无法显示蝙蝠征，这表明气体是位于胸壁外而不是胸壁内，再加上临床上可以出现"握雪感"等征象，即可明确诊断。实际上，观察到的那条高回声的水平线并不是胸膜线。在纵向检查时，如果没有看到蝙蝠征，则不会出现肺部超声的征象。另外，E线和W线都是静止不动的，这也有助于进行鉴别。

对于初学者而言，这种情况下，建议关上超声机器，像以前一样采用传统的工具(如听诊器)进行肺部检查。事实上，只要皮下气肿存在，就不建议使用肺部超声进行检查。而对于已经有一定经验的操作者，这时可以进行"加压肺部超声检查"。在不会对胸廓产生损伤的前提下(如没有骨折等情况)，可以在探头上加压，一点一点地将探头与肋骨及胸壁组织之间的气体挤走。这样，在某一个时刻，在迷雾中就会出现大片声影，肋骨影及胸膜线就会显现出来。尽管这种方法显示出的征象或多或少会有些模糊，但是足以回答胸膜滑动征存在与否这种简单的问题，甚至有时可以看到肺点。

3.气胸

(1)假肺点：气胸是重症医学科病房中常见的病变。需要明确出现A线、胸膜滑动征消失等都不是气胸的诊断标准，只有发现肺点才能够明确诊断气胸，但是在一些特殊的情况下，即使看到了疑似肺点的征象也不能确定一定是气胸。比如，当患者存在纵隔气肿时，在前侧胸壁就有可能会出现类似肺点的征象。此时，迅速检查前胸壁的其他部位，或者看看剑突下切面能否看到心脏都有助于明确患者是否存在气胸。

(2)孤立性气胸：在患者处于卧位时，气胸通常位于患者的前侧胸壁，因此许多初学者只要看到前胸的一些胸膜滑动征、B线等除外气胸的征象即认为患者可以除外气胸。但在一些较罕见的情况下，气胸是可以孤立在肺的某个区域，如侧面甚至后壁。在这些情况下，通常会出现一些联合的胸膜线征象，如静止的A线区域与静止的B线区域相连。这时，即使前壁已经除外气胸，在后壁或侧壁出现静止的A线时，也需要考虑孤立性气胸的可能，胸膜滑动征的存在与否有助于鉴别。然而，这时候寻找肺点会变得相当困难，可能需要行CT检查来进行鉴别。

(3)大面积气胸：肺点是明确气胸诊断的重要征象，根据肺点形成的原理，只有吸气时，肺膨胀到可以接触胸壁时，才有可能发现肺点，如果气胸的量足够大，尤其是在张力性气胸时，肺实质被压缩至很小，吸气时也无法膨胀到可以接触胸壁体积，也无法产生肺点。此时，全肺A线，胸

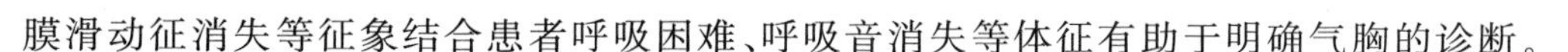

膜滑动征消失等征象结合患者呼吸困难、呼吸音消失等体征有助于明确气胸的诊断。

4.胸腔积液

复杂性胸腔积液和肺泡实变的鉴别一般情况下比较容易。正弦波征、碎片征、支气管充气征尤其是动态支气管充气征是鉴别的主要特征。然而在一些非常罕见的情况下，很难将实性部分和液体部分区别开来。在从腹部向上对胸腔进行检查时，通过膈肌后产生的图像可以是胸腔积液，也可以是实变的肺或膈肌下脏器（如肝、脾），而通过腹部进行检查无法看到正弦波征，从而无法明确胸腔积液的诊断。而膈肌本身具有反射性，当其位置较高时，可以使其底部的结构回声增强，从而使得原本为低回声的胸腔积液的回声得以增强，而当出现复杂性胸腔积液时更为如此。避免这种误差的最好办法是避免从腹部对胸腔进行检查。

另外，在诊断胸腔积液时，需要明确胸腔积液的几个典型征象。肺部存在液性暗区，但无正弦波征也有可能是肺实变的一个表现，病变肺在表面形成一个包含渗出的囊性结构，可以表现为均匀的低回声。另外，存在食管裂口疝且食管中含有大量液体时，也会形成一个液性征象，在决定进行穿刺前必须予以明确。这种液体通常情况下并不均匀，其中常含有气体，并且没有任何胸膜线。临床上如果难以鉴别时，可以通过放置胃管引流液体后再行检查。

5.肺实变

（1）膈肌位置的判别：由于大面积肺实变的征象与肝脏或者脾脏的超声征象比较类似，因此在没有应用“BLUE”的方案准确区分胸腔和腹腔时，腹部脂肪、肝脏及肾脏等结构均易对肺实变造成误判。另外 BLUE 方案并不适用于所有患者，当患者存在慢性阻塞性肺疾病等病变导致膈肌下移，或者由于腹腔高压，急性呼吸窘迫综合征等病变导致膈肌上移时，BLUE 方案找到的膈肌线往往并不能准确辨别胸腔和腹腔。这种情况下，首先找到膈肌的位置以鉴别胸腔和腹腔对肺实变的诊断尤为重要。

（2）不累及胸膜的实变：虽然绝大多数肺实变或多或少累及胸膜，产生碎片征、组织样征等易明确肺实变的征象。但完全正常的肺部超声并不能除外肺内的病变，当肺内结节或者实变不累及胸膜时，肺部超声无法发现其中的征象；另外，当肺部病变以肺门为中心时，肺外带的病变可能远不能反映整个肺病变的程度，此时，肺部超声也不能反映真实的病变程度。这是由肺部超声的特点决定的，因此当肺部超声的征象与患者病情的严重程度不符时，需要考虑到这种可能。胸部 CT 也许是个更好的选择。

（3）F 线：在一些罕见的情况下，Merlin 区域可以出现弥漫的伪像，表现为一些高回声的亮点，通常会被初学者认作支气管充气征，从而诊断为肺实变。区分这些伪像并不困难，根据经验可以对其进行有效鉴别。首先，这些“支气管充气征”非常静止。事实上，即使在能够看到胸膜滑动征的情况下，也无法看到动态支气管充气征，并且这些高回声的点在整个呼吸周期都是静止不动的。而通过了解支气管充气征产生的基础，可以知道真正的支气管充气征（即使是静态的）应该随着胸膜滑动而滑动。另外，真正的肺实变会有碎片征或组织样征的表现，而在这种情况下不会出现。这些弥漫的伪像被称为 F 线。

（4）肺实变与肺部感染：肺部感染是肺实变产生最常见的原因，但是并不是所有肺实变都是肺部感染。只要当肺中的气-液比足够小，也就是肺泡内的气体足够少时，都会产生肺实变征象。因此，当肺不张导致肺内无通气、当急性呼吸窘迫综合征导致肺泡被渗出物完全填充时，都会产生肺实变的征象。因此，超声发现肺实变的征象时，还需要结合重症患者临床表现及实验室检查才能作出肺部感染的诊断。

（崔清涛）

第二节 超声与心搏骤停

在美国心脏协会推出的心肺复苏及心血管急救指南中的高级生命支持(ALS)流程强调了心搏骤停的原因识别,对于心律失常所致的心搏骤停,其关键治疗是针对心律失常予对应治疗(电除颤、心电起搏等);而面对电击无益的心搏骤停(无脉性电活动,PEA 或心脏停搏),施救者在基础的生命支持同时,应积极除外或治疗潜在的可逆性导致心搏骤停的原因,这是复苏成功的关键,可严重影响预后。国外学者总结为 4Hs 和 4Ts 病因:低血容量、低/高碳酸血症、低氧血症、低体温,心脏压塞、栓塞(冠脉/肺)、毒物、张力性气胸。一般床旁化验检查可快速除外水电解质酸碱失衡的因素,如低血钾、高血钾等。而对于一些其他病因,则有赖于临床判断和辅助检查。其中重症超声在心搏骤停快速诊断病因起到越来越重要的作用,日益为人们所重视。国际联络委员会复苏指南(ILCOR)指出超声影像有助于识别心搏骤停的可逆性病因,条件许可时,心肺复苏应要求经过培训合格重症超声人员参加,协助诊治心搏骤停的可逆性病因。

一、重症超声诊断无脉电活动

无脉性电活动(PEA)指的是有组织心电活动存在,但无有效的机械活动,早期也有学者也称为电机械分离(EMD)。心脏超声和留置的心导管证实,有心电活动的无脉患者与机械收缩相关,但这种收缩太弱,以致触诊摸不到脉搏或无创法测不到血压,所以称为 PEA。

真性无脉电活动是指心肌完全停止收缩而心电图上仍有电活动存在,主动脉的脉压缺失;假性无脉电活动是指触诊摸不到脉搏或无创法测不到血压,但有隐性心肌收缩,多普勒超声检查时可见主动脉血流,主动脉血压<8.0 kPa(60 mmHg)并且存在一定脉压,其发生与冠状动脉供血不足、心肌广泛缺血、缺氧、低血容量、张力性气胸、肺动态过度充气(内源性 PEEP 过高)、肺栓塞,心肌破裂及心脏压塞等有关,假性无脉电活动预后优于真性无脉电活动。假性无脉电活动通常是可复性的,如果能发现并及时正确地处理,是可治的。有学者报道 41%的 PEA 心脏病患者为假性无脉电活动。由于和室颤、无脉性心动过速、心脏停搏不同,心肺复苏指南的 ALS 流程并不能为 PEA 制订一种通用的治疗方法,而指南鼓励临床医师尽可能记住常见的病因(4Hs 和 4Ts 等),并快速而精准地做出诊断和针对治疗。考虑单纯的病因字母联想记忆,相对缺少针对病因了解临床思维的评估和规范化流程,已有学者针对 PEA 的管理,提出了更为合理简单判断流程,超声评估在里面起到重要的作用。

心电图和重症超声均是诊断 PEA 的重要手段。而重症超声检查更能够直接识别心肌的活动状况。PEA 时,重症超声检查有助于判断为假性无脉电活动或真性无脉电活动,并缩小鉴别诊断的范围、明确病因。如果超声发现心肌活动,提示为严重的休克,假性无脉电活动,可进一步鉴别休克的潜在可逆性病因(严重低血容量、心包积液、大面积肺栓塞、气胸等),并促进治疗。反之,如未发现心肌活动,为真性无脉电活动,提示预后差。

二、心搏骤停潜在病因的快速诊断

当我们面对 PEA 的重症患者时,重症超声可快速作出心搏骤停的原因鉴别诊断。从具体潜

在病因上，重症超声可快速明确的一般包括低血容量、心脏压塞、泵功能衰竭（冠心病等）、肺栓塞。联合肺部超声还可进一步排除是否为张力性气胸等。

（一）低血容量

快速的心脏检查可排除临床上重度低血容量所致的心搏骤停。超声检查常见表现：左心室高动力，收缩期左心室腔消失（乳头肌亲吻征）；如果出现小的下腔静脉直径、自主呼吸患者下腔静脉吸气塌陷以及小右心室腔则可进一步确认严重低血容量。在心搏骤停状态下重症超声诊断低血容量的敏感性和特异性还存在一定的争议。如果超声发现小的左心室和右心室腔以及塌陷的腔静脉，往往提示需要大量的液体复苏并寻找低血容量的潜在原因。

（二）心脏压塞

重症超声有助于明确是否存在心包积液，并对心包积液进行危险分层。可明确是否存在心脏压塞的潜在因素，导致心搏骤停。心脏压塞是由于心包腔内压力过高影响心室充盈和静脉回流，心排血量下降，最后可导致心搏骤停。提示心脏压塞的超声检查常见表现：心脏“钟摆动”征、右心室舒张塌陷、右心房收缩塌陷、假 SAM 征、下腔静脉扩张固定。需要强调的心脏压塞为临床诊断，不能仅仅通过超声诊断心脏压塞。在心搏骤停时，如考虑心脏压塞，应紧急做心包穿刺进行心包积液的引流。目前推荐心包穿刺应在超声导引下进行，可提高成功率，降低并发症。主要取决于心包积液的量、积液的部位以及操作者的经验。

（三）严重泵功能衰竭

超声可快速对心脏整体功能做出快速判断，急性心肌梗死是导致心脏严重收缩功能不全的主要原因，当然还需考虑到应激心肌病、病毒性心肌炎、终末期心脏病等超声检查时也可表现为严重收缩功能不全，结合病史多可明确。节段性室壁运动异常（RWMAs）是心肌缺血或心肌梗死较特异的表现。此外，心室游离壁穿孔导致心脏压塞、室间隔穿孔、乳头肌腱腱索断裂导致二尖瓣反流等继发于心肌梗死也是心搏骤停的病因之一，重症超声有利于快速诊断，指导治疗。

（四）肺栓塞

肺栓塞导致的心搏骤停多为大面积肺栓塞，往往超过 2/3 的肺血管床受到阻塞。目前肺栓塞指南推荐超声检查用于怀疑肺栓塞而病情不稳定不能完成 CTPA 检查的患者。超声检查可发现右心室的扩张，有些还可在肺动脉或右心室检测到血栓。

三、重症超声评估心搏骤停

早在之前，人们就意识到心脏超声检查有助于心搏骤停的病因识别、临床治疗、评估预后。近来已有数个临床观察研究表明心脏超声检查有助于临床医师快速判断心搏骤停的原因、改善治疗、预测预后。有研究在 204 例心搏骤停患者心肺复苏时实施聚焦心脏超声（FoCUS）检查，其 96％可获得符合诊断的可靠图像，其中 35％患者心电图诊断为心脏停搏，58％为无脉电活动，FoCUS 发现心肌活动协调提示预后良好，并且 FoCUS 检查改变了其中 89％患者的治疗。有学者应用 FoCUS 检查修订 ALS 的复苏流程。在 FoCUS 检查发现存在心肌活动的无脉患者中，延长中止按压检查脉搏的时间到 15 s 并推注 20 IU 的血管升压素。在 16 例心搏骤停的患者，应用了此方法复苏，94％自主循环恢复，50％存活无严重神经系统后遗病变。研究证据表明，在心搏骤停的情况下，重症超声检查较标准的心电图检查能更准确地判断心脏动力的功能；较临床体格检查能更准确地诊断心搏骤停的病因、更准确地评估心脏的功能；心脏超声检查有助于提高临床医师判断预后的能力。

理论上超声是诊断心搏骤停的“金标准”，可直观地观察到心脏运动是否存在或消失。一直以来临床上目前常通过无创血压和大动脉搏动来判断是否存在心搏骤停，但准确度较低，高达45%的医护人员在心搏骤停时不能准确地评估大动脉的搏动，还可能会影响心肺复苏的有效时间。心肺复苏指南的高级生命支持流程中强调为了减少复苏后的并发症，要求复苏过程最大化灌注时间，仅在评估自主循环是否恢复时检查脉搏，可短暂中止心外按压。同样在心肺复苏过程中实施心脏超声检查时，也要求不能影响心肺复苏的进行。因此，在心肺复苏实施心脏超声检查有别于一般休克，心肺复苏时难以做到系统、全面地检查。在生命支持复苏过程中，FoCUS心脏超声评估已被研究证实是可行的，获取合适的图像，而不影响胸外按压的时间，可为临床提供有价值的诊断信息。在心肺复苏过程中检测到的超声图像表现和对应的临床诊断见下表3-1。

表3-1 心肺复苏中超声图像和相应的临床诊断

超声图像的表现	诊断(定性)
室壁运动	存在自主循环
无室壁运动	心脏停止搏动
泵功能抑制	心功能不全
重度抑制	
中度抑制	
室壁运动、无脉、规整的心电节律	假性无脉电活动
无室壁运动、无脉、规整的心电节律	真性无脉电活动
心肌收缩活动增强、小的未被充盈的右心房和右心室、低血压、心动过速、乳头肌“亲吻”	低血容量
右心室增大、“D字征”	怀疑肺栓塞
心包积液(小量或大量)和心脏压塞	心包积液(是否有临床意义)
无结论性发现	不予诊断

心搏骤停时，实施心脏超声检查一般首先为心脏剑突下切面，选择剑突下切面还可以不中断胸外按压。剑突下如不能得到适当的图像，可选心尖四腔切面或胸骨旁长轴切面。在心肺复苏时进行重症超声检查，一般要求超声机器记忆存储动态图像的功能，超声评估报告主要以二进制的形式(是或否)来协助临床决策。ILCOR指南推荐，在电击无益的心搏骤停病因诊断中，经高质量的心外复苏后，可中止心外按压10 s，由合格的重症超声人员和心肺复苏施救人员进行超声检查，10 s重症超声评估检查和10 s脉搏评估是一致的，多同时进行(流程图见图3-4)。

在心肺复苏时进行FoCUS心脏超声评估，RaoulBreitkreutz等总结为FEER(Focused Echocardio graphic Evaluation in Resuscitation)方案，FEER的具体操作十个步骤见表3-2。

四、重症超声快速诊断时应注意的问题

在临床实际工作中，应用重症超声诊断心搏骤停的原因时，应注意到，在紧急情况下，简化心脏超声评估是主要关注问题，有些情况下单一心脏切面也能说明问题，提供有价值的临床信息。此外，检测显而易见的心脏病变征象(左心室明显扩张或肥厚，右心室肥厚，心房明显扩大)近似定性评估，也是重症超声检查的基本内容之一。慢性心脏疾病显而易见的超声征象具有其临床价值，不应忽视。如忽视了慢性右心功能不全的表现，则容易将慢性肺心病误诊为急性肺心病

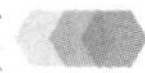

（大面积肺栓塞），同样，在扩张型心肌病时，如以左心高动力和左心室腔容积减少作为低血容量的参考标准，则可能误导诊治。这在 PEA 病因的鉴别诊断中需要考虑。

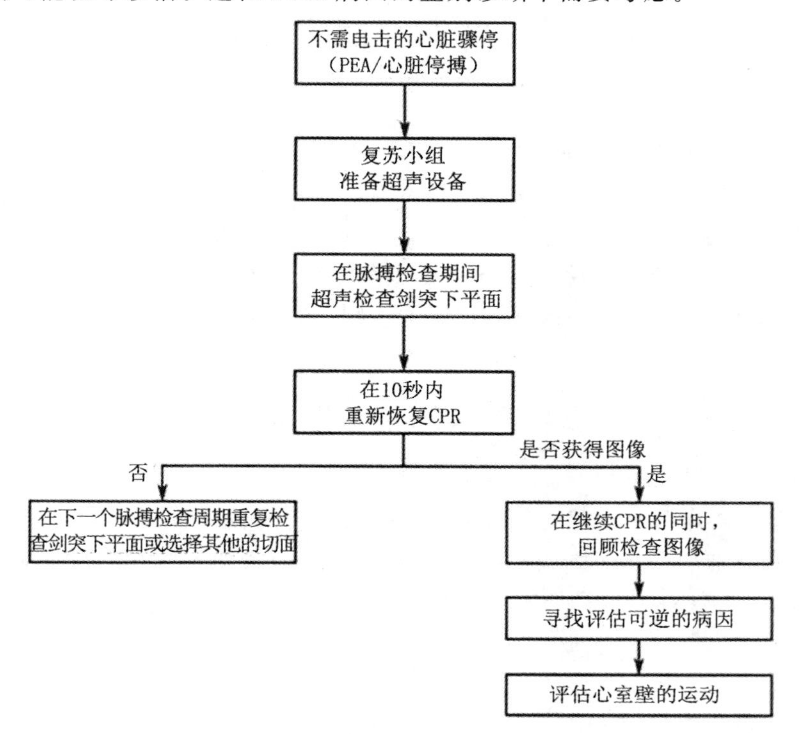

图 3-4　心肺复苏时，心脏超声评估流程图

表 3-2　FEER 的十个具体的操作步骤流程

阶段	操作步骤指令
	（1）实施至少 5 个周期的 CPR（胸外按压/通气）
准备阶段	（2）告知 CPR 小组：正在准备心脏超声
高质量的 CPR	（3）准备便携式超声并检测机器
收集信息	（4）检查前准备：合适的位置、去除患者的衣服，准备开始检查
	（5）告知 CPR 小组数 10 s 计时，同时检查脉搏
	（6）指令“在这次心外按压周期结束后，中止按压，开始心脏超声”检查
执行阶段	（7）在按压时，把超声探头轻放在剑突区域
获取心脏超声图像	（8）尽快地找到剑突下切面，3 s 内如未能找到心脏，重新开始 5 个周期的 CPR，下次可尝试胸骨旁或心尖切面
恢复 CPR	
解读检查结果	（9）在计时数到 9 s 时，指令“继续”CPR
	（10）和 CPR 小组交流超声的发现并解释

注：在 ALS 的流程中建议允许中断 CPR 最长时间为 10 s，在实施超声检查时应给予清晰的指令。在充分的准备完成后，超声检查在第 8 个步骤才开始。

（崔清涛）

第三节　超声与感染性休克

感染性休克是转入重症医学病房的常见原因之一，常合并复杂的血流动力学障碍。脓毒症的分子病理生理学很复杂。血流动力学复苏是感染性休克治疗的最重要的组成部分，重症超声作为血流动力学治疗的关键工具在感染性休克患者循环支持中起到非常重要的作用。感染性休克的病理生理学特点包括低血容量、左心室收缩期和舒张期功能障碍、右心室收缩功能障碍及外周血管麻痹。重症超声能帮助重症医学病房医师识别这些过程，监控其发展，并采取相应的治疗性干预。

一、感染性休克的容量特点与重症超声指导的容量管理要点

(一)容量特点

显著的中心低血容量将导致静脉回心血量、前负荷、每搏输出量、平均动脉压和心排血量的减少。液体复苏通过增加静脉回流、前负荷、每搏输出量、心排血量和动脉压(收缩压、平均压和脉压)及组织氧输送来改善感染性休克。识别并纠正低血容量是感染性休克治疗的一个主要目标。

1.绝对低血容量

感染性绝对低血容量是指总循环血量的减少。绝对血管内低血容量常为脓毒性休克的最初表现，要立即纠正。根据潜在的疾病过程有以下原因。

(1)非显性丢失(如皮肤和呼吸)由于发热、出汗和过度通气而增加。

(2)经胃肠道丢失，如腹泻和呕吐。

(3)经第三间隙丢失，如胰腺炎、烧伤、软组织损伤、血管渗漏、低胶体渗透压、腹水、胸腔积液。

(4)液体摄入过少，如精神状态改变、身体虚弱、医院内液体复苏不足等。

2.相对低血容量

感染性相对低血容量由血液在外周和中心腔室内异常分布引起。总血容量可能正常，但血容量分布在中心腔室以外，由此患者存在相对血容量不足，这在感染性休克中很常见，并可在初步液体复苏后持续存在。血管扩张是由于外周血管收缩机制障碍和血管扩张机制的异常激活。

(二)重症超声指导的容量管理要点

对脓毒症患者进行容量复苏是初始复苏的重要部分。但过量的容量复苏可以导致相反的结果。解决该问题的一个方法就是使用床旁超声心动图来评估容量反应性。在使用超声心动图时，重症医师想要解决的问题是进一步容量复苏能否提高心排血量，超声心动图使重症医师能在床旁回答这个问题。超声心动图通过对容量反应性进行动态测量来评估容量状态；而选用的类型取决于超声心动图技术员的熟练程度。静态测量可靠性相对不佳。

具有初级重症超声能力的重症医学病房医师使用多普勒测量能力有限，必须依赖 2D 图像来指导临床决策。下腔静脉直径的呼吸变异是决定容量反应性的有效方法，可以很方便地由初级重症监护超声资质医师完成。此外，在给感染性休克患者进行超声心动图检查时发现小的高

动力的左心室(收缩末期左心室腔消失)或小的下腔静脉直径说明患者存在容量反应性。如果发现小的高动力的左心室和右心室强烈收缩那么更加提示低血容量,这些结果对容量复苏的反映只有重要的经验预测价值。

能够娴熟掌握重症超声的技巧、具有高级重症监护超声心动图资质的重症医学医师能做多种多普勒评估来了解脓毒性休克患者是否需要进一步的容量复苏。如果患者依靠机械通气支持且完全控制呼吸,通过经食管超声心动图检查测得的上腔静脉直径的呼吸变异是测定容量反应性的一个简单方法。此外,由多普勒测得的每搏输出量的呼吸变异对识别前负荷反应性很有效。如同测量下腔静脉的变异和上腔静脉的直径,患者必须在呼吸机支持下完全控制呼吸且为窦性心律。被动抬腿前后用多普勒测量每搏输出量和心排血量是识别前负荷反应性的另一个方法。该方法主要用于有自主呼吸和心律不齐的患者。

重症超声帮助重症医学病房医师指导容量复苏。最初的检查能确定患者是否处于前负荷敏感状态。如果有容量复苏的指征,连续监测对决定是否继续容量复苏很有效。

二、感染性休克时的左心室收缩功能障碍特点与超声指导治疗要点

(一)左心室收缩功能障碍特点

心肌收缩障碍常出现于感染性休克。实验和临床研究表明循环物质通过多种途径导致心肌功能抑制,如心肌水肿、心肌细胞凋亡、细胞因子作用及一氧化氮激活。无心肌梗死的肌钙蛋白水平升高在脓毒性休克中很常见,虽然冠脉灌注和心肌能量机制在脓毒性休克中未受损。

关于脓毒症心肌抑制,有学者给 20 例感染性休克的患者进行放射性核素心室造影,结果让人意外:存活的患者射血分数值可逆性降低,左心室舒张末期内径及收缩末期内径均明显增加,而死亡患者组射血分数值及左心室容积保持相对正常。这个研究最大贡献是在既往人们发现感染性休克高心排血指数的基础上构建了射血分数值下降和存活之间的关系。在这个基础之上,又有学者提出了左心室室腔急性扩大代偿收缩功能下降,以此维持一个正常心排血量,命名为感染性休克存活患者的“前负荷适应”机制。

(二)超声指导治疗要点

用超声心动图识别左心室收缩功能障碍很难,因为传统的左心室收缩功能超声心动图参数是负荷相关性的。低血容量可以显著影响前负荷,而血管扩张可以显著影响后负荷。心室低血容量而血管扩张的低血压患者射血分数可以正常。在容量复苏和血管升压药物使用后,再进行超声心动图才可能显示收缩功能下降。临床和实验研究显示,在感染性休克中早期发生但可逆的左心室功能抑制,表现为左心室压力-容积曲线的右移。在感染性休克中常出现射血分数下降,警示临床医师可能需要控制后负荷和给予强心支持。同样,感染性休克中射血分数正常也不能排除左心室功能障碍。通过调整容量和血管升压药物来改变前负荷和后负荷可以改变超声心动图的结果。感染性休克中左心室收缩功能障碍是否与生存的改善有关仍存在争议。

在脓毒性休克前期,左心室功能障碍常被描述为“高动力”且心排血量被认为是增加的(脓毒症的高动力相)。事实上,对心脏功能非容量依赖性指数的研究显示即使心排血量和射血分数正常或升高仍存在收缩功能的损害。左心室收缩功能下降出现在脓毒性休克的早期,且常常在脓毒症治愈后 7～10 天完全恢复。容量复苏和血管升压药物的使用能改变左心室的负荷状态。初期,超声心动图可能将高动力的左心室收缩显示为左心室充盈不足和后负荷过低。在容量复苏和升压后,超声心动图结果可能变为左心室收缩功能受损。

从实践的角度而言，评估左心室收缩功能依赖于对射血分数的评估。具有初级重症监护超声心动图技术的重症医师测量射血分数的能力有限。对射血分数进行视觉估计如果由熟练的超声心动图技能重症医学病房医师完成可以十分准确。但有初级重症超声心动图技术的重症医师不应试图进行数字估计，而是将左心室功能分为严重受损、轻度受损、正常或高动力。此外，具有高级重症超声心动图能力的重症医师可以使用多种方法测定射血分数。M型超声依赖于直径测量。Teichholz 方法要求左心室直径在心室中央水平和胸骨旁长轴视图进行测量。该方法要求注重技术细节，且未在机械通气的重症患者中证实有效。它不能用于有室间隔异常的患者，且要求M型探头与左心室壁垂直。这在重症患者中常难以实现，因为心脏难以朝向适合测量的方向。加上由机械运动周期导致的平移运动伪影和用直径测量来定义复杂的三维结构所导致的内在的几何假设，M型射血分数测量方法可能不是测量重症患者的射血分数的可靠方法。另一个选择是使用面积测量法。一个简单的方法是通过在舒张末期和收缩末期用胸骨旁短轴在乳头肌水平(使用经胸超声心动图或经食管超声心动图)测量左心室腔的面积。这些测量值用于推算射血分数[(舒张末期面积－收缩末期面积)/舒张末期面积]。尽管在理论上优于基于直径的测量方法，面积测量法仍然易受室间隔异常和平移运动伪影的影响。射血分数的准确评估可以采用辛普森积分法。左心室舒张末和收缩末面积通过2个直角平面的顶面观来测量(顶面四腔和顶面二腔视图)。辛普森积分法可以准确测量射血分数，但可能对一线重症医师不够实用，因为它需要大量的时间来完成、明确的心内肌边界定义和对技术细节的注意(好的轴线和避免平移运动伪影)，以及一台高质量的设备。

测定射血分数对衡量左心室收缩功能很有帮助，但它不能反映上腔静脉直径和心排血量(这些数值与体表面积最为相关)。低灌注高动力的左心室可以表现为射血分数正常，而每搏输出量和心排血量可能不足。同样，扩张而收缩功能下降的左心室射血分数虽低，每搏输出量和心排血量可能足够。测量每搏输出量和心排血量需要使用多普勒。在心尖五腔切面(经胸超声心动图)或胃深部视图(经食管超声心动图)，多普勒探头的脉冲波置于左心室流出道与血流方向平行。收缩期血流速度曲线下面积与每搏输出量成正比。速度时间积分乘以左心室流出道面积即得到每搏输出量和心排血量。这些值可能与体表面积成正比，可用于推导血流动力学的其他参数。射血分数为重症医师提供左心室功能的信息，而每搏输出量和心排血量的测量可用于衡量供氧情况。心排血量和射血分数的测量方法可随脓毒症状态的演变和对治疗干预的反应而不同。这使得系统性超声心动图检查成为可能。反映重复检查的重要性的一个例子是在感染性休克的恢复期。在感染休克早期所做的检查可能显示射血分数显著下降。几周后，重复检查可能发现左心室功能完全正常。这为患者的临床管理提供了重要信息。如果没有再次检查，患者可能被视为有慢性左心衰竭，从而对自限性状态进行了不恰当的长期治疗。

三、感染性休克时的左心室舒张功能障碍特点与超声指导治疗要点

(一)左心室舒张功能障碍特点

左心室舒张障碍也在感染性休克中发现，并与死亡率增加有关。它与肌钙蛋白水平升高，细胞因子活性增加有关，并常与收缩功能障碍同时发生，但在20％的患者中也作为独立的异常出现。脓毒性休克可以改变左心室舒张功能。舒张是一个耗能过程；可以被与导致收缩功能障碍同样的循环因子而干扰。

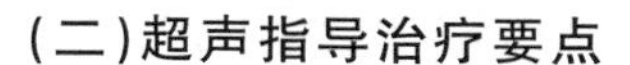

(二)超声指导治疗要点

传统测量方法依赖于多普勒分析二尖瓣流入量。它是负荷依赖性的。另一种非负荷依赖性方法是测量二尖瓣环组织的纵向运动多普勒速度。重症医学病房医师对舒张功能的测定很感兴趣,因为它可以帮助评估左心室舒张压和左心房压。左心室舒张压升高将导致肺动脉压升高,又反过来增加了肺水肿的风险。目前推荐给予脓毒性休克患者积极的容量复苏。脓毒症休克患者有患急性肺损伤/急性呼吸窘迫综合征的风险。肺水肿可加剧该问题。在最初的容量复苏之后,尤其是当患者有急性肺损伤/急性呼吸窘迫综合征时,用超声心动图评估左心室舒张压是慎重的。如发现压力升高可以及时采取治疗性干预,如限制液体和利尿。目标是降低左心灌注压以减少肺水肿风险。重症医学病房医师用多普勒技术能用几种方法评估肺动脉楔压。跨二尖瓣舒张期流速能通过多普勒脉冲在心尖四腔视图上测量。左心房到左心室的第一个血流高峰/左心房到左心室的第二个血流高峰(E/A)＞2 与肺动脉楔压＞2.4 kPa(18 mmHg)有关,其阳性预测值为 100%。肺静脉流入量对测量肺动脉楔压也有效,收缩期前向运动速度速度时间积分比收缩期和舒张期速度总速度时间积分＜45%预示着肺动脉楔压＞1.6 kPa(12 mmHg),其阳性预测值为 100%。肺静脉反向 A 波时间大于二尖瓣流入 A 波时间提示肺动脉楔压＞2.0 kPa(15 mmHg),阳性预测值为 83%。二尖瓣环组织多普勒可以测量舒张早期运动速度。二尖瓣 E 波速度与 E′波速度的比值(E/E′)＞15 提示肺动脉楔压＞2.4 kPa(18 mmHg)。通过经胸超声心动图可测量二尖瓣流入和环速度。高质量的肺静脉流入速度难以通过经胸超声心动图测得,常需要经食管超声心动图检查测量。

四、感染性休克时的右心室功能障碍特点

(1)右心室收缩功能受损常见于感染性休克。它可以出现在无肺动脉高压或左心室功能障碍的患者,且可能由与导致左心室功能障碍同样的循环因子所引起。感染性休克常与间接导致右心室功能障碍的并发症有关。肺部疾病如重症肺炎或急性呼吸窘迫综合征、缺氧性肺血管收缩和高通气压可以导致右心室后负荷增加,从而导致急性肺心病。

(2)脓毒性休克可以通过直接或间接抑制右心功能导致右心功能障碍。右心室功能可能像左心室一样因脓毒症循环因子而直接受损。此外,右心室功能也可因脓毒症并发症而受损。

(3)急性肺损伤、缺氧性肺血管收缩和正压通气都可能增加右心室后负荷而导致急性肺心病。超声心动图帮助重症医师识别急性肺心病。识别急性肺心病使重症医师能采取措施减少右心室后负荷,减轻右心室扩张。

五、超声心动图对外周阻力进行评估

心脏多普勒超声技术可以直接测量外周血管阻力,但不易方便和简单使用,因此在临床工作中,经常根据临床的和心脏超声的检查结果进行除外诊断,如在心脏足够负荷同时左右心脏收缩功能均满意的情况仍然存在的低血压提示了低外周血管阻力。

六、重症超声在感染性休克流程管理中的应用

由于显著的低血容量在脓毒性休克中很常见,初步液体复苏决不能因等待超声心动图而延迟。入院前和急诊的临床评估已提供足够的信息来决定给予脓毒症患者充足的容量复苏,因为早期容量复苏与结果的改善相关。但重症医师在重症医学病房接收的患者常已给予了一定程度

的容量复苏。因此问题就在于患者是否还需要进一步的容量复苏、血管升压药物或强心支持。在这种情况下,超声心动图是评估脓毒症患者的理想工具,因为它能识别低血容量、左心室收缩期和舒张期功能障碍和右心室功能障碍。最初的评估结果有助于治疗计划的制订,而继续观察可以评估治疗的效果、疾病的进展并识别新问题的出现。

低血容量和低血压是感染性休克的最主要特点。除了立即使用广谱抗生素控制局部感染,最初的管理应包括足量的容量复苏和使用血管活性药物确保灌注(以去甲肾上腺素为代表)。该标准路径常在重症医学病房外完成。重症医师在重症医学病房接收的患者已做了初步的复苏处理,需要进一步制订管理治疗计划。早期使用超声心动图根据重症超声休克评估六步法可以达到以下 2 个目的。

(1)排除其他或并存的导致休克的原因,如未发现的心脏压塞、严重瓣膜缺陷、室间隔异常,需要考虑缺血性心肌病或肺栓塞。

(2)帮助重症医师回答与感染性休克继续血流动力学管理有关的几个关键问题。①患者能否从进一步容量复苏中获益?超声心动图仅仅通过模式识别就可以回答这个问题:下腔静脉直径小或高动力的左心室,收缩末期室腔消失,提示需要进一步容量复苏。如果患者应用呼吸机辅助呼吸且没有自主呼吸,显著的下腔静脉直径呼吸变异的出现提示需要继续容量复苏,而未出现说明不需要。对有自主呼吸的患者,拥有高级超声心动图技能的重症医学病房医师可以通过进行被动抬腿试验(PLR)测量回答该问题。此外,如果机械通气患者无自主呼吸且为窦性心律,显著的上腔静脉直径呼吸变异(通过超声心动图测量)提示需要继续液体复苏,而不出现说明不需要。决定是否继续容量复苏非常重要,因为不适当的容量复苏可以导致对重症患者造成损害。②患者是否需要多巴酚丁胺和肾上腺素等进行肌力支持?超声心动图可以帮助评价左心功能。重症医学病房医师可以识别射血分数的下降,左心室收缩功能下降在脓毒性休克中常见,但这不说明一定要使用肌力药物。直接测量每搏输出量和心排血量对此有帮助,如果每搏输出量和心排血量在正常范围,没有必要使用强心支持,达到超常的供氧水平不是脓毒性休克的治疗目标。从另一方面讲,如果每搏输出量和心排血量很低以至于供氧减少,就有使用正性肌力药物的指征。如果量化每搏输出量和心排血量测量无法完成,重症医师可能需要依赖临床指征来决定是否使用正性肌力药物。总的来说,发现左心室收缩障碍不能作为使用正性肌力药物的指征。测量每搏输出量和心排血量可以帮助医师作出决策,因为这是通过对患者临床状态的仔细评估而获得的信息。③有没有肺动脉楔压升高和肺水肿的迹象?拥有高级超声心动图技能的重症医学病房医师可以识别患者有无肺动脉楔压升高。如果出现了该情况,针对该问题的治疗可以改善伴随急性呼吸窘迫综合征的患者的肺功能。④有无急性肺心病?根据重症超声重症医学病房医师能识别右心室扩张和室间隔运动障碍,二者对急性肺心病有诊断意义。急性肺心病可以是多因素的。脓毒症可对右心室功能产生直接影响,但继发因素,如给伴随急性呼吸窘迫综合征的患者上呼吸机,也可能导致急性肺心病。识别急性肺心病使重症医师能及时采取措施减少右心室后负荷。

(崔清涛)

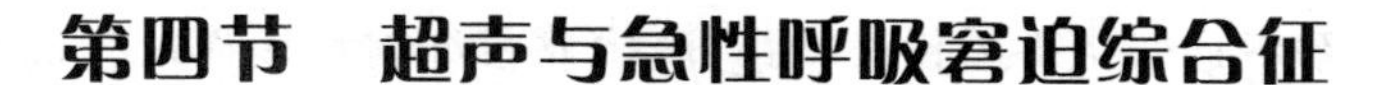

第四节　超声与急性呼吸窘迫综合征

急性呼吸窘迫综合征是指心源性以外的各种致病因素导致的急性、进行性低氧血症型呼吸衰竭。急性呼吸窘迫综合征主要病理改变为肺泡塌陷，并进而导致肺容积明显减少、肺顺应性明显降低、通气/血流失调，从而表现为严重的低氧血症。

肺通气水平减低、肺泡塌陷及肺组织病变的不均一性是急性呼吸窘迫综合征重要的病理和病理生理特点。Gattinoni 等的研究结果表明，急性呼吸窘迫综合征患者肺部渗出性改变并不是均匀一致的，在重力的影响下低垂部位的肺泡更容易受到重力的影响和渗出液体的压迫出现肺不张。这种不均一性不仅表现在病变的空间分布，也表现在疾病发展的时间过程，不同的病变部位可能处于不同的病理阶段，对治疗的反应各异，而且不同病因所致急性呼吸窘迫综合征的肺部病变特征也有一定差异。

因此，在伴有急性呼吸窘迫综合征的危重症患者临床诊治过程中需要对肺部病变进行多方面的即时评价，了解肺实变、肺水肿的严重程度、分布范围及治疗反应，及时发现气胸、胸腔积液和肺不张，并进行相应的处理。急性呼吸窘迫综合征传统评估手段包括床旁 X 线片和肺部 CT，但受限于其费用高、放射性、便捷性差、转运风险及定量困难等缺点，限制了在危重患者中的应用。近年来，胸部超声越来越多地用于急性呼吸窘迫综合征患者的形态评估，并对治疗效果及潜在的并发症进行临床监测。

一、重症超声指导急性呼吸窘迫综合征的诊断与评估

急性呼吸窘迫综合征的肺部病变复杂，有弥漫、双侧和局灶等分布不同，又有渗出、实变、不张等，此外还有胸腔积液和气胸等特殊病变。在评价这些肺部病变形态特征方面，与经典的床旁 X 线方法相比，胸部超声不仅对病变定位更加准确，而且能够对病变的性质加以区分，更加全面地对急性呼吸窘迫综合征的形态特点进行评估。研究表明，对于急性呼吸窘迫综合征患者常见肺部表现，如胸腔积液、肺泡间隔综合征和肺实变，超声诊断的敏感性和特异性均优于 X 线方法。

对于累及胸膜下肺组织的实性病变（肺实变、不张及胸腔积液），肺部超声因其具有良好的穿透性而能够得到高质量的解剖结构图像。胸腔积液在肺部超声检查中表现为低回声的均质结构，其特征表现为积液随呼吸运动和心脏搏动而发生往复移动。如果液体量较大对肺组织造成压缩，则表现为肺下叶不张，而塌陷肺组织漂浮在胸腔积液中。脏器血流丰富的脾脏和肝脏可以通过彩色多普勒超声与胸腔积液进行鉴别。多项研究提出肺部超声可用于定量估计胸腔积液量，处于仰卧位的患者如肺底部胸膜间距＞50 mm，则高度提示胸腔积液至少有 500 mL。而近年来 Remerand 等报道了一种多平面超声测量胸腔积液量的方法，将胸腔积液的横截面积乘以高度能精确定量评估少量积液。胸腔积液的超声特点也可间接提示其性质：漏出液常常是无回声区，而渗出液更多表现为有分隔的点状回声区。肺部超声也可用于引导床旁胸腔穿刺术。超声能够在术前判断是否存在可能导致引流不畅的胸腔粘连，并且对少量和有分隔的胸腔积液穿刺引流进行引导，降低穿刺术中出现并发症的风险。

对于近胸膜非实性肺部病变，由于气体屏障的存在肺部超声不能对深部肺组织进行有效探查。但大量研究结果表明，急性呼吸窘迫综合征肺泡内通气水平的改变可表现为不同类型的超声征象。当胸膜下肺组织通气水平减低时，由于液体或者细胞积聚而产生离散的微小含气结构(由液体或者细胞包绕的充气肺泡)；这种情况下，气液平面作为镜像反射面，会各自产生独立的回声，从而形成纵向的激光样征象(B线)。事实上急性呼吸窘迫综合征患者因肺毛细血管内皮细胞和肺泡Ⅱ型上皮细胞损伤导致肺间质和肺泡水肿、充血，肺组织内液体量明显增加，液体积聚在肺间质内导致小叶间隔增厚形成间质性水肿，渗入肺泡内则形成肺泡性肺水肿。这种以肺实质比例增加为典型表现的肺泡间质综合征常常累及周边肺组织，在超声检查中表现为从胸膜线垂直延伸至屏幕边缘的线性超声征象，即为“B线”，或称“彗星尾征”。研究表明，B线出现的种类和数量不同反映了通气水平减低的不同阶段，且与胸部CT的评估结果具有一致性。

一般认为，轻中度的通气水平减低表现为多条间隔＞7 mm，边界清楚的B线，提示肺间质性改变(小叶间隔增厚，如肺水肿或纤维化，呈规则分布B线)，或肺泡的初始改变(如肺炎的散在病灶或者正在进行但尚未完全的肺不张，呈不规则分布B线)。而重度的通气水平减低则表现为间隔不超过3 mm的弥漫分布B线，提示肺泡性肺水肿，对应于肺CT的毛玻璃样改变。不同征象实质上反映了患者近胸膜肺组织的肺泡气化程度。

基于上述观点，按照不同的肺通气水平可以将急性呼吸窘迫综合征患者的肺部超声征象划分为四种类型，即正常通气(肺滑动征和水平A线)、间质综合征(间距7 mm的B线)、肺泡间质综合征(间距＜3 mm的B线)和肺实变。研究结果表明，对于某些治疗干预，如调整呼气末正压通气，引流大量胸腔积液，俯卧位通气，呼吸机相关性肺炎的抗感染治疗等过程中，肺CT和肺部超声的动态改变对肺再气化程度的评价结果具有很强的相关性。需要强调的是，与其他床旁的技术(如 *P-V* 曲线和呼吸力学指标)相比，肺部超声能够对局部的通气水平做出半定量评价，而非整体描述。这一点对于病变分布具有明显不均一性的急性呼吸窘迫综合征患者而言是极为重要的。

此外，在临床工作中，急性呼吸窘迫综合征肺水肿与急性心源性(血流动力学性)肺水肿的鉴别往往存在困难，而肺部超声检查有助于床旁鉴别诊断。心源性肺水肿时，超声肺彗星尾征的绝对数量与血管外肺水相关；而急性呼吸窘迫综合征时，早期CT所能发现的特征性表现肺部超声检查均可发现。最新的国际肺部超声推荐意见进一步建议，与心源性肺水肿相比，下述超声征象提示了急性呼吸窘迫综合征的诊断：前壁胸膜下实变；肺滑动征减弱或消失；存在正常的肺实质(病变未侵及部位)；胸膜线异常征象(不规则的胸膜线节段增厚)；非匀齐的B线分布。综上所述，肺部超声检查对急性呼吸窘迫综合征的诊断、鉴别诊断和疾病评估具有重要作用。

二、超声对急性呼吸窘迫综合征肺复张潜能与效果的评估

肺复张是指在限定时间内通过维持高于潮气量的压力或容量，使尽可能多的肺单位实现最大生理膨胀，以实现所有肺单位的完全复张。寻找积极有效的肺复张措施使塌陷肺泡复张并保持开放状态，并最大限度减轻肺泡损伤成为急性呼吸窘迫综合征治疗过程中的关键。急性呼吸窘迫综合征患者按初始肺部通气水平减低的分布特征可分为两类：以重力依赖区域为著的局灶性通气水平减低，和在所有肺区呈弥漫或斑片样分布的弥漫性通气水平减低。前者肺上叶通气水平常常相对正常，而随着胸膜腔内压的增加(呼气末正压通气，潮式机械通气，或手法肺复张)容易导致过度充气。而后者在零呼气末正压条件下表现为全肺通气水平广泛降低，增加胸腔内

压有助于塌陷肺泡复张，而不会造成明显的过度充气。符合急性呼吸窘迫综合征诊断标准的患者约有70%表现为局灶性通气水平减低，而仅有25%为弥漫性。后者的静态压力-容积曲线等同于肺复张曲线，潮气量和呼气末正压通气水平可根据上拐点位置进行调整。而对于局灶性通气水平减低的患者，呼气末正压通气则需要在过度充气和肺复张两方面进行权衡。

因此，初始肺形态（即应用呼气末正压通气前塌陷肺组织的分布特点）是预测急性呼吸窘迫综合征患者对肺复张"反应性"的一个重要因素，而具有实时性、安全性和可重复性的床旁肺部超声方法在急性呼吸窘迫综合征肺部病变初始形态的评估中具有明显优势。弥漫性通气水平减低的患者常表现为双肺多发间距3 mm的彗星尾征，同时部分肺区可伴有肺实变征象；而局灶性通气水平减低的患者在前上侧和外侧肺区常可见正常肺滑动征和水平A线，而在下后侧和外侧肺区则可见肺实变和多条垂直B线分布。如果能建立基于肺部超声的肺可复张性预测方法，则有望避免对肺可复张性较差的患者给予较高的气道压水平，减少呼吸及相关肺损伤。

Gardelli等首次报道利用肺部超声对急性呼吸窘迫综合征患者肺复张过程进行评估，证明了超声方法具有CT不可替代的安全性和易用性优势，并提出肺部超声能够有效监测肺复张过程中通气水平的动态变化。Stefanidis等基于超声方法对不同呼气末正压通气水平下早期急性呼吸窘迫综合征患者重力依赖区肺实变的面积变化进行了观察，结果表明随着呼气末正压通气水平的增加，肺实变面积显著缩小，同时伴有氧合水平的改善。

如前所述，包括肺实变在内的急性呼吸窘迫综合征患者肺部四种不同超声征象（正常通气，肺滑动征和水平A线；间质综合征，间距7 mm的B线；肺泡间质综合征，间距<3 mm的B线；肺泡实变）分别对应于不同的通气水平。Bouhemad等尝试将不同呼气末正压通气条件下肺部超声征象的变化进行了动态观察和评分。结果显示，与传统P-V曲线法相比，基于肺部超声检查的半定量再气化评分同样能够有效监测呼气末正压通气对塌陷肺泡的开放作用。这一评分方法的重要意义在于其针对急性呼吸窘迫综合征肺内病变多样性的重要特点，与肺部超声简便、即时和可重复性好的优势相结合，将肺复张对通气和氧合水平的改善作用与超声所见肺形态学改变联系起来。在这一点上，肺部超声与CT方法在原理上是共通的；而与之前广泛应用的B线计数评分方法相比，Bouhemad等提出的再气化评分对急性呼吸窘迫综合征患者更为适用，也更为简便。

值得注意的是，由于肺部超声在识别过度通气上存在固有缺陷，重症超声本身尚不能作为肺复张评价的唯一方法，需综合整个复张过程，并结合其他指标综合判断。Rode等对急性呼吸窘迫综合征患者肺实变超声征象作为肺复张终点的可能性进行了探讨：研究采用了呼气末正压通气递增法肺复张，以胸膜下实变区下界为观察指标，以实变区下界和胸膜线近似平行为复张终点，并与P-V曲线法测量的下拐点呼气末正压通气水平进行对比。结果表明二者具有很好的相关性，而超声法呼气末正压通气水平要高于下拐点水平。这一方法为超声指导肺复张过程做出了有益的探索。

三、超声对急性呼吸窘迫综合征并发症的评估

对于正在接受机械通气治疗过程中的患者而言，无论是疾病本身还是机械通气均存在很多因素会导致右心后负荷增加，最终进展为急性肺心病。这些因素包括以下几个方面：①肺血管床阻塞（微血栓形成、炎症反应、间质水肿、肺不张等）；②跨肺压过高（潮气量和呼气末正压通气效应）导致肺毛细血管受压；③酸中毒和低氧血症所导致的肺血管收缩；④腹内压升高。Vieillard-

Baron 等报道，即使按照保护性肺通气策略实施机械通气，急性呼吸窘迫综合征患者中出现急性肺心病的比例仍高达 25%。重症超声能够有助于识别机械通气过程中可能导致急性肺心病的因素。而连续进行的重症超声检查可以警示临床医师此类风险，并协助调整后续的治疗策略。

除此之外，气胸也是急性呼吸窘迫综合征患者机械通气治疗过程中一种较为常见的严重并发症。如前所述，肺部超声在快速诊断肺部病变时具有安全便捷的优势。气胸的特征性表现为多条水平 A 线伴肺滑动征消失。但是在某些条件，如胸膜粘连、胸腔闭式引流或慢性阻塞性肺疾病导致的严重肺气肿和过度通气等情况下也可能出现肺滑动征的消失。而对于急性呼吸窘迫综合征患者，如观察到垂直 B 线的存在则可排除这一诊断。在进行超声检查时应注意将范围扩展至外侧胸壁。如果发现呼吸周期内气胸征象（肺滑动征消失伴多条水平 A 线）与正常征象（肺滑动征存在，伴或不伴有垂直 B 线）相交替，即肺点，是局灶性气胸的特征性表现。有研究显示超声检测气胸的敏感性为 90.9%，特异性为 98.2%；胸部 X 线检测气胸的敏感性为 50.2%，特异性为 99.4%；而超声诊断气胸只需 2～7 min，且可早期发现气胸。

（崔清涛）

第五节　超声与急性肺栓塞

肺栓塞（PE）是内源性或外源性栓子堵塞肺动脉引起肺循环障碍的临床和病理生理综合征。其中肺血栓栓塞症（PTE）是肺栓塞中最常见的类型，其与深静脉血栓（DVT）的形成密切相关。它可以引起血栓性肺动脉高压和急性肺心病（ACP）。肺动脉发生栓塞后，其支配的肺组织因血流受阻或中断而发生坏死，还可出现肺梗死（PI）。由于急性肺栓塞临床表现缺乏特异性，易出现误诊，因此肺栓塞的早期发现和诊断成为救治这类患者、降低死亡率和医疗费用的重要基础。重症超声由于其快捷、方便、准确、无创等特点，近年来在肺栓塞的诊断和治疗评估方面显现出越来越明显的优势。

一、肺栓塞的病因与病理生理机制

肺栓塞最常见的病因是静脉血栓形成。栓子通常来源于下肢和骨盆的深静脉，来源于上肢、头和颈部静脉的少见。此外，感染性心内膜炎赘生物、肿瘤瘤栓、羊水栓塞、脂肪栓塞等也可引起肺栓塞。根据经典的 Virchow-Triad 理论，血栓形成的三个条件“静脉内皮损伤、血流淤滞和血液凝固性增高”在 ICU 内经常发生，大多数重症患者具有一个或多个 DVT/PE 的高危因素，卧床、机械通气、应用麻醉药、镇静和中心静脉置管都会增加 DVT/PE 发生的风险。

发生急性肺栓塞时，栓子堵塞肺动脉，造成机械性肺毛细血管前动脉高压，伴随神经体液因素和循环内分泌激素的共同作用，使肺循环阻力增加，肺动脉压力上升。压力升高程度与血管阻塞的程度相关。肺动脉压力的升高使右心室后负荷迅速增加，可引起右心运动功能障碍和右心室的明显扩张。且由于急性肺栓塞时，肺动脉压力升高的速度快于右心室的适应能力，因此不会出现右心室肥厚。随着右心室体积扩大，心室壁应力增加，游离侧室壁的厚度变薄。扩张的右心室使三尖瓣环增宽，引起三尖瓣反流，进一步造成右心功能障碍。肺动脉压力的上升，还使右心室心肌做功和氧耗增加，右心室压力升高，主动脉与右心室压差缩小，导致冠状动脉灌注下降，从

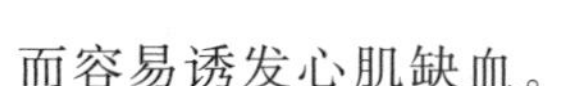

而容易诱发心肌缺血。

通常情况下，较低的右心室舒张末期压力使得室间隔在舒张末期时凸向右心室。发生肺栓塞时，右心室舒张末期压力会增高。当其超过左心室舒张末期压力时，室间隔会在舒张期凸向左心室，称为室间隔的矛盾运动。而当右心室收缩期或舒张期压力超过左心室内压力时，室间隔会在相应时间间隔内持续凸向左心室，形成"D字征"。这些均会引起左室充盈下降，导致体循环压力减低，严重时可出现梗阻性休克。

二、急性肺栓塞的超声检查

(一)超声设备与检查技术

急性肺栓塞超声检查涉及心脏、下肢深静脉及肺三部分，因此应根据具体检查部位选择不同的超声探头。心脏检查应选择2～4 MHz的低频探头，可在胸骨旁平面和心尖四腔心平面重点评估右心室大小和功能、左右心相互作用、估测肺动脉压力，在剑突下平面评估下腔静脉宽度和变异度。肺部超声选择3～5 MHz的中频探头，检查目的主要是为了与其他肺部疾病相鉴别，只有极少数情况下可以观察到肺梗死。

下肢深静脉超声选用7.5～10 MHz的高频线性相控阵探头一般是比较理想的。对于体型较大、静脉位置深的患者，较低频率的探头可以作为选择。彩色多普勒超声不作为常规选择，但其对于识别血管结构是有帮助的，尤其是肥胖或水肿患者检查时。检查中还常用到加压超声(CUS)技术，通过探头垂直向所检查的血管施加适当压力，以区分动静脉。检查时患者仰卧位，膝关节轻度弯曲，臀部向外旋转。为了检查腘静脉，理想体位是俯卧位，但对于重症患者而言几乎是不可能的，可以让患者膝关节弯曲45°或取侧卧位。

(二)心脏超声检查

急性肺栓塞时，TTE诊断的直接证据是在肺动脉内发现血栓，但上述情况非常少见，仅能在肺动脉主干内观察到。间接证据是在次大和大面积肺栓塞时，肺动脉压增高、右心室受累的征象。由于急性肺栓塞直接累及的是右心系统，并通过室间隔的异常移动间接影响左心系统，因此对右心功能的评价是急性肺栓塞循环评估的核心。因为右心室形状不规则，其大小与功能缺乏定量的数据，因此，心脏超声评估右心大多是定性评价。

急性肺栓塞时由于右心室后负荷急剧升高，会使右心室明显扩张，但右心室壁并无增厚。心脏超声可在多个检查平面发现这一现象(图3-5)。正常情况下，在心尖四腔心平面，右心室横径与左心室横径的比例应为3∶5。若右心室扩张，其比例可达到1∶1，甚至右心室大小超过左心室。这一异常通过肉眼评估即可发现，可在第一时间提示临床医师进一步寻找导致右心扩张的原因。除了右心室扩张，右心室内压力在急性肺栓塞时也会升高。因此在舒张末期当右心室内压力超过左心室内压力时，使本应凸向右心室的室间隔凸向左心室，形成室间隔的矛盾运动。而当收缩期或舒张期右心室内压力高于左心室时，心脏超声可发现室间隔凸向左心室，形成"D字征"。

当患者出现三尖瓣反流时，可通过连续多普勒技术估算肺动脉收缩压(PASP)，这是心脏超声界公认的较敏感和准确的方法，在心尖四腔心平面和胸骨旁短轴平面均可测量。将连续多普勒取样线置于三尖瓣反流束上，并保证取样线与反流方向平行，即可测得三尖瓣反流最大速度。在无右室流出道梗阻情况下，肺动脉压与右心室收缩压相等，而右心室收缩压等于收缩期右房压加三尖瓣反流的最大跨瓣压差。根据伯努利公式，三尖瓣反流的最大跨瓣压差近似为三尖瓣反流最大速度的平方的4倍。正常人右房压为0.7～0.9 kPa(5～7 mmHg)、中度增大者为1.3 kPa

(10 mmHg)、重度增大者为 2.0 kPa(15 mmHg)。如果临床监测中心静脉压(CVP),即可以CVP代替右房压进行计算。

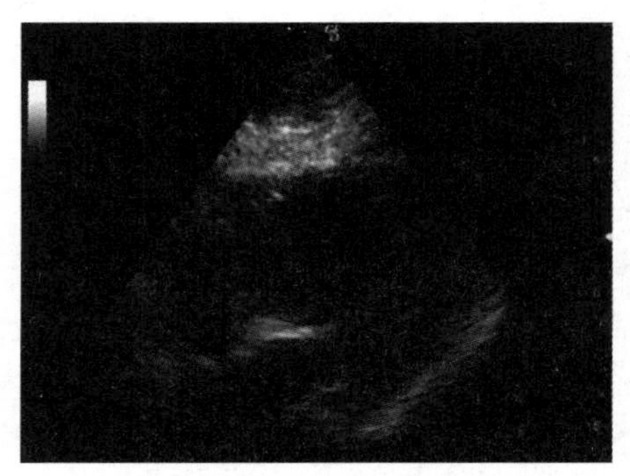

图 3-5　急性肺栓塞致右室扩张

当不能获得完整的三尖瓣反流频谱,或静脉-动脉体外膜氧合导致患者右心的血流量小,难以探及显著的三尖瓣反流时,可通过肺动脉血流频谱压力上升时间估测肺动脉收缩压。肺动脉血流频谱压力上升时间(PAAT)与肺动脉收缩压(PASP)两者关系的经验公式为:Lg(PASP)=−0.004(PAAT)+2.1。当 PAAT 在 100 ms 以上时,可粗略认为无肺动脉高压。

肺血管阻力(PVR)也可以通过多普勒超声心动图测量三尖瓣反流峰流速(TRV)与右室流出道速度一时间积分(VTI_{RVOT})的比值来估测。TRV/VTI_{RVOT} 与有创操作测量的 PVR 存在良好的相关性。通过回归方程 $PVR=TRV/VTI_{RVOT}\times 10+0.16$ 计算出的肺血管阻力与实际测得的 PVR 基本相符合。

除了上述直接征象,通过评估下腔静脉的宽度和变异度也可间接印证右心压力负荷的增高。当下腔静脉宽度增大,变异度小甚至固定时,除需考虑容量因素外,还要警惕右心后负荷增大可能(图 3-6)。其中常见的原因就是急性肺栓塞。而动态监测下腔静脉的变化则更有意义。

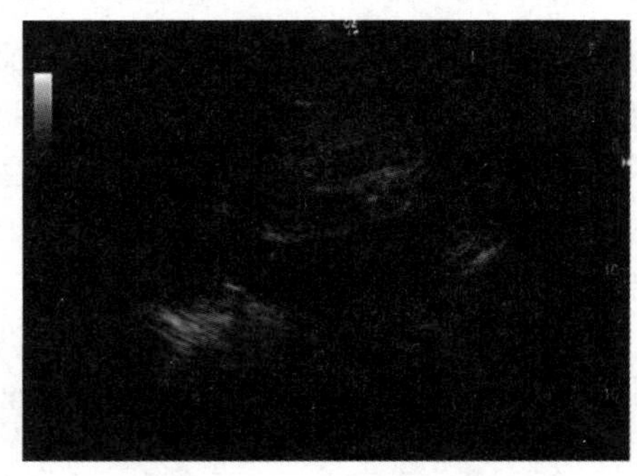

图 3-6　下腔静脉扩张

急性肺栓塞还会影响右心室的收缩功能,除可以通过肉眼定性判断右心收缩功能强弱外,还可以通过三尖瓣环收缩期位移(TAPSE)来定量评价。应用 M 型超声心动图于心尖四腔心切面,取样点置于三尖瓣侧瓣环,M 型取样线尽量平行于右心室游离壁,获得三尖瓣环运动曲线,测量三尖瓣环从舒张末期至收缩末期的位移,即三尖瓣环收缩期位移。TAPSE 正常值为 ≥15 mm。虽然 TAPSE 测量方便,但它仅限于评价右室游离壁在长轴方向上的收缩功能,不能反映室间隔及右室流出道的功能。

通过组织多普勒技术也可评价右心室的收缩功能。三尖瓣环在收缩期向心尖移动,而在舒张期则远离心尖，这是心肌纤维纵向收缩/舒张的结果。组织多普勒成像(TDI)可测量心肌和瓣环的运动速度。一个标准的TDI图像包含三部分波形：①一个心尖方向(正向)的收缩波(Sm)；②舒张早期远离心尖(负向)的波形(Em)；③舒张晚期波(Am)。等容收缩期位于Am与Sm之间，而等容舒张期则位于Sm和Em之间。三尖瓣环Sm与年龄相关，Sm＜11.5 cm/s预测RVEF＜45%，灵敏度为90%，特异性为85%。它是容易衡量的指标，且不受操作者技术影响。Sm与右房压无相关性，而与平均肺动脉压呈负相关。

当出现室间隔矛盾运动或"D字征"，左心室由于舒张受限，也会出现心功能下降、急性肺水肿等表现。可通过测定射血分数、主动脉流出道速度时间积分等评估左心功能变化情况。

(三)肺部超声检查

急性肺栓塞由于导致肺动脉血流减少，一般肺部超声多为存在正常的胸膜滑动征、以A线为主的A征象。但若原本就合并肺部感染或肺间质疾病，也可观察到B征象。如果栓子引起局部肺梗死，肺组织缺血性坏死塌陷，则主要表现为胸膜下实变改变，包括延展至胸膜的低回声肺组织区域，通常这些损伤表现为楔形(85%)、圆形或多边形，大多位于右肺下叶；胸膜可能表现为不规则，伴有局部或基底部胸腔积液(2/3)。

(四)血管超声检查

由于超过80%的急性肺栓塞均为血栓栓塞，而血栓来源最常见的部位是下肢深静脉，因此对突发低氧、胸痛患者，若血管超声发现下肢深静脉存在血栓，对肺栓塞的诊断具有重要意义。通过检查股静脉全程及腘静脉，发现血管内壁不光滑，内有异常回声团块，且加压时血管腔不被压扁，则提示深静脉血栓的存在(图3-7)。

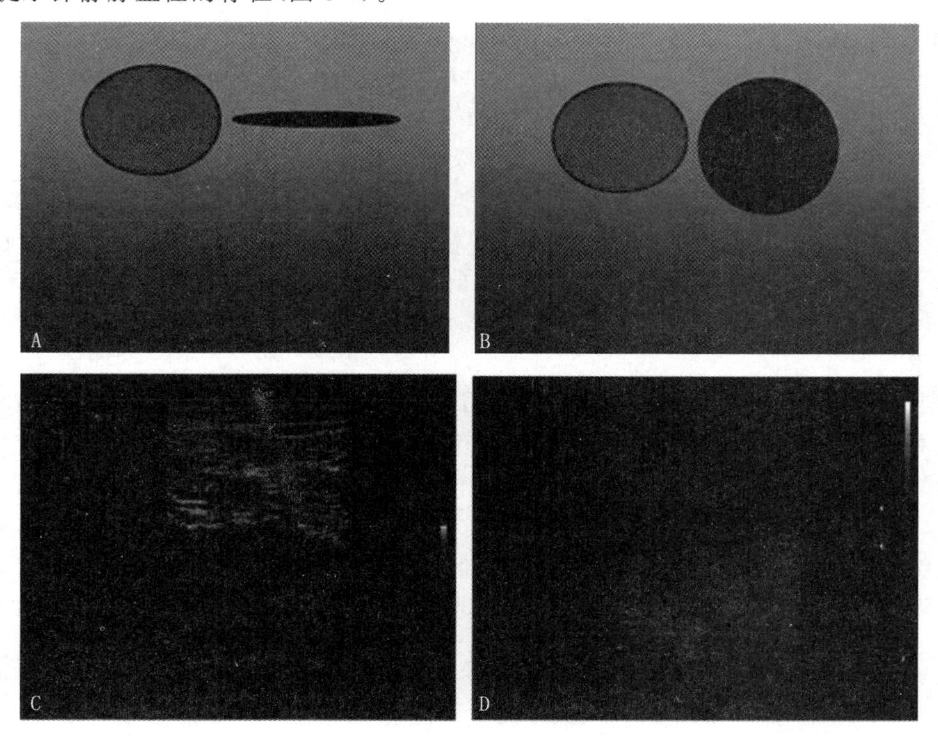

图3-7　深静脉加压超声

A.深静脉压扁；B.深静脉压迫后无变形；C.深静脉压扁；D.深静脉压迫后无变形

需要注意的是新鲜、未成熟的血栓可能是无回声的，而且由于其果冻一样的黏稠度，可能会被部分压闭。因此，深静脉血栓的诊断为静脉不能被压闭的同时没有看见血栓。可压闭是指能够看见静脉的前后壁紧贴在一起。如果施加的力量已经导致动脉变形，而静脉没有完全压闭，说明很可能存在梗阻性静脉血栓。施加在血管上的压力的角度也很重要，必须是垂直的，否则，即使压力足够也不能将血管压闭。

如果最初的血管超声图像中能够看见回声样物质，下一步应该做的是获取静脉长轴以进一步检查，而不是按压，因为有可能将血栓挤压出去，形成栓塞。

(五)急性与慢性肺栓塞的鉴别诊断

急性与慢性肺栓塞均可以引起肺心病。除病程长短不同外，在心脏超声影像上也可以进行鉴别。慢性肺心病常伴有右心室肥厚。右心室游离壁厚度应在舒张晚期剑突下平面测量，正常值为(3.3±0.6)mm。当右心室后负荷突然增加超过 48 h 后，右心室游离壁厚度会增加一倍。在慢性肺心病患者中，右室游离壁厚度可为 10～11 mm。除了室壁增厚，还可能出现心腔内肌小梁形成。通过多普勒超声心动图估算肺动脉压也可以为判断急、慢性肺心病提供线索。肺动脉收缩压(PASP)在急性肺心病时一般＜8.0 kPa(60 mmHg)，而在慢性肺心病时可以更高；最后，急性肺心病可以治愈。当肺栓塞消失后，肺动脉压可恢复至基线水平。而慢性肺心病肺动脉高压则会持续存在。

(六)床旁超声诊断急性肺栓塞的局限性

对于肥胖患者，床旁超声检查可能是困难的，有挑战性的。而水肿、敷料、局部疼痛、烧伤或手术切口也均可以阻碍超声检查。对于存在其他病因导致肺心病的患者(如急性呼吸窘迫综合征、二尖瓣反流、肺间质纤维化引起的肺动脉高压)，其心脏超声表现与急性肺栓塞类似。而股静脉走行至收肌管位置时，超声不能获取较好图像，所以此处的血栓可能会被漏诊。血管超声在识别小腿 DVT 方面也缺少可靠性。因此当超声面临上述情况而临床又高度怀疑急性肺栓塞时，应寻求其他检查(如 CTPA)尽快明确诊断，避免漏诊和误诊。

(七)超声在急性肺栓塞治疗中的作用

急性肺栓塞的首选治疗措施是溶栓。当溶栓有效时，随着血栓的逐步消失，右心室压力负荷逐渐下降。此时重症超声可发现急性扩大的右心室缩小，室间隔矛盾运动或“D 字征”消失，下腔静脉变窄，下腔静脉变异度变大，股静脉和腘静脉血栓溶解，从而动态评估病情变化和治疗效果。

若患者存在溶栓禁忌，或多发静脉内血栓，溶栓后血栓脱落再次栓塞风险较大时，可放置下腔静脉滤网。通过腔静脉超声，可确定滤网放置位置是否合适，以保证其达到良好治疗效果。

急性肺栓塞是临床上常见的高危、致死性疾病，早期诊断和治疗急性肺栓塞可改善患者的血流动力学状态、减少并发症、降低死亡率。应用重症超声能及早发现急性肺栓塞，较其他检查具有无与伦比的优势。虽然其还有一定的局限性，但随着技术的完善和诊疗水平的提高，重症超声在急性肺栓塞诊断和治疗中一定能发挥更大的作用。

(崔清涛)

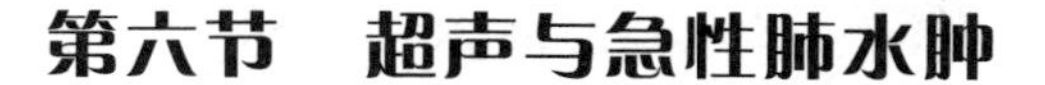

第六节　超声与急性肺水肿

急性肺水肿（APE）是急性呼吸衰竭的常见病因之一，目前根据肺水肿性质的不同可分为以下两类：心源性肺水肿（也称静水压或血流动力学肺水肿，CPE）和非心源性肺水肿（也称通透性增高肺水肿、急性肺损伤或急性呼吸窘迫综合征，急性呼吸窘迫综合征）。二者临床表现相似，但病因和治疗均存在显著不同，临床上多结合病史、实验室检查来鉴别心源性和非心源性肺水肿。其中心脏超声已成为其中重要的手段之一，目前床旁心肺联合重症超声对急性肺水肿的诊治价值越来越重要。重症超声在急性肺水肿的诊断和治疗上具有独特的优势，其可实现心脏功能、容量、肺水三个关键因素的评估，对急性肺水肿的病因可快速作出方向性诊断，即心源性因素或非心源性因素，进而明确治疗方向，此外在后续的治疗过程中重症超声还可评价治疗的效果。

一、心脏超声评估

重症超声可对心脏功能快速做出简易判断，在急性肺水肿时可快速回答是否存在心脏的因素。目前重症超声一般主要通过是或否的形式来回答临床决策的过程中面临的关键问题，提供定量或半定量诊断，而并不强调复杂而特殊的测量技术，这有别于常规的心脏超声检查。在心功能评估方面，定性诊断主要包括心脏的大小和功能（如右心室是否扩张，收缩力正常或收缩力低下），半定量诊断则主要指心脏功能的强弱程度（如左心室高动力、动力正常、低动力、严重低动力）。

床旁经胸超声心动图检查对心肌和瓣膜功能的简易评估，有助于确定肺水肿的病因。有研究纳入 49 例不明原因肺水肿或低血压的危重患者，研究者采用二维经胸超声心动图和肺动脉插管生成的数据评估左室功能，结果发现 86％患者的两项检查结果一致。这些资料与危重患者的其他资料相结合，提示对于通过病史、体检、实验室检查和 X 线胸片不能确定肺水肿病因的患者，应首选经胸超声心动图来评估左室和瓣膜功能。但在某些危重患者中，经胸超声心动图可能不能提供足够的信息，经食管超声心动图检查是需要考虑的。有学者报道危重患者经食管超声心动图检查的不良事件发生率为 1％～5％，例如口咽出血、与镇静药有关的低血压、心律失常和饲管脱出。

虽然超声心动图检查对于确定左室收缩功能障碍和瓣膜功能障碍的价值是肯定的，但我们还应注意，在急性肺水肿多合并心率增快，此时超声对左室舒张功能障碍的评估具有一定的局限性，敏感性差，但不能因此忽视心脏舒张功能对急性肺水肿的价值。近来新的超声心动图检查技术（例如二尖瓣环组织多普勒显像）有可能用于确定左室舒张末压，有助于进一步评估舒张功能障碍。

此外，目前对于重症超声诊断急性肺水肿时是否需要涵盖所有心脏瓣膜的内容还存在争议。专家组认为评价心脏瓣膜是复杂的，需要 PW 或 CW 等彩色多普勒技术，要求综合标准的心脏超声技术培训。然而，鉴别严重的心脏瓣膜功能不全在休克和心力衰竭时的潜在作用，毫无疑问可能会起到挽救生命的作用。例如明显的瓣膜病变（连枷样改变、明显毁坏或增厚、赘生物）对急性肺水肿的诊治是起到关键作用的。非心脏科医师经过培训应用袖珍性超声设备观察简单瓣膜形态来识别主要的瓣膜病变可能是有必要的。

二、容量的判断

急性肺水肿时，临床上往往会选择脱水减轻容量负荷治疗，但如果此时合并循环不稳定及组织灌注不足，在容量治疗的方向选择上就会陷入两难的困境。此时，重症超声对容量状态的评估可能有助于快速明确容量治疗的方向，例如如果出现固定扩张的下腔静脉，提示存在容量反应性的可能性很小，此时循环不稳定并非容量因素所致，而肺水肿与容量过负荷可能性较大。心脏超声对容量状态的评估一般包括静态指标和动态指标，静态指标即单一的测量心脏内径大小，动态指标主要指结合心肺相互关系来判断液体反应性。

需要强调的是，应用重症超声时应结合病史，不应忽视慢性心脏疾病显而易见的超声征象的临床价值。如忽视了慢性右心功能不全、慢性肺动脉高压，则容易固定扩张的下腔静脉误判为容量过负荷；同样，在扩张型心肌病时，如以左心高动力和左心室腔容积减少作为低容量的参考标准，则可能误导诊治。

三、血管外肺水的评估

在急性肺水肿时，重症超声的肺脏超声检查部分可用来判断血管外肺水量，进行定性和半定量评估，肺部超声对急性肺水肿的诊断价值引起了人们的关注。Gargani 等通过总结之前的方法并加以改进，使之更具体及可操作性更强。具体方法是：通过纵向的胸骨旁、锁骨中线、腋前线、腋中线与右侧 2～5 肋间隙、左侧 2～4 肋间隙的交点作为放置超声探头的位置，测量每个点的 B 线评分，然后相加。B 线评分为 0～10，0 为看不到 B 线，10 为 B 线完全融合到一起，全屏均为高回声。0～10 是根据 B 线的条数，如无法判断，则根据高回声区域所占的比例计算。B 线评分对于血管外肺水的判断：≤5 分，血管外肺水无增多；6～15 分，血管外肺水轻度增多；16～30 分，血管外肺水中度增多；>30 分，血管外肺水严重增多。这种方法使得超声对血管外肺水的判断趋于精细化，临床意义明显，既避免了 PiCC 等有创操作，且由于超声的无创、床旁可重复性使得重症肺部超声在判断重症患者血管外肺水方面有更广泛的应用前景。

急性肺水肿的两大主要原因心源性和非心源性，二者都是以大量 B 线作为肺部超声学表现，临床应用时可根据肺脏超声征象做出相应的诊断和鉴别诊断：心源性肺水肿肺部超声表现为两侧弥漫性“B 线”“白肺”、胸膜下病变少、肺实变征象少；而非心源性表现为不是均一性的 B 线增多，会有正常区域与病变区域混合存在，胸膜不光整、肺实变(有时可见静态支气管充气征)、肺搏动征等。有学者总结了心源性 B 线和肺源性 B 线的常见区别(表 3-3)。

表 3-3　心源性和肺源性肺部超声 B 线征象的鉴别

鉴别要点	心源性	肺源性
数量	较多	较少
分布	右侧常见	左右侧一致
	弥漫	局部
常见区域	右前胸部	变异较大
对利尿的反应	数小时内可减少	变化不大
常合并基础疾病	心功能不全	肺部病变

 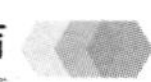

肺部超声是诊断急性肺水肿敏感和特异的方法，但单纯通过肺部超声来鉴别心源性和非心源性存在一定局限性，重症患者往往两者同时合并存在，哪个因素占主要成分，需结合心脏超声的表现和容量状态做出综合判断，例如面对弥漫B线+呼吸困难时，如果超声检查还发现塌陷的下腔静脉、高动力的心脏、胸膜下实变，则基本可以除外心源性肺水肿，考虑肺源性因素。此外，B线的出现并非一定就存在急性肺水肿，如果患者存在慢性肺间质病变，也会出现较多的B线，需要结合病史进行分析。

四、指导肺复张

在治疗肺水肿时，如果考虑非心源性因素，机械通气进行肺复张维持氧合是重要的支持手段之一，一直以来肺复张评价方法主要包括血气分析和胸部CT，而肺部超声同样可提供一个较好的监测手段。Bouhemad等利用肺部超声评价肺复张效果与Soummer等的研究相似，也是把肺部超声表现分为4种情况：正常，界限清晰的B线，融合的B线以及肺实变，所不同的是，每侧肺测量12个部位，然后计算不同呼吸条件下的评分变化。最近，Stefanidis等尝试了新的计算方法，应用肺部超声来测量早期急性呼吸窘迫综合征患者不同呼气末正压(PEEP)水平下的肺部重力依赖区实变肺的面积，发现两者有很好的相关性。其方法是：入组患者均分别予0.7 kPa、1.3 kPa、2.0 kPa的PEEP，应用肺部超声沿着长轴方向将探头放置于腋后线膈肌水平，垂直于皮肤，标记该点的位置，测量不同PEEP水平下的实变肺的面积。需要指出的是该方法并未与胸部CT进行对比，而且该方法并未得出一个准确的临界值，因此如要临床应用仍需更多的研究进一步探讨及证实。

五、急性肺水肿的重症超声诊断流程

重症超声检查整合心脏、容量、肺脏等相关临床信息，做出综合的判断。在临床实际工作针对急性肺水肿的诊治流程逐渐建立，有利于对肺水肿做出快速的判断。近来有学者基于结合心肺联合超声建立简化定量评分，其研究表明心肺联合超声有助床旁快速鉴别诊断心源性肺水、急性呼吸窘迫综合征或其他原因引起的急性低氧血症，具体如下。

(1)B线<3个检查区域，0分；不再进行心脏评估，低氧血症考虑多种因素可能，如单侧肺炎、慢性阻塞性肺疾病、肺栓塞、痰液堵塞。

(2)B线>3个检查区域，+3分；则进行心脏和容量评估：左侧胸腔积液>20 mm，+4分；中至重度左心收缩功能不全，+3分；下腔静脉<23 mm，-2分。

(3)总分：<3分，提示急性呼吸窘迫综合征；>6分，提示CPE+急性呼吸窘迫综合征。

此外，有学者研究发现心肺联合超声可作为床旁快速诊断急性肺水肿的有效工具，有助于急性肺水肿的病因诊断，缩短诊断和临床决策的时间。提出心肺联合超声流程主要包括以下内容：①胸骨旁长轴评价心脏收缩功能及左心室射血分数(图3-8)；②测量下腔静脉直径评估容量状态(图3-9)；③结合BLUE方案评价血管外肺水(图3-10)。

六、总结

越来越多的研究证据支持重症超声对肺水肿的诊断和治疗的优势及作用，近来荟萃分析表明肺部超声对肺水肿的诊断明显优于胸片，在急性低氧呼吸困难时，如果缺少B线则基本可排除肺水肿所致的呼吸困难。重症超声是临床医师诊治急性肺水肿的重要武器，但如何制定标准化检查流程和操作者的培训及认证是未来需要解决问题。

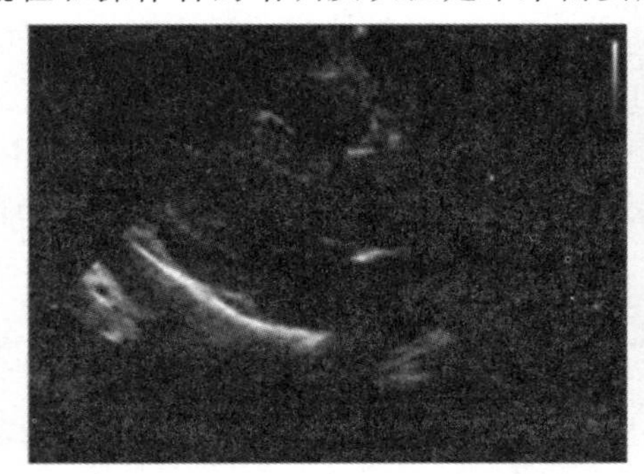
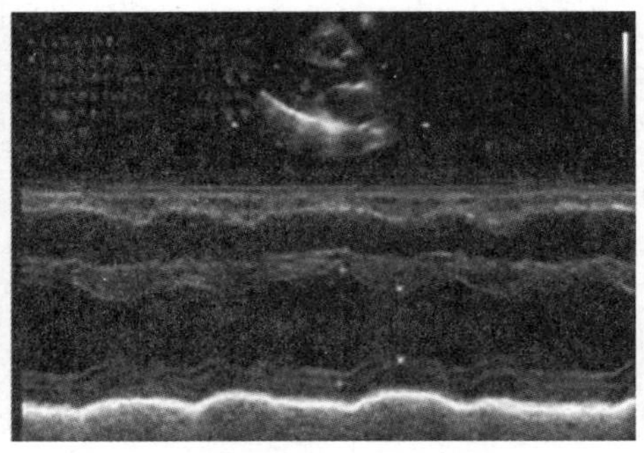

图 3-8　心功能评估

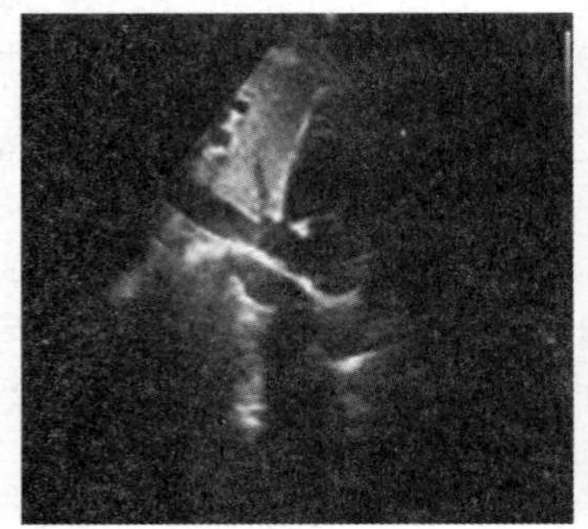
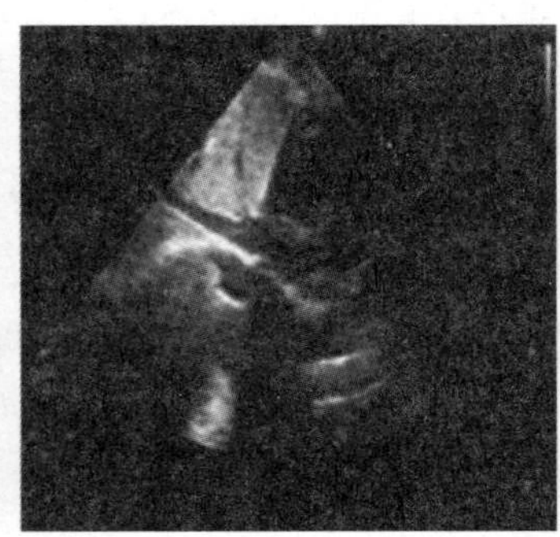
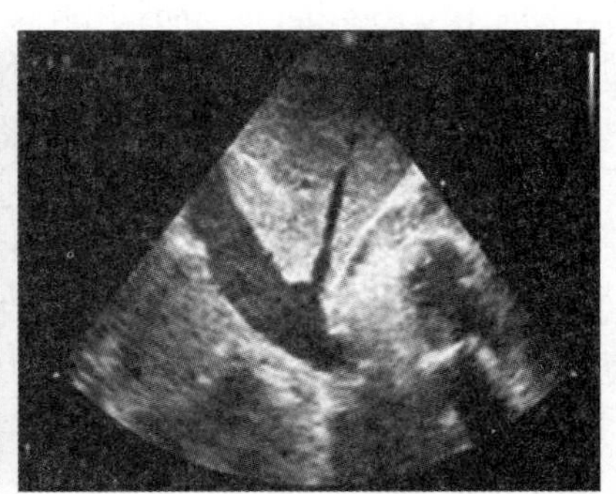

图 3-9　下腔静脉(容量评估)

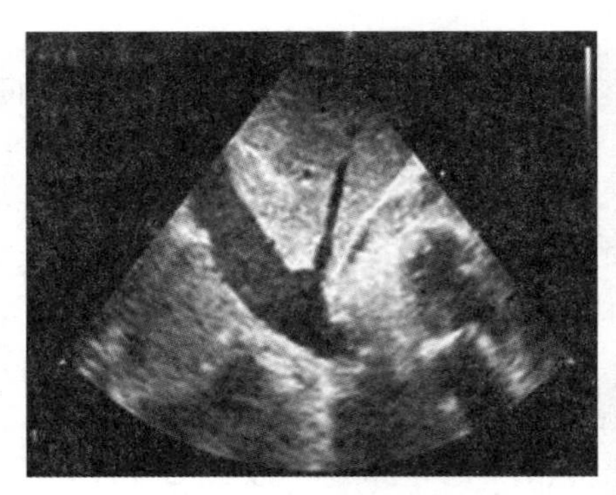
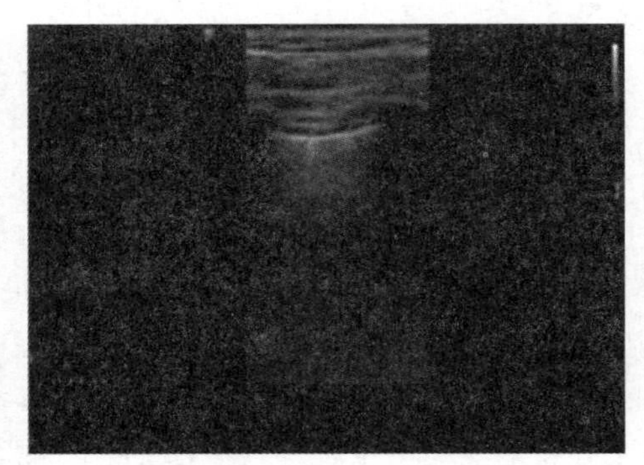

图 3-10　BLUE 方案(B 线血管外肺水评估)

(崔清涛)

第七节　超声与气胸

对于重症患者,尤其是机械通气的患者来说,识别气胸极为重要。气胸是要求即刻诊断的。高危患者需要更有经验的诊断和治疗,因为如果漏诊,会带来很多负面后果。高达 30%的情况,在初始的床边胸片中不能发现气胸。有些患者也许会进展为张力性气胸,但是在床边胸片上有

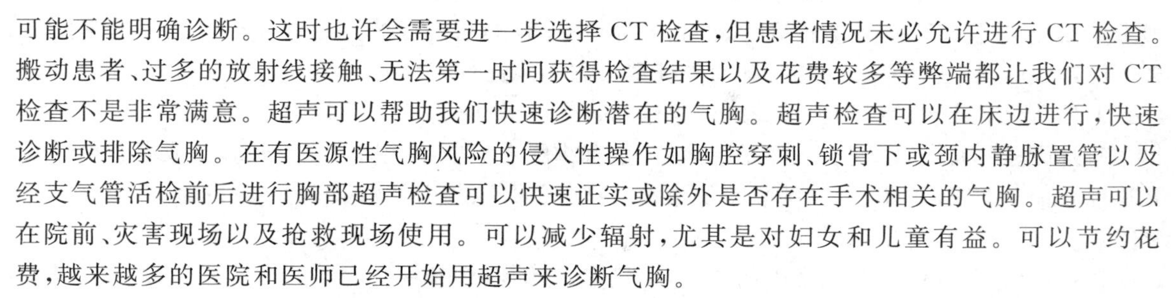
可能不能明确诊断。这时也许会需要进一步选择CT检查,但患者情况未必允许进行CT检查。搬动患者、过多的放射线接触、无法第一时间获得检查结果以及花费较多等弊端都让我们对CT检查不是非常满意。超声可以帮助我们快速诊断潜在的气胸。超声检查可以在床边进行,快速诊断或排除气胸。在有医源性气胸风险的侵入性操作如胸腔穿刺、锁骨下或颈内静脉置管以及经支气管活检前后进行胸部超声检查可以快速证实或除外是否存在手术相关的气胸。超声可以在院前、灾害现场以及抢救现场使用。可以减少辐射,尤其是对妇女和儿童有益。可以节约花费,越来越多的医院和医师已经开始用超声来诊断气胸。

早期发现气胸对于创伤患者来说是非常关键的。初期体检和胸部X线检查有时可能会漏诊气胸,这有可能会发展成张力性气胸,引起血流动力学不稳定的后果。Blaivas等以CT扫描为金标准,在176例创伤患者中进行了仰卧位床边胸片和超声两种方法对于气胸诊断的比较研究,发现超声敏感性为98.1%,而胸片仅为75.5%。

超声诊断气胸十分方便快捷,速度比CT和胸片都快,而且不需要前期的体位准备,也不需要进行空间的移动。超声检查可以立即排除一些诊断。敏感性优于床边胸片:一个几毫米厚度的空气就足以在超声上显影。医师们过去很担心迟发性气胸,就是X线检查正常,过几个小时后“延迟”出现的气胸,有专家认为可能是因为检查的精密性还没有达到可观察到气胸的存在,而不是真正存在延迟。这可能是因为气胸气体少,X线的对比度还不足以在早期阶段发现,所以在这种情况下,超声用于检测早期气胸就有很大的优势。需要强调的是,肺部超声检查是实时的、连续的,这样能更好地和临床信息相结合来解释患者的病情,做出合理正确的诊断,推演出正确的治疗方法。

一、气胸的诊断

确定是否存在气胸,依赖于对空气伪影的正确解释。通过对仰卧位患者前侧胸壁以及四个主要征象的检查,可以完成绝大部分气胸的诊断。这四个主要征象包括肺滑动征消失、B线征消失、A线征和肺点。

(一)肺滑动征消失

肺滑动征代表呼吸过程中肺与胸壁的相对运动,是一种在胸膜线处可见的、与呼吸同步的闪烁移动声影。它是一种动态的影像特征。肺滑动征检查可以非常快速地完成。正常呼吸时,肺和胸壁的相对运动是正常存在的,任何年龄,从新生儿到老年人,只要有生命存在的正常肺就应该存在肺滑动征。肺大疱患者也可以看到肺滑动征,即使是巨大的肺大疱也不会出现肺滑动征的消失。由于空气会阻止声波对后方肺运动的检测,所以,只要两层胸膜之间存在空气,就可以导致肺滑动征消失。这就意味着只要发现肺滑动征即可除外气胸。Lichtenstein等对43例患者进行观察,发现存在肺滑动征的患者气胸诊断的阴性预计值为100%。存在肺滑动征即可以除外气胸,但是反过来肺滑动征消失对诊断气胸的特异性较差。有一些疾病会使肺滑动征减弱,如肺不张、重度哮喘、慢性阻塞性肺疾病等。还有一些情况让我们不能很好地观察肺滑动征,由于皮下气肿、较大的肺挫伤或肺大疱,都可能导致肺滑动征消失,在创伤患者诊断过程中应注意鉴别。有文献报道,肺顺应性下降或丧失会有可能导致约21%重症患者肺滑动征受损。这些患者肺部多可发现B线征。对于普通人群而言,肺滑动征阴性诊断气胸的特异性也只有91.1%,在重症人群,尤其是急性呼吸窘迫综合征人群中则下降到60%~78%。在急性呼吸衰竭的患者中,肺滑动征消失诊断气胸的阳性预计值仅有27%。肺不张、单肺通气、急性呼吸窘迫综合征、肺炎、胸膜粘连、肺纤维化、心搏骤停、高频通气、不适宜的超声滤波器设置及不适宜的超声探头都可能造成肺滑动征消失。因此，肺滑动征消失并不能进行气胸的诊断。

下列情况会出现肺滑动征消失或者很难扫查到肺滑动征。

(1)脏壁层间没有空气进入但是不运动，如有胸膜炎病史、胸膜粘连、大片肺炎或者急性呼吸窘迫综合征、大片肺不张、严重的哮喘发作、心搏呼吸骤停、气管插管插入食管、单肺插管、高频通气等。

(2)不存在脏胸膜或观察受限的情况，如气胸、全肺切除术后。

(3)技术不足：操作者的手不稳定，如横向扫描的时候通过肋，在 M 超声模式下找不到沙滩征。

(4)探头选择不当：用低频 2.5 MHz 的相阵探头，或者是心脏探头通常是不能够用来观察肺滑动征。

(5)滤波器的设计不当：滤波器会产生平滑的图像，减少伪影。它会创造出更漂亮的图像，但是在肺部超声，我们需要的是真实不加修饰的影像。

气胸是一种非重力依赖的疾病，如果在仰卧位，气胸内游离气体会聚集在非依赖区，如前胸壁。气胸应该在前壁或者上壁去寻找，探头方向向下扫描。仰卧位至少要扫描到前胸壁，所有威胁生命的气胸都会包括这一区域。

(二)B 线征消失

B 线征亦称彗尾征，是一类边界清晰、与肺滑动同步移动的垂直伪影。B 线存在消除胸膜线下出现的平行的 A 线。B 线源于脏胸膜下的间质增厚，并且只要在壁胸膜和脏胸膜间存在空气，就会导致 B 线消失。有数据表明，胸膜本身是不会产生任何伪影的。分析肺部超声提示有 B 线的患者，CT 证实 100%都不存在气胸。因此，只要出现 B 线即可排除气胸，当肺滑动征消失时，这是一种很有价值的超声征象。

肺的 B 线、A 线、滑动征需要结合起来看，这样就能够在诊断上获益。如急性呼吸窘迫综合征的患者 B 线消失、出现 A 线的时候，要高度怀疑是否存在气胸。肺滑动征或 B 线存在就可以排除气胸。

(三)A 线征

A 线常见于胸膜线以下，与胸膜线平行。它们源于胸膜表面与探头之间的声波反射，因此，A 线之间的间距与胸膜线到皮肤表面的距离相等。如果肺滑动征存在，A 线代表正常肺通气状态。因为 A 线征也可以来源于生理状态的肺表面，所以它对应气胸的诊断特异性为 60%。联合肺滑动征消失和 A 线征对 41 例患者进行分析，对气胸的诊断敏感性为 100%。

对于 A 线这个伪影的分析很重要，尤其滑动征消失的时候。发生气胸后首先出现的是肺滑动征消失。也就是肺脏这个重要脏器异常的停止运动，所以这个征象是最吸引观察者的。因为肺部超声检查的时候，影像背景很嘈杂，肺滑动征还是动态的，所以操作者需要安静平稳地将探头放在患者胸前，用 M 超模式，非常敏感。在二维超声上观察不清楚的时候，M 超模式可以观察到，这样背景就不那么嘈杂，可以完全观察肺部的相对运动。M 超模式上可以用一张图片来简单地证实肺滑动征是否存在。因为胸膜线下组织有没有相对运动形成，可以直接看到。产生海岸征就表面胸壁与肺存在相对运动；相反，如果是平流层征就表面没有相对运动。M 超模式可以用于诊断气胸。海岸征等同于 B 超模式下的肺滑动征，而平流层征则等同于肺滑动征消失和存在气胸时的 B 超伪影。M 超模式下出现在颗粒层上方的直线样无运动层代表静止的胸壁，

即波浪，而颗粒层则代表海岸的沙滩，两者结合形成海岸征。此征象提示存在肺的呼吸运动时脏壁胸膜在相互运动。由于胸膜腔内存在的空气阻止了声波对后方肺运动的检测，气胸时海岸征消失。

（四）肺点

肺点是一种全或无征象。其生理基础在于检查区域下方塌陷的肺组织在吸气期容积轻度增加，并可延伸至胸壁，形成肺组织与胸壁的周期性接触。可以想象一下无论是自主呼吸还是机械通气情况下，吸气时肺充气，呼气时塌陷。发生气胸时，塌陷的肺和胸壁接触点在吸气和呼气的时候会有改变，该位置就是肺内肺泡中的气体和气胸内的气体的交界点，会产生一个特征性的影像——肺点。在吸气期表现为肺滑动征或B线征，而呼气期则表现为肺滑动征消失加A线征。实际工作中首先应在前胸壁发现肺滑动征消失加A线征，怀疑气胸存在时，将探头向外侧慢慢移动，注意观察屏幕直到发现肺点。这时一定要保持探头静止不动，肺点的图像是突然在某个具体的位置出现的，伴随着呼吸周期性出现，一侧存在胸膜滑动征，一侧消失。而这一点的位置也可以告诉我们气胸范围的大小。有研究对47例胸片漏诊的气胸患者进行检查，肺点征的特异性为100%。对于完全性肺压缩的患者，其总体敏感性为66%，而对于胸片漏诊的气胸，敏感性则升高至79%。

肺点征检测的阳性率与操作者的经验和技能相关。发现肺点还可以证明肺滑动征消失并非由于技术问题引起。还有一些情况需要操作者注意，这些经常是初学者进行肺部超声的陷阱。正常呼吸时也会存在吸气末和呼气末的暂停，暂停时也会产生静止不动的肺。在二维超声上显示就是肺停止不动了，没有胸膜滑动征。在M超模式下沙滩征消失、平流层征出现。实际上这种呼吸暂停和正常呼吸的更替是个普遍存在的过程，在全肺都能够观察到，而肺点是个突然出现的影像，只有在个别的位置上可以看到。在前壁没有胸膜滑动征、没有B线患者发现肺点的时候应该考虑气胸存在；而呼吸暂停的相互交替在侧胸壁、后胸壁都能发现。所以如果临床上遇到这样的疑惑，要把探头慢慢移向后侧，观察是否真正出现肺点。大多数呼吸困难要求有经验的医师来诊断是否存在肺滑动征，因为肺滑动征需要和肌肉的滑动相区别，尤其是在用力呼吸的时候，呼吸肌努力运动形成滑动。有些气胸的情况下，因为呼吸困难，肌肉的收缩带动着肌肉下组织的运动，产生一种混淆的图像，让操作者误以为存在胸膜滑动征。在这种情况下一定要结合二维和M型超声来检查，如胸膜线的位置，如果沙滩征是起自胸膜线上，才是真正的海岸征，如果是起自肌肉线上，那就不是真正的海岸线，需要继续观察胸膜线的情况。

（五）分隔型与复杂的气胸

这是一种发生率很低的情况，没有运动的A线与没有运动的B线或者A线相互交替出现。这种诊断很复杂，显然是不会产生一个规律的肺点。但是肺点又是诊断气胸时的一个关键点。所以这种情况的诊断需要进行CT检查。胸部X线检查也会出现相互干扰的情况不能明确诊断。当然如果每天检查肺部超声，突然出现的改变就较易解释。如在急性呼吸窘迫综合征患者前胸壁惯有的B线消失，出现没有胸膜滑动征的A线，就高度怀疑气胸存在。

综上所述，气胸的诊断重点：①4个主要征象包括肺滑动征消失、B线征消失、A线征和肺点。②非分隔的气胸患者仰卧位，气体集中于前壁，几秒钟之内可以完成肺部检查。第一步是仔细观察蝙蝠征，看伪影是不是起源于胸膜线上，需要和皮下气肿、肌肉线移动等征象鉴别。如果出现肺的胸膜滑动征就可以排除气胸；出现B线，也可以排除气胸。胸膜滑动征消失不能诊断气胸，因为肺不张，急性胸膜粘连等多种情况下都可以减弱肺扩张，引起胸膜滑动征的消失和减弱。肺点是气胸的特异性诊断影像,肺点的位置和气胸的多少相关。

二、临床应用

通常还会应用X线或者CT检查诊断气胸,但是对于某些情况,如妊娠妇女、生命体征不平稳的患者、不宜搬动的患者,超声的帮助很大。越来越多的创伤患者因为床边超声获益。盲目插管发生率越来越少,它是当患者受到生命威胁的时候不得已而为之的一种选择,但是有了超声,可以让我们有根据、有目的地进行紧急治疗。常规深静脉(锁骨下或者颈内)穿刺术后既往是需要常规的胸部X线检查排除气胸的并发症,现在已经被超声检查所代替。

临床上,从前胸壁放上探头,观察胸膜滑动征和B线,如果存在这两种征象就可以在几秒钟内排除气胸。如果在这个区域胸膜滑动征不存在,没有B线,那么就要继续去证实是否有气胸,并且气胸的量有多大?如果找到肺点,气胸就可以轻松确诊。但是如果没有肺点呢?第一,如果情况允许,继续做其他传统的检查,如X线或CT检查;第二,时间不允许的情况下,患者急性呼吸困难,应该做紧急的胸引流管置管引流。因为有报道,在生命体征不平稳、呼吸困难的患者中,胸膜滑动征消失加上A线对于存在气胸的诊断有96%的特异性,而找不到肺点的气胸通常是大量的需要紧急处理的情况。

(一)气胸大小的判断

在一些研究中表明,肺点的位置和患者气胸量存在相关性。肺点的位置可以提示胸腔的气体量。肺点在前侧提示存在易被胸片漏诊的小量气胸,其中只有8%需要引流;侧胸壁肺点提示存在明显的气胸,需要引流的病例约占90%;后胸壁肺点提示大量气胸或张力性气胸,需要紧急处理。肺点越靠侧胸壁,气胸量越大。极大量的气胸会产生一个非常靠后的肺点,甚至没有肺点。前壁出现肺点,气胸肺压缩量最小,通常是隐匿性的气胸。气胸是一种不稳定的状态,气胸的压缩量,也就是脏、壁胸膜之间气体的容积会突然改变的,一般是增多,当然也可以自发地减小和消失。也许是因为形成了一个阀门式的破裂点,也许是因为患者的自主移动造成的。所以在重症患者床边,要用超声来检测和持续监测气胸,观察肺点位置的改变,从而了解疾病的演变过程,气胸范围的改变,临床是否恶化或者好转。

(二)超声引导胸腔闭式引流管置入

根据超声的影像来进行胸腔闭式引流管的置入术。既不需要传统的临床解剖定位,也不需要放射科的胸片,因为放射科胸片是在立位拍摄的,而穿刺置管时患者是平卧位的,位置已经改变,可参考性不强。了解肺点的位置后,可以估计气胸的大小,可以在穿刺时远离肺点。在穿刺时,可以直接在超声的直视下引导穿刺过程,如果皮下组织有异常或者存在小静脉小动脉都可以直接观察到,避免发生不必要的并发症。穿刺前可以确定穿刺点,了解穿刺角度、穿刺进入的深度。这样在穿刺过程中心中有数,精确控制。放置引流过程中也需要持续观察肺点和胸膜滑动征的改变,如果放入胸腔闭式引流管,平流层征消失,代替为沙滩征,就认为胸引流管起作用了,而且位置很好。如果将引流管夹闭,肺滑动征持续存在,说明肺脏的破损处已经闭合。如果又出现了平流层征,说明再次发生气胸,闭合的地方有开放或者有其他地方破损。当持续观察到夹闭胸引管后肺滑动征存在,最终可以拔出胸引管。

(崔清涛)

第四章 神经系统急危重症

第一节　流行性乙型脑炎

流行性乙型脑炎简称乙脑，是由乙脑病毒引起的以脑实质炎症为主要病变的急性传染病。通过蚊虫叮咬传播，流行于夏、秋季，多发生于儿童，近年来由于疫苗的普遍应用，我国本病已少见。

一、病因

乙脑病毒属黄病毒科，黄病毒属。直径为 20～40 nm，电镜下观察呈球形，有核心、包膜和表面突起三种不同的结构，核心为单股 RNA，外层有脂蛋白套膜，其表面含血凝素刺突，能凝集鸡、鸽等红细胞。人和动物受感染后均可产生血凝抑制抗体，补体结合抗体及中和抗体。带病毒的蚊虫叮咬人后，病毒即侵入人体，在单核-巨噬细胞内繁殖，继而进入血液循环，引起病毒血症，如不侵入中枢神经系统则呈隐性感染或轻型感染。当机体防御功能降低或感染病毒数量多，毒力强时，病毒可通过血-脑屏障进入中枢神经系统，引起脑炎。人感染乙脑病毒后，仅少数人发病，大多数为隐性感染，两者的比例为 1∶(200～1 000)。

二、诊断要点

(一)流行病学

发病有明显的季节性，约 90%的病例发生在 7～9 月。发病多见于 10 岁以下儿童，其中2～6 岁组发病率高，近年成年和(或)老年发病有逐渐增加的趋势。

(二)临床表现

潜伏期 4～21 d，一般为 10～14 d。临床症状轻重不一，轻者呈一过性发热，重者急性起病，有高热、头痛、恶心、呕吐、抽搐、意识障碍、出现病理反射及脑膜刺激征，严重者出现呼吸衰竭表现。典型病例病程可分 4 个阶段。

1.初期

病程第 1～3 天，起病急，体温在 1～2 d 升至 39 ℃～40 ℃，伴头痛、恶心、呕吐。此时常无神经系统症状，常误为上呼吸道感染。

2.极期

病程第 4～10 天。

(1)持续高热,热度越高、病程越长、病情则越重。

(2)意识障碍、嗜睡、烦躁或昏迷。

(3)抽搐,先有局部的小抽搐,随后出现全身性或阵发性强直性抽搐,抽搐是病情严重的表现,频发抽搐常引起呼吸衰竭,表现为呼吸节律不整,最后呼吸停止。

(4)可出现颈项强直,脑膜刺激征,不同程度脑水肿,颅内压增高。

3.恢复期

极期过后体温降至正常,精神神经症状逐渐好转,2 周左右完全恢复。

4.后遗症期

5%～30%的重症者经治疗 6 个月仍留有精神神经症状,称为后遗症。

(三)实验室检查

1.血常规

白细胞总数可为(10～20)$\times 10^9$/L,中性粒细胞比例增至 0.80 以上。

2.脑脊液

压力增高,外观清亮或微混,白细胞计数多在(50～500)$\times 10^6$/L,早期以中性粒细胞为主,蛋白略增,糖及氯化物正常。

3.血清学检查

(1)补体结合试验:阳性出现较晚,一般只用于回顾性诊断和当年隐性感染者的流行病学调查。

(2)血凝抑制试验:抗体出现较早,敏感性高,持续时间长,但特异性较差。可用于诊断和流行病学调查。双份血清效价呈 4 倍及以上增高才有诊断意义。

(3)中和试验:特异性较高,但方法复杂,抗体可持续 10 余年,仅用于流行病学调查。

(4)特异性 IgM 抗体测定:特异性 IgM 抗体在感染后 3～4 d 即可出现,2～3 周达高峰,血或脑脊液中特异性 IgM 抗体在 3 周内阳性率为 70%～90%,可作早期诊断,与血凝抑制试验同时测定,符合率可达 95%。

4.病毒分离

发病 1 周内死亡病例,在死后 6 h 内取脑组织分离病毒,阳性率为 20%～30%,脑组织荧光抗体法阳性率可达 59.2%。

三、病情判断

乙脑的病死率为 5%～10%,极重型病死率可达 30%,后遗症发生率高。乙脑预后与流行年份、临床类型密切相关,具有起病急、高热或超高热、昏迷、反复或持续抽搐,伴有呼吸衰竭的重型及极度重型患者病死率高。老年患者预后差,病死率高。

四、治疗

重点是及时处理高热、抽搐、呼吸衰竭等危重症状,加强护理。

(一)一般治疗

患者应住院隔离治疗,病房保持安静,备有防蚊、通风、降温设备。密切观察病情变化,对有

抽搐者防止舌咬伤，昏迷者经常翻身叩背，保护好皮肤，防止压疮发生，保持呼吸道通畅，注意口腔卫生。应给予足够的营养，不能进食者应鼻饲高热量流质或静脉补液。

(二)对症治疗

1.高热

以物理降温为主，将体温控制在 38 ℃左右(小儿肛温 38.5 ℃)，可冰敷头部或带冰帽，体表大血管区(颈、腋下、腹股沟等)，用冰敷或 50%乙醇擦浴，冷盐水灌肠。药物降温可给小剂量吲哚美辛、复方氨基比林，儿童可用布洛芬，重症患者可应用地塞米松 5～10 mg，每天2～3 次静脉滴注，体温降至38 ℃以下，持续 2 d 即可渐减量，以用 3～5 d 为宜。

2.抽搐

针对抽搐的原因治疗，高热所致者迅速降温，可配合亚冬眠疗法，以氯丙嗪、异丙嗪每次各 0.5～1 mg/kg，肌内注射，4～6 h 一次。脑水肿所致者应以脱水、给氧为主。呼吸道分泌物阻塞、通气不畅、脑组织缺氧者，应及时清除呼吸道分泌物及氧气吸入。脑实质病变引起的抽搐，应用镇静剂，如地西泮、水合氯醛等。

3.呼吸衰竭

依其产生的原因及时治疗。

(1)保持呼吸道通畅，必要时气管切开，应用呼吸机辅助呼吸，给予氧气吸入。

(2)应用呼吸兴奋剂，山梗菜碱(洛贝林)成人每次 3～6 mg 静脉注射，或尼可刹米成人每次 0.375～0.75 g，静脉注射，血管扩张剂如东莨菪碱、山莨菪碱、阿托品可改善脑微循环，可酌情选用。

4.脑水肿

(1)头部降温。

(2)脱水疗法：用 20%甘露醇或 25%山梨醇每次 1～2 g/kg，静脉注射，每 4～8 小时一次，直至症状改善，减量，延长给药时间，至停药。可在脱水的同时合用地塞米松，降低脑血管通透性，防止脑水肿及脱水反跳。

(三)抗病毒及其他治疗

1.利巴韦林

病程早期可用广谱抗病毒药利巴韦林，静脉滴注，15 mg/(kg·d)加入 0.9%生理盐水，连用 3～7 d。也有联用 α 干扰素者，但后者临床应用的有效性尚待进一步研究。

2.乙脑病毒单克隆抗体

已有使用乙脑病毒单克隆抗体治疗乙脑的临床报道，其临床应用有效性尚需进一步深入研究。

3.纳洛酮

纳洛酮是吗啡受体的拮抗剂，而乙脑极期患者血中 β 内啡肽含量明显升高，纳洛酮可有效地拮抗吗啡样物质介导的各种效应，而具有退热、止痉、神志转清、防治呼吸衰竭、改善预后等疗效。每次 0.01～0.03 mg/kg，静脉注射，间隔 2 h 重复给药，一般用 3 次。

(四)中医中药

高热、惊厥可加用牛黄抱龙丸、羚羊角粉，昏迷或惊厥可用安宫牛黄丸、石菖蒲、醒脑静。静脉注射可起苏醒作用，可每隔 2～4 h 一次。

(张　艳)

第二节　暴发型流行性脑脊髓膜炎

流行性脑脊髓膜炎简称流脑，是由脑膜炎奈瑟菌引起的化脓性脑膜炎，多见于冬春季节，以儿童发病居多。根据临床表现可分为普通型、暴发型、慢性败血症型。暴发型虽然少见，临床主要表现为剧烈头痛、呕吐、惊厥、昏迷、呼吸衰竭，但病情发展迅速，病势凶险，病死率较高，应引起高度重视。

一、病因

脑膜炎奈瑟菌（又称脑膜炎球菌），属奈瑟菌属，革兰氏染色阴性，多成对排列，细菌在繁殖过程中释放内毒素是致病的主要因素。该细菌仅存在于人体，可从带菌者鼻咽部及患者鼻咽部、血液、脑脊液、皮肤瘀点中检出。

人为本病唯一的传染源。带菌者及患者鼻咽部分泌物中的病原菌借咳嗽、打喷嚏等由飞沫直接从空气中传播。人群易感性与抗体水平有关，以 6 个月至 2 岁的婴幼儿发病率最高。

脑膜炎奈瑟菌通常在机体免疫力降低或细菌毒力较强时，由呼吸道侵入血液，在血液中生长繁殖，并释放内毒素，继而侵犯脑脊髓膜，形成化脓性炎症。暴发型流脑休克型的发病原理，主要是细菌产生的内毒素引起全身小血管痉挛，血管壁通透性增加，血浆外渗、血液淤滞，有效循环血容量减少，所致的周围循环衰竭，在血管内皮受损的基础上，内毒素及组织损伤时释放的促凝物质的作用，可导致弥散性血管内凝血（DIC）。Ⅲ型变态反应可能在发病机制中起某些作用，如在受损的血管壁内可以见到免疫球蛋白、补体及脑膜炎球菌抗原的沉积。暴发型脑膜脑炎型，其微循环障碍主要发生于脑部血管，血管通透性增加，血浆外渗，继发脑水肿，颅内压增高，病变继续发展肿胀的脑组织向颅内两个裂孔（枕骨大孔、小脑幕裂孔）嵌入而形成脑疝。

二、诊断要点

（一）流行病学资料

冬春季节发病，儿童多见。

（二）临床表现

根据临床表现的特征不同，可分为 3 种类型。

1.败血症休克型

过去称“华-弗综合征”，多见于儿童。以高热、头痛、呕吐起病，中毒症状严重，精神极度萎靡及烦躁不安，不同程度的意识障碍。常于起病 12 h 内出现遍及全身的广泛瘀点、瘀斑，且迅速扩大融合成大片瘀斑伴皮下坏死。循环衰竭是本型的主要表现，面色苍白，出冷汗，四肢发凉，口唇及肢端发绀，脉搏细弱，血压明显下降，脉压变小，后期下降甚至测不到，尿量减少或无尿。脑膜刺激征大都缺如。实验室检查多有 DIC 证据。

2.脑膜炎型

脑膜炎型也多见于儿童。脑实质损害是本型的主要临床表现。除高热、瘀斑外，早期有剧烈头痛、频繁呕吐、烦躁、惊厥、迅速进入昏迷，肌张力增高，视盘水肿，可出现脑疝的表现，如瞳孔改

变、呼吸不规则等。

3.混合型

具有上述两型的临床表现，常同时或先后出现，是本病最严重的一种类型。

(三)实验室检查

1.血常规

白细胞总数增高，一般在 $20\times10^9/L$，高者可达 $40\times10^9/L$，分类中性粒细胞比例增高，核左移。

2.脑脊液检查

脑脊液压力增高，浑浊或脓样，白细胞计数在 $1\times10^9/L$ 以上，以中性粒细胞为主，蛋白增加，糖和氯化物减少。败血症休克型患者脑脊液改变可不明显。

3.细菌学检查

(1)涂片检查：皮肤瘀点和脑脊液沉淀涂片可检出脑膜炎奈瑟菌。

(2)细菌培养：血和脑脊液培养阳性率不高。如获阳性，应做细菌分群分型和药物敏感试验。

4.免疫学检查

(1)抗原检测：是近年开展的流脑快速诊断方法。脑脊液中抗原的检测敏感性高，特异性强。常用测定方法有对流免疫电泳、反向间接血凝试验、酶联免疫吸附、放射免疫法等。一般在病程3 d内易于阳性。

(2)抗体检测：敏感性、特异性差，临床应用日渐减少。方法有对流免疫电泳法、放射免疫法、间接血凝试验等。

三、病情判断

暴发型流脑病势凶险，病情发展迅速，预后较差，早期应用有效抗生素及阿托品、山莨菪碱治疗后，病死率有所下降，但仍在5%～15%。以下因素与预后有关：①2岁以下幼儿和老年患者预后差；②流行高峰的发病者预后差；③有反复惊厥、持续昏迷者预后差；④治疗晚或治疗不彻底者预后不良，易有并发症和后遗症。

四、治疗

(一)护理和支持治疗

加强护理和必要的支持治疗，密切观察病情。

(二)迅速控制感染

1.青霉素G

到目前为止，青霉素对脑膜炎球菌仍为一种高度敏感的杀菌药物，可为首选，每天800万U以上或20万～40万U/(kg·d)，静脉滴注，疗程5～7 d，青霉素G不宜作鞘内注射。

2.氯霉素

不能应用青霉素者可用氯霉素，静脉滴注，成人为50 mg/(kg·d)，儿童50～75 mg/(kg·d)，疗程5～7 d，应密切观察氯霉素对骨髓的抑制作用。

3.氨苄西林

适于病原菌未明确的患者，用法为200 mg/(kg·d)，分次肌内注射或静脉滴注。

4.第三代头孢菌素

头孢噻肟、头孢呋辛适用于不能应用青霉素G和氯霉素的患者。

(三)休克型的治疗

1.抗休克

(1)扩充血容量。成人首选右旋糖酐-40,首次剂量500 mL快速静脉滴注,24 h内可用1 000 mL,以后可输入生理盐水、葡萄糖溶液,24 h输液3 000 mL左右。在输液的过程中应密切观察有无心功能不全出现并可测中心静脉压(CVP)进行监护。血容量补足的依据:①组织灌注良好,神志清、口唇红润、肢端温暖、发绀消失;②血压回升,收缩压>12.0 kPa (90 mmHg),脉压>4.0 kPa(30 mmHg);③脉率<100次/分钟,尿量>30 mL/h;④血红蛋白恢复至基础水平,血液浓缩现象消失。

(2)纠正酸中毒。成人首选碳酸氢钠,先补充5%碳酸氢钠200 mL,以后可根据血液生化或血气分析酌情补充。如根据二氧化碳结合力(CO_2CP)测定结果计算,则5%碳酸氢钠0.5 mL/kg,提高CO_2CP 0.449 mmol/L。

(3)血管活性药。经过扩容,纠正酸中毒后休克仍未纠正,可选用血管活性药。山莨菪碱、东莨菪碱、阿托品对改善微循环有良好的效果,可早期选用。山莨菪碱每次0.3~0.5 mg/kg,重症患者可增加至1~2 mg/kg,东莨菪碱每次0.01~0.03 mg/kg,阿托品每次0.03~0.05 mg/kg,静脉注射,每10~30分钟注射一次,病情好转后逐渐延长给药时间,如连续用药5~10次无效,可改用异丙肾上腺素、间羟胺与多巴胺联合或酚妥拉明与去甲肾上腺素联合。

β受体激动剂可选用多巴胺,剂量为20~40 mg/100 mL,静脉滴注,滴速为2~5 μg/(kg·min)。也可与间羟胺联合应用,间羟胺10~20 mg/100 mL,静脉滴注,滴速为20~40滴/分钟。

α受体阻滞剂适用于在充分扩容的基础上,CVP回升至正常,心功能无明显异常,而休克无明显改善(多因阻力血管高度收缩,肺循环阻力增高所致者)。酚妥拉明0.1~0.5 mg/kg,加入100 mL液体,静脉滴注,有解除阻力血管痉挛的作用。

(4)纠正心功能不全。CVP高于正常[正常0.49~1.17 kPa(5~12 cmH_2O)]而休克仍未纠正,可给予快速强心苷制剂毒毛花苷K或毛花苷C。

(5)肾上腺糖皮质激素。氢化可的松500~1 000 mg/d,静脉滴注。休克纠正及血压稳定后,减量及停药,一般用药不超过3 d。

2.DIC的治疗

DIC的诊断一经确立,应在抗休克、改善微循环及迅速有效地控制感染的基础上及早给予肝素治疗。肝素主要作用于抑制凝血酶,具有较强的抗凝作用,剂量一般为0.5~1 mg/kg,每4~6小时静脉注射或静脉滴注一次,使部分凝血活酶时间(APTT)延长至正常的2~3倍,等DIC完全控制及休克的病因控制后停用。使用肝素后,可输血浆,以补充消耗的凝血因子。

(四)暴发型脑膜脑炎的治疗

1.应用脱水剂

20%甘露醇,剂量每次1~2 g/kg,使用越早效果越好。一般4~6 h快速静脉注射一次,同时应用大剂量肾上腺糖皮质激素(地塞米松20~40 mg/d)以减轻毒血症和降低颅内压,一般用2~4 d待颅内压增高症状好转,逐渐减量或延长给药时间至停药。

2.呼吸衰竭的处理

除积极脱水外,应及时给氧、吸痰、头部放置冰袋降温,应用呼吸兴奋剂。呼吸停止应立即进

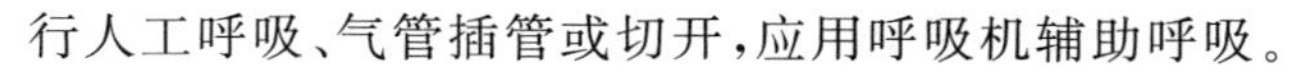

行人工呼吸、气管插管或切开，应用呼吸机辅助呼吸。

3.亚冬眠疗法

主要用于高热、频繁惊厥及明显脑水肿者，可用氯丙嗪与异丙嗪各 1～2 mg/kg，肌内注射或静脉注射，置冰袋于枕后、颈部、腋下及腹股沟，使体温下降至 36 ℃左右，以后每 4～6 小时再肌内注射一次，共2～3 次。

（王冠军）

第三节　急性颅内高压症

急性颅内高压症是多种疾病共有的一种综合征。正常成人侧卧时颅内压力经腰椎穿刺测定为0.69～0.78 kPa（7～8 cmH_2O），若超过 1.96 kPa（20 cmH_2O）时为颅内压增高。

一、颅内压的生理调节

颅腔除了血管与外界相通外，基本上可看作是一个不可伸缩的容器，其总容积是不变的。颅腔内的3 种内容物——脑、血液及脑脊液都是不能被压缩的。但脑脊液与血液在一定范围内是可以被置换的。所以颅腔内任何一种内容物的体积增大时，必然导致其他两种内容物的体积代偿性减少来相适应。如果调节作用失效，或颅内容物体积增长过多过速，超出调节功能所能够代偿时，就出现颅内压增高。

脑脊液从侧脑室内脉络丛分泌产生，经室间孔入第三脑室，再经大脑导水管到第四脑室，然后经侧孔和正中孔进入蛛网膜下腔。主要经蛛网膜颗粒吸收入静脉窦，小部分由软脑膜或蛛网膜的毛细血管所吸收。

脑血流量是保证脑正常功能所必需的，它取决于脑动脉灌注压（脑血流的输入压与输出压之差）。当脑动脉血压升高时，血管收缩，限制过多的血液进入颅内。当脑动脉压力下降时，血管扩张，使脑血流量不致有过多的下降。当颅内压增高时，脑灌注压减少，因而脑血流量减少。一般认为颅内压增高需要依靠减少脑血流量来调节时，说明脑代偿功能已达到衰竭前期了。

在 3 种内容物中，脑实质的体积变动很少，而脑血流量在一定范围内由脑血管的自动调节反应而保持相对稳定状态。所以，颅内压主要是依靠脑脊液量的变化来调节。

颅内压的调节很大程度取决于机体本身的生理和病理情况。调节有一定的限度，超过这个限度就引起颅内压增高。

二、颅内压增高的病理生理

临床常见有下列几种情况：①颅内容物的体积增加超过了机体生理代偿的限度，如颅内肿瘤、脓肿、急性脑水肿等；②颅内病变破坏了生理调节功能，如严重脑外伤、脑缺血、缺氧等；③病变发展过于迅速，使脑的代偿功能来不及发挥作用，如急性颅内大出血、急性颅脑外伤等；④病变引起脑脊液循环通路阻塞；⑤全身情况差使颅内压调节作用衰竭，如毒血症和缺氧状态。

颅内压增高有 2 种类型：①弥漫性增高，如脑膜脑炎、蛛网膜下腔出血、全脑水肿等；②先有局部的压力增高，通过脑的移位及压力传送到别处才使整个颅内压升高，如脑瘤、脑出血等。

三、诊断

(一)临床表现特点

在极短的时间内发生的颅内压增高称为急性颅内压增高,可见于脑外伤引起的硬脑膜外血肿、脑内血肿、脑挫裂伤等或急性脑部感染、脑炎、脑膜炎等引起的严重脑水肿;脑室出血或近脑室系统的肿瘤或脑脓肿等。

1.头痛

急性颅内压增高意识尚未丧失之前,头痛剧烈,常伴喷射状呕吐。头痛常在前额与双颞,头痛与病变部位常不相关。

2.视盘水肿

急性颅内压增高可在数小时内见视盘水肿,视盘周围出血。但急性颅内压增高不一定都呈现视盘水肿。因而视盘水肿是颅内压增高的重要体征,但无否定的意义。

3.意识障碍

意识障碍是急性颅内压增高的最重要症状之一,可以为嗜睡、昏迷等不同程度的意识障碍。

4.脑疝

整个颅腔被大脑镰和天幕分成3个相通的腔,并以枕骨大孔与脊髓腔相通。当颅内某一分腔有占位病变时,压力高、体积大的部分就向其他分腔挤压、推移而形成脑疝。由于脑疝压迫,使血液循环及脑脊液循环受阻,进一步加剧颅内高压,最终危及生命。常见的脑疝有两类:小脑幕切迹疝及枕骨大孔疝。

(1)小脑幕切迹疝:通常是一侧大脑半球占位性病变所致,由于小脑幕裂孔疝入小脑幕切迹孔,压迫同侧动眼神经和中脑,患者呈进行性意识障碍,病变侧瞳孔扩大、对光反射消失,病情进一步恶化时双侧瞳孔散大、去大脑强直,最终呼吸、心跳停止。

(2)枕骨大孔疝:主要见于颅后窝病变。由于小脑扁桃体疝入枕骨大孔,延髓受压。临床表现为突然昏迷、呼吸停止、双瞳孔散大,随后心跳停止而死亡。

5.其他症状

可有头晕、耳鸣、烦躁不安、展神经麻痹、复视、抽搐等。儿童患者常有头围增大、颅缝分离、头皮静脉怒张等。颅内压增高严重时,可有生命体征变化,血压升高、脉搏变慢及呼吸节律趋慢。生命体征变化是颅内压增高的危险征象。

(二)诊断要点

1.是否急性颅内压增高

急性发病的头痛、呕吐、视盘水肿及很快出现意识障碍、抽搐等则应考虑有急性颅内压增高。应做颅脑CT或MRI检查并密切观察临床症状、体征的变化。

2.颅内压增高的程度

颅内压增高程度可分3级:压力在2.0～2.6 kPa(20～26 cmH_2O)为轻度增高;压力在2.6～5.3 kPa(26～54 cmH_2O)为中度增高;超过5.3 kPa(54 cmH_2O)为重度增高。如出现以下情况说明颅内压增高已达严重地步。

(1)头痛发作频繁,反复呕吐,眼底检查发现视盘水肿进行性加重者。

(2)意识障碍逐渐加深者。

(3)血压上升、脉搏减慢、呼吸节律变慢者表示颅内压增高较严重。

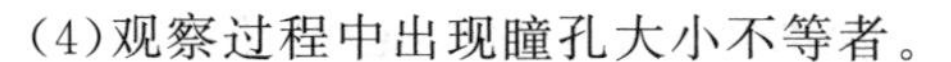

(4)观察过程中出现瞳孔大小不等者。

3.颅内压增高的原因

应详细询问病史并体检，做有关的实验室检查，同时做脑脊液检查，脑 CT、MRI、脑电图、脑血管造影等辅助检查可提供重要的诊断资料，从而采取相应的治疗措施。

四、治疗

降低颅内压。

(一)脱水治疗

1.高渗性脱水

20%甘露醇每次 250 mL 静脉滴注，于 20～40 min 滴完，每 6 小时 1 次，作用迅速，可以维持 4～8 h，为目前首选的降颅内压药物。甘油可以口服，剂量为每天 1～2 g/kg；也可静脉滴注，剂量为每天0.7～1 g/kg。成人可用 10%甘油每天 500 mL，滴注速度应慢，以防溶血。同时应限制液体入量和钠盐摄入量，并注意电解质平衡，有心功能不全者应预防因血容量突然增加而致急性左侧心力衰竭及肺水肿。

2.利尿剂

可利尿脱水，常用呋塞米和依他尼酸，其脱水作用不及高渗脱水剂，但与甘露醇合用可减少其用量。用法：呋塞米成人一般剂量为每次 20～40 mg，每天 1～6 次，肌内注射或静脉注射。

3.血清蛋白

每次 50 mL，每天 1 次，连续用 2～3 d。应注意心功能。

4.激素

作用机制尚未十分肯定，主要在于改善血-脑屏障功能及降低毛细血管通透性。常用地塞米松，每天 10～20 mg，静脉滴注或肌内注射。

(二)减少脑脊液容量

对阻塞性或交通性脑积水患者可作脑脊液分流手术，对紧急患者可作脑室穿刺引流术，暂时缓解颅内高压。也可以口服碳酸酐酶抑制剂，如乙酰唑胺，可抑制脑脊液生成，剂量为 250 mg，每天2～3 次。

(三)其他

对严重脑水肿伴躁动、发热、抽搐或去大脑强直者，可采用冬眠低温治疗，充分供氧，必要时可气管切开以改善呼吸道阻力。有条件时可使用颅内压监护仪，有利于指导脱水剂的应用和及时抢救。

(四)病因治疗

当颅内高压危象改善后，应及时明确病因，以便进行病因治疗。

(张　艳)

第四节　原发性脑出血

脑出血(ICH)是指原发性非外伤性脑实质和脑室内出血，占全部脑卒中的 20%～30%。从受损破裂的血管可分为动脉、静脉及毛细血管出血，但以深部穿通支小动脉出血为最多见。常见者为高血压伴发的脑小动脉病变在血压骤升时破裂所致，称为高血压脑出血。

一、临床表现

（一）脑出血共有的临床表现

（1）高血压脑出血多见于50～70岁的高血压患者，男性略多见，冬春季发病较多。患者多有高血压病史。

（2）多在动态下发病，如情绪激动、过度兴奋、排便用力过猛等。

（3）发病多突然急骤，一般均无明显的前驱症状表现。常在数分钟或数小时内致使患者病情发展到高峰。

（4）发病时常突然感到头痛剧烈，并伴频繁呕吐，重症者呕吐物呈咖啡色。继而表现意识模糊不清，很快出现昏迷。

（5）呼吸不规则或呈潮式呼吸，伴有鼾声，面色潮红、脉搏缓慢有力、血压升高、大汗淋漓、大小便失禁，偶见抽搐发作。

（6）若患者昏迷加深、脉搏快、体温升高、血压下降，则表示病情危重，有生命危险。

（二）基底节区出血

基底节区出血约占全部脑出血的70%，壳核出血最常见。由于出血常累及内囊，并以内囊损害体征为突出表现，又称内囊区出血；壳核出血又称为内囊外侧型，丘脑出血又称内囊内侧型。本征除具有以上脑出血的一般表现外，患者的头和眼转向病灶侧凝视和偏瘫、偏身感觉障碍及偏盲。病损如在主侧半球可有运动性失语。个别患者可有癫痫发作。三偏的体征多见于发病早期或轻型患者，如病情严重、意识呈深昏迷状，则无法测得偏盲，仔细检查可能发现偏瘫及偏身感觉障碍。因此，临床一定要结合其他症状与体征，切不可拘泥于三偏的表现。

（三）脑桥出血

脑桥出血约占脑出血的10%，多由基底动脉脑桥支破裂所致。出血灶多位于脑桥基底与被盖部之间。大量出血（血肿>5 mL）累及双侧被盖和基底部，常破入第四脑室。

（1）若开始于一侧脑桥出血，则表现交叉性瘫痪，即病变侧面瘫和对侧偏瘫。头和双眼同向凝视病变对侧。

（2）脑桥出血常迅速波及双侧，四肢弛缓性瘫痪（休克期）和双侧面瘫。个别病例有去脑强直的表现。

（3）因双侧脑桥出血，头和双眼回到正中位置，双侧瞳孔极度缩小，呈针尖状，是脑桥出血的特征之一。此是脑桥内交感神经纤维受损所致。

（4）脑桥出血因阻断丘脑下部的正常体温调节功能，而使体温明显升高，呈持续高热状态，此是脑桥出血的又一特征。

（5）双侧脑桥出血由于破坏或阻断上行网状结构激活系统，常在数分钟内进入深昏迷。

（6）由于脑干呼吸中枢受到影响，表现呼吸不规则或呼吸困难。

（7）脑桥出血后，如出现两侧瞳孔散大、对光反射消失、脉搏血压失调、体温不断上升或突然下降、呼吸不规则等为病情危重的表现。

（四）小脑出血

小脑出血的临床表现较复杂，临床症状和体征多种多样，因此，常依其出血部位、出血量、出

血速度，以及对邻近脑组织的影响来判断。

1.临床特点

(1)患者多有高血压、动脉硬化史，部分患者有卒中史。

(2)起病凶猛，首发症状多为眩晕、头痛、呕吐、步态不稳等小脑共济失调的表现，可有垂直性或水平性眼球震颤。

(3)早期患者四肢常无明显的瘫痪，或有的患者仅感到肢体软弱无力，可有一侧或双侧肢体肌张力低下。

(4)双侧瞳孔缩小或不等大，双侧眼球不同轴，角膜反射早期消失，展神经和面神经麻痹。

(5)脑脊液可为血性，脑膜刺激征较明显。

(6)多数患者发病初期并无明显的意识障碍，随着病情的加重而出现不同程度的意识障碍，甚至迅速昏迷、瞳孔散大、眼-前庭反射消失、呼吸功能障碍、高热、强直性或痉挛性抽搐。

2.分型

根据小脑出血的临床表现将其分为3型。①暴发型(闪电型或突然死亡型)：约占20%，患者暴发起病，呈闪电样经过，常为小脑蚓部出血破入第四脑室，并以手抓头或颈部，表示头痛严重剧烈，意识随即丧失而昏迷，亦常出现双侧脑干受压的表现，如出现四肢瘫、肌张力低下、双侧周围性面瘫、发绀、脉细、呼吸节律失调、瞳孔散大、对光反射消失。由于昏迷深，不易发现其他体征。可于2 h内死亡，病程最长不超过24 h。②恶化型(渐进型或逐渐恶化型或昏迷型)：此型约占60%，是发病最多的一型。常以严重头痛、不易控制的呕吐、眩晕等症状开始，一般均不能站立行走，逐渐出现脑干受压三联征：瞳孔明显缩小，时而又呈不等大，对光反射存在；双眼偏向病灶对侧凝视；周期性异常呼吸。更有临床意义的三联征：肢体共济失调；双眼向病灶侧凝视麻痹；周围性面瘫。迅速发生不同程度的意识障碍，直至昏迷。此时患者瞳孔散大、去大脑强直，常在48 h或数天内死亡。③良性型(缓慢进展型)：此型约占20%，多数为小脑半球中心部小量出血，病情进展缓慢，早期小脑体征表现突出，如头痛、眩晕、呕吐、共济失调、眼震、角膜反射早期消失，如出血停止，血液可逐渐被吸收，使之完全恢复，或遗留一定程度的后遗症；如继续出血病情发展转化为恶化型。

(五)脑室出血

一般为脑实质内的出血灶破入脑室，引起继发性脑室出血。由于脑室内脉络丛血管破裂引起原发性脑室出血非常罕见。较常见的是由内囊、基底节出血破入侧脑室或第三脑室。脑干或小脑出血则可破入第四脑室。出血可限于一侧脑室，但以双侧侧脑室及第三四脑室即整个脑室系统都充满了血液者多见。脑室出血的临床表现通常是在原发出血的基础上突然昏迷加深，阵发性四肢强直，脑膜刺激征阳性，高热、呕吐、呼吸不规则，或呈潮式呼吸，脉弱且速，眼球固定，四肢瘫，肌张力增高或减低，腱反射亢进或引不出，浅反射消失，双侧病理反射阳性，脑脊液为血性。如仅一侧脑室出血，临床症状缓慢或较轻。

二、辅助检查

(一)腰椎穿刺

如依据临床表现脑出血诊断明确，或疑有小脑出血者，均不宜做腰椎穿刺检查脑脊液，以防因穿刺引发脑疝。如出血与缺血性疾病鉴别难以明确时，应慎重地进行腰椎穿刺(此时如有条件最好做CT检查)。多数病例脑压升高至2.0 kPa(20.4 cmH_2O)以上，并含有数量不等的红细胞和蛋白质。

(二)颅脑 CT 检查

CT 检查可以直接显示脑内血肿的部位、大小、数量、占位征象,以及破入脑室与否。从而为制订治疗方案、疗效的观察和预后的判断等提供直观的证据。脑出血的不同时期 CT 表现如下。

1.急性期(血肿形成期)

发病后 1 周以内。血液溢出血管外形成血肿,其内含有大量的血红蛋白,血红蛋白对 X 线吸收系数高于脑组织,故 CT 呈现高密度阴影,CT 值为 60～80 Hu。

2.血肿吸收期

此期从发病第 2 周到 2 个月。自第 2 周血肿周围的血红蛋白逐渐破坏,纤维蛋白溶解,使其周围低密度带逐渐加宽,血肿高密度影像呈向心性缩小,边缘模糊,一般于第 4 周变为等密度或低密度区。在此期若给予增强检查,约有 90%的血肿周围可显示环状强化。此环可直接反映原血肿的大小和形状。

3.囊腔形成期

发病 2 个月后血肿一般完全吸收,周围水肿消失,不再有占位表现,呈低密度囊腔,其边缘清楚。

关于脑出血病因诊断问题:临床上最多见的病因是动脉硬化、高血压所致,但是应想到除高血压以外的其他一些不太常见引起脑出血的病因。尤其对 50 岁以下发病的青壮年患者,更应仔细地考虑有无其他病因的可能。如脑实质内小型动静脉畸形或先天性动脉瘤破裂;结节性动脉周围炎、病毒、细菌、立克次体等感染引起动脉炎,导致血管壁坏死、破裂;维生素 C 和 B 族维生素缺乏、砷中毒、血液病;颅内肿瘤侵犯脑血管或肿瘤内新生血管破裂,抗凝治疗过程中等病因。

三、诊断与鉴别诊断

(一)诊断要点

典型的脑出血诊断并不困难。一般发病在 50 岁以上,有高血压、动脉硬化史,在活动状态时急骤发病,病情迅速进展,早期有头痛、呕吐、意识障碍等颅内压增高症状,短时内即出现严重的神经系统症状如偏瘫、失语及脑膜刺激征等,应考虑为脑出血。

如果腰椎穿刺脑脊液呈血性或经颅脑 CT 检查即可确诊。当小量脑出血时,特别是出血位置未累及运动与感觉传导束时,症状轻微,常需要进行颅脑 CT 检查方能明确诊断。

(二)鉴别诊断

对于迅速发展为偏瘫的患者,首先要考虑为脑血管疾病。以昏迷、发热为主要症候者应注意与脑部炎症相鉴别。若无发热而有昏迷等神经症状,应与某些内科系统疾病相鉴别。

1.脑出血与其他脑血管疾病的鉴别

(1)脑血栓形成:本病多在血压降低状态(如休息过程)中发病。症状出现较迅速但有进展性,常在数小时至 2 d 而达到高峰。意识多保持清晰。如过去有过短暂性脑缺血发作,本次发作又在同一血管供应区,尤应考虑本病。若临床血管定位诊断可局限在一个血管供应范围之内(如大脑中动脉或小脑后下动脉等)或既往有过心肌梗死、高脂血症者也有助于血栓形成的诊断。本症患者脑脊液检查,肉眼观察大多数皆为无色透明,少数患者检有红细胞$(10\sim100)\times10^6/L$,可能是出血性梗死的结果。脑血管造影可显示血管主干或分支闭塞,脑 CT 显示受累脑区出现界限清楚的楔形或不规则状的低密度区。

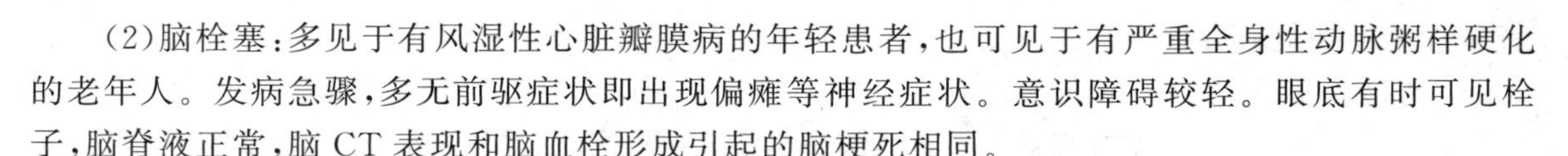

(2)脑栓塞:多见于有风湿性心脏瓣膜病的年轻患者,也可见于有严重全身性动脉粥样硬化的老年人。发病急骤,多无前驱症状即出现偏瘫等神经症状。意识障碍较轻。眼底有时可见栓子,脑脊液正常,脑 CT 表现和脑血栓形成引起的脑梗死相同。

(3)蛛网膜下腔出血:多见于青壮年因先天性动脉瘤破裂致病。老年人则先有严重的动脉硬化,受损的动脉多系脑实质外面的中等粗细动脉形成动脉瘤,一旦此瘤破裂可导致本病。起病急骤,常在情绪激动或用力时诱发,表现为头部剧痛、喷射性呕吐及颈项强直。意识障碍一般较轻。多数无局限性体征而以脑膜刺激征为主。由于流出的血液直接进入蛛网膜下腔,故皆可引起血性脑脊液。CT 显示蛛网膜下腔,尤其外侧沟及环池中出现高密度影可以确诊。

(4)急性硬脑膜外血肿:本病有头部外伤史,多在伤后 24～48 h 进行性出现偏瘫,常有典型的昏迷一清醒一再昏迷的所谓中间清醒期。仔细观察,患者在第 2 次昏迷前,往往有头痛、呕吐及烦躁不安等症状。随偏瘫的发展可有颅内压迅速升高现象,甚至出现脑疝。脑 CT 多在颞部显示周边锐利的梭形致密血肿阴影。脑血管造影在正位片上,可见颅骨内板与大脑皮质间形成一无血管区,并呈月牙状,可确诊。

2.当脑出血患者合并高热时,应注意和下列脑部炎症相鉴别

(1)急性病毒性脑炎:本病患者先有高热、头痛,以后陷入昏迷。常有抽搐发作。查体可有颈项强直及双侧病理征阳性,腰椎穿刺查脑脊液,多数有白细胞尤其是单核白细胞比例升高。如患者有疱疹性皮肤损害,更应考虑本病的可能。

(2)结核性脑膜炎:少数患者因结核性脑血管内膜炎引起小动脉栓塞或因脑底部蛛网膜炎而导致偏瘫,临床颇似脑出血。但患者多先有发热、头痛,脑脊液白细胞数增多,氯化物及糖含量降低可助鉴别。

3.当脑出血患者已处于昏迷状态,尤其老年人应与下列疾病相鉴别

(1)糖尿病性昏迷:患者有糖尿病史,常在饮食不加控制或停止胰岛素注射时发病。临床出现酸中毒表现,如恶心、呕吐、呼吸深而速,呼吸有酮体味,血糖升高＞33.6 mmol/L,尿糖及酮体呈强阳性,因无典型的偏瘫及血性脑脊液可与脑出血鉴别。

(2)低血糖性昏迷:常因应用胰岛素过量或严重饥饿引起。除昏迷外,还有面色苍白、脉速而弱、瞳孔散大、血压下降、出汗不止及局部或全身抽搐发作,可伴有潮式呼吸。血糖在 3.4 mmol/L 以下,又无显著的偏瘫及血性脑脊液,可以排除脑出血。

(3)尿毒症:患者有肾脏病史,昏迷多呈渐进性,皮肤黏膜干燥呈慢性病容及失水状态,可有酸中毒表现。眼底动脉痉挛,可在黄斑区见有棉絮状弥散样白色渗出物。血压多升高,呼吸有尿素味,血 BUN 及 CR 明显升高,无显著偏瘫可以鉴别。

(4)肝性脑病:有严重的肝病史或因药物中毒引起,可伴黄疸、腹水及肝大,可出现病理反射,但偏瘫症状不明显,可有抽搐,多为全身性。根据血黄疸指数增高、肝功能异常及血氨增高、脑脊液无色透明不难鉴别。

(5)一氧化碳中毒性昏迷:老年患者常出现轻偏瘫,但有明确的一氧化碳接触史,体温升高,皮肤及黏膜呈樱桃红色,检测血中碳氧血红蛋白明显升高可助鉴别。

四、治疗与预后

在急性期,特别是已昏迷的危重患者应采取积极的抢救措施,其中主要是控制脑水肿,调整血压,防止内脏综合征及考虑是否采取手术消除血肿。采取积极合理的治疗,以挽救患者的生

命,减少神经功能残废程度和降低复发率。

(一)稳妥运送

发病后应绝对休息,保持安静,避免频繁搬运。在送往医院途中,可轻搬动,头部适当抬高15°,有利于缓解脑水肿及保持呼吸道通畅,并利于口腔和呼吸道分泌物的流出。患者可仰卧在担架上,也可视情况使患者头稍偏一侧,使呕吐物及分泌物易于流出,途中避免颠簸,并注意观察患者的一般状态包括呼吸、脉搏、血压及瞳孔等变化,视病情采取应急处理。

(二)控制脑水肿,常为抢救能否成功的主要环节

由于血肿在颅内占一定的空间,其周围脑组织又因受压及缺氧而迅速发生水肿,致颅内压急剧升高,甚至引起脑疝,因此,在治疗上控制脑水肿成为关键。常用的脱水药为甘露醇、呋塞米及皮质激素等。临床上为加强脱水效果,减少药物的不良反应,一般均采取上述药物联合应用。常用者为甘露醇+激素、甘露醇+呋塞米或甘露醇+呋塞米+激素等方式,但用量及用药间隔时间均应视病情轻重及全身情况,尤其是心脏功能及有否高血糖等而定。20%甘露醇为高渗脱水药,体内不易代谢且不能进入细胞,其降颅内压作用迅速,一般用量成人为1 g/kg体质量,每6小时静脉快速滴注1次。呋塞米有渗透性利尿作用,可减少循环血容量,对心功能不全者可改善后负荷,用量为每次20~40 mg,每天静脉注射1~2次。皮质激素多采用地塞米松,用量15~20 mg,静脉滴注,每天1次。有糖尿病史或高血糖反应和严重胃出血者不宜使用激素。激素除能协助脱水外,并可改善血管通透性,防止受压组织在缺氧下自由基的连锁反应,免使细胞膜受到过氧化损害。在发病最初几天脱水过程中,因颅内压力可急速波动上升,密切观察瞳孔变化及昏迷深度非常重要,遇有脑疝前期表现如一侧瞳孔散大或角膜反射突然消失,或因脑干受压症状明显加剧,可及时静脉滴注1次甘露醇,一般用药后20 min左右即可见效,故初期不可拘泥于常规时间用。一般水肿于3~7 d达高峰,多持续2周至1个月才能完全消散,故脱水药的应用要根据病情逐渐减量,再减少用药次数,最后终止,由于高渗葡萄糖溶液静脉注射的降颅内压时间短,反跳现象重,注入高渗糖对缺血的脑组织有害,故目前已不再使用。

(三)调整血压

脑出血后,常发生血压骤升或降低的表现,这是由于直接或间接损害丘脑下部等处所致。此外,低氧血症也可引起脑血管自动调节障碍,导致脑血流减少,使症状加重。临床上观察血压,常采用平均动脉压,即收缩压加舒张压之和的半数(或舒张压加1/3脉压)来计算。正常人平均动脉压的上限是26.9 kPa(200 mmHg),下限为8.0 kPa(60 mmHg),只要在这个范围内波动,脑血管的自动调节功能正常,脑血流量基本稳定。如果平均动脉压降到6.7 kPa (50 mmHg),脑血流就降至正常时的60%,出现脑缺血缺氧的症状。对高血压患者来讲,如果平均动脉压降到平常的30%,就会引起脑血流的减少;如血压太高,上限虽可上移,但同样破坏自动调节,引起血管收缩,出现缺血现象。发病后血压过高或过低,均提示预后不良,故调整血压甚为重要。一般可将发病后的血压控制在发病前血压数值略高一些的水平。如原有高血压,发病后血压又上升至更高水平者,所降低的数值也可按上升数值的30%左右控制。常用的降压药物如利血平每次0.5~1 mg或25%硫酸镁每次10~20 mg,肌内注射。注意不应使血压降得太快和过低。血压过低者可适量用间羟胺或多巴胺静脉滴注,使之缓慢回升。

(四)肾上腺皮质激素的应用

脑出血患者应用激素治疗,其价值除前述可有改善脑水肿作用外,还可增加脑脊液的吸收,减少脑脊液的生成,对细胞内溶酶体有稳定作用,能抑制抗利尿激素的分泌,促进利尿作用,具有

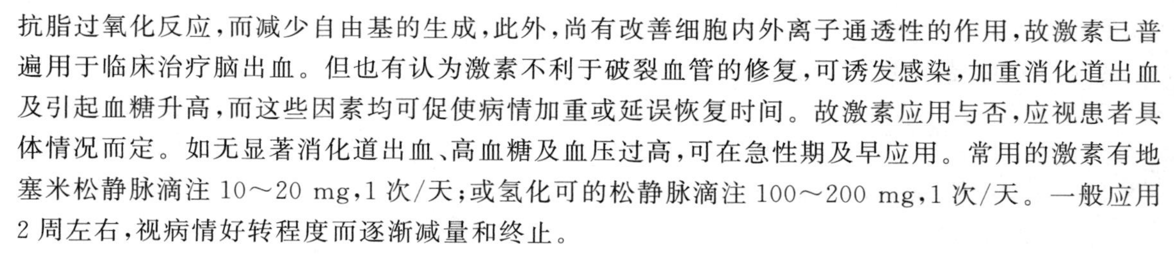

抗脂过氧化反应，而减少自由基的生成，此外，尚有改善细胞内外离子通透性的作用，故激素已普遍用于临床治疗脑出血。但也有认为激素不利于破裂血管的修复，可诱发感染，加重消化道出血及引起血糖升高，而这些因素均可促使病情加重或延误恢复时间。故激素应用与否，应视患者具体情况而定。如无显著消化道出血、高血糖及血压过高，可在急性期及早应用。常用的激素有地塞米松静脉滴注 10～20 mg，1 次/天；或氢化可的松静脉滴注 100～200 mg，1 次/天。一般应用 2 周左右，视病情好转程度而逐渐减量和终止。

（五）关于止血药的应用

由于脑出血是血管破裂所致，凝血机制并无障碍，且多种止血药可以诱发心肌梗死，甚至弥散性血管内凝血。另外，研究发现高血压脑出血患者凝血、抗凝及纤溶系统的变化与脑梗死患者无差异，均呈高凝状态；再者，高血压脑出血血管破裂出血一般在 4～6 h 停止，几乎没有超过 24 h者；还有研究发现应用止血药者，血肿吸收比不用者慢，故目前多数学者不同意用止血药。

（六）急性脑出血致内脏综合征的处理

该综合征包括脑心综合征、急性消化道出血、中枢性呼吸形式异常、中枢性肺水肿及中枢性呃逆等。这些综合征的出现，常常直接影响预后，严重者导致患者死亡。综合征的发生原因，主要是由于脑干或丘脑下部发生原发性或继发性损害。脑出血后急性脑水肿而使颅内压迅速增高，压力经小脑幕中央游离所形成的“孔道”而向颅后窝传导，此时，脑干背部被迫向尾侧推移，但脑干腹侧，由于基底动脉上端的两侧大脑后动脉和 Willis 动脉环相互联结而难以移动，致使脑干向后呈弯曲状态。如果同时还有颞叶钩回疝存在，则将脑干上部的丘脑下部向对侧推移。继而中脑水管也被挤压变窄，引起脑脊液循环受阻，加重了脑积水，使颅内压进一步增高，这样颅内压升高形成恶性循环，脑干也随之扭曲不断加重而受到严重损害。可导致脑干内继发性出血或梗死，引起一系列严重的内脏综合征。

1.脑心综合征

发病后 1 周内做心电图检查，常发现 ST 段延长或下移，T 波低平倒置，以及 Q-T 间期延长等缺血性变化。此外，也可出现室性期前收缩，窦性心动过缓、过速或心律不齐及房室传导阻滞等改变。这种异常可以持续数周之久，有人称作“脑源性”心电图变化。其性质是功能性的还是器质性的，尚有不同的认识，临床上最好按器质性病变处理，应根据心电图变化，给予氧气吸入，服用异山梨酯、门冬酸钾镁，甚至毛花苷 C 及利多卡因等治疗，同时密切随访观察心电图的变化，以便及时处理。

2.急性消化道出血

经胃镜检查，半数以上出血来自胃部，其次为食管，少数为十二指肠或小肠。胃部病变呈急性溃疡，多发性糜烂及黏膜下点状出血。损害多见于胃窦部、胃底腺区或幽门腺区。临床上出血多见于发病后 1 周之内，重者可在发病后数小时内就发生大量呕血，呈咖啡样液体。为了了解胃内情况，对昏迷患者应在发病后 24～48 h 置胃管，每天定时观察胃液酸碱度及有否潜血。若胃液酸碱度在 5 以下，即给予氢氧化铝凝胶 15～20 mL，使酸碱度保持在 6～7，此外，给予西咪替丁鼻饲或静脉滴注，以减少胃酸分泌。如已发生胃出血，应局部止血，可给予卡巴克洛每次 20～30 mL 与氯化钠溶液 50～80 mL，3 次/天，此外，云南白药也可应用。大量出血者应及时输血或补液，以防发生贫血及休克。

3.中枢性呼吸异常

中枢性呼吸异常多见于昏迷患者。呼吸快、浅、弱及呼吸节律不规则，潮式呼吸，中枢性过度换气和呼吸暂停。应及时给予氧气吸入，人工呼吸器进行辅助呼吸。可适量给予呼吸兴奋药如洛贝林或二甲弗林等，一般从小剂量开始静脉滴注。为观察有否酸碱平衡及电解质紊乱，应及时送检血气分析，若有异常，即应纠正。

4.中枢性肺水肿

中枢性肺水肿多见于严重患者的急性期，在发病后 36 h 即可出现，少数发生较晚。肺水肿常随脑部变化加重或减轻，又常为病情轻重的重要标志。应及时吸出呼吸道中的分泌物，甚至行气管切开，以便给氧和保持呼吸通畅。部分患者可酌情给予强心药物。此类患者呼吸道颇易继发感染，故可给予抗生素，并注意呼吸道的雾化和湿化。

5.中枢性呃逆

呃逆可见于病程的急性期或慢性期，轻者偶尔发生几次，并可自行缓解；重者可呈顽固持续性发作，后者干扰患者的呼吸节律，消耗体力，以致影响预后。一般可采用针灸处理，药物可肌内注射哌甲酯，每次 10～20 mg，也可试服奋乃静，氯硝西泮每次 1～2 mg 也有一定的作用，但可使睡眠加深或影响对昏迷患者的观察。膈神经刺激常对顽固性呃逆有缓解作用。部分患者可试用中药治疗，如柿蒂、丁香及代赭石等。

近来又发现脑出血患者可引起肾脏损害，多表现为血中尿素氮升高等症状，甚至可引起肾衰竭。脑出血患者出现两种以上内脏功能衰竭又称为多器官功能衰竭，常为导致死亡的重要原因。

(七)维持营养

注意酸碱及水、电解质平衡及防治高渗性昏迷。初期脱水治疗时就应考虑这些问题，特别对昏迷患者，发病后 24～48 h 即可置鼻饲以便补充营养及液体。在脱水过程中，每天入量一般控制在1 000～2 000 mL，其中包括从静脉给予的液体。因需要脱水，故每天应是负平衡，一般水分以－500～－800 mL为宜，初期每天热量至少为 6 276 kJ(1 500 kcal)，以后逐渐增至每天至少 8 368 kJ(2 000 kcal)，且脂肪、蛋白质及糖等应配比合理，必要时应及时补充复合氨基酸、人血白蛋白及冻干血浆等。对于高热者还应适当提高入水量。由于初期加强脱水治疗，或同时有呼吸功能障碍，故多数严重患者可出现酸碱平衡紊乱及水、电解质失衡，常见者为酸中毒、低钾及高钠血症等，均应及时纠正。应用大量脱水药和皮质激素，特别是对有糖尿病者应防止诱发高渗性昏迷，表现为意识障碍程度加重、血压下降、有不同程度的脱水症，可出现癫痫发作。高渗性昏迷的确诊还要检查是否有血浆渗透压增高提示血液浓缩。此外，高血糖、尿素氮及血清钠升高、尿比重增加也均提示有高渗性昏迷的可能。另外，低渗液不宜输入过多、过快；有高血糖者应尽早应用胰岛素，避免静脉注射高渗葡萄糖溶液。此外，应经常观察血浆渗透压及水、电解质的变化。

(八)手术治疗

当确诊为脑出血后，应根据血肿的大小、部位及患者的全身情况，尽早考虑是否需要外科手术治疗。如需要手术治疗，还应考虑采用何种手术方法为宜，常用的手术方法有开颅血肿清除术、立体定向血肿清除术以及脑室血液引流术等。关于手术的适应证、手术时机及选用的手术方式目前尚无统一意见，但在下述情况，多考虑清除血肿：①发病之初病情尚轻，但逐步恶化，并有显著的颅内压升高症状，几乎出现脑疝，如壳核出血、血肿向内囊后肢及丘脑进展者。②血肿较大，估计应用内科治疗难以奏效者，如小脑半球出血，血肿直径＞3 cm；或小脑中线血肿，估计将压迫脑干者。③患者全身状况能耐受脑部手术操作者。

关于脑出血血肿清除治疗的适应证如下。

1.非手术治疗的适应证

(1)清醒伴小血肿(血肿直径<3 cm或出血的量<20 mL),常无手术治疗的必要。

(2)少量出血的患者,或较少神经缺损。

(3)格拉斯哥昏迷指数(GCS)≤4分的患者,由于手术后无一例外的死亡或手术结果非常差,手术不能改变临床结局。但是,GCS≤4分的小脑出血的患者伴有脑干受压,在特定的情况下,手术仍有挽救患者生命的可能。

2.手术治疗的适应证

(1)手术的最佳适应证是清醒的患者,中至大的血肿。

(2)小脑出血量>3 mL,神经功能恶化、脑干受压和梗阻性脑积水的患者,尽可能快地清除血肿或行脑室引流,可以挽救生命,预后良好。即使昏迷的患者也应如此。

(3)脑出血合并动脉瘤、动静脉畸形或海绵状血管瘤,如果患者有机会获得良好的预后并且手术能达到血管部位,应当行手术治疗。

(4)年轻人中等到大量的脑叶出血,临床恶化的应积极行手术治疗。

立体定向血肿清除术与以往开颅血肿清除术比较更有优越性。采用CT引导立体定向技术将血肿排空器置入血肿腔内,采用各种方法将血肿粉碎并吸出体外。该方法定位准确,减少脑组织损伤,对急性期患者也适用。立体定向血肿抽吸术治疗壳核血肿效果较好。但一般位于大脑深部的血肿,包括基底节及丘脑部位的血肿,手术虽可挽救生命,但后遗瘫痪较重。脑干及丘脑出血也可手术治疗,但危险性较大。脑叶及尾状核区域出血,手术治疗效果较佳。

血肿清除后临床效果不理想的原因很多,但目前注意到脑出血后引起的脑缺血体积可以超过血肿体积的几倍,可能是重要原因之一,缺血机制包括直接机械压迫、血液中血管收缩物质的参与及出血后血液呈高凝状态等。因此,血肿清除后应同时应用神经保护药、钙通道阻滞剂等,以提高临床疗效。

(九)康复治疗

脑出血后生存的患者,多数遗留瘫痪及失语等症状,重者不能起床或站立。对于如何最大限度地恢复其运动及语言等功能,物理及康复治疗起着重要作用。一般主张只要可能应尽早进行,诸如瘫肢按摩、被动运动、针灸及语言训练等。有一定程度运动功能者,应鼓励其主动锻炼和训练,直到患者功能恢复到最好的状态。失语患者训练语言功能应有计划,由简单词汇开始逐渐进行训练。感觉缺失障碍,似难康复,但仍随全身的康复而逐渐好转。

病程依出血的多少、部位、脑水肿的程度及有否并发内脏综合征而各不相同。发病后生存时间可自数小时至几个月,除非大的动脉瘤破裂引起的脑出血,一般不会发生猝死。丘脑及脑干部位出血,出血量虽少,但容易波及丘脑下部及生命中枢故生存时间短。脑内出血量、脑室内出血量和发病后格拉斯哥昏迷指数(GCS)是预测脑出血的病死率的重要因素。CT显示出血量≥60 cm^3,GCS≤8,30 d死亡的可能性为91%,而CT显示出血量≤30 cm^3,GCS≥9的患者,死亡的可能性为19%。平均动脉压对皮质下、小脑、脑桥出血的预后无相关性,但影响壳核、丘脑出血的预后,平均动脉压越高,预后越差,血肿破入脑室有利于丘脑出血的恢复,但不利于脑叶出血的恢复。

(张　艳)

第五节　血栓形成性脑梗死

血栓形成性脑梗死主要是脑动脉主干或皮质支动脉粥样硬化导致血管增厚、管腔狭窄闭塞和血栓形成；还可见于动脉血管内膜炎症、先天性血管畸形、真性红细胞增多症及血液高凝状态、血流动力学异常等，均可致血栓形成，引起脑局部血流减少或供血中断，脑组织缺血、缺氧导致软化坏死，出现局灶性神经系统症状和体征，如偏瘫、偏身感觉障碍和偏盲等。大面积脑梗死还有颅内高压症状，严重者可发生昏迷和脑疝。约90％的血栓形成性脑梗死是在动脉粥样硬化的基础上发生的，因此称为动脉粥样硬化性血栓形成性脑梗死。

脑梗死的发病率约为110/10万，占全部脑卒中的60％～80％，其中血栓形成性脑梗死占脑梗死的60％～80％。

一、病因与发病机制

(一)病因

1.动脉壁病变

血栓形成性脑梗死最常见的病因为动脉粥样硬化，常伴高血压，与动脉粥样硬化互为因果。其次为各种原因引起的动脉炎、血管异常(如夹层动脉瘤、先天性动脉瘤)等。

2.血液成分异常

血液黏度增高，以及真性红细胞增多症、血小板增多症、高脂血症等，都可使血液黏度增高，血液淤滞，引起血栓形成。如果没有血管壁的病变为基础，不会发生血栓。

3.血流动力学异常

在动脉粥样硬化的基础上，当血压下降、血流缓慢、脱水、严重心律失常及心功能不全时，可导致灌注压下降，有利于血栓形成。

(二)发病机制

发病机制主要是动脉内膜深层的脂肪变性和胆固醇沉积，形成粥样硬化斑块及各种继发病变，使管腔狭窄甚至阻塞。病变逐渐发展，则内膜分裂，内膜下出血和形成内膜溃疡。内膜溃疡易发生血栓形成，使管腔进一步狭窄或闭塞。由于动脉粥样硬化好发于大动脉的分叉处及拐弯处，故脑血栓的好发部位为大脑中动脉、颈内动脉的虹吸部及起始部、椎动脉及基底动脉的中下段等。由于脑动脉有丰富的侧支循环，管腔狭窄需达到80％才会影响脑血流量。逐渐发生的动脉硬化斑块一般不会出现症状，当内膜损伤破裂形成溃疡后，血小板及纤维素等血中有形成分黏附、聚集、沉着形成血栓。当血压下降、血流缓慢、脱水等血液黏度增加，导致供血减少或促进血栓形成的情况下，即出现急性缺血症状。

病理生理学研究发现，脑的耗氧量约为总耗氧量的20％，故脑组织缺血缺氧是以血栓形成性脑梗死为代表的缺血性脑血管疾病的核心发病机制。脑组织缺血缺氧将会引起神经细胞肿胀、变性、坏死、凋亡及胶质细胞肿胀、增生等一系列继发反应。脑血流阻断1 min后神经元活动停止，缺血缺氧4 min即可造成神经元死亡。脑缺血的程度不同而神经元损伤的程度也不同。脑神经元损伤导致局部脑组织及其功能的损害。缺血性脑血管疾病的发病是多方面而且相当复

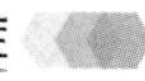

杂的过程，脑缺血损害也是一个渐进的过程，神经功能障碍随缺血时间的延长而加重。目前的研究发现氧自由基的形成、钙离子超载、一氧化氮（NO）和一氧化氮合成酶的作用、兴奋性氨基酸毒性作用、炎症细胞因子损害、凋亡调控基因的激活、缺血半暗带功能障碍等方面参与了其发生机制。这些机制作用于多种生理、病理过程的不同环节，对脑功能演变和细胞凋亡给予调节，同时也受到多种基因的调节和制约，构成一种复杂的相互调节与制约的网络关系。

1.氧自由基损伤

脑缺血时氧供应下降和 ATP 减少，导致过氧化氢、羟自由基以及起主要作用的过氧化物等氧自由基的过度产生和超氧化物歧化酶等清除自由基的动态平衡状态遭到破坏，攻击膜结构和 DNA，破坏内皮细胞膜，使离子转运、生物能的产生和细胞器的功能发生一系列病理生理改变，导致神经细胞、胶质细胞和血管内皮细胞损伤，增加血-脑屏障通透性。自由基损伤可加重脑缺血后的神经细胞损伤。

2.钙离子超载

研究认为，Ca^{2+} 超载及其一系列有害代谢反应是导致神经细胞死亡的最后共同通路。细胞内 Ca^{2+} 超载有多种原因：①在蛋白激酶 C 等的作用下，兴奋性氨基酸（EAA）、内皮素和 NO 等物质释放增加，导致受体依赖性钙通道开放使大量 Ca^{2+} 内流。②细胞内 Ca^{2+} 浓度升高可激活磷脂酶、三磷酸酯等物质，使细胞内储存的 Ca^{2+} 释放，导致 Ca^{2+} 超载。③ ATP 合成减少，Na^{+}-K^{+}-ATP酶功能降低而不能维持正常的离子梯度，大量 Na^{+} 内流和 K^{+} 外流，细胞膜电位下降产生去极化，导致电压依赖性钙通道开放，大量 Ca^{2+} 内流。④自由基使细胞膜发生脂质过氧化反应，细胞膜通透性发生改变和离子运转，引起 Ca^{2+} 内流使神经细胞内 Ca^{2+} 浓度异常升高。⑤多巴胺、5-羟色胺和乙酰胆碱等水平升高，使 Ca^{2+} 内流和胞内 Ca^{2+} 释放。Ca^{2+} 内流进一步干扰了线粒体氧化磷酸化过程，且大量激活钙依赖性酶类，如磷脂酶、核酸酶及蛋白酶，以及自由基形成、能量耗竭等一系列生化反应，最终导致细胞死亡。

3.一氧化氮（NO）和一氧化氮合成酶的作用

有研究发现，NO 作为生物体内重要的信使分子和效应分子，具有神经毒性和脑保护双重作用，即低浓度 NO 通过激活鸟苷酸环化酶使环鸟苷酸（cGMP）水平升高，扩张血管，抑制血小板聚集、白细胞-内皮细胞的聚集和黏附，阻断 NMDA 受体，减弱其介导的神经毒性作用起保护作用；而高浓度 NO 与超氧自由基作用形成过氧亚硝酸盐或者氧化产生亚硝酸阴离子，加强脂质过氧化，使 ATP 酶活性降低，细胞蛋白质损伤，且能使各种含铁硫的酶失活，从而阻断 DNA 复制及靶细胞内的能量合成和能量衰竭，也可通过抑制线粒体呼吸功能实现其毒性作用而加重缺血脑组织的损害。

4.兴奋性氨基酸毒性作用

兴奋性氨基酸（EAA）是广泛存在于哺乳动物中枢神经系统的正常兴奋性神经递质，参与传递兴奋性信息，同时又是一种神经毒素，以谷氨酸（Glu）和天冬氨酸（Asp）为代表。脑缺血使物质转化（尤其是氧和葡萄糖）发生障碍，使维持离子梯度所必需的能量衰竭和生成障碍。因为能量缺乏，膜电位消失，细胞外液中谷氨酸异常增高导致神经元、血管内皮细胞和神经胶质细胞持续去极化，并有谷氨酸从突触前神经末梢释放。胶质细胞和神经元对神经递质的再摄取一般均需耗能，神经末梢释放的谷氨酸发生转运和再摄取障碍，导致细胞间隙 EAA 异常堆积，产生神经毒性作用。EAA 毒性可以直接导致急性细胞死亡，也可通过其他途径导致细胞凋亡。

5.炎症细胞因子损害

脑缺血后炎症级联反应是一种缺血区内各种细胞相互作用的动态过程，是造成脑缺血后的第 2 次损伤。在脑缺血后，由于缺氧及自由基增加等因素均可通过诱导相关转录因子合成，淋巴细胞、内皮细胞、多形核白细胞和巨噬细胞、小胶质细胞及星形胶质细胞等一些具有免疫活性的细胞均能产生细胞因子，如肿瘤坏死因子（TNF-α）、血小板活化因子（PAF）、白细胞介素（IL）系列、转化生长因子（TGF）-β_1 等，细胞因子对白细胞又有趋化作用，诱导内皮细胞表达细胞间黏附分子（ICAM-1）、P-选择素等黏附分子，白细胞通过其毒性产物、巨噬细胞作用和免疫反应加重缺血性损伤。

6.凋亡调控基因的激活

细胞凋亡是由体内外某种信号触发细胞内预存的死亡程序而导致的以细胞 DNA 早期降解为特征的主动性自杀过程。细胞凋亡在形态学和生化特征上表现为细胞皱缩，细胞核染色质浓缩，DNA 片段化，而细胞的膜结构和细胞器仍完整。脑缺血后，神经元生存的内外环境均发生变化，多种因素如过量的谷氨酸受体的激活、氧自由基释放和细胞内 Ca^{2+} 超载等，通过激活与调控凋亡相关基因、启动细胞死亡信号转导通路，最终导致细胞凋亡。缺血性脑损伤所致的细胞凋亡可分 3 个阶段：信号传递阶段、中央调控阶段和结构改变阶段。

7.缺血半暗带功能障碍

缺血半暗带（IP）是无灌注的中心（坏死区）和正常组织间的移行区。IP 是不完全梗死，其组织结构存在，但有选择性神经元损伤。围绕脑梗死中心的缺血性脑组织的电活动中止，但保持正常的离子平衡和结构上的完整。假如再适当增加局部脑血流量，至少在急性阶段突触传递能完全恢复，即 IP 内缺血性脑组织的功能是可以恢复的。缺血半暗带是兴奋性细胞毒性、梗死周围去极化、炎症反应、细胞凋亡起作用的地方，使该区迅速发展成梗死灶。缺血半暗带的最初损害表现为功能障碍，有独特的代谢紊乱。主要表现在葡萄糖代谢和脑氧代谢这两方面：①当血流速度下降时，蛋白质合成抑制，启动无氧糖酵解、神经递质释放和能量代谢紊乱。②急性脑缺血缺氧时，神经元和神经胶质细胞由于能量缺乏、K^+ 释放和谷氨酸在细胞外积聚而去极化，缺血中心区的细胞只去极化而不复极；而缺血半暗带的细胞以能量消耗为代价可复极，如果细胞外的 K^+ 和谷氨酸增加，这些细胞也只去极化，随着去极化细胞数量的增大，梗死灶范围也不断扩大。

尽管对缺血性脑血管疾病一直进行着研究，但对其病理生理机制的研究还不够深入，希望随着中西医结合对缺血性脑损伤治疗的研究进展，其发病机制也随之更深入地阐明，从而更好地为临床和理论研究服务。

二、病理

动脉闭塞 6 h 以内脑组织改变尚不明显，属可逆性，8～48 h 缺血最重的中心部位发生软化，并出现脑组织肿胀、变软，灰白质界限不清。如病变范围扩大、脑组织高度肿胀时，可向对侧移位，甚至形成脑疝。镜下见组织结构不清，神经细胞及胶质细胞坏死，毛细血管轻度扩张，周围可见液体和红细胞渗出，此期为坏死期。动脉阻塞 2～3 d，特别是 7～14 d，脑组织开始液化，脑组织水肿明显，病变区明显变软，神经细胞消失，吞噬细胞大量出现，星形胶质细胞增生，此期为软化期。3～4 周后液化的坏死组织被吞噬和移走，胶质增生，小病灶形成胶质瘢痕，大病灶形成中风囊，此期称恢复期，可持续数月至 1～2 年。上述病理改变称为白色梗死。少数梗死区，由于血管丰富，于再灌流时可继发出血，呈现出血性梗死或称红色梗死。

 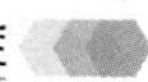

三、临床表现

(一)症状与体征

患者多在 50 岁以后发病,常伴有高血压;多在睡眠中发病,醒来才发现肢体偏瘫。部分患者先有头昏、头痛、眩晕、肢体麻木、无力等短暂性脑缺血发作的前驱症状,多数经数小时甚至 1～2 d症状达高峰,通常意识清楚,但大面积脑梗死或基底动脉闭塞可有意识障碍,甚至发生脑疝等危重症状。神经系统定位体征视脑血管闭塞的部位及梗死的范围而定。

(二)临床分型

有的根据病情程度分型,如完全性缺血性中风,是指起病 6 h 内病情即达高峰,一般较重,可有意识障碍。还有的根据病程进展分型,如进展型缺血性中风,则指局限性脑缺血逐渐进展,数天内呈阶梯式加重。

1.按病程与病情分型

(1)进展型:局限性脑缺血症状逐渐加重,呈阶梯式加重,可持续 6 h 至数天。

(2)缓慢进展型:在起病后 1～2 周症状仍逐渐加重,血栓逐渐发展,脑缺血和脑水肿的范围继续扩大,症状由轻变重,直到出现对侧偏瘫、意识障碍,甚至发生脑疝,类似颅内肿瘤,又称类脑瘤型。

(3)大块梗死型:又称爆发型,如颈内动脉或大脑中动脉主干等较大动脉的急性脑血栓形成,往往症状出现快,伴有明显脑水肿、颅内压增高,患者头痛、呕吐、病灶对侧偏瘫,常伴意识障碍,很快进入昏迷,有时发生脑疝,类似脑出血,又称类脑出血型。

(4)可逆性缺血性神经功能缺损(reversible ischemic neurologic deficit,RIND):此型患者症状、体征持续超过 24 h,但在 2～3 周完全恢复,不留后遗症。病灶多数发生于大脑半球半卵圆中心,可能由于该区尤其是非优势半球侧侧支循环迅速而充分地代偿,缺血尚未导致不可逆的神经细胞损害,也可能是一种较轻的梗死。

2.OCSP 分型

OCSP 分型即英国牛津郡社区脑卒中研究规划(Oxfordshire Community Stroke Project,OCSP)的分型。

(1)完全前循环梗死(TACI):表现为三联征,即完全大脑中动脉(MCA)综合征的表现。①大脑高级神经活动障碍(意识障碍、失语、失算、空间定向力障碍等);②同向偏盲;③对侧三个部位(面、上肢和下肢)较严重的运动和(或)感觉障碍。多为 MCA 近段主干,少数为颈内动脉虹吸段闭塞引起的大面积脑梗死。

(2)部分前循环梗死(PACI):有以上三联征中的两个,或只有高级神经活动障碍,或感觉运动缺损较 TACI 局限。提示是 MCA 远段主干、各级分支或 ACA 及分支闭塞引起的中、小梗死。

(3)后循环梗死(POCI):表现为各种不同程度的椎-基底动脉综合征——可表现为同侧脑神经瘫痪及对侧感觉运动障碍;双侧感觉运动障碍;双眼协同活动及小脑功能障碍,无长束征或视野缺损等。为椎-基底动脉及分支闭塞引起的大小不等的脑干、小脑梗死。

(4)腔隙性梗死(LACI):表现为腔隙综合征,如纯运动性偏瘫、纯感觉性脑卒中、共济失调性轻偏瘫、手笨拙-构音不良综合征等。大多是基底节或脑桥小穿支病变引起的小腔隙灶。

OCSP 分型方法简便,更加符合临床实际的需要,临床医师不必依赖影像或病理结果即可对急性脑梗死迅速分出亚型,并做出有针对性的处理。

(三)临床综合征

1.颈内动脉闭塞综合征

颈内动脉闭塞综合征指颈内动脉血栓形成,主干闭塞。病史中可有头痛、头晕、晕厥、半身感觉异常或轻偏瘫;病变对侧有偏瘫、偏身感觉障碍和偏盲;可有精神症状,严重时有意识障碍;病变侧有视力减退,有的还有视神经乳头萎缩;病灶侧有 Horner 综合征;病灶侧颈动脉搏动减弱或消失;优势半球受累可有失语,非优势半球受累可出现体象障碍。

2.大脑中动脉闭塞综合征

大脑中动脉闭塞综合征指大脑中动脉血栓形成,大脑中动脉主干闭塞,引起病灶对侧偏瘫、偏身感觉障碍和偏盲,优势半球受累还有失语。累及非优势半球可有失用、失认和体象障碍等顶叶症状。病灶广泛,可引起脑肿胀,甚至死亡。

(1)皮质支闭塞:引起病灶对侧偏瘫、偏身感觉障碍,面部及上肢重于下肢,优势半球病变有运动性失语,非优势半球病变有体象障碍。

(2)深穿支闭塞:出现对侧偏瘫和偏身感觉障碍,优势半球病变可出现运动性失语。

3.大脑前动脉闭塞综合征

大脑前动脉闭塞综合征指大脑前动脉血栓形成,大脑前动脉主干闭塞。在前交通动脉以前发生阻塞时,因为病损脑组织可通过对侧前交通动脉得到血供,故不出现临床症状;在前交通动脉分出之后阻塞时,可出现对侧中枢性偏瘫,以面瘫和下肢瘫为重,可伴轻微偏身感觉障碍;并可有排尿障碍(旁中央小叶受损);精神障碍(额极与胼胝体受损);强握及吸吮反射(额叶受损)等。

(1)皮质支闭塞:引起对侧下肢运动及感觉障碍;轻微共济运动障碍;排尿障碍和精神障碍。

(2)深穿支闭塞:引起对侧中枢性面、舌及上肢瘫。

4.大脑后动脉闭塞综合征

大脑后动脉闭塞综合征指大脑后动脉血栓形成。约 70%的患者两条大脑后动脉来自基底动脉,并有后交通动脉与颈内动脉联系交通。有 20%~25%的人一条大脑后动脉来自基底动脉,另一条来自颈内动脉;其余的人中,两条大脑后动脉均来自颈内动脉。

大脑后动脉供应颞叶的后部和基底面、枕叶的内侧及基底面,并发出丘脑膝状体及丘脑穿动脉供应丘脑血液。

(1)主干闭塞:引起对侧同向性偏盲,上部视野受损较重,黄斑回避(黄斑视觉皮质代表区为大脑中、后动脉双重血液供应,故黄斑视力不受累)。

(2)中脑水平大脑后动脉起始处闭塞:可见垂直性凝视麻痹、动眼神经麻痹、眼球垂直性歪扭斜视。

(3)双侧大脑后动脉闭塞:有皮质盲、记忆障碍(累及颞叶)、不能识别熟悉面孔(面容失认症)、幻视和行为综合征。

(4)深穿支闭塞:丘脑穿动脉闭塞则引起红核丘脑综合征,病侧有小脑性共济失调,意向性震颤。舞蹈样不自主运动和对侧感觉障碍。丘脑膝状体动脉闭塞则引起丘脑综合征,病变对侧偏身感觉障碍(深感觉障碍较浅感觉障碍为重),病变对侧偏身自发性疼痛。轻偏瘫,共济失调和舞蹈-手足徐动症。

5.椎-基底动脉闭塞综合征

椎-基底动脉闭塞综合征指椎-基底动脉血栓形成。椎-基底动脉实为一连续的脑血管干并有着共同的神经支配,无论是结构、功能还是临床病症的表现,两侧互为影响,实难予以完全分开,

 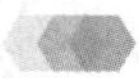

故常总称为“椎-基底动脉系疾病”。

(1)基底动脉主干闭塞综合征:指基底动脉主干血栓形成。发病虽然不如脑桥出血那么急,但病情常迅速恶化,出现眩晕、呕吐、四肢瘫痪、共济失调、昏迷和高热等。大多数在短期内死亡。

(2)双侧脑桥正中动脉闭塞综合征:指双侧脑桥正中动脉血栓形成,为典型的闭锁综合征,表现为四肢瘫痪、假性延髓性麻痹、双侧周围性面瘫、双眼球外展麻痹、两侧的侧视中枢麻痹。但患者意识清楚,视力、听力和眼球垂直运动正常,所以,患者通过听觉、视觉和眼球上下运动表示意识和交流。

(3)基底动脉尖综合征:基底动脉尖分出两对动脉——小脑上动脉和大脑后动脉,分支供应中脑、丘脑、小脑上部、颞叶内侧及枕叶。血栓性闭塞多发生于基底动脉中部,栓塞性病变通常发生在基底动脉尖。栓塞性病变导致眼球运动及瞳孔异常,表现为单侧或双侧动眼神经部分或完全麻痹、眼球上视不能(上丘受累)、光反射迟钝而调节反射存在(顶盖前区病损)、一过性或持续性意识障碍(中脑或丘脑网状激活系统受累)、对侧偏盲或皮质盲(枕叶受累)、严重记忆障碍(颞叶内侧受累)。如果是中老年人突发意识障碍又较快恢复,有瞳孔改变、动眼神经麻痹、垂直注视障碍、无明显肢体瘫痪和感觉障碍应想到该综合征的可能。如果还有皮质盲或偏盲、严重记忆障碍更支持本综合征的诊断,需做头部 CT 或 MRI 检查,若发现有双侧丘脑、枕叶、颞叶和中脑病灶则可确诊。

(4)中脑穿动脉综合征:指中脑穿动脉血栓形成,亦称 Weber 综合征,病变位于大脑脚底,损害锥体束及动眼神经,引起病灶侧动眼神经麻痹和对侧中枢性偏瘫。中脑穿动脉闭塞还可引起 Benedikt 综合征,累及动眼神经髓内纤维及黑质,引起病灶侧动眼神经麻痹及对侧锥体外系症状。

(5)脑桥支闭塞综合征:指脑桥支血栓形成引起的 Millard-Gubler 综合征,病变位于脑桥的腹外侧部,累及展神经核和面神经核以及锥体束,引起病灶侧眼球外直肌麻痹、周围性面神经麻痹和对侧中枢性偏瘫。

(6)内听动脉闭塞综合征:指内听动脉血栓形成(内耳卒中)。内耳的内听动脉有两个分支,较大的耳蜗动脉供应耳蜗及前庭迷路下部;较小的耳蜗动脉供应前庭迷路上部,包括水平半规管及椭圆囊斑。由于口径较小的前庭动脉缺乏侧支循环,以致前庭迷路上部对缺血选择性敏感,故迷路缺血常出现严重眩晕、恶心、呕吐。若耳蜗支同时受累则有耳鸣、耳聋。耳蜗支单独梗死则会突发耳聋。

(7)小脑后下动脉闭塞综合征:指小脑后下动脉血栓形成,也称 Wallenberg 综合征。表现为急性起病的头晕、眩晕、呕吐(前庭神经核受损)、交叉性感觉障碍,即病侧面部感觉减退、对侧肢体痛觉、温度觉障碍(病侧三叉神经脊束核及对侧交叉的脊髓丘脑束受损),同侧 Horner 综合征(下行交感神经纤维受损),同侧小脑性共济失调(绳状体或小脑受损),声音嘶哑、吞咽困难(疑核受损)。小脑后下动脉常有解剖变异,常见不典型临床表现。

四、辅助检查

(一)影像学检查

1.胸部 X 线检查

了解心脏情况及肺部有无感染和癌肿等。

2.CT 检查

不仅可确定梗死的部位及范围,而且可明确是单发还是多发。在缺血性脑梗死发病 12~24 h,CT 常没有明显的阳性表现。梗死灶最初表现为不规则的稍低密度区,病变与血管分布区一致。常累及基底节区,如为多发灶,也可连成一片。病灶大、水肿明显时可有占位效应。在发病后 2~5 d,病灶边界清晰,呈楔形或扇形等。1~2 周,水肿消失,边界更清,密度更低。发病第 2 周,可出现梗死灶边界不清楚,边缘出现等密度或稍低密度,即模糊效应;在增强扫描后往往呈脑回样增强,有助于诊断。4~5 周,部分小病灶可消失,而大片状梗死灶密度进一步降低和囊变,后者 CT 值接近脑脊液。

在基底节和内囊等处的小梗死灶(一般在 15 mm 以内)称为腔隙性脑梗死,病灶亦可发生在脑室旁深部白质、丘脑及脑干。

在 CT 排除脑出血并证实为脑梗死后,CT 血管成像(CTA)对探测颈动脉及其各主干分支的狭窄准确性较高。

3.MRI 检查

对病灶较 CT 敏感性、准确性更高的一种检测方法,其无辐射、无骨伪迹、更易早期发现小脑、脑干等部位的梗死灶,并于脑梗死后 6 h 左右便可检测到由于细胞毒性水肿造成 T_1 和 T_2 加权延长引起的 MRI 信号变化。近年除常规应用 SE 法的 T_1 和 T_2 加权以影像对比度原理诊断外,更需采用功能性磁共振成像,如弥散成像(DWI)和表观弥散系数(apparent diffusion coefficient,ADC)、液体抑制反转恢复序列(FLAIR)等进行水平位和冠状位检查,往往在脑缺血发生后 1~1.5 h 便可发现脑组织水含量增加引起的 MRI 信号变化,并随即可进一步行磁共振血管成像(MRA)、CT 血管成像(CTA)或数字减影血管造影(DSA)以了解梗死血管部位,为超早期施行动脉内介入溶栓治疗创造条件,有时还可发现血管畸形等非动脉硬化性血管病变。

(1)超早期:脑梗死临床发病后 1 h 内,DWI 便可描出高信号梗死灶,ADC 序列显示暗区。实际上 DWI 显示的高信号灶仅是血流低下引起的缺血灶。随着缺血的进一步发展,DWI 从高信号渐转为等信号或低信号,病灶范围渐增大;PWI、FLAIR 及 T_2WI 均显示高信号病灶区。值得注意的是,DWI 对超早期脑干缺血性病灶,在水平位不易发现,而往往在冠状位可清楚显示。

(2)急性期:血-脑屏障尚未明显破坏,缺血区有大量水分子聚集,T_1WI 和 T_2WI 明显延长,T_1WI 呈低信号,T_2WI 呈高信号。

(3)亚急性期及慢性期:由于正铁血红蛋白游离,T_1WI 呈边界清楚的低信号,T_2WI 和 FLAIR 均呈高信号;待至病灶区水肿消除,坏死组织逐渐产生,囊性区形成,乃至脑组织萎缩,FLAIR 呈低信号或低信号与高信号混杂区,中线结构移向病侧。

(二)脑脊液检查

脑梗死患者脑脊液检查一般正常,大块梗死型患者可有压力增高和蛋白含量增高;出血性梗死时可见红细胞。

(三)经颅多普勒超声(TCD)

TCD 是诊断颅内动脉狭窄和闭塞的手段之一,对脑底动脉严重狭窄(>65%)的检测有肯定的价值。局部脑血流速度改变与频谱图形异常是脑血管狭窄最基本的 TCD 改变。三维 B 超检查可协助发现颈内动脉粥样硬化斑块的大小和厚度,有没有管腔狭窄及严重程度。

(四)心电图检查

进一步了解心脏情况。

(五)血液学检查

1.血常规、红细胞沉降率(简称血沉)、抗“O”和凝血功能检查

了解有无感染征象、活动风湿和凝血功能异常情况。

2.血糖

了解有无糖尿病。

3.血清脂质

包括总胆固醇和甘油三酯有无增高。

4.脂蛋白

低密度脂蛋白胆固醇(LDL-C)由极低密度脂蛋白胆固醇(VLDL-C)转化而来。通常情况下,LDL-C 从血浆中清除,其所含胆固醇酯由脂肪酸水解,当体内 LDL-C 显著升高时,LDL-C 附着到动脉的内皮细胞与 LDL 受体结合,而易被巨噬细胞摄取,沉积在动脉内膜上形成动脉硬化。有一组报道正常人组 LDL-C(2.051±0.853)mmol/L,脑梗死患者组为(3.432±1.042)mol/L。

5.载脂蛋白 B

载脂蛋白 B(ApoB)是血浆低密度脂蛋白(LDL)和极低密度脂蛋白(VLDL)的主要载脂蛋白,其含量能精确反映出 LDL 的水平,与动脉粥样硬化(AS)的发生关系密切。在 AS 的硬化斑块中,胆固醇并不是孤立地沉积于动脉壁上,而是以 LDL 整个颗粒形成沉积物;ApoB 能促进沉积物与氨基多糖结合成复合物,沉积于动脉内膜上,从而加速 AS 形成。对总胆固醇(TC)、LDL-C 均正常的脑血栓形成患者,ApoB 仍然表现出较好的差别性。

ApoA-I 的主要生物学作用是激活卵磷脂胆固醇转移酶,此酶在血浆胆固醇(Ch)酯化和 HDL 成熟(即 HDL→HDL_2→HDL_3)过程中起着极为重要的作用。ApoA-I 与 HDL_2 可逆结合以完成 Ch 从外周组织转移到肝脏。因此,ApoA-I 显著下降时,可形成 AS。

6.血小板聚集功能

近些年来的研究提示血小板聚集功能亢进参与体内多种病理反应过程,尤其是对缺血性脑血管疾病的发生、发展和转归起重要作用。血小板最大聚集率(PMA)、解聚型出现率(PDC)和双相曲线型出现率(PBC),发现缺血型脑血管疾病 PMA 显著高于对照组,PDC 明显低于对照组。

7.血栓烷 A_2 和前列环素

许多文献强调花生四烯酸(AA)的代谢产物在影响脑血液循环中起着重要作用,其中血栓烷 A_2(TXA_2)和前列环素(PGI_2)的平衡更引人注目。脑组织细胞和血小板等质膜有丰富的不饱和脂肪酸,脑缺氧时,磷脂酶 A_2 被激活,分解膜磷脂使 AA 释放增加。后者在环氧化酶的作用下血小板和血管内皮细胞分别生成 TXA_2 和 PGI_2。TXA_2 和 PGI_2 水平改变在缺血性脑血管疾病的发生上是原发还是继发的问题,目前还不清楚。TXA_2 大量产生,PGI_2 的生成受到抑制,使正常情况下 TXA_2 与 PGI_2 之间的动态平衡受到破坏。TXA_2 强烈的缩血管和促进血小板聚集作用因失去对抗而占优势,对于缺血性低灌流的发生起着重要作用。

8.血液流变学

缺血性脑血管疾病全血黏度、血浆比黏度、血细胞比容升高,血小板电泳和红细胞电泳时间延长。通过对脑血管疾病进行 133 例脑血流(CBF)测定,并将黏度相关的几个变量因素与 CBF 做了统计学处理,发现全部患者的 CBF 均低于正常,证实了血液黏度因素与 CBF 的关系。有学者把血液流变学各项异常作为脑梗死的危险因素之一。

红细胞表面带有负电荷，其所带电荷越少，电泳速度就越慢。有一组报道表明脑梗死组红细胞电泳速度明显慢于正常对照组，说明急性脑梗死患者红细胞表面电荷减少，聚集性强，可能与动脉硬化性脑梗死的发病有关。

五、诊断与鉴别诊断

（一）诊断

（1）血栓形成性脑梗死为中年以后发病。

（2）常伴有高血压。

（3）部分患者发病前有 TIA 史。

（4）常在安静休息时发病，醒后发现症状。

（5）症状、体征可归为某一动脉供血区的脑功能受损，如病灶对侧偏瘫、偏身感觉障碍和偏盲，优势半球病变还有语言功能障碍。

（6）多无明显头痛、呕吐和意识障碍。

（7）大面积脑梗死有颅内高压症状，头痛、呕吐或昏迷，严重时发生脑疝。

（8）脑脊液检查多属正常。

（9）发病 12～48 h CT 出现低密度灶。

（10）MRI 检查可更早发现梗死灶。

（二）鉴别诊断

1.脑出血

血栓形成性脑梗死和脑出血均为中老年人多见的急性起病的脑血管疾病，必须进行CT/MRI检查予以鉴别。

2.脑栓塞

血栓形成性脑梗死和脑栓塞同属脑梗死范畴，且均为急性起病，后者多有心脏病病史，或有其他肢体栓塞史，心电图检查可发现心房颤动等，以供鉴别诊断。

3.颅内占位性病变

少数颅内肿瘤、慢性硬膜下血肿和脑脓肿患者可以突然发病，表现局灶性神经功能缺失症状，而易与脑梗死相混淆。但颅内占位性病变常有颅内高压症状和逐渐加重的临床经过，颅脑CT 对鉴别诊断有确切的价值。

4.脑寄生虫病

如脑囊虫病、脑型血吸虫病，也可在癫痫发作后，急性起病偏瘫。寄生虫的有关免疫学检查和神经影像学检查可帮助鉴别。

六、治疗

欧洲脑卒中组织（ESO）缺血性脑卒中和短暂性脑缺血发作处理指南推荐所有急性缺血性脑卒中患者都应在卒中单元内接受以下治疗。

（一）溶栓治疗

理想的治疗方法是在缺血组织出现坏死之前，尽早清除栓子，早期使闭塞脑血管再开通和缺血区的供血重建，以减轻神经组织的损害，正因为如此，溶栓治疗脑梗死一直引起人们的广泛关注。近年来，由于溶栓治疗急性心肌梗死的患者取得了很大的成功，大大减少了心肌梗死的范围，死亡率下降20%～50%。溶栓治疗脑梗死又受到了很大的鼓舞。再者，CT扫描能及时排除颅内出血，可在早期或超早期进行溶栓治疗，因而提高了疗效和减少脑出血等并发症。

1.病例选择

(1)临床诊断符合急性脑梗死。

(2)头颅CT扫描排除颅内出血和大面积脑梗死。

(3)治疗前收缩压不宜>24.0 kPa(180 mmHg)，舒张压不宜>14.7 kPa(110 mmHg)。

(4)无出血素质或出血性疾病。

(5)年龄18～75岁。

(6)溶栓最佳时机为发病后6 h内，特别是在3 h内。

(7)获得患者家属的书面知情同意。

2.禁忌证

(1)病史和体检符合蛛网膜下腔出血。

(2)CT扫描有颅内出血、肿瘤、动静脉畸形或动脉瘤。

(3)两次降压治疗后血压仍>24.0/14.7 kPa(180/110 mmHg)。

(4)过去30 d内有手术史或外伤史，3个月内有脑外伤史。

(5)病史有血液疾病、出血素质、凝血功能障碍或使用抗凝药物史，凝血酶原时间(PT)>15 s，部分凝血活酶时间(APTT)>40 s，国际标准化比值(INR)>1.4，血小板计数<100×10^9/L。

(6)脑卒中发病时有癫痫发作的患者。

3.治疗时间窗

前循环脑卒中的治疗时间窗一般认为在发病后6 h内(使用阿替普酶为3 h内)，后循环闭塞时的治疗时间窗适当放宽到12 h。这一方面是因为脑干对缺血耐受性更强，另一方面是由于后循环闭塞后预后较差，更积极的治疗有可能挽救患者的生命。许多研究者尝试放宽治疗时限，有认为脑梗死12～24 h早期溶栓治疗有可能对少部分患者有效。但美国脑卒中协会(ASA)和欧洲脑卒中促进会(EUSI)都赞同认真选择在缺血性脑卒中发作后3 h内早期恢复缺血脑的血流灌注，才可获得良好的转归。两个指南也讨论了超过治疗时间窗溶栓的效果，EUSI的结论是目前仅能作为临床试验的组成部分。对于不能可靠地确定脑卒中发病时间的患者，包括睡眠觉醒时发现脑卒中的病例，两个指南均不推荐进行静脉溶栓治疗。

4.溶栓药物

(1)尿激酶：是从健康人新鲜尿液中提取分离，然后再进行高度精制而得到的蛋白质，没有抗原性，不引起变态反应。其溶栓特点为不仅溶解血栓表面，而且深入栓子内部，但对陈旧性血栓则难起作用。尿激酶是非特异性溶栓药，与纤维蛋白的亲和力差，常易引起出血并发症。尿激酶的剂量和疗程目前尚无统一标准，剂量波动范围也大。使用方法有以下两种。①静脉滴注法：尿激酶每次100万～150万单位溶于0.9%氯化钠注射液500～1 000 mL，静脉滴注，仅用1次。另外，还可每次尿激酶20万～50万单位溶于0.9%氯化钠注射液500 mL中静脉滴注，每天1次，可连用7～10 d。②动脉滴注法：选择性动脉给药有两种途径。一是超选择性脑动脉注射法，即经股动脉或肘动脉穿刺后，先进行脑血管造影，明确血栓所在的部位，再将导管插至颈动脉或椎-基底动脉的分支，直接将药物注入血栓所在的动脉或直接注入血栓处，达到较准确的选择性溶栓作用。在注入溶栓药后，还可立即再进行血管造影了解溶栓的效果。二是采用颈动脉注射法，常规颈动脉穿刺后，将溶栓药注入发生血栓的颈动脉，起到溶栓的效果。动脉溶栓尿激酶的剂量一般是10万～30万单位，有学者报道药物剂量还可适当加大。但急性脑梗死取得疗效的关键是掌握最佳的治疗时间窗，才会取得更好的效果，治疗时间窗比给药途径更重要。

(2)阿替普酶(rt-PA)：rt-PA是第一种获得美国食品药品监督管理局(FDA)批准的溶栓药，特异性作用于纤溶酶原，激活血块上的纤溶酶原，而对血循环中的纤溶酶原亲和力小。因纤溶酶赖氨酸结合部位已被纤维蛋白占据，血栓表面的α_2-抗纤溶酶作用很弱，但血中的纤溶酶赖氨酸结合部位未被占据，故可被α_2-抗纤溶酶很快灭活。因此，rt-PA优点为局部溶栓，很少产生全身抗凝、纤溶状态，而且无抗原性。但rt-PA半衰期短(3～5 min)，而且血液循环中纤维蛋白原激活抑制物的活性高于rt-PA，会有一定的血管再闭塞，故临床溶栓必须用大剂量连续静脉滴注。rt-PA治疗剂量是0.85～0.90 mg/kg，总剂量<90 mg，10%的剂量先予静脉推注，其余90%的剂量在24 h内静脉滴注。①美国更新的《急性缺血性脑卒中早期治疗指南》指出，早期治疗的策略性选择，发病接诊的当时第一阶段医师能做的就是3件事：评价患者；诊断、判断缺血的亚型；分诊、介入、外科或内科，0～3 h的治疗只有一个就是静脉溶栓，而且推荐使用rt-PA。②《中国脑血管病防治指南》建议，对经过严格选择的发病3 h内的急性缺血性脑卒中患者，应积极采用静脉溶栓治疗，首选阿替普酶(rt-PA)，无条件采用rt-PA时，可用尿激酶替代；发病3～6 h的急性缺血性脑卒中患者，可应用静脉尿激酶溶栓治疗，但选择患者应更严格；对发病6 h以内的急性缺血性脑卒中患者，在有经验和有条件的单位，可以考虑进行动脉内溶栓治疗研究；基底动脉血栓形成的溶栓治疗时间窗和适应证，可以适当放宽；超过时间窗溶栓，不会提高治疗效果，且会增加再灌注损伤和出血并发症，不宜溶栓，恢复期患者应禁用溶栓治疗。③美国《急性缺血性脑卒中早期处理指南》Ⅰ级建议：MCA梗死小于6 h的严重脑卒中患者，动脉溶栓治疗是可以选择的，或可选择静脉内滴注rt-PA；治疗要求患者处于一个有经验、能够立刻进行脑血管造影，且提供合格的介入治疗的脑卒中中心。鼓励相关机构界定遴选能进行动脉溶栓的个人标准。Ⅱ级建议：对于具有使用静脉溶栓禁忌证，诸如近期手术的患者，动脉溶栓是合理的。Ⅲ级建议：动脉溶栓的可获得性不应该一般地排除静脉内给rt-PA。

(二)降纤治疗

降纤治疗可以降解血栓蛋白质，增加纤溶系统的活性，抑制血栓形成或促进血栓溶解。此类药物亦应早期应用，最好是在发病后6 h内，但没有溶栓药物严格，特别适应于合并高纤维蛋白原血症者。目前，国内纤溶药物种类很多，现介绍下面几种。

1.巴曲酶

巴曲酶又名东菱克栓酶，能分解纤维蛋白原，抑制血栓形成，促进纤溶酶的生成，而纤溶酶是溶解血栓的重要物质。巴曲酶的剂量和用法：第1天10 BU，第3天和第5天各为5～10 BU稀释于100～250 mL 0.9%氯化钠注射液中，静脉滴注1 h以上。对治疗前纤维蛋白原在4 g/L以上和突发性耳聋(内耳卒中)的患者，首次剂量为15～20 BU，以后隔天5 BU，疗程1周，必要时可增至3周。

2.精纯溶栓酶

精纯溶栓酶又名注射用降纤酶，是以我国尖吻蝮蛇(又名五步蛇)的蛇毒为原料，经现代生物技术分离、纯化而精制的蛇毒制剂。本品为缬氨酸蛋白水解酶，能直接作用于血中的纤维蛋白α-链释放出肽A。此时生成的肽A血纤维蛋白体的纤维系统，诱发t-PA的释放，增加t-PA的活性，促进纤溶酶的生成，使已形成的血栓得以迅速溶解。本品不含出血毒素，因此很少引起出血并发症。剂量和用法：首次10 U稀释于100 mL 0.9%氯化钠注射液中缓慢静脉滴注，第2天

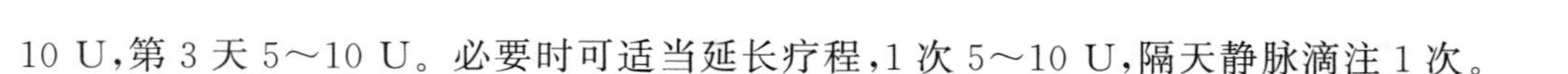

10 U，第 3 天 5～10 U。必要时可适当延长疗程，1 次 5～10 U，隔天静脉滴注 1 次。

3.降纤酶

降纤酶曾用名蝮蛇抗栓酶、精纯抗栓酶和去纤酶。取材于东北白眉蝮蛇蛇毒，是单一成分蛋白水解酶。剂量和用法：急性缺血性脑卒中，首次 10 U 加入 0.9%氯化钠注射液 100～250 mL 中静脉滴注，以后每天或隔天 1 次，连用 2 周。

4.注射用纤溶酶

从蝮蛇蛇毒中提取纤溶酶并制成制剂，其原理是利用抗体最重要的生物学特性——抗体与抗原能特异性结合，即抗体分子只与其相应的抗原发生结合。纤溶酶单克隆抗体纯化技术，就是用纤溶酶抗体与纤溶酶进行特异性结合，从而达到分离纯化纤溶酶，同时去除蛇毒中的出血毒素和神经毒。剂量和用法：对急性脑梗死（发病后 72 h 内）第 1～3 天每次 300 U 加入 5%葡萄糖注射液或 0.9%氯化钠注射液250 mL，静脉滴注，第 4～14 天每次 100～300 U。

5.安康乐得

安康乐得是马来西亚一种蝮蛇毒液的提纯物，是一种蛋白水解酶，能迅速有效地降低血纤维蛋白原，并可裂解纤维蛋白肽 A，导致低纤维蛋白血症。剂量和用法：2～5 AU/kg，溶于 250～500 mL 0.9%氯化钠注射液中，6～8 h 静脉滴注完，每天 1 次，连用 7 d。

《中国脑血管病防治指南》建议：①脑梗死早期（特别是 12 h 以内）可选用降纤治疗，高纤维蛋白血症更应积极降纤治疗；②严格掌握适应证和禁忌证。

（三）抗血小板聚集药

抗血小板聚集药又称血小板功能抑制剂。随着对血栓性疾病发生机制认识的加深，发现血小板在血栓形成中起着重要的作用。近年来，抗血小板聚集药在预防和治疗脑梗死方面越来越引起人们的重视。

抗血小板聚集药主要包括血栓烷 A_2 抑制剂（阿司匹林）、ADP 受体拮抗剂（噻氯匹定、氯吡格雷）、磷酸二酯酶抑制剂（双嘧达莫）、糖蛋白（GP）Ⅱb/Ⅲa 受体拮抗剂和其他抗血小板药物。

1.阿司匹林

阿司匹林是一种强效的血小板聚集抑制剂。阿司匹林抗栓作用的机制，主要是基于对环氧化酶的不可逆性抑制，使血小板内花生四烯酸转化为血栓烷 A_2（TXA_2）受阻，因为 TXA_2 可使血小板聚集和血管平滑肌收缩。在脑梗死发生后，TXA_2 可增加脑血管阻力、促进脑水肿形成。小剂量阿司匹林，可以最大限度地抑制 TXA_2 和最低限度地影响前列环素（PGI_2），从而达到比较理想的效果。国际脑卒中试验协作组和 CAST 协作组两项非盲法随机干预研究表明，脑卒中发病后 48 h 内应用阿司匹林是安全有效的。

阿司匹林预防和治疗缺血性脑卒中效果的不恒定，可能与用药剂量有关。有些研究者认为每天给 75～325 mg 最为合适。有学者分别给患者口服阿司匹林每天 50 mg、100 mg、325 mg 和 1 000 mg，进行比较，发现 50 mg/d 即可完全抑制 TXA_2 生成，出血时间从 5.03 min 延长到 6.96 min，100 mg/d 出血时间 7.78 min，但 1 000 mg/d 反而缩减至 6.88 min。也有人观察到口服阿司匹林 45 mg/d，尿内 TXA_2 代谢产物能被抑制 95%，而尿内 PGI_2 代谢产物基本不受影响；每天 100 mg，则尿内 TXA_2 代谢产物完全被抑制，而尿内 PGI_2 代谢产物保持基线的 25%～40%；若用 1 000 mg/d，则上述两项代谢产物完全被抑制。根据以上试验结果和临床体会提示，阿司匹林每天 100～150 mg 最为合适，既能达到预防和治疗的目的，又能避免发生不良反应。

《中国脑血管病防治指南》建议：①多数无禁忌证的未溶栓患者，应在脑卒中后尽早（最好

48 h内)开始使用阿司匹林;②溶栓患者应在溶栓 24 h 后,使用阿司匹林,或阿司匹林与双嘧达莫缓释剂的复合制剂;③阿司匹林的推荐剂量为 150～300 mg/d,分2 次服用,2～4 周后改为预防剂量(50～150 mg/d)。

2.氯吡格雷

由于噻氯匹定有明显的不良反应,已基本被淘汰,被第 2 代 ADP 受体拮抗剂氯吡格雷所取代。氯吡格雷和噻氯匹定一样对 ADP 诱导的血小板聚集有较强的抑制作用,对花生四烯酸、胶原、凝血酶、肾上腺素和血小板活化因子诱导的血小板聚集也有一定的抑制作用。与阿司匹林不同的是,它们对 ADP 诱导的血小板第Ⅰ相和第Ⅱ相的聚集均有抑制作用,且有一定的解聚作用。它还可以与红细胞膜结合,降低红细胞在低渗溶液中的溶解倾向,改变红细胞的变形能力。

氯吡格雷和阿司匹林均可作为治疗缺血性脑卒中的一线药物,多项研究都说明氯吡格雷的效果优于阿司匹林。氯吡格雷与阿司匹林合用防治缺血性脑卒中,比单用效果更好。氯吡格雷可用于预防颈动脉粥样硬化高危患者急性缺血事件。有文献报道 23 例颈动脉狭窄患者,在颈动脉支架置入术前常规服用阿司匹林 100 mg/d,介入治疗前晚给予负荷剂量氯吡格雷 300 mg,术后服用氯吡格雷 75 mg/d,3 个月后经颈动脉彩超发现,新生血管内皮已完全覆盖支架,无血管闭塞和支架内再狭窄。

氯吡格雷的使用剂量为每次 50～75 mg,每天 1 次。它的不良反应与阿司匹林比较,发生胃肠道出血的风险明显降低,发生腹泻和皮疹的风险略有增加,但明显低于噻氯匹定。主要不良反应有头晕、头胀、恶心、腹泻,偶有出血倾向。氯吡格雷禁用于对本品过敏者及近期有活动性出血者。

3.双嘧达莫

双嘧达莫又名潘生丁,通过抑制磷酸二酯酶活性,阻止环腺苷酸(cAMP)的降解,提高血小板 cAMP 的水平,具有抗血小板黏附聚集的能力。双嘧达莫已作为预防和治疗冠心病、心绞痛的药物,而用于防治缺血性脑卒中的效果仍有争议。欧洲脑卒中预防研究(ESPS)大宗随机对照试验研究认为双嘧达莫与阿司匹林联合防治缺血性脑卒中,疗效是单用阿司匹林或双嘧达莫的 2 倍,并不会导致更多的出血不良反应。

美国 FDA 最近批准了阿司匹林和双嘧达莫复方制剂用于预防脑卒中。这一复方制剂每片含阿司匹林 50 mg 和缓释双嘧达莫 400 mg。一项单中心大规模随机试验发现,与单用小剂量阿司匹林比较,这种复方制剂可使脑卒中发生率降低 22%,但这项资料的价值仍有争论。

双嘧达莫的不良反应轻而短暂,长期服用可有头痛、头晕、呕吐、腹泻、面红、皮疹和皮肤瘙痒等。

4.血小板糖蛋白(glycoprotein,GP)Ⅱb/Ⅲa 受体拮抗剂

GPⅡb/Ⅲa 受体拮抗剂是一种新型抗血小板药,其通过阻断 GPⅡb/Ⅲa 受体与纤维蛋白原配体的特异性结合,有效抑制各种血小板激活剂诱导的血小板聚集,进而防止血栓形成。GPⅡb/Ⅲa 受体是一种血小板膜蛋白,是血小板活化和聚集反应的最后通路。GPⅡb/Ⅲa受体拮抗剂能完全抑制血小板聚集反应,是作用最强的抗血小板药。

GPⅡb/Ⅲa 受体拮抗剂分 3 类,即抗体类(如阿昔单抗)、肽类(如依替巴肽)和非肽类(如替罗非班)。这 3 种药物均获美国 FDA 批准应用。

该药还能抑制动脉粥样硬化斑块的其他成分,对预防动脉粥样硬化和修复受损血管壁起重

要作用。GPⅡb/Ⅲa受体拮抗剂在缺血性脑卒中二级预防中的剂量、给药途径、时间、监护措施及安全性等目前仍在探讨之中。

有报道对于阿替普酶(rt-PA)溶栓和球囊血管成形术机械溶栓无效的大血管闭塞和急性缺血性脑卒中患者,GPⅡb/Ⅲa受体拮抗剂能够提高治疗效果。阿昔单抗的抗原性虽已减低,但仍有部分患者可引起变态反应。

5.西洛他唑

西洛他唑又名培达,可抑制磷酸二酯酶(PDE),特别是PDEⅢ,提高cAMP水平,从而起到扩张血管和抗血小板聚集的作用,常用剂量为每次50~100 mg,每天2次。

为了检测西洛他唑对颅内动脉狭窄进展的影响,Kwan进行了一项多中心双盲随机与安慰剂对照研究,将135例大脑中动脉M1段或基底动脉狭窄有急性症状者随机分为两组,一组接受西洛他唑200 mg/d治疗,另一组给予安慰剂治疗,所有患者均口服阿司匹林100 mg/d,在进入试验和6个月后分别做MRA和TCD对颅内动脉狭窄程度进行评价。主要转归指标为MRA上有症状颅内动脉狭窄的进展,次要转归指标为临床事件和TCD的狭窄进展。西洛他唑组,45例有症状颅内动脉狭窄者中有3例(6.7%)进展、11例(24.4%)缓解;而安慰剂组15例(28.8%)进展、8例(15.4%)缓解,两组差异有显著性意义。

有症状颅内动脉狭窄是一个动态变化的过程,西洛他唑有可能防止颅内动脉狭窄的进展。西洛他唑的不良反应可有皮疹、头晕、头痛、心悸、恶心、呕吐,偶有消化道出血、尿路出血等。

6.三氟柳

三氟柳的抗血栓形成作用是通过干扰血小板聚集的多种途径实现的,如不可逆性抑制环氧化酶(COX)和阻断血栓素A_2(TXA_2)的形成。三氟柳抑制内皮细胞COX的作用极弱,不影响前列腺素合成。另外,三氟柳及其代谢产物2-羟基-4-三氟甲基苯甲酸可抑制磷酸二酯酶,增加血小板和内皮细胞内cAMP的浓度,增强血小板的抗聚集效应,该药应用于人体时不会延长出血时间。

有研究将2 113例TIA或脑卒中患者随机分组,进行三氟柳(600 mg/d)或阿司匹林(325 mg/d)治疗,平均随访30.1个月,主要转归指标为非致死性缺血性脑卒中、非致死性心肌梗死和血管性疾病死亡的联合终点,结果两组联合终点发生率、各个终点事件发生率和存活率均无明显差异,三氟柳组出血性事件发生率明显低于阿司匹林组。

7.沙格雷酯

沙格雷酯又名安步乐克,是5-羟色胺2受体阻滞剂,具有抑制由5-羟色胺增强的血小板聚集作用和由5-羟色胺引起的血管收缩的作用,增加被减少的侧支循环血流量,改善周围循环障碍等。口服沙格雷酯后1~5 h即有抑制血小板的聚集作用,可持续4~6 h。口服每次100 mg,每天3次。不良反应较少,可有皮疹、恶心、呕吐和胃部灼热感等。

8.曲克芦丁

曲克芦丁又名维脑路通,能抑制血小板聚集,防止血栓形成,同时能对抗5-羟色胺、缓激肽引起的血管损伤,增加毛细血管抵抗力,降低毛细血管通透性等。每次200 mg,每天3次,口服;或每次400~600 mg加入5%葡萄糖注射液或0.9%氯化钠注射液250~500 mL,静脉滴注,每天1次,可连用15~30 d。不良反应较少,偶有恶心和便秘。

(四)扩血管治疗

扩张血管药目前仍然是广泛应用的药物,但脑梗死急性期不宜使用,因为脑梗死病灶后的血管处于血管麻痹状态,此时应用血管扩张药,能扩张正常血管,对病灶区的血管不但不能扩张,还要从病灶区盗血,称“偷漏现象”。因此,血管扩张药应在脑梗死发病2周后才应用。常用的扩张血管药有以下几种。

1.丁苯酞

每次200 mg,每天3次,口服。偶见恶心,腹部不适,有严重出血倾向者忌用。

2.倍他司汀

每次20 mg加入5%葡萄糖注射液500 mL,静脉滴注,每天1次,连用10~15 d;或每次8 mg,每天3次,口服。有些患者会出现恶心、呕吐和皮疹等不良反应。

3.盐酸法舒地尔注射液

每次60 mg(2支)加入5%葡萄糖注射液或0.9%氯化钠注射液250 mL中静脉滴注,每天1次,连用10~14 d。可有一过性颜面潮红、低血压和皮疹等不良反应。

4.丁咯地尔

每次200 mg加入5%葡萄糖注射液或0.9%氯化钠注射液250~500 mL,缓慢静脉滴注,每天1次,连用10~14 d。可有头痛、头晕、胃肠道不适等不良反应。

5.银杏达莫注射液

每次20 mL加入5%葡萄糖注射液或0.9%氯化钠注射液500 mL,静脉滴注,每天1次,可连用14 d。偶有头痛、头晕、恶心等不良反应。

6.葛根素注射液

每次500 mg加入5%葡萄糖注射液或0.9%氯化钠注射液500 mL,静脉滴注,每天1次,连用14 d。少数患者可出现皮肤瘙痒、头痛、头晕、皮疹等不良反应,停药后可自行消失。

7.灯盏花素注射液

每次20 mL(含灯盏花乙素50 g)加入5%葡萄糖注射液或0.9%氯化钠注射液250 mL,静脉滴注,每天1次,连用14 d。偶有头痛、头晕等不良反应。

(五)钙通道阻滞剂

钙通道阻滞剂是继β受体阻滞剂之后,脑血管疾病治疗中最重要的进展之一。正常时细胞内钙离子浓度为10^{-9} mol/L,细胞外钙离子浓度比细胞内大10 000倍。在病理情况下,钙离子迅速内流到细胞内,使原有的细胞内外钙离子平衡破坏,结果造成:①由于血管平滑肌细胞内钙离子增多,导致血管痉挛,加重缺血、缺氧;②由于大量钙离子激活ATP酶,使ATP酶加速消耗,结果细胞内能量不足,多种代谢无法维持;③由于大量钙离子破坏了细胞膜的稳定性,使许多有害物质释放出来;④由于神经细胞内钙离子陡增,可加速已经衰竭的细胞死亡。使用钙通道阻滞剂的目的在于阻止钙离子内流到细胞内,阻断上述病理过程。

钙通道阻滞剂改善脑缺血和解除脑血管痉挛的机制可能是以下几点:①解除缺血灶中的血管痉挛;②抑制肾上腺素能受体介导的血管收缩,增加脑组织葡萄糖利用率,继而增加脑血流量;③有梗死的半球内血液重新分布,缺血区脑血流量增加,高血流区血流量减少,对临界区脑组织有保护作用。几种常用的钙通道阻滞剂如下。

1.尼莫地平

尼莫地平为选择性扩张脑血管作用最强的钙通道阻滞剂。口服,每次40 mg,每天3~4次。

注射液，每次24 mg，溶于 5%葡萄糖注射液 1 500 mL，静脉滴注，开始注射时，1 mg/h，若患者能耐受，1 h 后增至2 mg/h，每天 1 次，连续用药 10 d，以后改用口服。德国拜耳药厂生产的尼莫同(Nimotop)，每次口服30～60 mg，每天 3 次，可连用 1 个月。注射液开始 2 h 可按照0.5 mg/h，静脉滴注，如果耐受性良好，尤其血压无明显下降时，可增至 1 mg/h，连用 7～10 d 后改为口服。该药规格为尼莫同注射液 50 mL 含尼莫地平 10 mg，一般每天静脉滴注 10 mg。不良反应比较轻微，口服时可有一过性消化道不适、头晕、嗜睡和皮肤瘙痒等。静脉给药可有血压下降(尤其是治疗前有高血压者)、头痛、头晕、皮肤潮红、多汗、心率减慢或心率加快等。

2.尼卡地平

对脑血管的扩张作用强于对外周血管的作用。每次口服 20 mg，每天 3～4 次，连用 1～2 个月。可有胃肠道不适、皮肤潮红等不良反应。

3.氟桂利嗪

氟桂利嗪又名西比灵，每次 5～10 mg，睡前服。有嗜睡、乏力等不良反应。

4.桂利嗪

桂利嗪又名脑益嗪，每次口服 25 mg，每天 3 次。有嗜睡、乏力等不良反应。

(六)防治脑水肿

大面积脑梗死、出血性梗死的患者多有脑水肿，应给予降低颅内压处理，如床头抬高 30°，避免有害刺激、解除疼痛、适当吸氧和恢复正常体温等基本处理；有条件行颅内压测定者，脑灌注压应保持在 9.3 kPa(70 mmHg)以上；避免使用低渗和含糖溶液，如脑水肿明显者应快速给予降颅内压处理。

1.甘露醇

甘露醇对缩小脑梗死面积与减轻病残有一定的作用。甘露醇除可降低颅内压外，还可降低血液黏度、增加红细胞变形性、减少红细胞聚集、减少脑血管阻力、增加灌注压、提高灌注量、改善脑的微循环。同时，还可提高心排血量。每次 125～250 mL，静脉滴注，6 h 1 次，连用 7～10 d。甘露醇治疗脑水肿疗效快、效果好。不良反应：降颅内压有反跳现象，可能引起心力衰竭、肾功能损害、电解质紊乱等。

2.复方甘油注射液

能选择性脱出脑组织中的水分，可减轻脑水肿；在体内参加三羧酸循环代谢后转换成能量，供给脑组织，增加脑血流量，改善脑循环，因而有利于脑缺血病灶的恢复。每天 500 mL，静脉滴注，每天2 次，可连用 15～30 d。静脉滴注速度应控制在 2 mL/min，以免发生溶血反应。由于要控制静脉滴速，并不能用于急救。有大面积脑梗死的患者，有明显脑水肿甚至发生脑疝，一定要应用足量的甘露醇，或甘露醇与复方甘油同时或交替用药，这样可以维持恒定的降颅内压作用和减少甘露醇的用量，从而减少甘露醇的不良反应。

3.七叶皂苷钠注射液

有抗渗出、消水肿、增加静脉张力、改善微循环和促进脑功能恢复的作用。每次 25 mg 加入5%葡萄糖注射液或 0.9%氯化钠注射液 250～500 mL，静脉滴注，每天 1 次，连用 10～14 d。

4.手术减压治疗

主要适用于恶性大脑中动脉(MCA)梗死和小脑梗死。

(七)提高血氧与辅助循环

高压氧是有价值的辅助疗法，在脑梗死的急性期和恢复期都有治疗作用。最近研究提示，脑广泛缺血后，纠正脑的乳酸中毒或脑代谢产物积聚，可恢复神经功能。高压氧向脑缺血区域弥散，可使这些区域的细胞在恢复正常灌注前得以生存，从而减轻缺血缺氧后引起的病理改变，保护受损的脑组织。

(八)神经细胞活化剂

据一些药物试验研究报告，这类药物有一定的营养神经细胞和促进神经细胞活化的作用，但确切的效果，还有待进一步大宗临床验证和评价。

1.胞磷胆碱

参与体内卵磷脂的合成，有改善脑细胞代谢的作用和促进意识的恢复。每次 750 mg 加入 5%葡萄糖注射液 250 mL，静脉滴注，每天 1 次，连用 15～30 d。

2.三磷酸胞苷二钠

其主要药效成分是三磷酸胞苷，该物质不仅能直接参与磷脂与核酸的合成，而且还间接参与磷脂与核酸合成过程中的能量代谢，有营养神经、调节物质代谢和抗血管硬化的作用。每次60～120 mg 加入 5%葡萄糖注射液 250 mL，静脉滴注，每天 1 次，可连用 10～14 d。

3.小牛血去蛋白提取物

小牛血去蛋白提取物又名爱维治，是一种小分子肽、核苷酸和寡糖类物质，不含蛋白质和致热原。爱维治可促进细胞对氧和葡萄糖的摄取和利用，使葡萄糖的无氧代谢转向为有氧代谢，使能量物质生成增多，延长细胞生存时间，促进组织细胞代谢、功能恢复和组织修复。每次 1 200～1 600 mg加入 5%葡萄糖注射液 500 mL，静脉滴注，每天1 次，可连用 15～30 d。

4.依达拉奉

依达拉奉是一种自由基清除剂，有抑制自由基的生成、抑制细胞膜脂质过氧化连锁反应及抑制自由基介导的蛋白质、核酸不可逆的破坏作用，是一种脑保护药物。每次 30 mg 加入 5%葡萄糖注射液250 mL，静脉滴注，每天 2 次，连用 14 d。

(九)其他内科治疗

1.调节与稳定血压

急性脑梗死患者的血压检测和治疗是一个存在争议的领域。因为血压偏低会减少脑血流灌注，加重脑梗死。在急性期，患者会出现不同程度的血压升高。原因是多方面的，如脑卒中后的应激反应、膀胱充盈、疼痛及机体对脑缺氧和颅内压升高的代偿反应等，且其升高的程度与脑梗死病灶大小和部位、疾病前是否患高血压有关。脑梗死早期的高血压处理取决于血压升高的程度及患者的整体情况。美国脑卒中学会(ASA)和欧洲脑卒中促进会(EUSI)都赞同：收缩压超过 29.3 kPa(220 mmHg)或舒张压超过 16.0 kPa(120 mmHg)，则应给予谨慎缓慢降压治疗，并严密观察血压变化，防止血压降得过低。然而有一些脑血管治疗中心，主张只有在出现下列情况才考虑降压治疗，如合并夹层动脉瘤、肾衰竭、心力衰竭及高血压脑病时。但在溶栓治疗时，需及时降压治疗，应避免收缩压＞24.7 kPa(185 mmHg)，以防止继发性出血。降压推荐使用微输液泵静脉注射硝普钠，可迅速、平稳地降低血压至所需水平，也可用利喜定(压宁定)、卡维地洛等。血压过低对脑梗死不利，应适当提高血压。

2.控制血糖

糖尿病是脑卒中的危险因素之一，并可加重急性脑梗死和局灶性缺血再灌注损伤。欧洲脑卒中组织(ESO)《缺血性脑卒中和短暂性脑缺血发作处理指南》指出，已证实急性脑卒中后高血糖与大面积脑梗死、皮质受累及其功能转归不良有关，但积极降低血糖能否改善患者的临床转

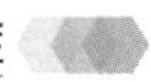

归，尚缺乏足够证据。如果过去没有糖尿病史，只是急性脑卒中后血糖应激性升高，则不必应用降糖措施，只需输液中尽量不用葡萄糖注射液即可降低血糖水平；有糖尿病史的患者必须同时应用降糖药适当控制高血糖；血糖超过 10 mmol/L (180 mg/dL)时需降糖处理。

3.心脏疾病的防治

对并发心脏疾病的患者要采取相应防治措施，如果要应用甘露醇脱水治疗，则必须加用呋塞米以减少心脏负荷。

4.防治感染

对有吞咽困难或意识障碍的脑梗死患者，常常容易合并肺部感染，应给予相应抗生素和止咳化痰药物，必要时行气管切开，有利于吸痰。

5.保证营养和水、电解质的平衡

特别是对有吞咽困难和意识障碍的患者，应采用鼻饲，保证营养、水与电解质的补充。

6.体温管理

在实验室脑卒中模型中，发热与脑梗死体积增大和转归不良有关。体温升高可能是中枢性高热或继发感染的结果，均与临床转归不良有关。应积极迅速找出感染灶并予以适当治疗，并可使用对乙酰氨基酚进行退热治疗。

(十)康复治疗

脑梗死患者只要生命体征稳定，应尽早开始康复治疗，主要目的是促进神经功能的恢复。早期进行瘫痪肢体的功能锻炼和语言训练，防止关节挛缩和足下垂，可采用针灸、按摩、理疗和被动运动等措施。

七、预后与预防

(一)预后

(1)如果得到及时的治疗，特别是能及时在卒中单元获得早期溶栓疗法等系统规范的中西医结合治疗，可提高疗效，减少致残率，50%以上的患者能自理生活，甚至恢复工作能力。

(2)脑梗死国外病死率为 6.9%～20%，其中颈内动脉闭塞为 17%，椎-基底动脉闭塞为 18%。有学者观察随访经 CT 证实的脑梗死 1～7 年的预后，发现：①累计生存率，6 个月为 96.8%，12 个月为 91%，2 年为 81.7%，3 年为 81.7%，4 年为 76.5%，5 年为76.5%，6 年为 71%，7 年为 71%。急性期病死率为22.3%，其中颈内动脉闭塞为 22%，椎-基底动脉闭塞为 25%。意识障碍、肢体瘫痪和继发肺部感染是影响预后的主要因素。②累计病死率在开始半年内迅速上升，一年半达高峰。说明发病后一年半不能恢复自理者，继续恢复的可能性较小。

(二)预防

1.一级预防

一级预防是指发病前的预防，即通过早期改变不健康的生活方式，积极主动地控制危险因素，从而达到使脑血管疾病不发生或发病年龄推迟的目的。从流行病学角度看，只有一级预防才能降低人群发病率，所以对于病死率及致残率很高的脑血管疾病来说，重视并加强开展一级预防的意义远远大于二级预防。

对血栓形成性脑梗死的危险因素及其干预管理有下述几方面：服用降血压药物，有效控制高血压，防治心脏病，冠心病患者应服用小剂量阿司匹林，定期监测血糖和血脂，合理饮食和应用降糖药物和降脂药物，不抽烟，不酗酒，对动脉狭窄患者及无症状颈内动脉狭窄患者一般不推荐手术治疗或血管内介入治疗，对重度颈动脉狭窄（≥70%）的患者在有条件的医院可以考虑行颈动脉内膜切除术或血管内介入治疗。

2.二级预防

脑卒中首次发病后应尽早开展二级预防工作，可预防或降低再次发生率。二级预防有下述几个方面：首先要对第1次发病机制正确评估，管理和控制血压、血糖、血脂和心脏病，应用抗血小板聚集药物，颈内动脉狭窄的干预同一级预防，有效降低同型半胱氨酸水平等。

（张　艳）

第五章

循环系统急危重症

第一节　高血压急症

高血压急症是指短时间内(数小时或数天)血压明显升高,舒张压＞16.0 kPa(120 mmHg)和(或)收缩压＞24.0 kPa(180 mmHg),伴有重要器官组织,如心脏、脑、肾、眼底、大动脉的严重功能障碍或不可逆性损害。高血压急症可以发生在高血压患者,表现为高血压危象或高血压脑病;也可发生在其他许多疾病过程中,主要在心、脑血管病急性阶段,如脑出血、蛛网膜下腔出血、缺血性脑卒中、急性左侧心力衰竭伴肺水肿、不稳定型心绞痛、急性主动脉夹层和急、慢性肾衰竭等情况时。

单纯的血压升高并不构成高血压急症,血压的高低也不代表患者的危重程度;是否出现靶器官损害以及哪个靶器官受累不仅是高血压急症诊断的关键,也直接决定治疗方案的选择。及时正确处理高血压急症,可在短时间内使病情缓解,预防进行性或不可逆性靶器官损害,降低死亡率。根据降压治疗的紧迫程度,高血压急症可分为紧急和次急两类。前者需要采用静脉途径给药在几分钟到 1 h 内迅速降低血压;后者需要在几小时到 24 h 内降低血压,可使用快速起效的口服降压药。

一、发病机制

长期高血压及伴随的危险因素引起小动脉中层平滑肌细胞增殖和纤维化,中动脉、大动脉粥样硬化,管壁增厚和管腔狭窄,导致重要靶器官,如心、脑、肾缺血。在此基础上或在其他许多疾病过程中,因紧张、疲劳、情绪激动、突然停服降压药、嗜铬细胞瘤阵发性高血压发作等诱因,小动脉发生强烈痉挛,血压急剧上升,使重要靶器官缺血加重而产生严重功能障碍或不可逆性损害;或由于过高的血压突破了脑血流自动调节范围,脑组织血流灌注过多引起脑水肿、脑功能障碍。

妊娠时子宫胎盘血流灌注减少,使前列腺素在子宫合成减少,从而促使肾素分泌增加,通过血管紧张素系统使血压升高。

二、临床表现

(一)高血压脑病

高血压脑病常见于急性肾小球肾炎,也可见于其他原因高血压,但醛固酮增多症和嗜铬细胞瘤者少见。常表现为剧烈头痛、烦躁、恶心、呕吐、抽搐、昏迷、暂时局部神经体征。舒张压通常≥18.7 kPa(130 mmHg),眼底几乎均能见到视网膜动脉强烈痉挛,脑脊液压力可高达 3.9 kPa(40 cmH_2O),蛋白增加。经有效的降压治疗,症状可迅速缓解,否则将导致不可逆脑损害。

(二)急进型或恶性高血压

急进型或恶性高血压多见于中青年,血压显著升高,舒张压持续≥18.7 kPa(130 mmHg),并有头痛、视力减退、眼底出血、渗出和视盘水肿;肾损害突出,持续蛋白尿、血尿与管型尿;若不积极降压治疗,预后很差,常死于肾衰竭、脑卒中、心力衰竭。病理上以肾小球纤维样坏死为特征。

(三)急性脑血管病

急性脑血管病包括脑出血、脑血栓形成和蛛网膜下腔出血。

(四)慢性肾病合并严重高血压

原发性高血压可以导致肾小球硬化,肾功能损害,在各种原发或继发性肾实质疾病中,包括各种肾小球肾炎、糖尿病肾病、红斑狼疮肾炎、梗阻性肾病等,出现肾性高血压者可为 80%～90%,是继发性高血压的主要原因。随着肾功能损害加重,高血压的出现率、严重程度和难治程度也加重。

(五)急性心力衰竭

高血压是急性心力衰竭最常见的原因之一。

(六)急性冠脉综合征(ACS)

血压升高引起内膜受损而诱发血栓形成致 ACS。

(七)主动脉夹层

主动脉内的血液经内膜撕裂口流入囊样变性的中层,形成血肿,随血流压力的驱动,逐渐在主动脉中层内扩展。临床特点为急性起病,突发剧烈胸、背部疼痛、休克和血肿压迫相应的主动脉分支血管时出现的脏器缺血症状。多见于中老年患者,约 3/4 的患者有高血压。超高速 CT 和 MRI 检查能明确诊断,必要时主动脉造影。一旦诊断明确,立即进行解除疼痛、降低血压、减慢心率的治疗。

(八)子痫

先兆子痫是指以下三项中有两项者:血压>21.3/14.7 kPa(160/110 mmHg);尿蛋白≥3 g/24 h;伴水肿、头痛、头晕、视物不清、恶心、呕吐等自觉症状。子痫指妊娠高血压综合征的孕产妇发生抽搐。辅助检查:血液浓缩、血黏度升高、重者肌酐升高、凝血机制异常,眼底可见视网膜痉挛、水肿、出血。

(九)嗜铬细胞瘤

嗜铬细胞瘤可产生和释放大量去甲肾上腺素和肾上腺素,常见的肿瘤部位在肾上腺髓质,也可在其他具有嗜铬组织的部位,如主动脉分叉、胸腹部交感神经节等。临床表现为血压急剧升高,伴心动过速、头痛、苍白、大汗、麻木、手足发冷。发作持续数分钟至数小时。通过发作时尿儿茶酚胺代谢产物香草基杏仁酸(VMA)和血儿茶酚胺的测定可以确诊。

高血压次急症也称为高血压紧迫状态,指血压急剧升高而尚无靶器官损害。允许在数小时内将血压降低,不一定需要静脉用药。包括急进型或恶性高血压无心、肾和眼底损害,先兆子痫,围术期高血压等。

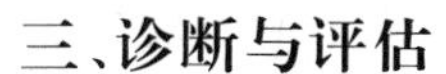

三、诊断与评估

(一)诊断依据

(1)原发性高血压病史。

(2)血压突然急剧升高。

(3)伴有心功能不全、高血压脑病、肾功能不全、视盘水肿、渗出、出血等靶器官严重损害。

(二)评估

发生高血压急症的患者基础条件不同,临床表现形式各异,要决定合适的治疗方案,有必要早期对患者进行评估,做出危险分层,针对患者的具体情况制订个体化的血压控制目标和用药方案。

在病情诊断及评估中,简洁但完整的病史收集有助于了解高血压的持续时间和严重性、并发症情况以及药物使用情况;需要明确患者是否有心血管、肾、神经系统疾病史,检查是否有靶器官损害的相关征象;进行必要的辅助检查,血电解质、尿常规、ECG、检眼镜等。根据早期评估选择适当的急诊检查,如X线胸部平片、脑CT等。一旦发现患者有靶器官急性受损的迹象,就应该进行紧急治疗,绝不能一味等待检查结果。

四、治疗原则

(一)迅速降低血压

选择适宜有效的降压药物静脉滴注,在监测下将血压迅速降至安全水平,以预防进行性或不可逆性靶器官损害,避免使血压下降过快或过低,导致局部或全身灌注不足。

(二)降压目标

高血压急症降压治疗的第一个目标是在30～60 min将血压降到一个安全水平。由于患者基础血压水平各异,合并的靶器官损害不一,这一安全水平必须根据患者的具体情况决定。指南建议:①1 h内使平均动脉血压迅速下降但不超过25%。一般掌握在近期血压升高值的2/3左右。但注意对于临床的一些特殊情况,如主动脉夹层和急性脑血管病患者等,血压控制另有要求。②在达到第一个目标后,应放慢降压速度,加用口服降压药,逐步减慢静脉给药的速度,逐渐将血压降低到第二个目标。在以后的2～6 h将血压降至21.3/(13.3～14.7)kPa[160/(100～110)mmHg],根据患者的具体病情适当调整。③如果这样的血压水平可耐受和临床情况稳定,在以后24～48 h逐步降低血压达到正常水平,即高血压急症血压控制的第三步。

五、常见高血压急症的急诊处理

(一)高血压脑病

高血压脑病临床处理的关键一方面要考虑将血压降低到目标范围内,另一方面要保证脑血流灌注,尽量减少颅内压的波动。脑动脉阻力在一定范围内直接随血压变化而变化,慢性高血压时,该设定点也相应升高,迅速、过度降低血压可能降低脑血流量,造成不利影响。因而降压治疗以静脉给药为主,1 h内将收缩压降低20%～25%,血压下降幅度不可超过50%,舒张压一般不低于14.7 kPa(110 mmHg)。在治疗时要同时兼顾减轻脑水肿、降颅内压,避免使用降低脑血流量的药物。迅速降压过去首选硝普钠,起始量20 μg/min,视血压和病情可逐渐增至200～300 μg/min。但硝普钠可能引起颅内压增高,并影响脑血流灌注,以及可能产生蓄积中毒,在用

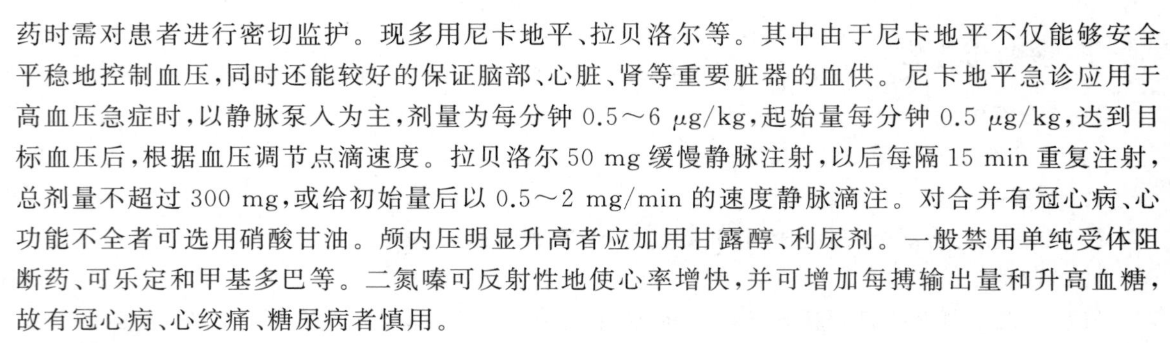

药时需对患者进行密切监护。现多用尼卡地平、拉贝洛尔等。其中由于尼卡地平不仅能够安全平稳地控制血压，同时还能较好的保证脑部、心脏、肾等重要脏器的血供。尼卡地平急诊应用于高血压急症时，以静脉泵入为主，剂量为每分钟 0.5～6 μg/kg，起始量每分钟 0.5 μg/kg，达到目标血压后，根据血压调节点滴速度。拉贝洛尔 50 mg 缓慢静脉注射，以后每隔 15 min 重复注射，总剂量不超过 300 mg，或给初始量后以 0.5～2 mg/min 的速度静脉滴注。对合并有冠心病、心功能不全者可选用硝酸甘油。颅内压明显升高者应加用甘露醇、利尿剂。一般禁用单纯受体阻断药、可乐定和甲基多巴等。二氮嗪可反射性地使心率增快，并可增加每搏输出量和升高血糖，故有冠心病、心绞痛、糖尿病者慎用。

(二)急性脑血管病

高血压患者在出现急性脑血管病时，脑部血流的调节机制进一步紊乱，特别是急性缺血性脑卒中患者，几乎完全依靠平均动脉血压的增高来维持脑组织的血液灌注。因而在严重高血压合并急性脑血管病的治疗中，需首先把握的一个原则就是“无害原则”，避免血流灌注不足。急性卒中期间迅速降低血压的风险和好处并不清楚，因此一般不主张对急性脑卒中患者采用积极的降压治疗，在病情尚未稳定或改善的情况下，宜将血压控制在中等水平[约 21.3/13.3 kPa (160/100 mmHg)]，血压下降不要超过 20%。治疗时避免使用减少脑血流灌注的药物，可选用尼卡地平、拉贝洛尔、卡托普利等。联合使用血管紧张素转化酶抑制药(ACEI)和噻嗪类利尿剂有利于减少卒中发生率。

1.脑梗死

许多脑梗死患者在发病早期，其血压均有不同程度的升高，且其升高的程度与脑梗死病灶大小及是否患有高血压有关。脑梗死早期的高血压处理取决于血压升高的程度及患者的整体情况和基础血压来定。如收缩压在 24.0～29.3 kPa(180～220 mmHg)或舒张压在 14.7～16.0 kPa (110～120 mmHg)，一般不急于降压治疗，但应严密观察血压变化；如血压＞29.3/16.0 kPa (220/120 mmHg)，或伴有心肌缺血、心力衰竭、肾功能不全及主动脉夹层等，或考虑溶栓治疗的患者，则应给予降压治疗。根据患者的具体情况选择合适的药物及合适剂量。如尼卡地平 5 mg/h作为起始量静脉滴注，每 5 min 增加 2.5 mg/h 至满意效果，最大 15 mg/h。拉贝洛尔 50 mg缓慢静脉注射，以后每隔 15 min 重复注射，总剂量不超过 300 mg，或给初始量后以 0.5～2 mg/min的速度静脉滴注。效果不满意者可谨慎使用硝普钠。β 受体阻滞剂可使脑血流量降低，急性期不宜用。

2.脑出血

脑出血时血压升高是颅内压增高情况下保持正常脑血流的脑血管自动调节机制，脑出血患者合并严重高血压的治疗方案目前仍有争论，降压可能影响脑血流量，导致低灌注或脑梗死，但持续高血压可使脑水肿恶化。一般认为，在保持呼吸道通畅，纠正缺氧，降低颅内压后，如血压≥26.7/14.7 kPa(200/110 mmHg)时，才考虑在严密血压监测下使用经静脉降压药物进行治疗，使血压维持在略高于发病前水平或 24.0/14.0 kPa(180/105 mmHg)左右；收缩压在 22.7～26.7 kPa(170～200 mmHg)或舒张压在13.3～14.7 kPa(100～110 mmHg)，暂不必使用降压药，先脱水降颅内压，并严密观察血压情况，必要时再用降压药。可选择 ACEI、利尿剂、拉贝洛尔等。钙通道阻滞剂能扩张脑血管、增加脑血流量，但可能增高颅内压，应慎重使用。α 受体阻滞剂往往出现明显的降压作用及明显的直立性低血压，应避免使用。在调整血压的同时，防止继续出血、保护脑组织、防治并发症，需要时采取手术治疗。

(三)急性冠脉综合征

急性冠脉综合征包括不稳定型心绞痛和心肌梗死，其治疗目标在于降低血压、减少心肌耗氧量，但不可影响到冠脉灌注压，从而减少冠脉血流量。血压控制的目标是使其收缩压下降10%～15%。治疗时首选硝酸酯类药物，如硝酸甘油，开始时以 5～10 μg/min 速率静脉滴注，逐渐增加剂量，每 5～10 分钟增加 5～10 μg/min。早期联合使用其他降血压药物治疗，如 β 受体阻滞剂、ACEI、α_1 受体阻滞剂，必要时还可配合使用利尿剂和钙通道阻滞剂。另外配合使用镇痛、镇静药等。特别是尼卡地平能增加冠状动脉血流、保护缺血心肌，静脉滴注能发挥降压和保护心脏的双重效果。拉贝洛尔能同时阻断 α_1 和 β 受体，在降压的同时能减少心肌耗氧量，也可选用。心肌梗死后的患者可选用 ACEI、β 受体阻滞剂和醛固酮拮抗药。此外，原发病的治疗如溶栓、抗凝、血管再通等也非常重要，对 ST 段抬高的患者溶栓前应将血压控制在20.0/12.0 kPa(150/90 mmHg)以下。

(四)急性左侧心力衰竭

急性左侧心力衰竭主要是由收缩期高血压和缺血性心脏病导致的。严重高血压伴急性左侧心力衰竭治疗的主要手段是通过静脉用药，迅速降低心脏的前后负荷。在应用血管扩张药迅速降低血压的同时，配合使用强效利尿剂，尽快缓解患者的缺氧和高度呼吸困难。就心脏功能而言，应力求将血压降到正常水平。血压被控制的同时，心力衰竭亦常得到控制。血管扩张药可选用硝普钠、硝酸甘油、酚妥拉明等，广泛心肌缺血引起的急性左侧心力衰竭，首选硝酸甘油。在降压的同时以吗啡3～5 mg 静脉缓注，必要时每隔 15 min 重复 1 次，共 2～3 次，老年患者酌减剂量或改为肌内注射；呋塞米 20～40 mg 静脉注射，2 min 内推完，4 h 后可重复 1 次；并予吸氧、氨茶碱等。强心苷仅在心脏扩大或心房颤动伴快速心室率时应用。

(五)急性主动脉夹层

3/4 的主动脉夹层患者有高血压，血压增高是病情进展的重要诱因。治疗目标为通过扩张血管、减缓心动过速、抑制心脏收缩、降低血压及左心室射血速度、降低血流对动脉的剪切力，从而阻止夹层血肿的扩展。主动脉夹层在升主动脉及有并发症者尽快手术治疗；主动脉夹层病变局限在降主动脉者应积极内科治疗。患者应绝对卧床休息，严密监测生命体征和血管受累征象，给予有效止痛、迅速降压、镇静和吸氧，忌用抗凝或溶栓治疗。疼痛剧烈患者立即静脉使用较大剂量的吗啡或哌替啶。不论患者有无收缩期高血压，都应首先静脉应用 β 受体阻滞剂来减弱心肌收缩力，减慢心率，降低左心室射血速度。如普萘洛尔0.5 mg静脉注射，随后每 3～5 分钟注射 1～2 mg，直至心率降至 60～70 次/分钟。心率控制后，如血压仍然很高，应加用血管扩张药。降压的原则是在保证脏器足够灌注的前提下，迅速将血压降低并维持在尽可能低的水平。一般要求在 30 min 内将收缩降至 13.3 kPa(100 mmHg)左右。如果患者不能耐受或有心、脑、肾缺血情况，也应尽量将血压维持在 16.0/10.7 kPa(120/80 mmHg)以下。治疗首选硝普钠或尼卡地平静脉滴注。其他常用药物有乌拉地尔、艾司洛尔、拉贝洛尔等。必要时加用血管紧张素Ⅱ受体阻滞剂、ACEI 或适量利尿剂，但要注意 ACEI 类药物可引起刺激性咳嗽，可能加重病情。肼屈嗪和二氮嗪因有反射性增快心率，增加心排血量作用，不宜应用。主动脉大分支阻塞患者，因降压后使缺血加重，不宜采用降压治疗。

(六)子痫与先兆子痫

妊娠急诊患者的处理需非常小心，因为要同时顾及母亲和胎儿的安全。在加强母儿监测的同时，治疗时需把握三项原则：镇静防抽搐、止抽搐；积极降压；终止妊娠。

(1)镇静防抽搐、止抽搐:常用药物为硫酸镁,肌内注射或静脉给药,用药时监测患者血压、尿量、腱反射、呼吸,避免发生中毒反应。镇静药可选用冬眠 1 号或地西泮。

(2)积极降压:当血压升高>22.7/14.7 kPa(170/110 mmHg)时,宜静脉给予降压药物,控制血压,以防脑卒中及子痫发生。究竟血压应降至多少合适,目前尚无一致意见。注意避免血压下降过快、幅度过大,影响胎儿血供。保证分娩前舒张压在 12.0 kPa(90 mmHg)以上,否则会增加胎儿死亡风险。紧急降压时可静脉滴注尼卡地平、拉贝洛尔或肼屈嗪。尼卡地平是欧洲妊娠高血压综合征治疗的首选药,它的胎盘转移率低,长时间使用对胎儿也无不良影响,能在有效降压的同时,延长妊娠,有利于改善胎儿结局,尤其适用于先兆子痫患者使用。另外,尼卡地平有针剂和口服两种剂型,适合孕产妇灵活应用。但应注意其可能抑制子宫收缩而影响分娩,在与硫酸镁合用时应小心产生协同作用。肼屈嗪常用剂量为40 mg加于 5%葡萄糖溶液 500 mL 静脉滴注,0.5~10 mg/h。血压稳定后改为口服药物维持。ACEI、血管紧张素Ⅱ受体阻滞剂可能对胎儿产生不利影响,禁用;利尿剂可进一步减少血容量,加重胎儿缺氧,除非存在少尿情况,否则不宜使用利尿剂;硝普钠可致胎儿氰化物中毒,因此禁用。

(3)结合患者病情和产科情况,适时终止妊娠。

(七)特殊人群高血压急症的处理

1.老年性高血压急症

老年人患高血压比例较高,容易出现靶器官损害,甚至是多个靶器官损害,高血压急症的发展速度较快,危险度更高。降压治疗可减少老年患者的心脑血管病及死亡率。但是老年高血压患者血压波动大,控制效果差。另外,老年患者多有危险因素和复杂的基础疾病,因而在遵循一般处理原则的同时,需格外注意以下几点:①降压不要太快,尤其是对于体质较弱者。②脏器的低灌注对老年患者的危害更大,建议血压控制目标为收缩压降至 20.0 kPa(150 mmHg),如能耐受可进一步降低;舒张压若<9.3 kPa(70 mmHg)可能产生不利影响。③大多数患者的药物初始剂量宜降低,注意药物不良反应。④常需要两种或更多药物控制血压。由于尼卡地平具有脏器保护功能的优势,对于老年人高血压急症,建议优先使用。⑤注意原有的和药物治疗后出现的直立性低血压。

2.肾功能不全患者

治疗原则为在强效控制血压的同时,避免对肾功能的进一步损害,通常需要联合用药,根据患者的具体情况选择合适的降压药物。血压一般以降为 20.0~21.3/12.0~13.3 kPa(150~160/90~100 mmHg)为宜,第 1 个小时使平均动脉压下降 10%,第 2 个小时下降 10%~15%,在12 h内使平均动脉压下降约 25%。选用增加或不减少肾血流量的降压药,首选 ACEI 和血管紧张素Ⅱ受体阻滞剂,常与钙通道阻滞剂、小剂量利尿剂、β 受体阻滞剂联合应用;避免使用有肾毒性的药物;经肾排泄或代谢的降压药,剂量应控制在常规用量的 1/3~1/2。病情稳定后建议长期联合使用降压药,将血压控制在<17.3/10.7 kPa(130/80 mmHg)。

六、常用于高血压急症的药物评价

高血压急症的降压治疗除了选择起效迅速、作用持续时间短、停药后作用消失较快、不良反应小的静脉用药外,为增强降压作用、减少不良反应、保护重要脏器血流,以及出于特殊人群的需要,常需联合使用口服降压药,并且在血压控制后逐步减少静脉用药,转而用口服降压药物长期维持治疗。选择药物时应充分权衡血压与组织灌注、心脏负荷、血管损害、出凝血等的关系,合理

控制降压的幅度与速度，考虑各种降压药物的作用和不良反应。

临床上用于降低血压的药物主要分为钙通道阻滞剂、ACEI、血管紧张素Ⅱ受体阻滞剂、α受体阻滞剂、β受体阻滞剂、利尿剂及其他降压药7类。常用于高血压急症的静脉注射药物：硝普钠、尼卡地平、乌拉地尔、二氮嗪、肼屈嗪、拉贝洛尔、艾司洛尔、酚妥拉明等。其他药物则根据患者的具体情况酌情配合使用，如紧急处理时可选用硝酸甘油、卡托普利等舌下含服；ACEI、血管紧张素Ⅱ受体阻滞剂对肾功能不全的患者有很好的肾保护作用；α受体阻滞剂可用于前列腺增生的患者；在预防卒中和改善左心室肥厚方面，血管紧张素Ⅱ受体阻滞剂均优于β受体阻滞剂；心力衰竭时需采用利尿剂联合使用ACEI、β受体阻滞剂、血管紧张素Ⅱ受体阻滞剂等药物。

(一)硝普钠

硝普钠能直接扩张动脉和静脉，降压作用迅速，停药后效果持续时间短，可用于各种高血压急症。但是由于快速降低血压的同时也带来一系列不良反应，从而使硝普钠在临床的应用具有一定的局限性。例如，其控制血压呈剂量依赖性，同时还可以降低脑血流量，增加颅内压；对心肌供血的影响可引起冠脉缺血，增加急性心肌梗死早期的死亡率。静脉滴注时需密切观察血压，以免过度降压，造成器官组织血流灌注不足。长期或大剂量应用时可导致血中氰化物蓄积中毒，引起急性精神病和甲状腺功能低下等。小儿、冠状动脉或脑血管供血不足、肝肾或甲状腺功能不全者禁用；代偿性高血压、动静脉并联、主动脉狭窄和孕妇禁用。高血压急症伴急性冠状动脉综合征、高血压脑病、急性脑血管病或严重肾功能不全者使用时应谨慎。

(二)尼卡地平

尼卡地平为二氢吡啶类钙通道阻滞剂，是世界上第一个取得抗高血压适应证的钙通道阻滞剂。尼卡地平主要扩张动脉，降低心脏后负荷，对椎动脉、冠状动脉、肾动脉和末梢小动脉的选择性远高于心肌，在降低血压的同时，能改善脑、心脏、肾的血流量，并对缺血心肌具有保护作用。另外，它还具有利尿作用，也不影响肺部的气体交换。基于以上机制，尼卡地平在治疗高血压急症时具有以下特点：降压作用起效迅速、效果显著、血压控制过程平稳、血压波动性小；能有效保护靶器官；不易引起血压的过度降低，用量调节简单、方便；不良反应少且症状轻微，停药后不易出现反跳，长期用药也不会产生耐药性，安全性很好。与硝普钠相比降压效果近似，而其安全性及对靶器官的保护作用明显优于硝普钠，因而尼卡地平不仅是治疗高血压的一线药物，也是急诊科在处理大多数高血压急症的理想选择。

(三)乌拉地尔

选择性α_1受体阻滞剂，具有外周和中枢双重降压作用，起效快，效果显著，不影响心率，无反跳现象，对嗜铬细胞瘤引起的高血压危象有特效。暂不提倡与ACEI类药物合用；主动脉峡部狭窄、哺乳期妇女禁用；妊娠妇女仅在绝对必要的情况下方可使用；老年患者需慎用，初始剂量宜小，在脏器供血维持方面欠佳。

(四)拉贝洛尔

对α_1和β受体均有阻断作用，能减慢心率，减少心排血量，减小外周血管阻力。其降压作用温和，效果持续时间较长。特别适用于妊娠高血压。充血性心力衰竭、房室传导阻滞、心率过缓或心源性休克、肺气肿、支气管哮喘、脑出血禁用；肝、肾功能不全、甲状腺功能低下等慎用。

(五)艾司洛尔

选择性β_1受体阻滞剂，起效快，作用时间短。能减慢心率，减少心排血量，降低血压，特别是收缩压。支气管哮喘、严重慢性阻塞性肺病、窦性心动过缓、二至三度房室传导阻滞、难治性心功能不全、心源性休克及对本品过敏者禁用。

（宋　伟）

第二节　主动脉夹层

主动脉夹层指主动脉腔内的血液通过内膜的破口进入主动脉壁中层而形成的血肿。急性主动脉夹层是一种不常见、但有潜在生命危险的疾病，如不予以治疗，早期死亡率很高。及时进行适当的药物和（或）手术治疗，可明显提高生存率。

一、病因与发病机制

任何破坏中层弹性或肌肉成分完整性的疾病都可使主动脉易患夹层分离。中层胶原及弹性硬蛋白变性所致的中层退行性变是首要的易患因素。囊性中层退行病变是多种遗传性结缔组织缺陷（马方综合征和 Ehlers Danlos 综合征）的内在特点。年龄增长和高血压可能是中层退行病变两个重要因素。主动脉夹层的好发年龄为 60～70 岁，男性为女性发病率的 2 倍。某些其他先天性心血管畸形，如主动脉瓣单瓣畸形和主动脉缩窄也易并发主动脉夹层。另外，动脉内导管术及主动脉内球囊反搏等诊疗操作也可能引起主动脉夹层。

主动脉夹层开始于主动脉内膜撕裂，血液穿透病变中层，将中层平面一分为二，主动脉壁即出现夹层。由于管腔压力不断推动，分离过程沿主动脉壁推进，典型的为顺行推进，即被主动脉血流向前的力推动，有时也可见从内膜撕裂处逆向推进。主动脉壁分离层之间被血液充盈的空间成为一个假腔，剪切力可能导致内膜进一步撕裂，为假腔内的血流提供出口或额外的进口。假腔可由于血液充盈而扩张，引起内膜突入真腔内，使血管腔狭窄变形。

二、分类

绝大多数主动脉夹层起源于升主动脉和（或）降主动脉。主动脉夹层有三种主要的分类方法，对累及的主动脉的部位及范围进行定义（表 5-1，图 5-1）。考虑预后及治疗的不同，所有这三种分类方法都是基于主动脉夹层是否累及升主动脉而定。一般而言，夹层分离累及升主动脉有外科手术指征，而对那些未累及升主动脉的夹层分离可考虑药物保留治疗。

表 5-1　常用的主动脉夹层分类方法

分类	起源和累及的主动脉范围
DeBakey 分类法	
Ⅰ型	起源于升主动脉，扩展至主动脉弓或其远端
Ⅱ型	起源并局限于升主动脉
Ⅲ型	起源于降主动脉沿主动脉向远端扩展
Stanford 分类法	
A 型	所有累及升主动脉的夹层分离

续表

分类	起源和累及的主动脉范围
B型	所有不累及升主动脉的夹层分离
解剖描述分类法	
近端	包括 DeBakeyⅠ型和Ⅱ型，Stanford 法 A 型
远端	包括 DeBakeyⅢ型，Stanford 法 B 型

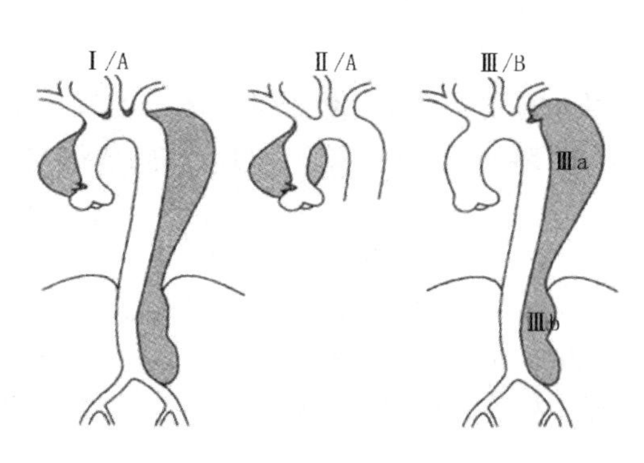

图 5-1　主动脉夹层分类

Ⅰ/A，DeBakeyⅠ型/StanfordA 型；Ⅱ/A，DeBakeyⅡ型/StanfordA 型；Ⅲ/B，DeBakeyⅢ型/StanfordB 型

三、诊断

（一）临床表现特点

1.症状

急性主动脉夹层最常见的症状是剧烈疼痛，而慢性夹层分离多数可能并无疼痛。典型的疼痛突然发生，开始时即为剧痛。患者主诉疼痛呈撕裂、撕扯或刀刺样。当夹层分离沿主动脉伸展时，疼痛可沿着夹层分离的走向逐步向其他部位转移。疼痛部位对判断主动脉夹层的部位有帮助，因为局部的症状通常反应累及的主动脉。如胸痛只在前胸部，或最痛之处在前胸部，提示夹层绝大多数累及升主动脉。如胸痛只在肩胛之间，或最痛之处在肩胛之间，则绝大部分累及降主动脉。颈、喉、颌、面部的疼痛强烈提示夹层累及升主动脉。另外，疼痛在背部的任何部位，或腹部和下肢，强烈提示累及降主动脉。

其他一些不常见情况包括充血性心力衰竭、晕厥、脑血管意外、缺血性周围神经病变、截瘫、猝死等。急性充血性心力衰竭几乎均由近端主动脉夹层所致的严重主动脉瓣反流引起。无神经定位体征的晕厥占主动脉夹层的4%～5%，一般需紧急外科手术。

2.体征

在一些病例中，单纯的体检结果就足以提示诊断，而在另外一些情况下，即使存在广泛的主动脉夹层，相应的体征也不明显。远端主动脉夹层患者80%甚至90%以上存在高血压，但在近端主动脉夹层患者中高血压较少见。近端主动脉夹层患者与远端主动脉夹层患者相比更易发生低血压。低血压通常是由于心脏压塞、胸腔或腹腔内动脉破裂所致。与主动脉夹层相关的最典型体征（如脉搏短绌、主动脉反流杂音、神经系统表现）更多见于近端夹层分离。急性胸痛伴脉搏短绌（减弱或缺如）强烈提示主动脉夹层。近端主动脉夹层分离中约50%有脉搏短绌，而远端主动脉夹层中只占15%。

主动脉瓣反流是近端主动脉夹层的重要并发症，一些病例可听到主动脉瓣反流杂音。与近端主动脉夹层相关的主动脉瓣膜反流杂音常呈乐音样，胸骨右缘比胸骨左缘听诊更清晰。根据反流的严重程度不同，可能存在其他主动脉瓣关闭不全的周围血管征象，如水冲脉和脉压增宽。

许多疾病的表现可酷似主动脉夹层，包括急性心肌梗死或严重心肌缺血，非主动脉夹层引起的急性主动脉反流，非夹层分离引起的胸主动脉瘤、腹主动脉瘤、心包炎、肌肉骨骼痛或纵隔肿瘤。

(二)辅助检查特点

临床上，一旦诊断上已怀疑主动脉夹层，必须迅速并准确地确定诊断。目前可用的诊断方法包括主动脉造影、造影增强CT扫描、磁共振成像(MRI)、经胸或经食管的心脏超声。

1.X线检查

最常见的异常是主动脉影变宽，占病例的80%～90%，局限性的膨出往往出现于病变起源部位。一些病例可出现上纵隔影变宽。如见主动脉内膜钙化影，则可估测主动脉壁的厚度，正常为2～3 mm，如主动脉壁厚度增加到10 mm以上，高度提示主动脉夹层(图5-2)。虽然绝大多数患者有一种或多种胸片的异常表现，但相当部分患者胸片改变不明显。因此，正常的X线胸片绝不能排除主动脉夹层。

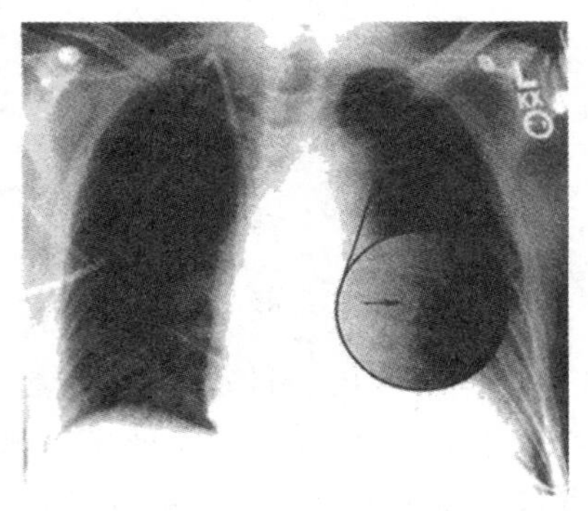

图5-2　主动脉夹层，胸片可见主动脉内膜
钙化影与主动脉影外侧缘相距10 mm以上

2.主动脉造影检查

逆行主动脉造影是主动脉夹层的最可靠诊断技术，如考虑行手术治疗或血管内支架治疗，术前须行主动脉造影。血管造影诊断主动脉夹层的直接征象包括主动脉双腔或分离内膜片，提示夹层分离的间接征象包括主动脉腔变形、主动脉壁变厚、分支血管异常，以及主动脉瓣反流。主动脉造影的主要优点在于能明确主动脉夹层和累及的分支血管范围，也能显示主动脉夹层的一些主要并发症，如假腔内血栓和主动脉瓣反流。

3.CT检查

增强CT扫描时，如发现内膜片分割或以造影剂密度差来区分的两个明显的主动脉腔时即可诊断主动脉夹层。与主动脉造影不同，CT扫描的优点在于它是无创的，但需要使用静脉内造影剂。CT还有助于识别假腔内的血栓，发现心包积液。但CT扫描不能可靠地发现有无主动脉瓣反流和分支血管病变。

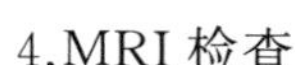

4.MRI 检查

MRI 特别适用于诊断主动脉夹层，能显示主动脉夹层的真假腔、内膜的撕裂位置、剥离的内膜片和可能存在的血栓等。MRI 是无创性检查，也不需使用静脉内造影剂从而避免了离子辐射。虽然 MRI 以其高度的准确性成为目前无创性诊断主动脉夹层的主要标准，但它存在一些缺点，如对已植入起搏器、血管夹、人工金属心脏瓣膜和人工关节患者禁忌。MRI 也仅提供有限的分支血管图像，不能可靠地识别主动脉瓣反流的存在。另外，由于显影所需时间较长，急性主动脉夹层患者行 MRI 有风险。

5.超声心动图(UCG)检查

对诊断升主动脉夹层具有重要意义，且易识别并发症(如心包积血、主动脉瓣关闭不全和胸腔积血等)。在 M 型超声中可见主动脉根部扩大，夹层分离处主动脉壁由正常的单条回声带变成两条分离的回声带。在二维超声中可见主动内分离的内膜片呈内膜摆动征，主动脉夹层形成主动脉真假双腔征。有时可见心包或胸腔积液。多普勒超声不仅能检出主动脉夹层管壁双重回声之间的异常血流，而且对主动脉夹层的分型、破口定位及主动脉瓣反流的定量分析都具有重要的诊断价值。经食管超声心动图(TEE)克服了经胸廓 UCG 的一些局限性。它可以采用更高频率的超声检查，从而提供更好的解剖细节。

几种影像方法都各有其特定的优缺点。在选择时，必须考虑各种检查的准确性、安全性和可行性(表 5-2)。

表 5-2 几种影像学方法诊断主动脉夹层的性能

诊断性能	ANGIO	CT	MRI	TEE
敏感性	++	++	+++	+++
特异性	+++	+++	+++	++/+++
内膜撕裂部位	++	+	+++	+
有无血栓	+++	++	+++	+
有无主动脉关闭不全	+++	−	+	+++
心包积液	−	++	+++	+++
分支血管累积	+++	+	++	+
冠状动脉累及	++	−	−	++

注：+++表示极好；++表示好；+表示一般；−表示无法检测。ANGLO，主动脉造影；CT，计算机体层摄影；MRI，磁共振成像；TEE，经食管超声心动图。

四、治疗

治疗主动脉夹层的主要目的在于阻止夹层分离的进展。那些致命的并发症并不是内膜撕裂本身，而是随之而来的主动脉夹层的并发症，如分离主动脉破裂、急性主动脉瓣关闭不全、急性心脏压塞等。如果不进行及时、适当的治疗，主动脉夹层有很高的死亡率。

(一)紧急内科处理

所有高度怀疑有急性主动脉夹层的患者必须予以监护。首要的治疗目的在于解除疼痛并将收缩压降为 13.3～14.7 kPa(100～110 mmHg)[平均动脉压为 8.0～9.3 kPa(60～70 mmHg)]。无论是否存在疼痛和高血压，均应使用 β 受体阻滞剂以降低左心室内压变化速率(dp/dt)。对可能要进行手术的患者要避免使用长效降压药物，以免使术中血压控制变得复杂。疼痛本身可以加重高血压和心动过速，可静脉注射吗啡以缓解疼痛。

硝普钠对紧急降低动脉血压十分有效。开始滴速 20 μg/min，然后根据血压反应调整滴速，最高可达 800 μg/min。当单独使用时，硝普钠可能升高 dp/dt，这一作用可能潜在地促进夹层分离的扩展。因此，同时使用足够剂量的β受体阻滞剂十分必要。

为了迅速降低 dp/dt，应静脉内剂量递增地使用β受体阻滞剂，直至出现满意的β受体阻滞效应(心率 60～70 次/分钟)。超短效β受体阻滞剂艾司洛尔对动脉血压不稳定准备行手术治疗的患者十分有用，因为如果需要可随时停用。当存在使用β受体阻滞剂的禁忌证，如窦缓、二度或三度房室传导阻滞、充血性心力衰竭、气管痉挛，应当考虑使用其他降低动脉压和 dp/dt 的药物，如钙通道阻滞剂。

当分离的内膜片损害一侧或双侧肾动脉时，可引起肾素大量释放，导致顽固性高血压。在这种情况下可静脉内注射血管紧张素转化酶(ACE)抑制剂。

如果患者血压正常而非高血压，可单独使用β受体阻滞剂降低 dp/dt，如果存在禁忌证，可选择使用非二氢吡啶类钙通道阻滞剂，如地尔硫䓬或维拉帕米。

如果可疑主动脉夹层的患者表现为严重低血压，提示可能存在心脏压塞或主动脉破裂，应快速扩容。如果迫切需要升压药治疗顽固性低血压，可使用去甲肾上腺素。

治疗后一旦患者情况稳定，应立即进行诊断检查。如果病情不稳定，优先使用 TEE，因为它能在急诊室或重症监护病房床边操作而不需停止监护和治疗。如果一个高度可疑夹层分离的患者病情变得极不稳定，很可能发生了主动脉破裂或心脏压塞，患者应立即送往手术室而不是进行影像学诊断。在这种情况下可使用术中 TEE 确定诊断，同时指导手术修补。

(二)心脏压塞的处理

急性近端主动脉夹层经常伴有心脏压塞，这是患者死亡的最常见原因之一。心脏压塞往往是主动脉夹层患者低血压的常见原因。在这种情况下，在等待外科手术修补时通常应进行心包穿刺以稳定病情。

(三)外科手术治疗

主动脉夹层的手术指征见表 5-3。应该尽可能在患者就诊之初决定是否手术，因为这将帮助选择何种诊断检查方法。手术目的包括切除最严重的主动脉病变节段，切除内膜撕裂部分，通过缝合夹层分离动脉的近端和远端以闭塞假腔的入口。下列因素增加患者的手术风险：高龄、伴随其他严重疾病(特别是肺气肿)、动脉瘤破裂、心脏压塞、休克、心肌梗死、脑血管意外等。

表 5-3　主动脉夹层外科手术和药物治疗的指征

手术指征	药物治疗指征
1.急性近端夹层分离	1.无并发症的远端夹层分离
2.急性远端夹层分离伴下列情况之一	2.稳定的孤立的主动脉弓夹层分离
·重要脏器进行性损害	3.稳定的慢性夹层分离
·主动脉破裂或接近破裂	
·主动脉瓣反流	
·夹层逆行进展至升主动脉	
·马方综合征并发夹层分离	

(四)血管内支架技术

使用血管内介入技术可治疗主动脉夹层的高危患者。例如,夹层分离累及肾动脉或内脏动脉时手术死亡率超过50%,血管内支架置入可降低死亡率。带膜支架植入血管隔绝术主要适用于Stanford B型夹层。

五、长期治疗与随访

主动脉夹层患者晚期并发症包括主动脉瓣反流、夹层分离复发、动脉瘤形成或破裂。无论住院期间采用手术还是药物治疗,长期药物治疗以控制血压和dp/dt对所有主动脉夹层存活患者都适用。主动脉夹层患者随访评估包括反复认真的体格检查,定期胸部X线片检查和一系列影像学检查包括TEE,CT扫描或MRI。患者刚出院的2年内危险性最高,后危险性逐步降低。因此,早期经常的随访十分重要。

(宋　伟)

第三节　心源性晕厥

一、概述

晕厥是由于大脑一过性、广泛性缺血发作而导致的短暂意识障碍。它最常见的四大类原因是神经介导性(血管-迷走性晕厥、直立性低血压、排尿晕厥、咳嗽晕厥等)、心源性(严重心律失常、排血受阻)、脑源性(短暂性脑缺血发作、脑梗死、脑出血、癫痫)和其他原因(低血糖、贫血、中毒等),其中心源性晕厥最凶险。

晕厥发生的机制,即6～8 s的脑血流中断或一过性收缩压降低即可导致晕厥。通常这种结果由心排血量和总血管阻力所决定。所以任何一方出现问题都可以导致晕厥。在临床实践中多数晕厥是多种机制综合作用的结果。

心源性晕厥是由于心排血量突然降低引起脑缺血而诱发的晕厥。严重者在晕厥发作时可导致猝死,通常是由严重心律失常和结构性、器质性心脏疾病所致。是否存在器质性心脏疾病是影响晕厥患者预后最关键的因素,存在器质性心脏病或左室功能不全的患者若出现晕厥应高度警惕猝死的危险。

据报道心源性晕厥患者1年死亡率(18%～33%)要明显高于非心源性晕厥患者(<12%)或原因不明的晕厥患者(6%)。但这种差异主要是由心脏疾病而非晕厥的类型决定的。多数心源性晕厥与体位无关(心房黏液瘤等一些特殊疾病除外),少有前驱症状,发作时可伴有发绀、呼吸困难、心律失常、心音微弱和相应的心电图异常。

引起心源性晕厥的心脏病主要分为心律失常、心排血受阻和心肌病变三类。

二、心律失常

严重心律失常导致的晕厥又称阿-斯综合征(Adams-Stokes综合征),是指突然发作的、严重致命性的缓慢性或快速性心律失常,引起心排血量在短时间内锐减,产生严重脑缺血、神志丧失和晕厥等症状，是一组由心率突然变化而引起急性脑缺血发作的临床综合征。心律失常是引起晕厥的主要原因，可伴或不伴有器质性心脏病。

心动过缓（<30 次/分钟，甚至停搏）或心动过速（通常>180 次/分钟，舒张期过短）引起的无效收缩均可使心排血量降低而导致晕厥发作。直立体位、合并脑血管病、贫血、冠心病、心肌病、心脏瓣膜病等均可降低机体对心率变化的耐受性。心源性晕厥发作前驱期患者症状不明显或偶尔表述有心悸，发作一般与体位无关，而卧位发作更支持心源性晕厥。临床表现视脑缺血程度而定，轻者出现头昏黑矇，重者发生晕厥（脑缺血 5～10 s）或抽搐。

（一）缓慢性心律失常

引起晕厥的缓慢性心律失常主要包括病态窦房结综合征和房室传导阻滞。

1.病态窦房结综合征

简称病窦综合征，又称窦房结功能不全，具体包括窦性心动过缓、窦房传导阻滞、窦性停搏和慢-快综合征，是由于窦房结及其邻近组织的病变引起窦房结起搏功能和（或）窦房传导障碍，从而产生多种心律失常和临床症状。心动过速和心动过缓均可引起晕厥，更多见的情况是心动过速（多为阵发性房颤）发作停止后出现的长时间心脏停搏从而诱发晕厥。一般认为窦缓持续<40 次/分钟、反复出现窦房传导阻滞或窦性停搏 3 s 以上很可能产生症状。

（1）病因以窦房结及其邻近组织的特发性纤维化变性最常见，也可由冠心病、心肌病、高血压心脏病等引起。强心苷、β-受体阻滞剂和其他抗心律失常药物可以促发或加重该心律失常。以心率缓慢所致的脑、心、肾等脏器供血不足尤其是脑供血不足症状为主，如心悸、乏力、头晕甚至晕厥等症状。

（2）心电图特征包括窦房结功能障碍本身的心电图及继发于窦房结功能失常的逸搏和（或）逸搏心律，以及并发短阵快速的房性心律失常表现：①窦房传导阻滞和（或）窦性静止和（或）显著窦性心动过缓；②逸搏、逸搏心律（交界性或室性）；③伴随的房性快速心律失常，如频发房性期前收缩、阵发或反复发作短阵心房颤动、心房扑动或房性心动过速，与缓慢的窦性心律形成慢-快综合征；④合并房室传导阻滞。

（3）动态心电图有可能在 24 h 内记录到病态窦房结综合征的多种特征性心电图表现，如症状出现时间与记录吻合则价值更大。也可用心房调搏或电生理检查方法测定窦房结恢复时间和窦房传导时间，病窦综合征患者的窦房结恢复时间和窦房传导时间常显著超过正常高限。一般认为测定结果在正常范围不能否定诊断，结果显著超过正常高限（如窦房结恢复时间超过 2 000 ms）者有参考价值。

（4）治疗应针对病因，无症状者可定期随诊；有显著脑供血不足症状，如近乎晕厥或晕厥者应安置人工心脏起搏器；对慢-快综合征患者必要时再加用药物控制快速心律失常。

2.房室传导阻滞

房室传导阻滞是诱发晕厥常见的一种心律失常。伴发这种心律失常的晕厥称为 Adams-Strokes 综合征（阿-斯综合征）。该名称最早来自 Adams 和 Strokes 两位医师对该疾病的报道，这是关于心律失常引起脑缺血发作的最早描述。原发性房室传导阻滞的病理基础是心脏传导系统的退行性硬化。继发性阻滞可见于急性病毒性心肌炎、扩张型心肌病、急性心肌梗死（多见于下后壁）、药物过量（常见的如强心苷，β 受体阻滞剂，胺碘酮）、高血钾等。当阻滞是高度的或完全的而阻滞以下起搏点又不能发挥功能时会产生>3 s 以上的停搏，可因此出现晕厥。Adams-Strokes 发作前常有短暂无力的感觉，随后意识突然丧失。如停搏时间延长，患者可以发生猝死。

持续性或阵发性房室传导阻滞都可引起晕厥。晕厥患者心电图出现三度房室传导阻滞、莫氏二度Ⅱ型房室传导阻滞、交替性左右束支传导阻滞，高度提示房室传导阻滞是晕厥的病因。原因不明的晕厥患者心电图出现双分支阻滞，室内传导阻滞，QRS时间＞120 ms或老年人出现莫氏二度Ⅱ型房室传导阻滞，也提示房室传导阻滞可能是晕厥的病因。Holter监测可发现间歇出现的房室传导阻滞，为诊断带来便利。电生理检查也有辅助诊断价值。如H-V间期＞100 ms、超速心房起搏出现二度、三度房室传导阻滞，也高度提示房室传导阻滞是晕厥的病因。更新的诊断器械拓宽了对间歇发作的传导阻滞的诊断能力。无线遥测心电监测可携带在身边，在发作的当时可及时记录并传输、诊断。长时间的心电监测如植入式循环记录仪可发现晕厥与阵发性房室传导阻滞之间的联系，对晕厥的诊断效能提高到60%～80%。

对房室传导阻滞引起的晕厥，安植起搏器是唯一有效的治疗手段。

(二)快速性心律失常

在快速性心律失常中，心率、血容量、体位、有无器质性心脏病和外周血管反射的完整性是决定是否发生晕厥的因素。阵发性心动过速由于心排血量的突然下降，可导致晕厥前状态或晕厥。其中阵发性室性心动过速引发晕厥很常见，可占到所有晕厥病例的11%～20%，特别是存在器质性心脏病基础者。左室功能不全和缺血性心脏病的患者尤其易合并室性心动过速。据统计，因心律失常而引起猝死的患者中，83%为快速心律失常(室速、室颤)，17%为缓慢性(窦性停搏、三度房室传导阻滞)。

1.阵发性室上性心动过速

阵发性室上性心动过速诱发晕厥者远比室速少见。各种室上性心动过速包括阵发性房扑、房颤都可能诱发晕厥。房室结折返性心动过速比房室折返性心动过速更易诱发晕厥。预激综合征合并心房纤颤可引起极快的心室率(＞200次/分钟)而诱发晕厥，甚或猝死。房室结折返性心动过速患者基础心电图多无异常发现；房室折返性心动过速患者基础心电图可能出现预激波。射频消融对房室结折返性心动过速和房室折返性心动过速均高度有效。阵发性房扑可能诱发晕厥，特别是运动时房室传导比例可变为1∶1，引起极快的心室率，伴血压明显降低。阵发性房颤也可引起晕厥，多见于老年人，特别是合并主动脉瓣狭窄、肥厚型心肌病者。

2.室速、室颤

室速、室颤患者发作晕厥者远比室上性心动过速多见，而且发生猝死的风险很高。室速合并器质性心脏病、左室功能不全者尤为危险。无明显心脏结构异常者发生的室速(特发性室速)也可能发生晕厥、猝死。常见引起室速的原因主要包括各种器质性心脏病，如冠心病(心肌梗死后、缺血性心肌病)、扩张型或肥厚型心肌病、先天性心脏病、肺心病等，特别是合并有左室功能不全者。

除此以外还包括以下几种类型的室速。①特发性室速：包括右室流出道心动过速、左后分支型心动过速，患者的心脏结构基本正常，基础心电图多属正常。可呈反复发作性，也可呈阵发性发作心动过速。射频消融对该类患者高度有效，必要时可结合植入型心律转复除颤器植入。②致心律失常性右室发育不全：本病为遗传性疾病。主要病理改变为右室心肌为脂肪浸润所取代，右室明显扩张，严重时可出现右心衰竭。患者多于运动、劳力时发生晕厥、猝死。对反复发作室速者，射频消融效果不够理想，对顽固病例应安放植入型心律转复除颤器，并结合相关药物治疗。③长QT综合征：可引起尖端扭转性室性心动过速而发生晕厥。可为先天性疾病，包括Romano-Ward综合征(伴先天型耳聋)和Jervell-Lange-Nielson综合征(无先天性耳聋)；也可为获得性，可继发于低血钾、低血镁、服用药物(抗心律失常药、三环类抗抑郁药、抗组胺药、某些抗生

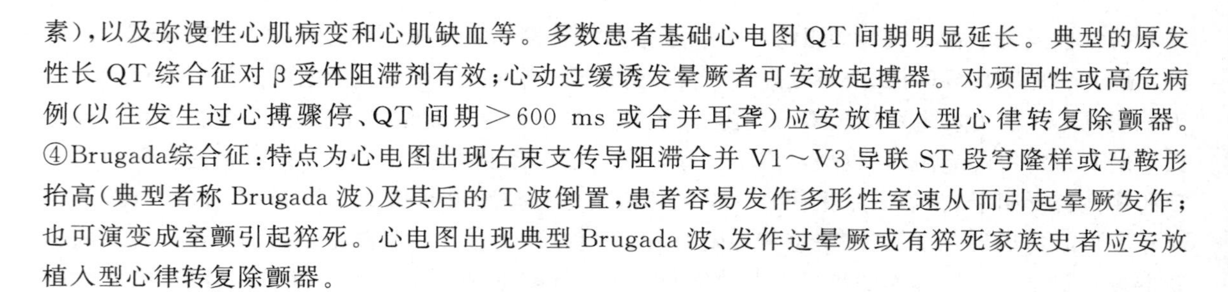

素)，以及弥漫性心肌病变和心肌缺血等。多数患者基础心电图 QT 间期明显延长。典型的原发性长 QT 综合征对 β 受体阻滞剂有效；心动过缓诱发晕厥者可安放起搏器。对顽固性或高危病例(以往发生过心搏骤停、QT 间期＞600 ms 或合并耳聋)应安放植入型心律转复除颤器。④Brugada综合征：特点为心电图出现右束支传导阻滞合并 V1～V3 导联 ST 段穹隆样或马鞍形抬高(典型者称 Brugada 波)及其后的 T 波倒置，患者容易发作多形性室速从而引起晕厥发作；也可演变成室颤引起猝死。心电图出现典型 Brugada 波、发作过晕厥或有猝死家族史者应安放植入型心律转复除颤器。

三、心排血受阻

由于瓣膜病变而导致心脏瓣膜扩张受限或心腔内占位性病变，使心排血发生急性机械性梗阻，导致心排血量明显降低，引起晕厥发作。这类晕厥尤其易于在劳力时发作，故称为劳力性晕厥。根据血流受阻的部位可分为左室流出道受阻和右室流出道受阻两种情况。前者可见于主动脉瓣狭窄、肥厚型梗阻性心肌病、左心房球型瓣膜血栓、左房黏液瘤等情况。后者如肺动脉瓣狭窄、原发性肺动脉高压、大面积肺栓塞等。

(一)主动脉瓣狭窄

主动脉瓣狭窄多为风湿性，部分由先天畸形、退行性变等原因引起。合并晕厥的主动脉瓣狭窄瓣口面积多小于 1 cm^2，当活动增加或用力、激动时，周围血管扩张同时心排血量受限不能满足脑供血要求而导致晕厥，可见于 1/3 的有症状患者。常伴有头昏、眼花、无力、心悸，半数可有心绞痛或短暂性呼吸困难。心排血量下降不仅引起脑缺血和晕厥发作，同时冠状动脉血流量亦明显降低，导致严重的心肌缺血。此外，主动脉瓣狭窄常伴发心律失常。约 10%患者存在心房纤颤，左室肥厚或内膜下心肌缺血可致室性心律失常，均可诱发晕厥。

(二)肥厚型梗阻性心肌病

由于心室肌和主动脉瓣下室间隔显著肥厚，心室腔变小，直接阻碍心室血充盈和流出，使心排血量下降。尤其在兴奋和用力时，心肌收缩加强，梗阻加重。且这类患者常伴室性心律失常。发作时伴有头昏、乏力、呼吸困难、心绞痛，严重者可猝死。

左心房球型瓣膜血栓和左房黏液瘤：在体位改变时突然堵塞于房室瓣口可突然引起循环机械性阻塞并阻碍心脏排血，诱发晕厥。发作时和间歇期可出现类似二尖瓣狭窄的心尖舒张期杂音，随体位改变而变动。

(三)肺栓塞

约 10%肺栓塞患者可出现晕厥，特别是大面积栓塞患者。大块的栓塞可限制肺动脉的血流而引起低心排血量，并常伴有呼吸困难、呼吸急促、胸部不适、发绀和低血压。小块栓塞可激活肺或心室牵张感受器而引起迷走神经介导的心动过缓从而诱发晕厥。

四、心肌病变

心肌病变常见于冠心病缺血性心肌病、扩张型心肌病，心肌收缩力下降，心排血量降低，常伴严重心律失常和房室传导阻滞，故其引起的晕厥预示病情危重，是猝死的重要原因。晕厥和猝死作为急性心肌梗死的首发症状并不少见，特别是发生心源性休克者。心肌梗死如合并心律失常如室性心动过速、心室纤颤或严重的房室传导阻滞则晕厥更常见，死亡率高。法洛四联症是导致晕厥中最常见的先天性心脏病。动脉导管未闭患者由于产生严重肺动脉高压偶可发生晕厥。

心肌病变引起的晕厥多发生于运动或体力活动时。运动引起外周血管阻力降低而右室流出道(漏斗部)反射性痉挛,使右向左分流增加,并产生动脉低氧血症而导致晕厥。

五、治疗

心源性晕厥发生时即应给予紧急处理,因为患者可能伴随着严重心脏病变从而导致死亡。阿-斯综合征一旦出现,即予以心外按压,及时的处理可获得不少宝贵时间,从而赢得成功抢救的机会。特别是心律失常发作者,很多是突发性、间歇性,有效的心外按压可建立短暂血流,保持脑部必要的血供,为后续治疗争取时间。心动过缓者可静脉给予阿托品、东莨菪碱、异丙肾上腺素等,也可根据情况植入临时或永久起搏器;心动过速者可给予胺碘酮、利多卡因等,室颤或血流动力学不稳定的快速性心动过速应立即予以除颤。

稳定后明确诊断,采用相应的射频消融、药物治疗。原发心肌病变首先处理原发病;改善心力衰竭对于防止晕厥复发、减少猝死有效;ACEI/ARB、β受体阻滞剂及醛固酮抑制剂可减少心力衰竭患者的死亡率。而对于因心律失常而导致的晕厥、猝死,最有效的方法是使用植入型心律转复除颤器。

目前,应用植入型心律转复除颤器的一类指征:①有器质性心脏病并记录到持续性室颤而导致晕厥、猝死;②缺血性心肌病心力衰竭患者,伴严重左室射血分数降低(EF<35%);③非缺血性心肌病患者,伴严重左室射血分数降低(EF<30%);④陈旧性心肌梗死患者在电生理检查时诱发出持续性单形 VT;⑤遗传性心肌病或离子通道病,有晕厥发作或记录到 VF 的患者。

(宋　伟)

第四节　心包积液与心脏压塞

一、心包积液

心包积液可出现于所有的急性心包炎中,为壁层心包受损的反应。患者在临床上可无症状,但如果液体积聚导致心包腔内压升高而产生心脏压迫,则可出现心脏压塞。继发于心包积液的心包腔内压力升高与以下几个因素有关:绝对的积液量,积液产生的速度,心包本身的特性。正常人心包腔容纳有 15～50 mL 液体,如液体积聚缓慢,心包伸展,心包腔内可适应多达 2 L 液体而不出现心包腔内压升高。然而,正常未伸展的心包腔能适应液体快速增长而仍维持心包腔内压力-容量曲线在平坦部分的液量仅 80～200 mL,液体迅速增加超过 150 mL,则心包腔内压力会显著上升。如心包因纤维化或肿瘤浸润而异常僵硬,则很少量的积液也会使心包腔内压力显著升高。

(一)无心脏压塞的心包积液

无论何种心包积液,其临床重要性依赖以下因素:是否出现因心包腔内压力升高而致的血流动力学障碍,全身性病变的存在及其性质。对疑有急性心包炎患者,使用超声心动图来确定心包积液是相当可靠的,因为存在心包积液时即使不能诊断,也能提示心包有炎症。除非有心脏压塞或因诊断需要分析心包积液(如急性细菌性心包炎),否则无指征行心包穿刺术。

(二)慢性心包积液

慢性心包积液为积液存在6个月以上,可出现在各种类型的心包疾病中。患者通常可有惊人的耐受力而无心脏受压症状,常在常规胸部X线检查中发现心影异常增大。慢性心包积液尤好发于以往有特发性病毒性心包炎、尿毒性心包炎和继发于黏液水肿或肿瘤的心包炎患者中。慢性心包积液也可发生在慢性心力衰竭、肾病综合征和肝硬化等各种原因引起的水、钠潴留时,且可与腹水、胸腔积液同时出现。有报道称,3%的原发性心包疾病患者的初始表现为大量特发性慢性心包积液,其中女性更多见。慢性心包积液的处理部分依赖于其病因,且必排除外隐匿性甲状腺功能减退症。无症状、稳定且是特发性积液的患者除避免抗凝外,常不需要特异性治疗。

二、心脏压塞

心脏压塞是心包腔内液体积聚引起心包内压力增加所造成的病症,其特征:①心腔内压力升高;②进行性限制心室舒张期充盈;③每搏输出量和心排血量降低。

(一)心导管检查

心导管检查在确定心包积液时血流动力学的变化是非常有价值的。除非患者处于垂危的紧急状况,一般可在右心及结合心包穿刺术在患者心包腔内插入导管。心导管检查可以提供心脏压塞绝对肯定的诊断,测定血流动力学的受损情况,通过心包抽液血流动力学改善的证据来指导心包穿刺抽液,测定同时并存的血流动力学异常,包括左心衰竭、渗出-缩窄性心包炎和在恶性积液的患者中未料到的肺动脉高压。

心导管检查一般均显示右心房压力升高伴特征性的保持收缩期X倾斜,而无或仅有一小的舒张期Y倾斜。若同步记录心包内压力和右心房压力,可见二者几乎一致升高,吸气时二者同时下降,在X倾斜的收缩期射血时间里,心包内压力略低于右心房压力。如果心包内压力不高或右心房压力和心包内压力不一致,则心脏压塞的诊断必须重新考虑。

右心室舒张中期压力是升高的,与右心房和心包内压力相等,但没有缩窄性心包炎的"下陷-高平原"的特征性表现,因为右心室和肺动脉的收缩压等于右心室和心包内压力之和,故右心室和肺动脉收缩压常有中等程度的升高,其范围为4.7~6.7 kPa(35~50 mmHg)。在心脏严重受压的病例中,右心室收缩压可以下降,仅略高于右心室舒张压。

通常肺嵌压和左心室舒张压是升高的,若同步记录心包内则三者压力相等。呼气时肺动脉楔压常略高于心包内压力,所形成的压力阶差可促进左心充盈。呼气时肺动脉楔压暂时的降低超出心包内压力的下降,则肺静脉循环和左心之间的压力阶差降低或消失。在严重左心室功能减退或左心室肥厚和左心室舒张压升高的患者中,在心包内压力和右心房压力相等但低于左心室舒张压时,即可发生心脏压塞。根据心脏受压的严重程度,左心室收缩压和主动脉压力可以正常或降低。

通过动脉内插管和压力测定可以很容易地证明有奇脉。同步记录体动脉和右心室压力显示,二者在吸气时的变化是超出时相范围之外的。每搏输出量通常有明显降低,由于心动过速的代偿作用,心排血量可以正常,但在严重心脏压塞时可以明显降低。体循环阻力常常是升高的。

如果在心导管检查前,超声心动图已显示心脏压塞的图像,则心血管造影检查对诊断无特殊意义。在心脏不很正常的病例中,右心室和左心室的舒张末期容量通常是降低的,而射血分数是正常或升高的。

心包抽液后的最初结果是心包内、右心房、右心室和左心室舒张压一致降低,然后心包内压

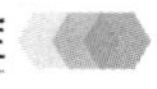

力再低于右心房压力。右心房压力波形重新出现Y倾斜，继续抽液可以使心包内压力降至零点水平，并随胸腔内压力的变化而波动。由于心包的压力-容量曲线很陡直，故心包液体只要抽取50～100 mL就可使心包内压力直线下降且体动脉压力和心排血量改善，奇脉消失。心包内压力下降通常伴有尿量增多，这与心排血量增加和心房钠尿肽的释放有关。

如果心包内压力降至零或负值而右心房压力仍升高，则应高度考虑渗出-缩窄性心包炎，尤其是肿瘤或曾接受过放疗的患者。在成功行心包穿刺抽液后，右心房压力持续升高的其他原因依次为心脏压塞伴以往有左心室功能减退、肺高压和右心房高压、三尖瓣病变及限制型心肌病。在怀疑有恶性病变的患者中，源于肺微血管肿瘤的肺动脉高压是右心房压力持续升高的一个重要原因，并且在心包积液完全引流后气急症状亦不能缓解。在肿瘤病变的患者中，必须对心脏压塞和上腔静脉综合征加以区别。因为在肿瘤患者中，以上病变可单独存在，也可合并存在于上腔静脉梗阻的患者中。由于存在颈静脉压力升高和由呼吸窘迫造成的奇脉，可能疑有心脏压塞。在这种情况(不伴有心脏压塞)下，上腔静脉压显著升高，超过右心房和下腔静脉压伴搏动减弱。由于心脏压塞及其他引起中心静脉压升高的原因，同样可以改变呼吸对腔静脉内血流波动的影响，故二维和多普勒超声心动图不能鉴别这些情况。如果肿瘤患者心脏压塞缓解后颈静脉压力持续升高，则反映出上腔静脉和右心房之间有压力阶差，应考虑上腔静脉梗阻，用放疗可能有效。

(二)心包穿刺术

当为患者做心包穿刺或心包切开术时，所做的血流动力学支持准备中应包括静脉内补充血液、血浆或盐水。已有研究证明，扩容的理论基础是能延缓右心室舒张塌陷和血流动力学恶化的出现。在试验性心脏压塞中，给予去甲肾上腺素和多巴酚丁胺能显著促使心排血量和氧的传递大量增加，从而延缓组织缺氧的出现。也有人在试验性心脏压塞中使用过血管扩张药、肼屈嗪和硝普钠，通过降低增高的体循环阻力来促使心排血量增加。给心脏压塞患者应用血管扩张药的同时扩容必须非常谨慎，因为这对处于临界或明显低血压状态的患者来说可能有危险。应避免使用β受体阻滞剂，因为提高肾上腺素活性能帮助维持心排血量。尽可能避免正压通气，因已证实其能进一步降低心脏压塞患者的心排血量。

已达心脏压塞压力的心包渗液可采用以下方法清除：①用针头或导管经皮心包穿刺；②经剑突下切开心包；③部分或广泛的外科心包切除。自维也纳内科医师弗兰茨·舒策(Franz Schuh)首次演示心包穿刺术以来，该手术虽已普遍运用，但有关其确切的指征尚存在相当大的争议。心包穿刺术的益处在于能迅速缓解心脏压塞和有机会获得在心包抽液前后准确的血流动力学参数。经皮心包穿刺术的主要危险是可戳破心脏、动脉或肺。

(马淑红)

第五节　心律失常

心律失常是指心脏冲动的频率、节律、起源部位、传导速度或激动次序的异常。正常心脏冲动起源于窦房结，先后经结间束、房室结、希氏束、左和右束支及浦肯野纤维至心室。心律失常的发生是由于多种原因引起心肌细胞的自律性、兴奋性、传导性改变，导致心脏冲动形成和(或)传导异常。临床上根据发作时心率的快慢，可将心律失常分为快速心律失常和缓慢心律失常。前者包括期前收缩、心动过速、心房颤动、心室颤动等，后者包括窦性缓慢心律失常、房室传导阻滞等。心律失常发生在无器质性心脏病者，大多病程短，可自行恢复，对血流动力学无明显影响，一般不增加心血管死亡危险性。发生于严重器质性心脏病或离子通道病的心律失常，病程较长，常有严重血流动力学障碍，可诱发心绞痛、休克、心力衰竭、昏厥甚至猝死，称重症心律失常。常见的病因为急性冠脉综合征、陈旧性心肌梗死、慢性充血性心力衰竭（射血分数＜40%）、各类心肌病、长 Q-T 间期综合征、预激综合征等。

心律失常的诊断应从详尽采集病史入手，病史通常能提供对诊断有用的线索。心电图检查是诊断心律失常最重要的一项无创性检查技术，应记录 12 导联心电图，并记录清楚显示 P 波导联的心电图长条以备分析，通常选择 V_1 或Ⅱ导联。系统分析应包括：心房与心室节律是否规则，频率各为若干，P-R 间期是否恒定，P 波与 QRS 波群是否正常，P 波与 QRS 波群的相互关系等。在确定心律失常类型后，对重症心律失常患者，在院前和院内对其进行急救时首先要判断有无严重血流动力学障碍，并建立静脉通道，给予吸氧、心电监护，使用电击复律和（或）抗心律失常药物迅速纠正心律失常。在血流动力学稳定、心律失常已纠正的情况下再分析、判断导致心律失常的病因和诱因，并给予相应的处理。

一、阵发性室上性心动过速

阵发性室上性心动过速，简称室上速，是一种阵发性、规则而快速的异位心律。根据起搏点部位及发生机制的不同，包括窦房折返性心动过速、心房折返性心动过速、自律性房性心动过速、房室结内折返性心动过速等。此外，利用隐匿性房室旁路逆行传导的房室折返性心动过速习惯上也归属于室上性心动过速的范畴。由于心动过速发作时频率很快，P 波往往埋伏于前一个 T 波中，不易判定起搏点的部位，故常统称为阵发性室上性心动过速。在全部室上速病例中，房室结内折返性心动过速和房室折返性心动过速占 90%以上。

（一）病因

阵发性室上性心动过速常见于正常的青年，情绪激动、疲劳或烟酒过量常可诱发。亦可见于各种心脏病患者，如冠心病、风湿性心脏病、慢性肺源性心脏病、甲状腺功能亢进性心脏病等。

（二）发病机制

折返是阵发性室上性心动过速发生的主要机制。由触发活动、自律性增高引起者为数甚少。在房室结存在双径路、房室间存在隐匿性房室旁路、窦房结细胞群之间存在功能性差异、心房内三条结间束或心房肌的传导性能不均衡或中断的情况下，两条传导性和不应期不一致的传导通路如果形成折返环，其中一条传导通路出现单向传导阻滞时，适时的期前收缩或程序刺激在非阻滞通路上传导的时间使单向传导阻滞的通路脱离不应期，冲动在折返环中沿着一定的方向在折返环中运行，即可形成阵发性室上性心动过速。

（三）临床表现

心动过速发作突然起始与终止，持续时间长短不一。症状包括心悸、胸闷、焦虑不安、头晕，少数患者可出现晕厥、心绞痛、心力衰竭、休克。症状轻重取决于发作时心室率快速的程度、持续时间以及有无血流动力学障碍，亦与原发病的严重程度有关。体检心尖区第一心音强度恒定，心律绝对规则。

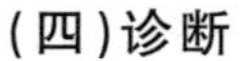

(四)诊断

1.心电图特征

(1)心率 150～250 次/分钟,节律规则。

(2)QRS 波群形态与时限正常,发生室内差异性传导或原有束支传导阻滞时,QRS 波群形态异常。

(3)P 波形态与窦性心律时不同,且常与前一个心动周期的 T 波重叠而不易辨认。

(4)ST 段轻度下移,T 波平坦或倒置(图 5-3)。

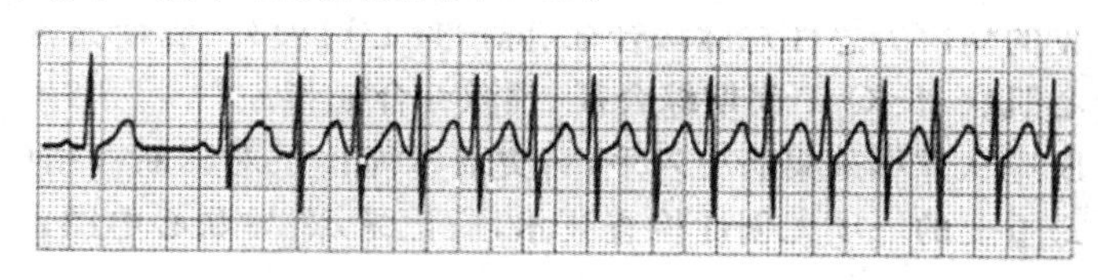

图 5-3　阵发性室上性心动过速

2.评估

(1)判断有无严重的血流动力学障碍、缺氧、二氧化碳潴留和电解质紊乱。

(2)判断有无器质性心脏病、心功能状态和发作的诱因。

(3)询问既往有无阵发性心动过速发作,每次发作的持续时间、主要症状及诊治情况。

(五)急诊处理

在吸氧、心电监护、建立静脉通路后,根据患者基础的心脏状况、既往发作的情况、有无血流动力学障碍以及对心动过速的耐受程度做出处理。

1.同步直流电复律

当患者有严重的血流动力学障碍时,需要紧急电击复律。抗心律失常药物治疗无效亦应施行电击复律。能量一般选择 100～150 J。电击复律时如患者意识清楚,应给予地西泮 10～30 mg静脉注射。应用强心苷者不应电复律治疗。

2.刺激迷走神经

如患者心功能与血压正常,可先尝试刺激迷走神经的方法。颈动脉窦按摩(患者取仰卧位,先行右侧,每次 5～10 s,切不可两侧同时按摩,以免引起脑缺血)、Valsalva 动作(深吸气后屏气、再用力作呼气)、诱导恶心、将面部浸没于冰水中等方法可使心动过速终止。

3.腺苷与钙通道阻滞剂

首选治疗药物为腺苷,6～12 mg 静脉注射,时间 1～2 s。腺苷起效迅速,不良反应有胸部压迫感、呼吸困难、面部潮红、窦性心动过缓、房室传导阻滞等。由于其半衰期短于 6 s,不良反应即使发生亦很快消失。如腺苷无效可改用维拉帕米,首次 5 mg 稀释后静脉注射,时间 3～5 min,无效间隔 10 min 再静脉注射 5 mg。亦可使用地尔硫䓬 0.25～0.35 mg/kg。上述药物疗效达 90%以上。如患者合并心力衰竭、低血压或为宽 QRS 波心动过速,尚未明确室上性心动过速的诊断时,不应选用钙通道阻滞剂,宜选用腺苷静脉注射。

4.强心苷与β受体阻滞剂

毛花苷 C 0.4～0.8 mg 稀释后静脉缓慢注射,以后每 2～4 小时静脉注射 0.2～0.4 mg,24 h 总量在 1.6 mg 以内。目前强心苷已较少应用,但对伴有心功能不全患者仍为首选。

β受体阻滞剂也能有效终止心动过速,但应避免用于失代偿的心力衰竭患者,并以选用短效

β受体阻滞剂(如艾司洛尔)较为合适,剂量 50～200 μg/(kg·min)。

5.普罗帕酮

1～2 mg/kg(常用 70 mg)稀释后静脉注射,无效间隔 10～20 min 再静脉注射 1 次,一般静脉注射总量不超过 280 mg。由于普罗帕酮有负性肌力作用及抑制传导系统作用,且个体间存在较大差异,对有心功能不全者禁用,对有器质性心脏病、低血压、休克、心动过缓者等慎用或禁用。

6.其他

合并低血压者可应用升压药物,通过升高血压反射性地兴奋迷走神经、终止心动过速。可选用间羟胺 10～20 mg 或甲氧明 10～20 mg,稀释后缓慢静脉注射。有器质性心脏病或高血压者不宜使用。

二、室性心动过速

室性心动过速简称室速,是指连续 3 个或 3 个以上的室性期前收缩,频率>100 次/分钟所构成的快速心律失常。

(一)病因

室速常发生于各种器质性心脏病,以缺血性心脏病为最常见;其次为心肌病、心力衰竭、二尖瓣脱垂、瓣膜性心脏病等;其他病因包括代谢紊乱、电解质紊乱、长 Q-T 间期综合征、Brugada 综合征、药物中毒等。少数室速可发生于无器质性心脏病者,称为特发性室速。

(二)发病机制

1.折返

折返形成必须具备两条解剖或功能上相互分离的传导通路、部分传导途径的单向阻滞和另一部分传导缓慢这三个条件。心室内的折返可为大折返、微折返。前者具有明确的解剖途径;后者为发生于小块心肌甚至于细胞水平的折返,是心室内的折返最常见的形式。心肌的缺血、低血钾及代谢障碍等引起心室肌细胞膜电位改变,动作电位时间、不应期、传导性的非均质性,使心肌电活动不稳定而诱发室速。

2.自律性增高

心肌缺血、缺氧、牵张过度均可使心室异位起搏点 4 相舒张期除极坡度增加、降低阈电位或提高静息电位的水平,使心室肌自律性增高而诱发室速。

3.触发活动

由后除极引起的异常冲动的发放。常由前一次除极活动的早期后除极或延迟后除极所诱发。它可见于局部儿茶酚胺浓度增高、心肌缺血-再灌注、低血钾、高血钙及强心苷中毒时。

(三)临床表现

室速临床症状的轻重视发作时心脏基础病变、心功能状态、频率及持续时间等不同而异,而有很大差别。非持续性室速的患者通常无症状。持续性室速常伴有明显的血流动力学障碍与心肌缺血。临床症状包括心悸、气促、低血压、心绞痛、少尿、晕厥等。听诊心律轻度不规则,第一、第二心音分裂。室速发生房室分离时,颈静脉搏动出现间歇性 a 波,第一心音响度及血压随每次心搏而变化;室速伴有房颤时,则第一心音响度变化和颈静脉搏动间歇性 a 波消失。部分室速蜕变为心室颤动而引起患者猝死。

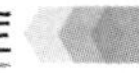

(四)诊断与鉴别诊断

1.心电图特征

(1)3 个或 3 个以上的室性期前收缩连续出现。

(2)QRS 波群宽大、畸形,时间>0.12 s,ST-T 波方向与 QRS 波群主波方向相反。

(3)心室率通常为 100～250 次/分钟,心律规则,但也可不规则。

(4)心房独立活动与 QRS 波群无固定关系,形成房室分离;偶尔个别或所有心室激动逆传夺获心房。

(5)通常发作突然开始。

(6)心室夺获与室性融合波:室速发作时少数室上性冲动可下传心室,产生心室夺获,表现为在 P 波之后提前发生一次正常的 QRS 波群。室性融合波的 QRS 波群形态介于窦性与异位心室搏动之间,其意义为部分夺获心室。心室夺获与室性融合波的存在对确立室速的诊断有重要价值(图 5-4)。

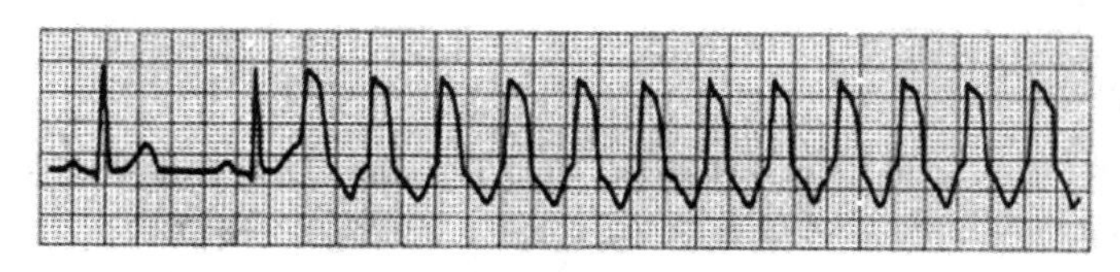

图 5-4　室性心动过速

2.室速的分类

(1)按室速发作持续时间的长短分为:①持续性室速,发作时间 30 s 以上,或室速发作时间未达30 s,但出现严重的血流动力学异常,需药物或电复律始能终止;②非持续性室速,发作时间短于 30 s,能自行终止。

(2)按室速发作时 QRS 波群形态不同分为:①单形性室速,室速发作时,QRS 波群形态一致;②多形性室速,室速发作时,QRS 波群形态呈 2 种或 2 种以上形态。

(3)按室速发作时血流动力学的改变分为:①血流动力学稳定性室速;②血流动力学不稳定性室速。

(4)按室速持续时间和形态的不同分为:①单形性持续性室速;②单形性非持续性室速;③多形性持续性室速;④多形性非持续性室速。

3.鉴别诊断

室速与阵发性室上性心动过速伴束支传导阻滞或室内差异性传导或合并预激综合征的心电图十分相似,但各自的临床意义及治疗完全不同,因此应进行鉴别。

(1)阵发性室上性心动过速伴室内差异性传导:室速与阵发性室上性心动过速伴室内差异性传导酷似,均为宽 QRS 波群心动过速,二者应仔细鉴别。下述诸点有助于阵发性室上性心动过速伴室内差异性传导的诊断:①每次心动过速均由期前发生的 P 波开始;②P 波与 QRS 波群相关,通常呈 1∶1 房室比例;③刺激迷走神经可减慢或终止心动过速。

(2)预激综合征伴心房颤动:预激综合征患者发生心房颤动,冲动沿旁道下传预激心室表现为宽 QRS 波,沿房室结下传表现为窄 QRS 波,有时二者融合 QRS 波介于二者之间。当室率较快时易与室速混淆。下述诸点有助于预激综合征伴心房颤动的诊断:①心房颤动发作前后有预激综合征的心电图形;②QRS 时限>0.20 s,且由于预激心室程度不同 QRS 时限可有差异;③心律明显不齐，心率多>200 次/分钟；④心动过速 QRS 波中有预激综合征心电图形时有利于预激综合征伴心房颤动的诊断。

4.评估

(1)判断血流动力学状态、有无脉搏：当心电图显示为室性心动过速或宽 QRS 波心动过速时，首先要判断患者血流动力学是否稳定、有无脉搏。

(2)确定室速的类型、持续时间。

(3)判断有无器质性心脏病、心功能状态和发作的诱因。

(4)判断 Q-T 间期有无延长、是否合并低血钾和强心苷中毒等。

(五)急诊处理

室速的急诊处理原则：对非持续性的室速，无症状、无晕厥史、无器质性心脏病者无须治疗；对持续性室速发作，无论有无器质性心脏病均应迅速终止发作，积极治疗原发病；对非持续性室速，有器质性心脏病患者亦应积极治疗。

1.吸氧

室性心动过速的患者，常有器质性心脏病，发作时间长时即有明显缺氧，应该注意氧气吸入。

2.直流电复律

无脉性室速、多形性室速应视同心室颤动，立即进行复苏抢救和非同步直流电复律，首次单相波能量为 360 J，双相波能量为 150 J 或 200 J。伴有低血压、休克、呼吸困难、肺水肿、心绞痛、晕厥或意识丧失等严重血流动力学障碍的单形性持续性室性心动过速者，首选同步直流电复律；药物治疗无效的单形性持续性室性心动过速者，也应行同步直流电复律。首次单相波能量为 100 J，如不成功，可增加能量。如血流动力学情况允许应予短时麻醉。强心苷中毒引起的室性心动过速者，不宜用电复律，应给予药物治疗。

3.抗心律失常药物的使用

(1)胺碘酮：静脉注射胺碘酮基本不诱发尖端扭转性室速，也不加重或诱发心力衰竭。适用于血流动力学稳定的单形性室速、不伴 Q-T 间期延长的多形性室速、未能明确诊断的宽 QRS 心动过速、电复律无效或电复律后复发的室速、普鲁卡因胺或其他药物治疗无效的室速。在合并严重心功能受损或缺血的患者，胺碘酮优于其他抗心律失常药，疗效较好，促心律失常作用低。首剂静脉用药 150 mg，用 5%葡萄糖溶液稀释后，于 10 min 注入。首剂用药 10～15 min 仍不能转复，可重复静脉注射 150 mg。室速终止后以1 mg/min速度静脉滴注 6 h，随后以0.5 mg/min速度维持给药，原则上第一个 24 h 不超过 1.2 g，最大可达 2.2 g。第二个 24 h 及以后的维持量一般推荐 720 mg/24 h。静脉胺碘酮的使用剂量和方法要因人而异，使用时间最好不要超过4 d。静脉使用胺碘酮的主要不良反应是低血压和心动过缓，减慢静脉注射速度、补充血容量、使用升压药或正性肌力药物可以预防，必要时采用临时起搏。

(2)利多卡因：近年来有研究发现利多卡因对起源自正常心肌的室速终止有效率低；终止器质性心脏病或心力衰竭中室速的有效率不及胺碘酮和普鲁卡因胺；急性心肌梗死中预防性应用利多卡因，室颤发生率降低，但死亡率上升；此外终止室速、室颤复发率高；因此利多卡因已不再是终止室速、室颤的首选药物。首剂用药 50～100 mg，稀释后 3～5 min 内静脉注射，必要时间隔 5～10 min 后可重复 1 次，至室速消失或总量达 300 mg，继续以 1～4 mg/min 的速度维持给药。主要不良反应有嗜睡、感觉迟钝、耳鸣、抽搐、一过性低血压等。禁忌证有高度房室传导阻滞、严重心力衰竭、休克、肝功能严重受损等。

(3)苯妥英钠:它能有效地消除由强心苷过量引起的延迟性后除极触发活动,主要用于强心苷中毒引起的室性和房性快速心律失常。也可用于长Q-T间期综合征所诱发的尖端扭转性室速。首剂用药100～250 mg,用注射用水20～40 mL稀释后5～10 min内静脉注射,必要时每隔5～10 min重复静脉注射100 mg,但2 h内不宜超过500 mg,1 d内不宜超过1 000 mg。治疗有效后改口服维持,第二天、第三天维持量100 mg,5次/天;以后改为每6小时1次。主要不良反应有头晕、低血压、呼吸抑制、粒细胞计数减少等。禁忌证有低血压、高度房室传导阻滞(强心苷中毒例外)、严重心动过缓等。

(4)普罗帕酮:1～2 mg/kg(常用70 mg)稀释后以10 mg/min静脉注射,无效间隔10～20 min再静脉注射1次,一般静脉注射总量不超过280 mg。由于普罗帕酮有负性肌力作用及抑制传导系统作用,且个体间存在较大差异,对有心功能不全者禁用,对有器质性心脏病、低血压、休克、心动过缓者等慎用或禁用。

(5)普鲁卡因胺:100 mg稀释后3～5 min内静脉注射,每隔5～10 min重复1次,直至心律失常被控制或使用总量为1～2 g,然后以1～4 mg/min的速度维持给药。为避免普鲁卡因胺产生的低血压反应,用药时应有另外一个静脉通路,可随时滴入多巴胺,保持在推注普鲁卡因胺过程中血压不降。用药时应有心电图监测。应用普鲁卡因胺负荷量时可产生QRS波增宽,如超过用药前50%则提示已达最大耐受量,不可继续使用。

(六)特殊类型的室性心动过速

1.尖端扭转性室速

尖端扭转性室速是多形性室速的一个特殊类型,因发作时QRS波群的振幅与波峰呈周期性改变,宛如围绕等电位线连续扭转而得名。往往连续发作3～20个冲动,间以窦性冲动,反复出现,频率200～250次/分钟(图5-5)。在非发作期可有Q-T间期延长。当室性期前收缩发生在舒张晚期、落在前面T波的终末部分可诱发室速。由于发作时频率过快可伴有血流动力学不稳定的症状,甚至心脑缺血表现,持续发作控制不满意可恶化为心室颤动和猝死。临床见于先天性长Q-T间期综合征、严重的心肌损害和代谢异常、电解质紊乱(如低血钾或低血镁)、吩噻嗪和三环类抗抑郁药及抗心律失常药物(如奎尼丁、普鲁卡因胺或丙吡胺)的使用时。

药物终止尖端扭转性室速时,首选硫酸镁,首剂2 g,用5%葡萄糖溶液稀释至40 mL缓慢静脉注射,时间3～5 min,然后以8 mg/min的速度静脉滴注。ⅠA类和Ⅲ类抗心律失常药物可使Q-T间期更加延长,故不宜应用。先天性长Q-T间期综合征治疗应选用β受体阻滞剂。对于基础心室率明显缓慢者,可起搏治疗,联合应用β受体阻滞剂。药物治疗无效者,可考虑左颈胸交感神经切断术,或置入埋藏式心脏复律除颤器。

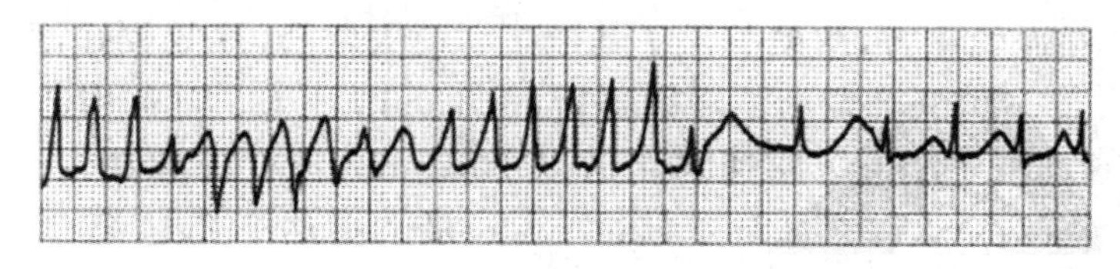

图5-5 尖端扭转性室速

2.加速性室性自主心律

加速性室性自主心律又称非阵发性室速、缓慢型室速。心电图常表现为连续发生3～10个起源于心室的QRS波群,心室率通常为60～110次/分钟。心动过速的开始与终止呈渐进性,跟随于一个室性期前收缩之后，或当心室异位起搏点自律性高于窦性频率时发生。由于心室与窦房结两个起搏点轮流控制心室节律，融合波常出现于心律失常的开始与终止时，心室夺获亦很常见。

加速性室性自主心律常发生于心脏病患者，特别是急性心肌梗死再灌注期间、心脏手术、心肌病、风湿热与强心苷中毒。发作短暂或间歇。患者一般无症状，亦不影响预后。通常无须治疗。

三、心房扑动

心房扑动简称房扑，是一种快速而规则、药物难以控制的心房异位心律，较心房颤动少见。

(一)病因

心房扑动常发生于器质性心脏病，如风湿性心脏病、冠心病、高血压性心脏病、心肌病等。此外，肺栓塞，慢性充血性心力衰竭，二尖瓣、三尖瓣狭窄与反流导致心房扩大，也可出现心房扑动。其他病因有甲状腺功能亢进症、酒精中毒、心包炎等，亦可见于一些无器质性心脏病的患者。

(二)发病机制

心脏电生理研究表明，房扑是由折返所致。因这些折返环占领了心房的大部分区域，故称为“大折返”。下腔静脉至三尖瓣环间的峡部常为典型房扑折返环的关键部位。围绕三尖瓣环呈逆钟向折返的房扑最常见，称典型房扑（Ⅰ型）；围绕三尖瓣环呈顺钟向折返的房扑较少见，称非典型房扑（Ⅱ型）。

(三)临床表现

心房扑动往往有不稳定的倾向，可恢复为窦性心律或进展为心房颤动，亦可持续数月或数年。按摩颈动脉窦能突然成比例减慢心房扑动者的心室率，停止按摩后又恢复至原先心室率水平。令患者运动、施行增加交感神经张力或降低迷走神经张力的方法，可促进房室传导，使心房扑动的心室率成倍数增加。

房扑患者常有心悸、呼吸困难、乏力或胸痛等症状。有些房扑患者症状较为隐匿，仅表现为活动时乏力。如房扑伴有极快的心室率，可诱发心绞痛、心力衰竭。体检可见快速的颈静脉扑动。房室传导比例发生改变时，第一心音强度也随之变化。未得到控制且心室率极快的房扑，长期发展会导致心动过速性心肌病。

(四)诊断

1.心电图特征

(1)反映心房电活动的窦性P波消失，代之以规律的锯齿状扑动波称为F波，扑动波之间的等电位线消失，在Ⅱ、Ⅲ、aVF或V_1导联最为明显，典型房扑在Ⅱ、Ⅲ、aVF导联上的扑动波呈负向，V_1导联上的扑动波呈正向，移行至V_6导联时则扑动波演变成负向波。心房率为250～350次/分钟。非典型房扑，表现为Ⅱ、Ⅲ、aVF导联上的正向扑动波和V_1导联上的负向扑动波，移行至V_6导联时则扑动波演变正向扑动波，心房率为340～430次/分钟。

(2)心室率规则或不规则，取决于房室传导比例是否恒定。当心房率为300次/分钟，未经药物治疗时，心室率通常为150次/分钟(2∶1房室传导)。使用奎尼丁、普罗帕酮等药物，心房率减慢至200次/分钟以下，房室传导比例可恢复1∶1，导致心室率显著加速。预激综合征和甲状腺功能亢进症并发房扑，房室传导比例如为1∶1，可产生极快的心室率。不规则的心室率是由于房室传导比例发生变化，如2∶1与4∶1传导交替所致。

(3)QRS波群呈室上性,时限正常。当合并预激综合征、室内差异性传导和束支传导阻滞时,QRS波增宽、畸形(图5-6)。

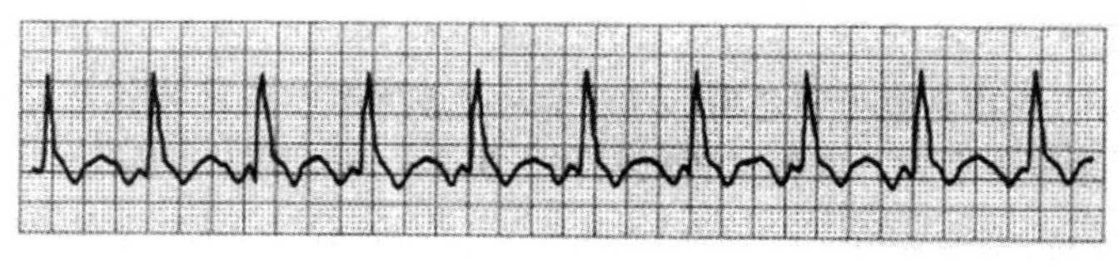

图5-6 心房扑动

2.评估

(1)有无严重的血流动力学障碍。

(2)判断有无器质性心脏病、心功能状态和发作的诱因。

(3)判断房扑的持续时间。

(五)急诊处理

心房扑动常发生于器质性心脏病,在吸氧、心电监护、建立静脉通路后,根据患者基础的心脏状况、有无血流动力学障碍做出处理。房扑急诊处理的目的是在对原发病进行治疗的基础上将其转复为窦性心律,预防复发或单纯减慢心率以缓解临床症状。

1.心律转复

(1)直流电同步复律:是终止房扑最有效的方法。房扑发作时有严重的血流动力学障碍或出现心力衰竭,应首选直流电复律;对持续性房扑药物治疗无效者,亦宜用电复律。大多数房扑仅需50 J的单相波或更小的双相波电击,即能成功地将房扑转复为窦性心律。成功率为95%~100%。

(2)心房快速起搏:适用于电复律无效者,或已应用大剂量强心苷不适宜复律者。成功率为70%~80%。对典型房扑(Ⅰ型)效果较好而非典型房扑(Ⅱ型)无效。对于房扑伴1∶1传导或旁路前向传导,由于快速心房起搏可诱发快速心室率甚至心室颤动,故为心房快速起搏禁忌。将电极导管插至食管的心房水平,或经静脉穿刺插入电极导管至右心房处,以快于心房率10~20次/分钟的频率开始,当起搏至心房夺获后突然终止起搏,常可有效地转复房扑为窦性心律。当初始频率不能终止房扑时,在原来起搏频率基础上增加10~20次/分钟,必要时重复上述步骤。终止房扑最有效的起搏频率一般为房扑频率的120%~130%。

(3)药物复律:对房扑复律有效的药物有以下几种。①伊布利特:转复房扑的有效率为38%~76%,转复时间平均为30 min。研究证实,其复律成功与否与房扑持续时间无关。严重的器质性心脏病、Q-T间期延长或有窦房结病变的患者,不应给予伊布利特治疗。②普罗帕酮:急诊转复房扑的成功率为40%。③索他洛尔:1.5 mg/kg转复房扑成功率远不如伊布利特。

2.药物控制心室率

对血流动力学稳定的患者,首先以降低心室率为治疗目的。

(1)强心苷制剂:是房扑伴心功能不全患者的首选药物。可用毛花苷C 0.4~0.6 mg稀释后缓慢静脉注射,必要时于2 h后再给0.2~0.4 mg,使心率控制在100次/分钟以下后改为口服地高辛维持。房扑大多数先转为房颤,如继续使用或停用强心苷过程中,可能恢复窦性心律;少数从心房扑动转为窦性心律。

(2)钙通道阻滞剂:首选维拉帕米,5~10 mg稀释后缓慢静脉注射,偶可直接复律,或经房颤转为窦性心律,口服疗效差。静脉应用地尔硫䓬亦能有效控制房扑的心室率。主要不良反应为低血压。

(3)β受体阻滞剂:可减慢房扑的心室率。

(4)对于房扑伴1∶1房室传导,多为旁道快速前向传导。可选用延缓旁道传导的普罗帕酮、胺碘酮、普鲁卡因胺等,禁用延缓房室传导、增加旁道传导而加快室率的强心苷和维拉帕米等。

3.药物预防发作

多非利特、氟卡尼、胺碘酮均可用于预防发作。但ⅠC类抗心律失常药物治疗房扑时必须与β受体阻滞剂或钙通道阻滞剂合用,原因是ⅠC类抗心律失常药物可减慢房扑频率,并引起1∶1房室传导。

4.抗凝治疗

新近观察显示,房扑复律过程中栓塞的发生率为1.7%~7.0%,未经充分抗凝的房扑患者直流电复律后栓塞风险为2.2%。房扑持续时间超过48 h的患者,在采用任何方式的复律之前均应抗凝治疗。只有在下列情况下才考虑心律转复:患者抗凝治疗达标(INR值为2.0~3.0)、房扑持续时间少于48 h或经食管超声未发现心房血栓。食管超声阴性者,也应给予抗凝治疗。

四、心房颤动

心房颤动亦称心房纤颤,简称房颤,指心房丧失了正常的、规则的、协调的、有效的收缩功能而代之以350~600次/分钟的不规则颤动,是一种十分常见的心律失常。绝大多数见于器质性心脏病患者,可呈阵发性或呈持续性。在人群中的总发病率约为0.4%,65岁以上老年人发病率为3%~5%,80岁后发病率为8%~10%。合并房颤后心脏病病死率增加2倍,如无适当抗凝,脑卒中增加5倍。

(一)病因

房颤常发生于原有心血管疾病者,常见于风湿性心脏病、冠心病、高血压性心脏病、甲状腺功能亢进症、缩窄性心包炎、心肌病、感染性心内膜炎以及慢性肺源性心脏病等。房颤发生在无心脏病变的中青年,称为孤立性房颤。老年房颤患者中部分是心动过缓-心动过速综合征的心动过速期表现。

(二)发病机制

目前得到公认的是多发微波折返学说和快速发放冲动学说。多发微波折返学说:多发微波以紊乱方式经过心房,互相碰撞、再启动和再形成,并有足够的心房组织块来维持折返。快速发放冲动学说:左右心房、肺静脉、腔静脉、冠状静脉窦等开口部位,或其内一定距离处(存在心房肌袖)有快速发放冲动灶,驱使周围心房组织产生心房颤动,由多发微波折返机制维持,快速发放冲动停止后心房颤动仍会持续。

(三)临床表现

房颤时心房有效收缩消失,心排血量比窦性心律时减少25%或更多。症状的轻重与患者心功能和心室率的快慢有关。轻者可仅有心悸、气促、乏力、胸闷;重者可致急性肺水肿、心绞痛、心源性休克甚至昏厥。阵发性房颤者自觉症状常较明显。房颤伴心房内附壁血栓者,可引起栓塞症状。房颤的典型体征是第一心音强弱不等,心律绝对不规则,脉搏短绌。

(四)诊断

1.心电图特点

(1)各导联中正常P波消失,代之以形态、间距及振幅均绝对不规则的心房颤动波(f波),频

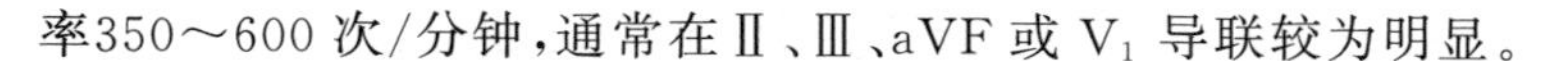

率350～600 次/分钟，通常在Ⅱ、Ⅲ、aVF 或 V_1 导联较为明显。

(2)R-R 间期绝对不规则，心室率较快；但在并发完全性房室传导阻滞或非阵发性交界性心动过速时，R-R 规则，此时诊断依靠 f 波的存在。

(3)QRS 波群呈室上性，时限正常。当合并预激综合征、室内差异性传导和束支传导阻滞时，QRS 波群增宽、畸形，此时心室率又很快时，极易误诊为室速，食管导联心电图对诊断很有帮助。

(4)在长 R-R 间期后出现的短 R-R 间期，其 QRS 波群呈室内差异性传导(常为右束支传导阻滞型)称为 Ashman 现象；差异传导连续发生时称为蝉联现象(图 5-7)。

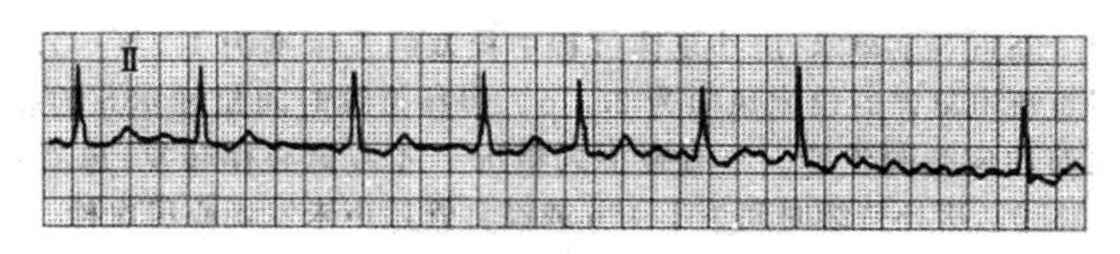

图 5-7 心房颤动

2.房颤的分类

(1)阵发性房颤：持续时间<7 d(通常在 48 h 内)，能自行终止，反复发作。

(2)持续性房颤：持续时间>7 d，或以前转复过，非自限性，反复发作。

(3)永久性房颤：终止后又复发，或患者无转复愿望，持久发作。

3.评估

(1)根据病史和体格检查确定患者有无器质性心脏病、心功能不全、电解质紊乱，是否正在使用强心苷制剂。

(2)心电图中是否间歇出现或持续存在 δ 波，如存在则表明为预激综合征，强心苷制剂和维拉帕米为禁忌药物。

(3)紧急复律是否有益处，如快速心室率所致的心肌缺血、肺水肿、血流动力学不稳定。

(4)复律后是否可维持窦性心律，如甲状腺疾病、左心房增大、二尖瓣疾病。

(5)发生栓塞并发症的危险因素有哪些，即是否需要抗凝治疗。

(五)急诊处理

房颤急诊处理的原则及目的：①恢复并维持窦性心律；②控制心室率；③抗凝治疗预防栓塞并发症。

1.复律治疗

(1)直流电同步复律：急性心肌梗死、难治性心绞痛、预激综合征等伴房颤患者，如有严重血流动力学障碍，首选直流电同步复律，初始能量 200 J。初始电复律失败，保持血钾在 4.5～5.0 mmol/L，30 min 静脉注射胺碘酮 300 mg(随后 24 h 静脉滴注 900～1 200 mg)，尝试进一步除颤。血流动力学稳定、房颤时心室率快(>100 次/分钟)，用强心苷难以控制，或房颤反复诱发心力衰竭或心绞痛，药物治疗无效，也需尽快电复律。

(2)药物复律：房颤发作在 7 d 内的患者药物复律的效果最好。大多数这样的患者房颤是第一次发作，不少患者发作后 24～48 h 可自行复律。房颤时间较长的患者(>7 d)很少能自行复律，药物复律的成功率也大大减少。复律成功与否与房颤的持续时间的长短、左心房大小和年龄有关。已证实有效的房颤复律药物有胺碘酮、普罗帕酮、氟卡尼、伊布利特、多非利特、奎尼丁。①普罗帕酮：用于≤7 d 的房颤患者，单剂口服 450～600 mg，转复有效率可达 60%。但不能用

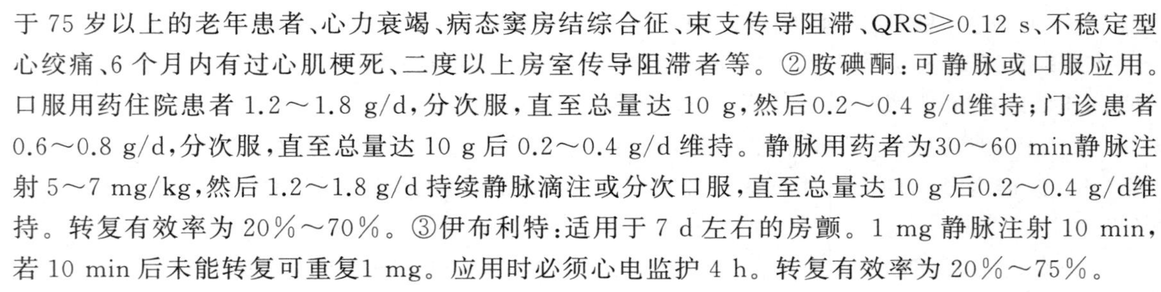

于75岁以上的老年患者、心力衰竭、病态窦房结综合征、束支传导阻滞、QRS≥0.12 s、不稳定型心绞痛、6个月内有过心肌梗死、二度以上房室传导阻滞者等。②胺碘酮：可静脉或口服应用。口服用药住院患者1.2～1.8 g/d，分次服，直至总量达10 g，然后0.2～0.4 g/d维持；门诊患者0.6～0.8 g/d，分次服，直至总量达10 g后0.2～0.4 g/d维持。静脉用药者为30～60 min静脉注射5～7 mg/kg，然后1.2～1.8 g/d持续静脉滴注或分次口服，直至总量达10 g后0.2～0.4 g/d维持。转复有效率为20%～70%。③伊布利特：适用于7 d左右的房颤。1 mg静脉注射10 min，若10 min后未能转复可重复1 mg。应用时必须心电监护4 h。转复有效率为20%～75%。

2.控制心室率

(1)短期迅速控制心室率：血流动力学稳定的患者最初治疗目标是迅速控制心室率，使患者心室率≤100次/分钟，保持血流动力学稳定，减轻患者症状，以便赢得时间，进一步选择最佳治疗方案。初次发作且在24～48 h的急性房颤或部分阵发性患者心室率控制后，可能自行恢复为窦性心律。①毛花苷C：是伴有心力衰竭、肺水肿患者的首选药物。0.2～0.4 mg稀释后缓慢静脉注射，必要时于2～6 h后可重复使用，24 h内总量一般不超过1.2 mg。若近期曾口服强心苷制剂者，可在密切观察下给毛花苷C 0.2 mg。②钙通道阻滞剂：地尔硫䓬15 mg，稀释后静脉注射，时间2 min，必要时15 min后重复1次，继以15 mg/h维持，调整静脉滴注速度，使心室率达到满意控制。维拉帕米5～10 mg，稀释后静脉注射，时间10 min，必要时30～60 min后重复1次。应注意这两种药物均有一定的负性肌力作用，可导致低血压，维拉帕米更明显，伴有明显心力衰竭者不用维拉帕米。③β受体阻滞剂：普萘洛尔1 mg静脉注射，时间5 min，必要时每5分钟重复1次，最大剂量至5 mg，维持剂量为每4小时1～3 mg；或美托洛尔5 mg静脉注射，时间5 min，必要时每5分钟重复1次，最大剂量10～15 mg；或艾司洛尔0.25～0.5 mg/kg静脉注射，时间>1 min，继以50 μg/(kg・min)静脉滴注维持。低血压与心力衰竭者忌用β受体阻滞剂。上述药物应在心电监护下使用，心室率控制后应继续口服该药进行维持。地尔硫䓬或β受体阻滞剂与毛花苷C联合治疗能更快控制心室率，且毛花苷C的正性肌力作用可减轻地尔硫䓬和β受体阻滞剂的负性肌力作用。

特殊情况下房颤的药物治疗：①预激综合征伴房颤。控制心室率避免使用β受体阻滞剂、钙通道阻滞剂、强心苷制剂和腺苷等，因这些药物延缓房室结传导、房颤通过旁路下传使心室率反而增快。对心功能正常者，可选用胺碘酮、普罗帕酮、普鲁卡因胺或伊布利特等抗心律失常药物，使旁路传导减慢从而降低心室率，恢复窦律。胺碘酮用法：150 mg(3～5 mg/kg)，用5%葡萄糖溶液稀释，于10 min注入；首剂用药10～15 min仍不能转复，可重复150 mg静脉注射；继以1.0～1.5 mg/min速度静脉滴注1 h，以后根据病情逐渐减量，24 h总量不超过1.2 g。②急性心肌梗死伴房颤。提示左心功能不全，可静脉注射毛花苷C或胺碘酮以减慢心室率，改善心功能。③甲状腺功能亢进症伴房颤。首先予积极的抗甲状腺药物治疗。应选用非选择性β受体阻断药(如卡维地洛)。④急性肺疾病或慢性肺部疾病伴房颤。应纠正低氧血症和酸中毒，尽量选择钙通道阻滞剂控制心室率。

(2)长期控制心室率：持久性房颤的治疗目的为控制房颤过快的心室率，可选用β受体阻滞剂、钙通道阻滞剂或地高辛。但应注意这些药物的禁忌证。

3.维持窦性心律

房颤心律转复后要用药维持窦性心律。除伊布利特外，用于复律的药物也用于转复后维持窦律，因此常用普罗帕酮、胺碘酮和多非利特，还可使用阿奇利特、索他洛尔。

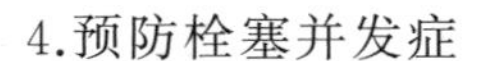
4.预防栓塞并发症

慢性房颤(永久性房颤)患者有较高的栓塞发生率。过去有栓塞病史、瓣膜病、高血压、糖尿病、老年患者、左心房扩大、冠心病等使发生栓塞的危险性增大。存在以上任何一种情况,均应接受长期抗凝治疗。口服华法林,使凝血酶原时间国际标准化比率(INR)维持在 2.0～3.0,能安全而有效地预防脑卒中的发生。不宜应用华法林的患者及无以上危险因素的患者,可改用阿司匹林(每天 100～300 mg)。房颤持续时间不超过 2 d,复律前无须做抗凝治疗。否则应在复律前接受 3 周的华法林治疗,待心律转复后继续治疗 4 周。紧急复律治疗可选用静脉注射肝素或皮下注射低分子量肝素,复律后仍给予 4 周的抗凝治疗。在采取上述治疗的同时,要积极寻找房颤的原发病和诱发因素,给予相应处理。对房颤发作频繁、心室率很快、药物治疗无效者可施行射频消融、外科手术等。

五、心室扑动与心室颤动

心室扑动和心室颤动是最严重的心律失常,简称室扑和室颤。前者心室有快而微弱的收缩,后者心室各部分肌纤维发生快而不协调的颤动,对血流动力学的影响等同于心室停搏。室扑常为室颤的先兆,很快即转为室颤。而室颤则是导致心脏性猝死的常见心律失常,也是临终前循环衰竭的心律改变。原发性室颤为无循环衰竭基础上的室颤,常见于冠心病,及时电除颤可逆转。在各种心脏病的终末期发生的室扑和室颤,为继发性室扑和室颤,预后极差。

(一)病因

各种器质性心脏病及许多心外因素均可导致室扑和室颤,以冠心病、原发性心肌病、瓣膜性心脏病、高血压性心脏病为最常见。原发性室颤则好发于急性心肌梗死、心肌梗死溶栓再灌注后、原发性心肌病、病态窦房结综合征、心肌炎、触电、低温、麻醉、低血钾、高血钾、酸碱平衡失调、奎尼丁、普鲁卡因胺、锑剂和强心苷等药物中毒、长 Q-T 间期综合征、Brugada 综合征、预激综合征合并房颤等。

(二)发病机制

室颤可以被发生于心室易损期的期前收缩所诱发,即“R-on-T”现象。然而,室颤也可在没有“R-on-T”的情况下发生,故有理论认为当一个行进的波正面碰到解剖障碍时可碎裂产生多个子波,后者可以单独存在并作为高频率的兴奋起源点触发室颤。多数学者认为心室肌结构的不均一是形成自律性增高和折返的基质,而多个研究都提示起源于浦肯野系统的触发活动在室颤发生起始阶段的重要作用。

(三)诊断

1.临床特点

典型的表现为阿-斯(Adams-Stokes)综合征:患者突然抽搐,意识丧失,面色苍白,几次断续的叹息样呼吸之后呼吸停止;此时心音、脉搏、血压消失、瞳孔散大。部分患者阿-斯综合征表现不明显即已猝然死亡。

2.心电图

(1)心室扑动:正常的 QRS-T 波群消失,代之以连续、快速、匀齐的大振幅波动,频率 150～250 次/分钟,一般在发生心室扑动后,常迅速转变为心室颤动,但也可转变为室性心动过速,极少数恢复窦性心律。室扑与室性心动过速的区别在于后者 QRS 与 T 波能分开,波间有等电位线,且 ORS 时限不如室扑宽。

(2)心室颤动:QRS-T 波群完全消失,代之以形状不同、大小各异、极不均匀的波动,频率 250～500 次/分钟,开始时波幅尚较大,以后逐渐变小,终于消失。室颤与室扑的区别在于前者波形及节律完全不规则,且电压极小(图 5-8)。

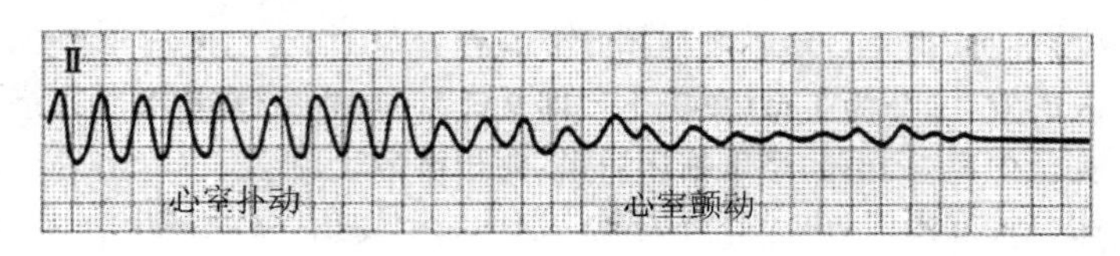

图 5-8　心室扑动与颤动

3.临床分型

(1)据室颤波振幅分型:①粗颤型,室颤波振幅>0.5 mV,多见于心肌收缩功能较好的患者,心肌蠕动幅度相对粗大有力,张力较好,对电除颤效果好;②细颤型,室颤波振幅<0.5 mV,多见于心肌收缩功能较差的情况,对电除颤疗效差。

(2)据室颤前心功能分型:①原发性室颤,又称非循环衰竭型室颤。室颤前无低血压、心力衰竭或呼吸衰竭,循环功能相对较好。室颤的发生与心肌梗死等急性病变有关。除颤成功率约为 80%。②继发性室颤,又称循环衰竭型室颤。室颤前常有低血压、心力衰竭或呼吸衰竭,常同时存在药物、电解质紊乱等综合因素,除颤成功率低(<20%)。③特发性室颤,室颤发生前后均未发现器质性心脏病,室颤常突然发生,多数来不及复苏而猝死,部分自然终止而幸存。室颤幸存者常有复发倾向,属于单纯的心电疾病。④无力型室颤,又称临终前室颤。临终患者约有 50% 可出现室颤,室颤波频率慢,振幅低。

(四)急诊处理

1.非同步直流电击除颤

心室扑动或心室颤动一旦发生,紧急给予非同步直流电击除颤 1 次,单相波能量选择 360 J,双相波选择 150～200 J。电击除颤后不应检查脉搏、心律,应立即进行胸外心脏按压,2 min 或 5 个30∶2 按压/通气周期后如仍然是室颤,再给予除颤 1 次。

2.药物除颤

2～3 次电击后仍为室颤首选胺碘酮静脉注射,无胺碘酮或有 Q-T 间期延长,可使用利多卡因,并重复电除颤。

3.病因处理

由严重低血钾引起的室颤反复发作,应静脉滴注大量氯化钾,一般用 2～3 g 氯化钾溶于 5% 葡萄糖溶液 500 mL 内,在监护下静脉滴注,最初 24 h 内常需给氯化钾 10 g 左右,持续到心电图低血钾表现消失为止。由锑剂中毒引起的室颤反复发作,可反复用阿托品 1～2 mg 静脉注射或肌内注射,同时亦需补钾。由奎尼丁或普鲁卡因胺引起的室颤不宜用利多卡因,需用阿托品或异丙肾上腺素治疗。

4.复苏后处理

若经以上治疗心脏复跳,但仍有再次骤停的危险,并可能继发脑、心、肾损害,从而发生严重并发症和后遗症。因此,应积极地防治发生心室颤动的原发病,维持有效的循环和呼吸功能及水、电解质和酸碱平衡,防治脑水肿、急性肾衰竭和继发感染。

(宋　伟)

第六节　急性病毒性心肌炎

急性病毒性心肌炎是指嗜心性病毒感染引起的，以心肌非特异性间质性炎症为主，伴有心肌细胞变性、溶解或坏死病变的心肌炎。病变可累及心脏传导和起搏系统，亦可累及心包膜。临床上以肠道病毒(如柯萨奇病毒 B 组 2、4 两型最多见，其次为 5 型、3 型、1 型及 A 组的 1 型、4 型、9 型、16 型、23 型，艾柯病毒和脊髓灰质炎病毒等)和流感病毒较为常见。此外，麻疹、腮腺炎、乙型脑炎、肝炎和巨细胞病毒等也可引起心肌炎。

一、发病机制

病毒如何引起心肌损伤的机制迄今尚未阐明，可能途径包括以下 2 条。

(一)病毒直接侵犯心肌

病毒感染后可引起病毒血症，经血流直接侵犯心肌，导致心肌纤维溶解、坏死、水肿及炎性细胞浸润。有人认为，急性暴发性病毒性心肌炎和病毒感染后 1～4 周猝死者，病毒直接侵犯心肌可能是主要的发病机制。

(二)免疫变态反应

对于大多数病毒性心肌炎，尤其是慢性心肌炎，目前认为主要是通过免疫变态反应而致病。参与免疫反应可能是病毒本身，也可能是病毒-心肌抗体复合物。既有体液免疫参与，又有细胞免疫参与。此外，患者免疫功能低下在发病中也起重要作用。

二、诊断

(一)临床表现特点

(1)起病前 1～3 周常有上呼吸道或消化道感染史。

(2)心脏受累表现：心悸、气促、心前区疼痛等。体检：轻者心界不扩大，重者心浊音界扩大，心率增快且与体温升高不相称，可出现舒张期奔马律，心律失常以频发期前收缩多见，亦可表现为房室传导阻滞，以至出现心动过缓、心尖区第一心音低钝。可闻及收缩期吹风样杂音。重症患者可短期内出现心力衰竭或心源性休克，少数因严重心律失常而猝死。

(3)老幼均可发病，但以儿童和年轻人较易发病。

(二)辅助检查特点

(1)心电图常有各种心律失常表现，以心室性期前收缩最常见，其次为房室传导阻滞、束支及室内传导阻滞、心动过速等。心肌损害可表现为 ST 段降低、T 波低平或倒置、Q-T 间期延长等。暴发性病毒性心肌炎可有异常 Q 波、阵发性室性心动过速、高度房室传导阻滞，甚至心室颤动等。心电图改变对心肌炎的诊断并无特异性。

(2)血清酶学检查可有 CK 及其同工酶(CK-MB)、AST 或 LDH 及其同工酶(LDH_1)增高。

(3)X 线、超声心动图检查显示心脏轻至中度增大，搏动减弱，有时可伴有心包积液，此时称心肌心包炎。

(4)血白细胞计数可轻至中度增多，红细胞沉降率加速。

(5)从咽拭、尿、粪、血液及心包穿刺液中分离出病毒,且在恢复期血清中同型病毒抗体滴度较初期或急性期(第一份)血清升高或下降4倍以上,可认为是新近有病毒感染。

诊断病毒性心肌炎必须排除可能引起心肌损害的其他疾病,常见的如风湿性心肌炎、中毒性心肌炎、结缔组织和代谢性疾病所致心肌损害,以及原发性心肌病等。

三、治疗

目前,对急性病毒性心肌炎尚缺乏特异性治疗方法,但多数患者经过一段时间休息及对症治疗后能自行痊愈,少数可演变为慢性心肌炎或遗留不同程度心律失常表现,个别暴发型重症病例可导致死亡。本病主要治疗措施如下。

(一)充分休息,防止过劳

本病一旦确诊,应卧床休息,进食易消化和富含维生素、蛋白质的食物。充分休息在急性期应列为主要治疗措施之一。早期不重视卧床休息,可能会导致心脏进行性增大和带来较多的后遗症,一般需休息3个月左右。心脏已经扩大或曾出现过心功能不全者应延长至半年,直至心脏不再缩小、心功能不全症状消失后,在密切观察下逐渐增加活动量,恢复期仍应适当限制活动3~6个月。

(二)酌情应用改善心肌细胞营养与代谢的药物

辅酶A 50~100 U或肌苷200~400 mg,每天1~2次,肌内注射或静脉注射;细胞色素C 15~30 mg,每天1~2次,静脉注射,该药应先皮试,无变态反应者才能注射。ATP或胞苷三磷酸(CTP)20~40 mg,每天1~2次,肌内注射,前者还有口服或静脉制剂,剂量相同。辅酶Q_{10},每天30~60 mg,口服;或10 mg,每天2次,肌内注射及静脉注射。FDP 5~10 g,每天1~2次,静脉滴注,对重症病毒性心肌炎可能有效。一般情况下,上述药物视病情可适当搭配或联合应用2种或3种即可,10~14 d为1个疗程。此外,极化液疗法:氯化钾1~1.5 g、普通胰岛素8~12 U,加入10%葡萄糖液500 mL内,每天1次,静脉滴注,尤适用于频发室性期前收缩者。在极化液基础上再加入25%硫酸镁5~10 mL,对快速型心律失常疗效更佳,7~14 d为1个疗程。大剂量维生素C,每天5~10 g静脉滴注,以及丹参酮注射液40~80 mg,分2次加入50%葡萄糖液20 mL内静脉注射或稀释后静脉滴注,连用2周,也有一定疗效。

(三)肾上腺皮质激素

激素有抑制炎性反应、降低血管通透性、减轻组织水肿及抗过敏作用,但可抑制免疫反应和干扰素的合成、促进病毒繁殖和炎症扩散、加重心肌损害,因此应用激素有利有弊。为此,多数学者主张病毒性心肌炎急性期,尤其是最初2周内,病情并非危重者不用激素。但短期内心脏急剧增大、高热不退、急性心力衰竭、严重心律失常、休克、全身中毒症状严重合并多脏器损害或高度房室传导阻滞者,可试用地塞米松,每天10~30 mg,分次静脉注射,或用氢化可的松,每天200~300 mg,静脉滴注,连用3~7 d,待病情改善后改口服,并迅速减量至停止,一般疗程不宜超过2周。若用药1周仍无效,则停用。激素对重症病毒性心肌炎有效,其可能原因与抑制了心肌炎症、水肿,消除过度、强烈的免疫反应和减轻毒素作用有关。

(四)抗生素

急性病毒性心肌炎可使用广谱抗生素,如氨苄西林、头孢菌素等,以防止继发性细菌感染,因后者常是诱发病毒感染的条件,特别是流感病毒、柯萨奇病毒及腮腺炎病毒感染,且可加重病毒性心肌炎的病情。

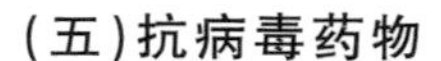

(五)抗病毒药物

疗效不肯定,因为病毒性心肌炎主要是免疫反应的结果。即使是由病毒直接侵犯所致,抗病毒药物能否进入心肌细胞内杀灭病毒也尚有疑问。流感病毒所致心肌炎可试用吗啉胍(ABOB)100～200 mg,每天 3 次;金刚烷胺 100 mg,每天 2 次。疱疹病毒性心肌炎可试用阿糖胞苷和利巴韦林,前者剂量为每天 50～100 mg,静脉滴注,连用 1 周;后者为100 mg,每天 3 次,视病情连用数天至 1 周,必要时亦可静脉滴注,剂量为每天 300 mg。此外,中草药(如板蓝根、连翘、大青叶、黄连、黄芩、虎杖等)也具抗病毒作用。

(六)免疫调节剂

(1)人白细胞干扰素(1.5～2.5)$\times 10^4$ U,每天 1 次,肌内注射,7～10 d 为 1 个疗程,间隔2～3 d,视病情可再用 1～2 个疗程。

(2)应用基因工程制成的干扰素 10×10^5 U,每天 1 次,肌内注射,2 周为 1 个疗程。

(3)聚肌胞每次 1～2 mg,每 2～3 d 1 次,肌内注射,2～3 个月为 1 个疗程。

(4)简化胸腺素 10 mg,每天肌内注射 1 次,共 3 个月,以后改为 10 mg,隔天肌内注射 1 次,共半年。

(5)免疫核糖核酸(IRNA)3 mg,每 2 周 1 次,皮下注射或肌内注射,共 3 个月,以后每月肌内注射3 mg,连续6～12 个月。

(6)转移因子(TF)1 mg,加注射水 2 mL,每周 1～2 次,于上臂内侧或两侧腋部皮下或臀部肌内注射。

(7)黄芪有抗病毒及调节免疫功能,对干扰素系统有激活作用,在淋巴细胞中可诱生 γ 干扰素,还能改善内皮细胞生长及正性肌力作用,可口服、肌内注射或静脉内给药。用量为黄芪口服液(每支含生黄芪 15 g)1 支,每天 2 次,口服;或黄芪注射液(每支含生黄芪 4 g/2 mL)2 支,每天 1～2 次,肌内注射;或在 5%葡萄糖液 500 mL 内加黄芪注射液 4～5 支,每天 1 次静脉滴注,3 周为 1 个疗程。

(七)纠正心律失常

基本上按一般心律失常治疗。对于室性期前收缩、快速型心房颤动可用胺碘酮 0.2 g,每天 3 次,1～2 周后或有效后改为每天 0.1～0.2 g 维持。阵发性室性心动过速、心室扑动或颤动,应尽早采用直流电电击复律,亦可迅速静脉注射利多卡因 50～100 mg,必要时隔 5～10 min 后再注,有效后静脉滴注维持 24～72 h。心动过缓可用阿托品治疗,也可加用激素。对于莫氏Ⅱ型和三度房室传导阻滞,尤其有脑供血不足表现或有阿-斯综合征发作者,应及时安置人工心脏起搏器。

(八)心力衰竭和休克的防治

重症急性病毒性心肌炎可并发心力衰竭或休克。有心力衰竭者应给予低盐饮食、供氧,视病情缓急可选用口服或静脉注射强心苷类制剂,但剂量应控制在常规负荷量的 1/2～2/3,必要时可并用利尿剂、血管扩张剂和非强心苷类正性肌力药物,同时注意水、电解质平衡。

(李姗姗)

第七节　急性冠脉综合征

一、疾病特征

(一)临床表现

急性冠脉综合征(ACS)包括不稳定型心绞痛(UA)、非 ST 段抬高型心肌梗死(NSTEMI)、ST 段抬高型心肌梗死(STEMI),其临床表现各有特点。

1.典型心绞痛

胸骨后或心前区突然发生的压榨性、闷胀性或窒息性疼痛或憋闷感;可放射到左肩、左臂前内侧到无名指、小指;可伴出汗;疼痛一般持续 1～5 min;休息或舌下含服硝酸甘油可缓解。发作常见的诱因包括劳累、情绪激动、受寒、饱食、吸烟等。

2.不稳定型心绞痛

不稳定型心绞痛指介于稳定型心绞痛和急性心肌梗死之间的临床状态,疼痛可较典型心绞痛为重。

3.急性心肌梗死

急性心肌梗死包括 NSTEMI/STEMI。急性心肌梗死胸痛或胸闷的性质与心绞痛相似但更剧烈,持续时间较长,可达数小时,休息和含服硝酸甘油多不能缓解。少数患者可无疼痛,或疼痛性质、部位不典型,或表现为休克、急性心力衰竭。部分患者可出现发热、心律失常甚至心搏骤停。

(二)体征

急性冠脉综合征可无明显体征。急性心肌梗死时心率可增快,或出现心律失常。发生二尖瓣乳头肌功能失调者,心尖区可出现收缩期杂音;发生心室间隔穿孔者,胸骨左下缘可出现响亮的收缩期杂音,常伴震颤。

二、诊疗常规

(一)诊断

患者有突发胸痛或胸闷的症状,或其他不典型的胸痛症状,有或无心血管疾病危险因素(高血压、糖尿病、血脂异常、吸烟、超重或肥胖、早发心血管疾病家族史等),或出现突发或加重的心律失常、心力衰竭或休克均应考虑是否存在 ACS,需结合心电图、肌钙蛋白等明确诊断。

(二)实验室检查

传统的心肌酶学只有血清磷酸肌酸激酶的同工酶(CK-MB)还存在价值,其他如磷酸肌酸激酶(CK)、谷草转氨酶(AST)、乳酸脱氢酶(LDH)、羟丁酸脱氢酶因其特异差,临床不作为 ACS 的常规诊断检测项目,但在判断急性心肌梗死(AMI)的发病时期仍有一定价值。

1.肌钙蛋白

肌钙蛋白是心肌损伤的特异性标志物,包括肌钙蛋白 T(cTnT)、肌钙蛋白 I(cTnI)及超敏肌钙蛋白 I(hs-cTnI)。肌钙蛋白均在发病 2 h 后增高,其中 cTnT 持续 5～14 d,cTnI 持续 5～

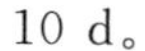

10 d。

2.其他

为排除其他疾病，常规需检查的内容包括血常规、血型、血脂、肝功能、血糖、D-二聚体、出血时间、凝血时间、纤维蛋白原等。

（三）影像学检查

1.心电图

不同类型的 ACS 其心电图表现不同。

UA 时，新出现相邻导联 ST 段水平型或下斜型压低≥0.05 mV，T 波平坦或倒置（变异型心绞痛者则有关导联 ST 段抬高），发作过后数分钟内逐渐恢复。

AMI 时，新出现相邻导联 ST 段抬高，在非 V_2～V_3 导联≥0.1 mV，V_2～V_3 导联根据性别、年龄有所不同：在≥40 岁以上男性≥0.2 mV，＜40 岁男性≥0.25 mV，女性≥0.15 mV。ST 段压低和 T 波改变：在以 R 波为主的导联上，新出现的 ST 段压低≥0.05 mV，T 波倒置≥0.1 mV。新出现的左束支传导阻滞（LBBB）是 AMI 的有力证据。

2.心脏彩超

新出现的室壁运动的减弱或消失是 ACS 的证据。少数重症患者甚至可出现乳头肌断裂、室间隔穿孔或左心室游离壁破裂，以及室壁瘤的形成等。左室射血分数（LVEF）可下降。

3.冠脉 CT

冠脉 CT 是当前非侵入方法了解冠状动脉通畅情况的最快速诊断方法，其阴性预测值较高。

4.冠脉造影

冠脉造影可明确冠状动脉的狭窄程度，与血管内超声（IVUS）结合是当前诊断冠心病的金标准。

5.心肌核素显像

心肌核素显像可显示出梗死的部位及梗死面积的大小，有助于判断心室功能、诊断梗死后造成的室壁动作失调和室壁瘤。

随着技术的进步，心脏磁共振是未来早期快速诊断 ACS 的有力助手。

（四）治疗

所有 ACS 患者均应纳入绿色通道管理。从院前或院内首次医疗接触（FMC）即应启动诊断和治疗程序。

1.一般治疗

（1）监测：持续心电、血压和血氧饱和度监测，及时发现和处理心律失常、血流动力学异常和低氧血症。

（2）非药物治疗：卧床休息、氧疗，纠正水、电解质及酸碱平衡失调。

（3）止痛：可舌下含服硝酸甘油 0.5 mg。如疼痛剧烈不能缓解时，可给予吗啡 3～10 mg 皮下注射。

2.再灌注治疗

“时间就是心肌，时间就是生命”，对于 STEMI 患者，应尽早给予再灌注治疗。STEMI 患者就诊于具有经皮冠状动脉介入术（PCI）条件的医院时，优先推荐直接 PCI，首次医疗接触到球囊扩张时间应＜90 min；若患者就诊于无 PCI 条件的医院时，若转运 PCI 能在 120 min 内完成，则选择转运 PCI，若无法在 120 min 内完成，则在当地行溶栓治疗，且溶栓治疗应在 30 min 内开始。UA 和 NSTEMI 的患者不能溶栓，建议使用心肌梗死溶栓治疗评分系统（TIMI）、全球急性冠脉事件登记评分系统（GRACE）等评分系统对患者进行危险分层，高危和极高危的 UA 和 NSTEMI 患者应早期行冠脉介入治疗。

（1）溶栓治疗：症状出现后越早进行溶栓治疗（就诊到开始溶栓时间＜30 min），降低病死率效果越明显，且对 6～12 h 仍有胸痛及 ST 段抬高的患者进行溶栓治疗仍可获益。

1）溶栓治疗的适应证：①两个或两个以上相邻导联 ST 段抬高（胸导联≥0.2 mV，肢导联≥0.1 mV），或提示 AMI 病史伴左束支传导阻滞（影响 ST 段分析），起病时间＜12 h，年龄＜75 岁。②前壁心肌梗死、低血压[收缩压＜13.3 kPa(100 mmHg)]或心率增快（＞100 次/分钟）患者治疗意义更大。③ST 段抬高，年龄≥75 岁的患者，无论是否溶栓治疗，死亡的风险性均很大。因此，慎重权衡利弊后仍可考虑溶栓治疗。④ST 段抬高，发病时间 12～24 h，溶栓治疗收益不大，但在有进行性缺血性胸痛和广泛 ST 段抬高的患者，仍可考虑溶栓治疗。⑤高危心肌梗死，就诊时收缩压＞24.0 kPa(180 mmHg)和（或）舒张压＞14.7 kPa(110 mmHg)，应镇痛、将血压降至 20.0/12.0 kPa(150/90 mmHg)时再行溶栓治疗。起病时间＞24 h，缺血性胸痛已消失者或者仅有 ST 段压低者不主张溶栓治疗。

2）溶栓治疗的禁忌证：①既往发生过出血性脑卒中，6 个月内发生过缺血性脑卒中或脑血管事件；②中枢神经系统受损、颅内肿瘤或畸形；③近期（2～4 周）有活动性内脏出血；④未排除主动脉夹层；⑤入院时严重且未控制的高血压病[＞24.0/14.7 kPa(180/110 mmHg)]或慢性严重高血压病史；⑥目前正在使用治疗剂量的抗凝药或已知有出血倾向；⑦近期（2～4 周）创伤史，包括头部外伤、创伤性心肺复苏或较长时间（＞10 min）的心肺复苏；⑧近期（＜3 周）外科大手术；⑨近期（＜2 周）曾有在不能压迫部位的大血管行穿刺术。

3）溶栓治疗常用药物：尿激酶、链激酶或重组链激酶、重组组织型纤溶酶原激活剂。

4）溶栓再通的判断标准：根据冠状动脉造影观察血管再通情况直接判断（TIMI 分级达到 2、3 级者表明血管再通），或根据以下情况来判断血栓是否溶解：①心电图抬高的 ST 段于 2 h 内回降＞50%；②胸痛 2 h 内基本消失；③2 h 内出现再灌注心律失常；④血清 CK-MB 酶峰值提前出现（14 h 内）。

（2）介入治疗：①直接 PCI，在可行的情况下为首选，在胸痛发生后 12 h 内进行。ST 段抬高和新出现或怀疑新出现左束支传导阻滞的 ACS 患者，入院 90 min 内进行球囊扩张；并发心源性休克患者，年龄＜75 岁，STEMI 发病在 36 h 内，并且血管重建术可在休克发生 18 h 内完成者，应首选直接 PCI 治疗；适宜再灌注心肌治疗而有溶栓禁忌证者，直接 PCI 可作为一种再灌注治疗手段。②补救性 PCI，对溶栓治疗未再通的患者使用 PCI 恢复前向血流，即为补救性 PCI。③溶栓治疗再通者 PCI 的选择，建议对溶栓治疗成功的患者，若无缺血复发，应在 7～10 d后进行择期冠状动脉造影，若病变适宜可行 PCI。

（3）冠状动脉旁路移植术（CABG）：介入治疗失败或溶栓治疗无效有手术指征者，宜争取 6～8 h 施行。

3.药物治疗

（1）抗血小板治疗：一旦确诊，即给予双联抗血小板治疗，以阿司匹林为基础，同时联合应用另一种吡啶类的药物包括氯吡格雷、替卡格雷、替格瑞洛。①抗氧化酶抑制剂：阿司匹林，初始剂量 300 mg，3 d 后除外过敏等其他禁忌证，主张长期小剂量 75～100 mg/d 维持。②二磷酸腺苷受体拮抗剂：氯吡格雷，初始剂量 300 mg，以后 75 mg/d 维持；新型制剂普拉格雷和替卡格雷较

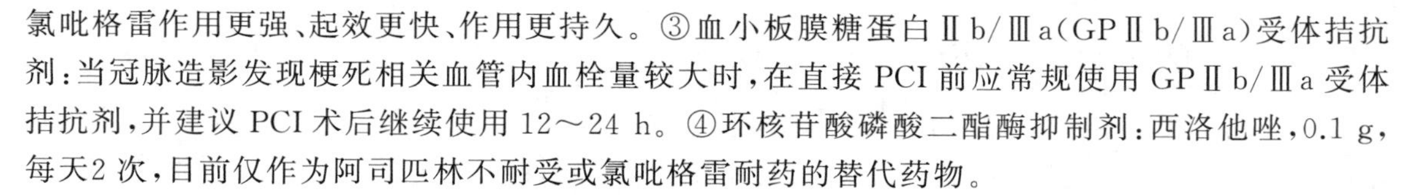

氯吡格雷作用更强、起效更快、作用更持久。③血小板膜糖蛋白Ⅱb/Ⅲa(GPⅡb/Ⅲa)受体拮抗剂：当冠脉造影发现梗死相关血管内血栓量较大时，在直接 PCI 前应常规使用 GPⅡb/Ⅲa 受体拮抗剂，并建议 PCI 术后继续使用 12～24 h。④环核苷酸磷酸二酯酶抑制剂：西洛他唑，0.1 g，每天2 次，目前仅作为阿司匹林不耐受或氯吡格雷耐药的替代药物。

(2)抗凝治疗：凝血酶是使纤维蛋白原转变为纤维蛋白，最终形成血栓的关键环节，因此抑制凝血酶至关重要。可使用普通肝素或低分子量肝素，低分子量肝素具有应用方便、不需监测凝血时间、肝素诱导的血小板减少症发生率低等优点。①普通肝素：PCI 前在导管室静脉注射 100 U/kg(无维持剂量)。②低分子量肝素：5 000 IU，每天 2 次，皮下注射；具有不监测凝血时间、出血并发症低的优点。③磺达肝癸钠：选择保守治疗且出血风险高的患者优选。④比伐芦定：主要用于 PCI 术前抗凝，出血并发症少，安全性更好。

(3)他汀治疗：除调脂作用外，他汀类药物还具有抗炎、改善内皮功能、抑制血小板聚集的多效性，所有无禁忌证的 ACS 患者入院后 24 h 内应尽早启动强化他汀类药物治疗。

(4)硝酸酯类药物：扩张冠状动脉，改善血流，增加侧支血管开放，提高心内膜下与心外膜的血流比率，缓解缺血性胸痛。静脉应用硝酸甘油，适合持续胸痛或肺水肿患者，初始剂量为 10 μg/min，最大剂量≤200 μg/min，静脉滴注 24～48 h，然后改用口服硝酸酯制剂，如硝酸异山梨酯和 5-单硝酸异山梨酯。下壁伴右心室梗死时，因更易出现低血压，硝酸酯类药物应慎用。

(5)β 受体阻滞剂：通过降低交感神经张力以减少心肌耗氧量，缩小心肌梗死面积，减少心室颤动等恶性心律失常。在无该药禁忌证时，应在 24 h 内常规应用。目标心率静息状态 55～65 次/分钟，如美托洛尔 12.5～100 mg，每天 2 次口服。前壁 STEMI 伴剧烈胸痛或高血压者，β 受体阻滞剂亦可静脉使用。

(6)血管紧张素转换酶抑制剂(ACEI)和血管紧张素Ⅱ受体拮抗剂(ARB)：通过影响心肌重塑、减轻心室过度扩张而减少充盈性心力衰竭的发生率和病死率。对于前壁心肌梗死、心力衰竭、LVEF≤40%的 AMI 患者，若无使用禁忌证，应在 24 h 内应用。如果患者不能耐受 ACEI，可考虑给予 ARB。最初 24 h 给予口服卡托普利 6.25 mg，每 8 小时一次，在血压能耐受的情况下逐渐加量。

(宋　伟)

第八节　急性左心衰竭

急性左心衰竭(以下简称 AHF)是临床医师面临的最常见的心脏急症之一。许多国家随着人口老龄化及急性心肌梗死患者存活率的升高，慢性心力衰竭患者的数量快速增长，同时也增加了心功能失代偿的患者数量。AHF 60%～70%是由冠心病所致，尤其是老年人。在年轻患者，AHF 的原因更多见于扩张型心肌病、心律失常、先天性或瓣膜性心脏病、心肌炎等。

AHF 患者预后不良。急性心肌梗死伴有严重心力衰竭患者的病死率非常高，12 个月的病死率为 30%。据报道，急性肺水肿院内病死率为 12%，1 年病死率为 40%。

一、急性心力衰竭的病因与临床表现

AHF是指由于心脏功能异常而出现的急性临床发作。无论既往有无心脏病病史，均可发生。心功能异常可以是收缩功能异常，亦可为舒张功能异常，还可以是心律失常或心脏前负荷和后负荷失调。它通常是致命的，需要紧急治疗。

急性心力衰竭可以在既往没有心功能异常者中首次发病，也可以是患者慢性心力衰竭(CHF)的急性失代偿。

(一)病因

1.基础心血管疾病的病史

大多数患者有各种心脏病的病史，存在引起急性心力衰竭的各种病因。老年人中的主要病因为冠心病、高血压和老年性退行性心脏瓣膜病，而在年轻人中多由风湿性心脏瓣膜病、扩张型心肌病、急性重症心肌炎等所致。

2.诱发因素

常见的诱因：①慢性心力衰竭药物治疗缺乏依从性；②心脏容量超负荷；③严重感染，尤其肺炎和败血症；④严重颅脑损害或剧烈的精神心理紧张与波动；⑤大手术后；⑥肾功能减退；⑦急性心律失常如室性心动过速(室速)、心室颤动(室颤)、心房颤动(房颤)或心房扑动(房扑)伴快速心室率、室上性心动过速及严重的心动过缓等；⑧支气管哮喘发作；⑨肺栓塞；⑩高心排血量综合征，如甲状腺功能亢进症危象、严重贫血等；⑪应用负性肌力药物如维拉帕米、地尔硫䓬、β受体阻滞剂等；⑫应用非甾体抗炎药；⑬心肌缺血；⑭老年急性舒张功能减退；⑮吸毒；⑯酗酒；⑰嗜铬细胞瘤。以上这些诱因可使心功能原来尚可代偿的患者骤发心力衰竭，或者使已有心力衰竭的患者病情加重。

(二)临床表现

1.早期表现

原来心功能正常的患者出现急性失代偿的心力衰竭(首发或慢性心力衰竭急性失代偿)伴有急性心力衰竭的症状和体征，出现原因不明的疲乏或运动耐力明显降低及心率增加15～20次/分钟，可能是左心功能降低的最早期征兆。继续发展可出现劳力性呼吸困难、夜间阵发性呼吸困难、睡觉需用枕头抬高头部等，检查可发现左心室增大、闻及舒张早期或中期奔马律、肺动脉第二心音亢进、两肺尤其肺底部有细湿啰音，还可有干啰音和哮鸣音，提示已有左心功能障碍。

2.急性肺水肿引发心力衰竭

起病急骤，病情可迅速发展至危重状态。突发的严重呼吸困难、端坐呼吸、喘息不止、烦躁不安并有恐惧感，呼吸频率可达30～50次/分钟；频繁咳嗽并咯出大量粉红色泡沫样血痰；听诊心率快，心尖部常可闻及奔马律；双肺满布湿啰音和哮鸣音。

3.心源性休克引发心力衰竭

(1)患者持续低血压，收缩压降至12.0 kPa(90 mmHg)以下，或原有高血压的患者收缩压降幅≥8.0 kPa(60 mmHg)，且持续30 min以上。

(2)患者组织低灌注状态：①皮肤湿冷、苍白和发绀，出现紫色条纹；②心动过速>110次/分钟；③尿量显著减少(<20 mL/h)，甚至无尿；④意识障碍，常有烦躁不安、激动焦虑、恐惧和濒死感；收缩压低于9.3 kPa(70 mmHg)，可出现抑制症状如神志恍惚、表情淡漠、反应迟钝，逐渐发展至意识模糊甚至昏迷。

(3)血流动力学障碍：肺动脉楔压(PAWP)≥2.4 kPa(18 mmHg)，心排血指数(CI)≤36.7 mL/(s·m²)[≤2.2 L/(min·m²)]。

(4)低氧血症和代谢性酸中毒。

二、急性左心衰竭严重程度分级

主要分级有 Killip 法(表 5-4)、Forrester 法(表 5-5)和临床程度分级(表 5-6)3 种。Killip 法主要用于急性心肌梗死患者，分级依据临床表现和胸部 X 线检查的结果。

表 5-4　急性心肌梗死的 Killip 法分级

分级	症状与体征
Ⅰ	无心力衰竭
Ⅱ	有心力衰竭，两肺中下部有湿啰音，占肺野下 1/2，可闻及奔马律。胸部 X 线有肺淤血
Ⅲ	严重心力衰竭，有肺水肿，细湿啰音遍布两肺(超过肺野下 1/2)
Ⅳ	心源性休克、低血压[收缩压<12.0 kPa(90 mmHg)]、发绀、出汗、少尿

表 5-5　急性左心衰竭的 Forrester 法分级

分级	PAWP(mmHg)	CI[mL/(s·m²)]	组织灌注状态
Ⅰ	≤18	>36.7	无肺淤血，无组织灌注不良
Ⅱ	>18	>36.7	有肺淤血
Ⅲ	<18	≤36.7	无肺淤血，有组织灌注不良
Ⅳ	>18	≤36.7	有肺淤血，有组织灌注不良

注：PAWP 是指肺动脉楔压；CI 是指心排血指数，其法定单位[mL/(s·m²)]与旧制单位[L/(min·m²)]的换算因数为 16.67。1 mmHg≈0.133 kPa。

表 5-6　急性左心衰竭的临床程度分级

分级	皮肤	肺部啰音
Ⅰ	干、暖	无
Ⅱ	湿、暖	有
Ⅲ	干、冷	无/有
Ⅳ	湿、冷	有

Forrester 分级依据临床表现和血流动力学指标，可用于急性心肌梗死后 AHF，最适用于首次发作的急性心力衰竭。临床程度的分类法适用于心肌病患者，主要依据临床发现，最适用于慢性失代偿性心力衰竭。

三、急性心力衰竭的诊断

AHF 的诊断主要依据症状和临床表现，同时辅以相应的实验室检查，如 ECG、胸片、生化标志物、多普勒超声心动图等，诊断的流程见下图 5-9。

急性心力衰竭患者发作时，需要系统地评估外周循环、静脉充盈、肢端体温。

在患者心力衰竭失代偿时，右心室充盈压通常可通过中心静脉压评估。AHF 时中心静脉压升高应谨慎分析，因为在静脉顺应性下降合并右室顺应性下降时，即便右室充盈压很低也会出现中心静脉压的升高。

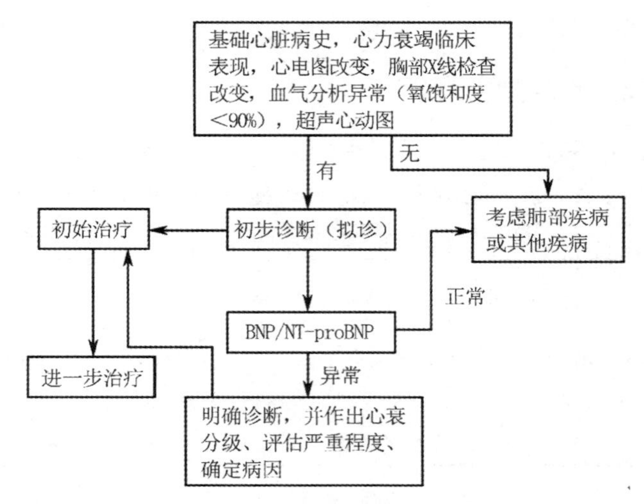

图 5-9　急性左心衰竭的诊断流程

左室充盈压可通过对患者肺部听诊来评估，肺部存在湿啰音常提示左室充盈压升高。进一步的确诊、严重程度的分级及随后可能出现的肺淤血、胸腔积液应进行胸部 X 线检查。左室充盈压的临床评估常被迅速变化的临床征象所误导。应进行心脏的触诊和听诊，了解有无室性和房性奔马律（第三心音，第四心音）。

四、辅助检查

（一）心电图（ECG）检查

急性心力衰竭时 ECG 多有异常改变。ECG 可以辨别节律，可以帮助确定 AHF 的病因及了解患者心室的负荷情况。这在急性冠脉综合征中尤为重要。ECG 还可了解患者左右心室/心房的劳损情况、有无心包炎及既往存在的病变如左右心室的肥大情况。心律失常时应分析 12 导联心电图，同时应进行连续的 ECG 监测。

（二）X 线与 CT 检查

对于所有 AHF 的患者，X 线和其他影像学检查宜尽早完成，以便及时评估已经存在的肺部和心脏病变（心脏的大小及形状）及肺淤血的程度。它不但可以用于明确诊断，还可用于了解随后的治疗效果。X 线片还可用作左心衰竭的鉴别诊断，除外肺部炎症或感染性疾病。胸部 CT 或放射性核素扫描可用于判断肺部疾病和诊断大的肺栓塞。CT、经食管超声心动图可用于诊断主动脉夹层。

（三）实验室检查

AHF 时应进行一些实验室检查。动脉血气分析可以评估氧合情况（氧分压）、通气情况（二氧化碳分压）、酸碱平衡（pH）和碱缺失，严重 AHF 患者应进行此项检查。脉搏血氧测定及潮气末 CO_2 测定等无创性检测方法可以替代动脉血气分析，但不适用于低心排血量及血管收缩性休克状态。静脉血氧饱和度（如颈静脉内）的测定对于评价全身的氧供需平衡很有价值。

血浆脑钠尿肽（BNP）是在心室室壁张力增加和容量负荷过重时由心室释放的，现在已用于

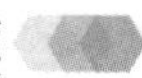

急诊室呼吸困难的患者作为排除或确立心力衰竭诊断的指标。BNP 对于排除心力衰竭有着很高的阴性预测价值。如果心力衰竭的诊断已经明确，升高的血浆 BNP 和 N 末端脑钠尿肽前体(NT-proBNP)可以预测患者预后情况。

(四)超声心动图检查

超声心动图对于评价基础心脏病变及与 AHF 相关的心脏结构和功能改变是极其重要的，同时对急性冠脉综合征也有重要的评估值。

多普勒超声心动图应用于评估左右心室的局部或全心功能改变、瓣膜结构和功能、心包病变、急性心肌梗死的机械性并发症和比较少见的占位性病变。通过多普勒超声心动图测定主动脉或肺动脉的血流时速曲线可以估测心排血量。多普勒超声心动图还可估计肺动脉压力(三尖瓣反流射速)，同时可监测左室前负荷。

(五)其他检查

在涉及与冠状动脉相关的病变，如不稳定型心绞痛或心肌梗死时，血管造影是非常重要的，现已明确血运重建能够改善患者预后。

五、急性心力衰竭患者的监护

急性心力衰竭患者应在进入急诊室后就应尽快地开始监护，同时给予相应的诊断性检查以明确基础病因。

(一)无创性监测

所有的危重患者，必须监测的项目有血压、体温、心率、呼吸、心电图。有些实验室检查应重复做，例如电解质、肌酐、血糖及有关感染和代谢障碍的指标。必须纠正低钾或高钾血症。如果患者情况恶化，这些指标的监测频率也应增加。

1.心电监测

患者在急性失代偿阶段 ECG 的监测是必需的(监测心律失常和 ST 段变化)，尤其是心肌缺血或心律失常是导致急性心力衰竭的主要原因时。

2.血压监测

患者开始治疗时维持正常的血压很重要，其后也应定时测量(例如每 5 分钟测量 1 次)，直到血管活性药、利尿剂、正性肌力药剂量稳定时。在并无强烈的血管收缩和不伴有极快心率时，无创性自动袖带血压测量是可靠的。

3.血氧饱和度(SaO_2)监测

脉搏血氧计是测量动脉氧与血红蛋白结合饱和度的无创性装置。通常从联合血氧计测得的 SaO_2 的误差在 2%之内，除非患者处于心源性休克状态。

4.心排血量与前负荷监测

患者心排血量和前负荷，可应用多普勒超声的方法监测。

(二)有创性监测

1.动脉置管

置入动脉导管的指征是因血流动力学不稳定需要连续监测动脉血压或需进行多次动脉血气分析。

2.中心静脉置管

中心静脉置管联通了中心静脉循环，所以可用于输注液体和药物，也可监测中心静脉压

(CVP)及静脉氧饱和度(SvO_2)(上腔静脉或右心房处),后者用以评估氧的运输情况。

在分析患者右房压力时应谨慎,避免过分注重右房压力,因为右房压力几乎与左房压力无关,因此也与AHF时的左室充盈压无关。CVP也会受到重度三尖瓣关闭不全及呼气末正压通气(PEEP)的影响。

3.肺动脉导管

肺动脉导管(PAC)是一种漂浮导管,用于测量上腔静脉(SVC)、右房、右室、肺动脉压力、肺动脉楔压及心排血量。现代导管能够半连续性地测量心排血量及混合静脉血氧饱和度、右室舒张末容积和射血分数。

虽然置入肺动脉导管用于急性左心衰竭的诊断通常不是必需的,但对于伴发有复杂心肺疾病的患者,它可以用来鉴别是心源性机制还是非心源性机制。对于二尖瓣狭窄、主动脉关闭不全、高气道压或左室僵硬(如左室肥厚、糖尿病、纤维化、使用正性肌力药、肥胖、缺血)的患者,肺动脉楔压并不能真实反映左室舒张末压。

建议PAC用于对传统治疗未产生预期疗效的血流动力学不稳定的患者,以及合并淤血和低灌注的患者。在这些情况下,置入肺动脉导管以保证左室最恰当的液体负荷量,并指导血管活性药物和正性肌力药物的使用。

六、急性心力衰竭的治疗

(一)临床评估

对患者均应根据上述各种检查方法及病情变化作出临床评估,评估内容:①基础心血管疾病;②急性心力衰竭发生的诱因;③病情的严重程度和分级,并估计预后;④治疗的效果。此种评估应多次和动态进行,以调整治疗方案。

(二)治疗目标

(1)控制基础病因和矫治引起心力衰竭的诱因:应用静脉和(或)口服降压药物以控制高血压;选择有效抗生素控制感染;积极治疗各种影响血流动力学的快速性或缓慢性心律失常;应用硝酸酯类药物改善心肌缺血。糖尿病伴血糖升高者应有效控制血糖水平,同时,要防止出现低血糖。对血红蛋白低于60 g/L的严重贫血者,可输注浓缩红细胞悬液或全血。

(2)缓解各种严重症状:①低氧血症和呼吸困难采用不同方式的吸氧,包括鼻导管吸氧、面罩吸氧及无创或气管插管的呼吸机辅助通气治疗;②胸痛和焦虑应用吗啡;③呼吸道痉挛应用支气管解痉药物;④利尿剂有助于减轻肺淤血和肺水肿,亦可缓解呼吸困难。

(3)稳定血流动力学状态,维持收缩压≥12.0 kPa(90 mmHg),纠正和防止低血压可应用各种正性肌力药物。血压过高者的降压治疗可选择血管扩张药物。

(4)纠正水、电解质紊乱和维持酸碱平衡。

(5)保护重要脏器,如肺、肾、肝和大脑,防止功能损害。

(6)降低死亡危险,改善近期和远期预后。

(三)急性左心衰竭的处理流程

急性左心衰竭确诊后,即按图5-10的流程处理。初始治疗后症状未获明显改善或病情严重者应行进一步治疗。

1.急性左心衰竭的一般处理

(1)体位:静息时明显呼吸困难者应半卧位或端坐位,双腿下垂以减少回心血量,降低心脏前负荷。

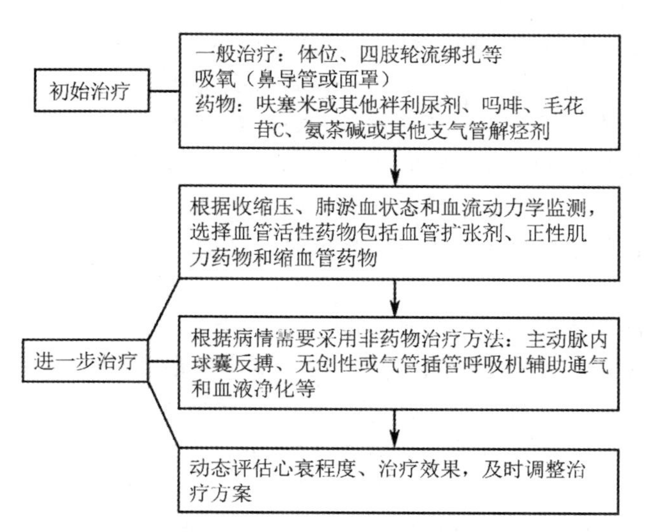

图 5-10 急性左心衰竭的处理流程

(2)四肢交换加压：患者四肢轮流绑扎止血带或血压计袖带，通常同一时间只绑扎三肢，每隔15～20 min轮流放松一肢。血压计袖带的充气压力应较舒张压低 1.3 kPa(10 mmHg)，使动脉血流仍可顺利通过，而静脉血回流受阻。此法可降低前负荷，减轻患者肺淤血和肺水肿。

(3)吸氧：适用于低氧血症和呼吸困难明显(尤其指端血氧饱和度<90%)的患者。应尽早采用，使患者 SaO_2≥95%(伴 COPD 者 SaO_2>90%)。可采用不同的方式：①鼻导管吸氧，低氧流量(1～2 L/min)开始，如仅为低氧血症，动脉血气分析未见二氧化碳潴留，可采用高流量给氧6～8 L/min。乙醇吸氧可使肺泡内的泡沫表面张力降低而破裂，改善肺泡的通气。方法是在氧气通过的湿化瓶中加 50%～70%乙醇或有机硅消泡剂，用于肺水肿患者。②面罩吸氧适用于伴呼吸性碱中毒患者。必要时还可采用无创性或气管插管呼吸机辅助通气治疗。

(4)做好患者救治的准备工作：至少开放 2 条静脉通道，并保持通畅。必要时可采用深静脉穿刺置管，以随时满足用药的需要。血管活性药物一般应用微量泵泵入，以维持稳定的速度和正确的剂量。固定和维护好漂浮导管、深静脉置管、心电监护的电极和导联线、鼻导管或面罩、导尿管及指端无创血氧仪测定电极等。保持室内适宜的温度、湿度，灯光柔和，环境幽静。

(5)患者饮食：进易消化食物，避免一次大量进食，在总量控制下，可少量多餐(6～8 次/天)。应用袢利尿剂情况下不要过分限制钠盐摄入量，以避免低钠血症，导致低血压。利尿剂应用时间较长的患者要补充多种维生素和微量元素。

(6)患者出入量管理：肺淤血、体循环淤血及水肿明显者应严格限制饮水量和静脉输液速度，对无明显低血容量因素(大出血、严重脱水、大汗淋漓等)者的每天摄入液体量一般宜在1 500 mL以内，不要超过2 000 mL。保持每天水出入量负平衡约 500 mL，严重肺水肿者的水负平衡为 1 000～2 000 mL/d，甚至在3 000～5 000 mL/d，以减少水、钠潴留和缓解症状。3～5 d后，如淤血、水肿明显消退，应减少水负平衡量，逐渐过渡到出入水量大体平衡。在水负平衡下应注意防止发生低血容量、低血钾和低血钠等。

2.药物治疗

(1)AHF 时吗啡及其类似物的使用：吗啡一般用于严重 AHF 患者的早期阶段，特别是患者不安和呼吸困难时。吗啡能够使静脉扩张，也能使动脉轻度扩张，并降低心率。应密切观察疗效和呼吸抑制的不良反应。伴明显和持续低血压、休克、意识障碍、COPD等患者禁忌使用。老年患者慎用或减量。也可应用哌替啶50～100 mg肌内注射。

(2)AHF患者治疗中血管扩张药的使用:对大多数AHF患者,血管扩张药常作为一线药,它可以用来开放外周循环,降低前负荷和(或)后负荷。主要有以下几类药物。①酸酯类药物:急性心力衰竭时此类药在不减少每搏心排血量和不增加心肌氧耗情况下能减轻肺淤血,特别适用于急性冠状动脉综合征伴心力衰竭的患者。临床研究已证实,硝酸酯类静脉制剂与呋塞米合用治疗急性心力衰竭有效;应用大剂量硝酸酯类药物联合小剂量呋塞米的疗效优于单纯大剂量的利尿剂。静脉应用硝酸酯类药物应十分小心滴注剂量,经常测量血压,防止血压过度下降。硝酸甘油静脉滴注起始剂量5～10 μg/min,每5～10分钟递增5～10 μg/min,最大剂量100～200 μg/min;亦可每10～15分钟喷雾1次(400 μg),或舌下含服每次0.3～0.6 mg。硝酸异山梨酯静脉滴注剂量5～10 mg/h,亦可舌下含服每次2.5 mg。②硝普钠(SNP):适用于严重心力衰竭患者。临床应用宜从小剂量10 μg/min开始,可酌情逐渐增加剂量至50～250 μg/min。由于其强效降压作用,应用过程中要密切监测血压,根据血压调整合适的维持剂量。长期使用时其代谢产物(硫代氰化物和氰化物)会产生毒性反应,特别是严重肝肾衰竭的患者应避免使用。减量时,硝普钠应该缓慢减量,并加用口服血管扩张药,以避免反跳。AHF时硝普钠的使用尚缺乏对照试验,而且在AMI时使用,病死率增高。在急性冠脉综合征所致的心力衰竭患者,因为SNP可引起冠脉窃血,故在此类患者中硝酸酯类的使用优于硝普钠。③奈西立肽:这是一类新的血管扩张药肽类,近期被用以治疗AHF患者。它是人脑钠尿肽(BNP)的重组体,是一种内源性激素物质。它能够扩张静脉、动脉、冠状动脉,由此降低前负荷和后负荷,在无直接正性肌力的情况下增加心排血量。慢性心力衰竭患者输注奈西立肽对血流动力学产生有益的作用,可以增加钠排泄,抑制肾素-血管紧张素-醛固酮和交感神经系统。它和静脉使用硝酸甘油相比,能更有效地促进血流动力学改善,并且不良反应更少。该药临床试验的结果尚不一致。根据近期的两项研究(VMAC和PROACTION)表明,该药的应用可以带来临床和血流动力学的改善,推荐应用于急性失代偿性心力衰竭。国内一项Ⅱ期临床研究提示,该药较硝酸甘油静脉制剂能够更显著降低PAWP,缓解患者的呼吸困难。应用方法:先给予负荷剂量1.500 μg/kg,静脉缓慢推注,继以0.007 5～0.015 μg/(kg·min)静脉滴注;也可不用负荷剂量而直接静脉滴注。疗程一般3 d,不建议连续用药超过7 d。④乌拉地尔:该药具有外周和中枢双重扩血管作用,可有效降低血管阻力,降低后负荷,增加心排血量,但不影响心率,从而减少心肌耗氧量。适用于高血压心脏病、缺血性心肌病(包括急性心肌梗死)和扩张型心肌病引起的急性左心衰竭患者;可用于CO降低、PAWP>2.4 kPa(18 mmHg)的患者。通常静脉滴注100～400 μg/min,可逐渐增加剂量,并根据血压和临床状况予以调整。伴严重高血压者可缓慢静脉注射12.5～25.0 mg。下列情况下患者禁用血管扩张药物:收缩压<12.0 kPa(90 mmHg),或持续低血压并伴症状尤其有肾功能不全的患者,以避免重要脏器灌注减少;严重阻塞性心脏瓣膜疾病患者,例如主动脉瓣狭窄、二尖瓣狭窄患者,有可能出现显著的低血压,应慎用;梗阻性肥厚型心肌病患者。

(3)急性心力衰竭时血管紧张素转化酶抑制剂(ACEI)的使用:ACEI在急性心力衰竭中的应用仍存在诸多争议。急性心力衰竭的急性期、病情尚未稳定的患者不宜应用。急性心肌梗死后的急性心力衰竭可以试用,但须避免静脉应用,口服起始剂量宜小。在急性期病情稳定48 h后逐渐加量,疗程至少6周,不能耐受ACEI者可以应用ARB治疗。在心排血量处于边缘状况时,ACE抑制剂应谨慎使用,因为它可以明显降低肾小球滤过率。当联合使用非甾体抗炎药,及

出现双侧肾动脉狭窄时，不能耐受 ACE 抑制剂的风险增加。

(4)利尿剂：①适应证，AHF 和失代偿心力衰竭的急性发作，伴有液体潴留的情况是应用利尿剂的指征。利尿剂缓解症状的益处及其在临床上被广泛认可，无须再进行大规模的随机临床试验来评估。②作用效应，静脉使用袢利尿剂也有扩张血管效应，在使用早期(5～30 min)它降低肺阻抗的同时也降低右房压和肺动脉楔压。如果快速静脉注射大剂量(＞1 mg/kg)时，就有反射性血管收缩的可能。它与慢性心力衰竭时使用利尿剂不同，在严重失代偿性心力衰竭使用利尿剂能使容量负荷恢复正常，可以在短期内减少神经内分泌系统的激活。特别是在急性冠脉综合征的患者，应使用低剂量的利尿剂，最好已给予扩血管治疗。③实际应用，静脉使用袢利尿剂(呋塞米、托拉塞米)，它有强效快速的利尿效果，对 AHF 患者优先考虑使用。在入院以前就可安全使用，应根据利尿效果和淤血症状的缓解情况来选择剂量。开始使用负荷剂量，然后继续静脉滴注呋塞米或托拉塞米，静脉滴注比一次性静脉注射更有效。噻嗪类和螺内酯可以联合袢利尿剂使用，低剂量联合使用比高剂量使用一种药更有效，而且继发反应也更少。将袢利尿剂和多巴酚丁胺、多巴胺或硝酸盐联合使用也是一种治疗方法，它比仅仅增加利尿剂更有效，不良反应也更少。④不良反应、药物的相互作用，虽然利尿剂可安全地用于大多数患者，但它的不良反应也很常见，甚至可威胁生命。不良反应有神经内分泌系统的激活，特别是肾素-血管紧张素-醛固酮系统和交感神经系统的激活；低血钾、低血镁和低氯性碱中毒可能导致严重的心律失常；可以产生肾毒性及加剧肾衰竭。过度利尿可过分降低静脉压、肺动脉楔压及舒张期灌注，由此导致每搏输出量和心排血量下降，特别见于严重心力衰竭和以舒张功能不全为主的心力衰竭或缺血所致的右室功能障碍。

(5)β 受体阻滞剂：①适应证和基本原理，目前尚无应用 β 受体阻滞剂治疗 AHF 患者，改善其症状的研究。相反，AHF 患者时是禁止使用 β 受体阻滞剂的。急性心肌梗死后早期肺部啰音超过基底部的患者，及低血压患者均被排除在应用 β 受体阻滞剂的临床试验之外。急性心肌梗死患者没有明显心力衰竭或低血压，使用 β 受体阻滞剂能限制心肌梗死范围，减少致命性心律失常，并缓解疼痛。当患者出现缺血性胸痛对阿片制剂无效、反复发生缺血、高血压、心动过速或心律失常时，可考虑静脉使用 β 受体阻滞剂。在 Gothenburg 美托洛尔研究中发现，急性心肌梗死发作早期应静脉使用美托洛尔或安慰剂，接着口服治疗 3 个月。美托洛尔的研究发现使心力衰竭的患者明显减少。如果患者有肺底部啰音的肺淤血征象，联合使用呋塞米，美托洛尔治疗可产生更好的疗效，降低病死率和并发症。②实际应用，当患者伴有明显急性心力衰竭，肺部啰音超过基底部时，应慎用 β 受体阻滞剂。对出现进行性心肌缺血和心动过速的患者，可以考虑静脉使用美托洛尔。但是，对急性心肌梗死伴发急性心力衰竭的患者，其病情稳定后，应早期使用 β 受体阻滞剂。对于慢性心力衰竭患者，在急性发作稳定后(通常 4 d 后)，应早期使用 β 受体阻滞剂。在大规模临床试验中，比索洛尔、卡维地洛或美托洛尔的初始剂量很小，然后逐渐缓慢增加到目标剂量。应个体化增加剂量。β 受体阻滞剂可能过度降低患者血压，减慢心率。一般原则是，在服用 β 受体阻滞剂的患者由于心力衰竭加重而住院，除非必须用正性肌力药物维持，否则应继续服用 β 受体阻滞剂。但如果疑为 β 受体阻滞剂剂量过大(如有心动过缓和低血压)时，可减量继续用药。

(6)正性肌力药：此类药物适用于低心排血量综合征患者，如伴症状性低血压或 CO 降低伴有循环淤血的患者，可缓解组织低灌注所致的症状，保证重要脏器的血液供应。血压较低和对血管扩张药物及利尿剂不耐受或反应不佳的患者尤其有效。使用正性肌力药有潜在的危害性，因为它能增加耗氧量、增加钙负荷，所以应谨慎使用。对于失代偿的慢性心力衰竭患者，其症状、临床过程和预后很大程度上取决于血流动力学。所以，改善血流动力学参数成为治疗的目的。在这种情况下，正性肌力药可能对患者有效，甚至挽救生命。但它改善血流动力学参数的益处，部分被它增加心律失常的危险抵消了。而且在某些病例，由于过度增加能量消耗引起心肌缺血和心力衰竭的慢性进展。但正性肌力药使用时的利弊比率，不同的药结果并不相同。对于那些兴奋 β_1 受体的药物，可以增加心肌细胞胞内钙的浓度，可能有更高的危险性。有关正性肌力药用于急性心力衰竭治疗的对照试验研究较少，特别对预后的远期效应的评估更少。

1)强心苷类：此类药物能轻度增加 CO 和降低左心室充盈压；对急性左心衰竭患者的治疗有一定帮助。一般应用毛花苷 C 0.2～0.4 mg，缓慢静脉注射，2～4 h 后，可以再用 0.2 mg，伴快速心室率的房颤患者可酌情适当增加剂量。

2)多巴胺：小剂量＜2 μg/(kg・min)的多巴胺仅作用于外周多巴胺受体，直接或间接降低外周阻力。在此剂量下，对于肾脏低灌注和肾衰竭的患者，它能增加肾血流量、肾小球滤过率、利尿和增加钠的排泄，并增强对利尿剂的反应。＞2 μg/(kg・min)的多巴胺直接或间接刺激 β 受体，增加心肌的收缩力和心排血量。当剂量＞5 μg/(kg・min)时，它作用于 α 受体，增加外周血管阻力。此时，虽然它对低血压患者很有效，但它对 AHF 患者可能有害，因为它增加了左室后负荷，增加了肺动脉压和肺阻力。多巴胺可以作为正性肌力药[＞2 μg/(kg・min)]用于 AHF 伴有低血压的患者。当静脉滴注低剂量≤2 μg/(kg・min)时，它可以使失代偿性心力衰竭伴有低血压和尿量减少的患者增加肾血流量，增加尿量。但如果无反应，则应停止使用。

3)多巴酚丁胺：多巴酚丁胺的主要作用在于，通过刺激 β_1 受体和 β_2 受体产生剂量依赖性的正性变时、正性变力作用，并反射性地降低交感神经张力和血管阻力，其最终结果依个体而不同。小剂量时，多巴酚丁胺能产生轻度的血管扩张反应，通过降低后负荷而增加射血量。大剂量时，它可以引起血管收缩。心率通常呈剂量依赖性增加，但增加的程度弱于其他儿茶酚胺类药物。但在房颤的患者，心率可能增加到难以预料的水平，因为它可以加速房室传导。全身收缩压通常轻度增加，但也可能不变或降低。心力衰竭患者静脉滴注多巴酚丁胺后，观察到尿量增多，这可能是它提高心排血量而增加肾血流量的结果。多巴酚丁胺用于患者外周低灌注(低血压，肾功能下降)伴或不伴有淤血或肺水肿、使用最佳剂量的利尿剂和扩血管剂无效时。多巴酚丁胺常用来增加患者心排血量。它的起始静脉滴注速度为 2～3 μg/(kg・min)，可以逐渐增加到 20 μg/(kg・min)。无须负荷量。静脉滴注速度根据症状、尿量反应或血流动力学监测结果来调整。它的血流动力学作用和剂量成正比，在静脉滴注停止后，它的清除也很快。在接受 β 受体阻滞剂治疗的患者，需要增加多巴酚丁胺的剂量，才能恢复它的正性肌力作用。单从血流动力学看，多巴酚丁胺的正性肌力作用增加了磷酸二酯酶抑制剂(PDEI)作用。PDEI 和多巴酚丁胺的联合使用能产生比单一用药更强的正性肌力作用。长时间地持续静脉滴注多巴酚丁胺(24～48 h 以上)会出现耐药，部分血流动力学效应消失。长时间应用应逐渐减量。静脉滴注多巴酚丁胺常伴有心律失常发生率的增加，可来源于心室和心房。这种影响呈剂量依赖性，可能比使用 PDEI 时更明显。在使用利尿剂时应及时补钾。心动过速时使用多巴酚丁胺要慎重，多巴酚丁胺静脉滴注可以促发冠心病患者的胸痛。现在还没有关于 AHF 患者使用多巴酚丁胺的对照试验，一些试验显示它的增加不利心血管事件。

4)磷酸二酯酶抑制剂：米力农和依诺昔酮是两种临床上使用的Ⅲ型磷酸二酯酶抑制剂(PDEⅢ)。在 AHF 患者使用时，它们能产生明显的正性肌力、松弛性及外周扩血管效应，由此增加心排血量和每搏输出量，同时伴随有肺动脉压、肺动脉楔压的下降，全身和肺血管阻力下降。它在血流动力学方面，介于纯粹的扩血管剂（如硝普钠）和正性肌力药（如多巴酚丁胺）之间。因为它们的作用部位远离β受体，所以在使用β受体阻滞剂的同时，PDEI仍能够保留其效应。Ⅲ型PDEI用于低灌注伴或不伴有淤血患者，其使用最佳剂量的利尿剂和扩血管剂无效时应用。当患者在使用β受体阻滞剂时，和（或）对多巴酚丁胺没有足够的反应时，Ⅲ型PDEIs可能优于多巴酚丁胺。由于其过度的外周扩血管效应可引起的低血压，静脉推注较静脉滴注时更常见。有关PDEI治疗对AHF患者的远期疗效目前数据尚不充分，但人们已提高了对其安全性的重视，特别是对缺血性心脏病心力衰竭患者。

5)左西孟旦：这是一种钙增敏剂，通过结合于心肌细胞上的肌钙蛋白C促进心肌收缩，还通过介导ATP敏感的钾离子通道而发挥血管舒张作用和轻度抑制磷酸二酯酶的效应。其正性肌力作用独立于β肾上腺素能刺激，可用于正接受β受体阻滞剂治疗的患者。左西孟旦的乙酰化代谢产物，仍然具有药理活性，半衰期约80 h，停药后作用可持续48 h。临床研究表明，急性心力衰竭患者应用本药静脉滴注可明显增加CO和每搏输出量，降低PAWP、全身血管阻力和肺血管阻力；冠心病患者不会增加病死率。用法：首剂12～24 μg/kg静脉注射（大于10 min），继续以0.1 μg/(kg·min)静脉滴注，可酌情减半或加倍。对于收缩压<13.3 kPa(100 mmHg)的患者，不需要负荷剂量，可直接用维持剂量，以防止发生低血压。在比较左西孟旦和多巴酚丁胺的随机对照试验中，已显示左西孟旦能改善患者呼吸困难和疲劳等症状，并产生很好的结果。不同于多巴酚丁胺的是，当联合使用β受体阻滞剂时，左西孟旦的血流动力学效应不会减弱，甚至会更强。在大剂量使用左西孟旦静脉滴注时，患者可能会出现心动过速、低血压，对收缩压低于11.3 kPa(85 mmHg)的患者不推荐使用。在与其他安慰剂或多巴酚丁胺比较的对照试验中显示，左西孟旦并没有增加患者恶性心律失常的发生率。

3.非药物治疗

(1)IABP：临床研究表明，这是一种有效改善患者心肌灌注同时又降低心肌耗氧量和增加CO的治疗手段。

1)IABP的适应证：①急性心肌梗死或严重心肌缺血并发心源性休克，且不能由药物治疗纠正；②伴血流动力学障碍的严重冠心病（如急性心肌梗死伴机械并发症）；③心肌缺血伴顽固性肺水肿。

2)IABP的禁忌证：①存在严重的外周血管疾病；②主动脉瘤；③主动脉瓣关闭不全；④活动性出血或其他抗凝禁忌证；⑤严重血小板缺乏。

(2)机械通气：急性心力衰竭者行机械通气的指征如下。①出现心跳呼吸骤停而进行心肺复苏时；②合并Ⅰ型或Ⅱ型呼吸衰竭。机械通气的方式有以下两种。

1)无创呼吸机辅助通气：这是一种无须气管插管、经口/鼻面罩给患者供氧、由患者自主呼吸触发的机械通气治疗。分为持续气道正压通气（CPAP）和双相间歇气道正压通气（BiPAP）两种模式。①作用机制：通过气道正压通气可改善患者的通气状况，减轻肺水肿，纠正缺氧和二氧化碳潴留，从而缓解Ⅰ型或Ⅱ型呼吸衰竭。②适用对象：Ⅰ型或Ⅱ型呼吸衰竭患者经常规吸氧和药物治疗仍不能纠正时应及早应用。主要用于呼吸频率≤25次/分钟、能配合呼吸机通气的早期呼吸衰竭患者。在下列情况下患者应用受限：不能耐受和合作的患者、有严重认知障碍和焦虑的患者、呼吸急促（频率>25次/分钟）、呼吸微弱和呼吸道分泌物多的患者。

2)气道插管和人工机械通气：应用指征为心肺复苏时、严重呼吸衰竭经常规治疗不能改善者，尤其是出现明显的呼吸性和代谢性酸中毒并影响到意识状态的患者。

(3)血液净化治疗：①机制，此法不仅可维持患者水、电解质和酸碱平衡，稳定内环境，还可清除尿毒症毒素(肌酐、尿素、尿酸等)、细胞因子、炎症介质及心脏抑制因子等。治疗中的物质交换可通过血液滤过(超滤)、血液透析、连续血液净化和血液灌流等来完成。②适应证，本法对急性心力衰竭有益，但并非常规应用的手段。患者出现下列情况之一时可以考虑采用高容量负荷，如肺水肿或严重的外周组织水肿，且对袢利尿剂和噻嗪类利尿剂抵抗；低钠血症(血钠＜110 mmol/L)且有相应的临床症状，如神志障碍、肌张力减退、腱反射减弱或消失、呕吐及肺水肿等，在上述两种情况应用单纯血液滤过即可；肾功能进行性减退，血肌酐＞500 μmol/L或符合急性血液透析指征的其他情况。③患者不良反应和处理，建立患者体外循环的血液净化均存在与体外循环相关的不良反应，如生物不相容、出血、凝血、血管通路相关并发症、感染、机器相关并发症等。应避免出现新的内环境紊乱，连续血液净化治疗时应注意热量及蛋白的丢失。

(4)心室机械辅助装置：患者经常规药物治疗急性心力衰竭无明显改善时，有条件的可应用此种技术。此类装置有体外膜式氧合(ECMO)、心室辅助泵(如可置入式电动左心辅助泵、全人工心脏)。根据急性心力衰竭的不同类型，可选择应用心室辅助装置，在积极纠治基础心脏病的前提下，短期辅助心脏功能，可作为心脏移植或心肺移植的过渡。ECMO 可以部分或全部代替心肺功能。临床研究表明，短期循环呼吸支持(如应用 ECMO)可以明显改善预后。

(宋 伟)

第九节 急性右心衰竭

急性右心衰竭又称急性右心功能不全，它是由于某些原因使患者的心脏在短时间内发生急性功能障碍，同时其代偿功能不能满足实际需要而导致的以急性右心排血量减低和体循环淤血为主要表现的临床综合征。该病很少单独出现，多见于急性大面积肺栓塞、急性右心室心肌梗死等，或继发于急性左心衰竭及慢性右心功能不全者由于各种诱因病情加重所致。因临床较为多见，若处理不及时也可威胁患者生命，故需引起临床医师特别是心血管病专科医师的足够重视。

一、病因

(一)急性肺栓塞

在急性右心功能不全的病因中，急性肺栓塞占有十分重要的地位。患者由于下肢静脉曲张、长时间卧床、机体高凝状态及手术、创伤、肿瘤甚至反常栓塞等原因，使右心或周围静脉系统内栓子(反常栓塞除外)脱落，回心后突然阻塞主肺动脉或左右肺动脉主干，造成肺循环阻力急剧升高，心排血量显著降低，引起右心室迅速扩张，一般认为栓塞造成肺血流减少＞50%时临床上即可发生急性右心衰竭。

(二)急性右心室心肌梗死

在急性心肌梗死累及右室时，可造成右心排血量下降，右室充盈压升高，容量负荷增大。上述变化发生迅速，右心室尚无代偿能力，易出现急性右心衰竭。

(三)特发性肺动脉高压

特发性肺动脉高压的基本病变是致丛性肺动脉病，即由动脉中层肥厚、细胞性内膜增生、向心性板层性内膜纤维化、扩张性病变、类纤维素坏死和丛样病变形成等构成的疾病，迄今为止，其病因不明。该病存在广泛的肺肌型动脉和细动脉管腔狭窄和阻塞，导致肺循环阻力明显增加，可超过正常的12～18倍，由于右心室后负荷增加，右室肥厚和扩张，当心室代偿功能低下时，右心室舒张末期压和右房压明显升高，心排血量逐渐下降，病情加重时即可出现急性右心功能不全。

(四)慢性肺源性心脏病急性加重

慢性阻塞性肺疾病(COPD)由于低氧性肺血管收缩、继发性红细胞增多、肺血管慢性炎症重构及血管床的破坏等原因可造成肺动脉高压，加重右室后负荷，造成右室肥大及扩张，形成肺源性心脏病。当存在感染、右心室容量负荷过重等诱因时，即可出现急性右心功能不全。

(五)瓣膜性心脏病

肺动脉瓣狭窄等造成患者右心室流出道受阻的疾病可增加右心室收缩阻力；三尖瓣大量反流增加右心室前负荷并造成体循环淤血；二尖瓣或主动脉病变使肺静脉压增高，间接增加肺血管阻力，加重右心后负荷。上述原因均可导致患者右心功能不全，严重时出现急性右心衰竭。

(六)继发于左心系统疾病

如冠心病急性心肌梗死、扩张型心肌病、急性心肌炎等这些疾病由于左心室收缩功能障碍，造成不同程度的肺淤血，使患者肺静脉压升高，晚期可引起不同程度的肺动脉高压，形成急性右心衰竭。

(七)心脏移植术后

急性右心衰竭是当前困扰心脏移植手术的一大难题。据报道，移植术前肺动脉高压是移植的高危因素，因此术前需常规经Swan-Ganz导管测定血流动力学参数。肺血管阻力为4 WU，肺血管阻力指数6 WU/m^2，肺动脉峰压值>8.0 kPa(60 mmHg)或跨肺压力差2.0 kPa(15 mmHg)均是肯定的高危人群，而有不可逆肺血管阻力升高者其术后病死率较可逆者高4倍。术前正常的肺血管阻力并不绝对预示患者术后不发生右心衰竭。因为离体心脏的损伤，体外循环对心肌、肺血管的影响等，也可因植入心脏不适应引起绝对或相对的肺动脉高压、肺血管高阻力而发生右心衰竭。右心衰竭所致心腔扩大，心肌缺血、肺循环血量减少及向左偏移的室间隔等又能干扰左心回血，从而诱发全心衰竭。

二、病理生理

正常肺循环包括右心室、肺动脉、毛细血管及肺静脉，其主要功能是进行气体交换，血流动力学有以下4个特点：第一，压力低，肺动脉压力约为正常主动脉压力的1/10～1/7；第二，阻力小，正常人肺血管阻力为体循环阻力的1/10～1/5；第三，流速快，肺脏接受心脏搏出的全部血液，但其流程远较体循环为短，故流速快；第四，容量大，肺血管床面积大，可容纳900 mL血液，约占全身血量的9%。由于肺血管有适应其生理需要的不同于体循环的自身特点，所以其血管的组织结构功能也与体循环血管不同。此外，右心室室壁较薄，心腔较小，心室顺应性良好，其解剖结构特点有利于右室射血，适应高容量及低压力的肺循环系统，却不耐受高压力。同时右心室与左心室拥有共同的室间隔和心包，其过度扩张会改变室间隔的位置及心腔构形，影响左心室的容积和压力，从而使左心室回心血量及射血能力发生变化，因此左、右心室在功能上是相互依赖的。

当各种原因造成患者体循环重度淤血，右心室前/后负荷迅速增加，或原有的异常负荷在某

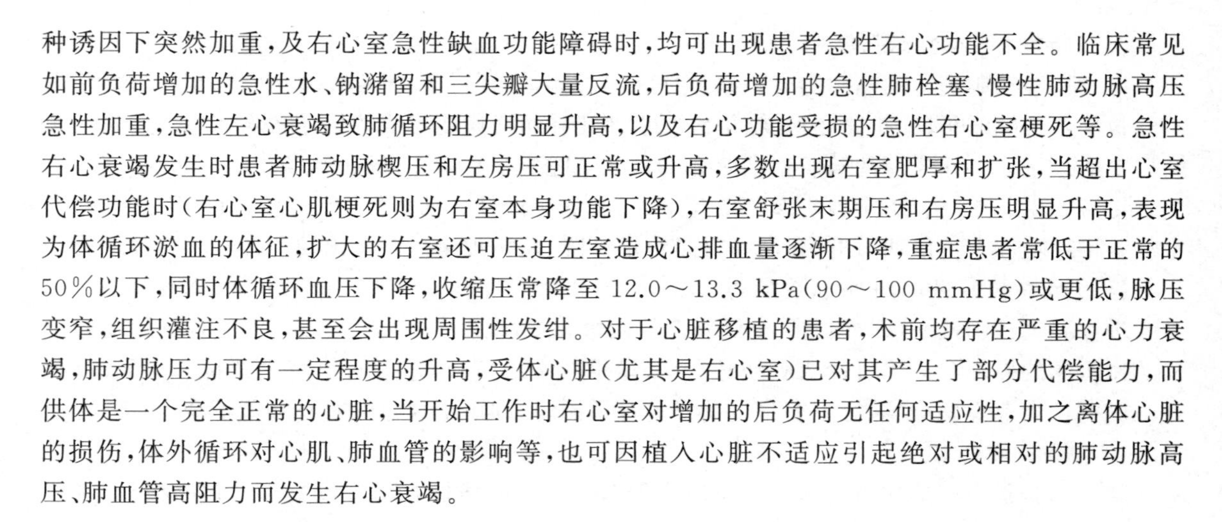
种诱因下突然加重，及右心室急性缺血功能障碍时，均可出现患者急性右心功能不全。临床常见如前负荷增加的急性水、钠潴留和三尖瓣大量反流，后负荷增加的急性肺栓塞、慢性肺动脉高压急性加重，急性左心衰竭致肺循环阻力明显升高，以及右心功能受损的急性右心室梗死等。急性右心衰竭发生时患者肺动脉楔压和左房压可正常或升高，多数出现右室肥厚和扩张，当超出心室代偿功能时（右心室心肌梗死则为右室本身功能下降），右室舒张末期压和右房压明显升高，表现为体循环淤血的体征，扩大的右室还可压迫左室造成心排血量逐渐下降，重症患者常低于正常的50%以下，同时体循环血压下降，收缩压常降至12.0～13.3 kPa（90～100 mmHg）或更低，脉压变窄，组织灌注不良，甚至会出现周围性发绀。对于心脏移植的患者，术前均存在严重的心力衰竭，肺动脉压力可有一定程度的升高，受体心脏（尤其是右心室）已对其产生了部分代偿能力，而供体是一个完全正常的心脏，当开始工作时右心室对增加的后负荷无任何适应性，加之离体心脏的损伤，体外循环对心肌、肺血管的影响等，也可因植入心脏不适应引起绝对或相对的肺动脉高压、肺血管高阻力而发生右心衰竭。

三、临床表现

（一）症状

1.胸闷气短，活动耐量下降

患者胸闷气短，活动耐量下降，可由于肺通气与血流比例失调，低氧血症造成，多见于急性肺栓塞、肺心病等。

2.上腹部胀痛

患者上腹部胀痛是右心衰竭较早的症状。常伴有食欲缺乏、恶心、呕吐，此多由于肝、脾及胃肠道淤血所引起，腹痛严重时可被误诊为急腹症。

3.周围性水肿

右心衰竭早期，由于体内先有水、钠潴留，故在水肿出现前先有体质量的增加，随后可出现双下肢、会阴及腰骶部等下垂部位的凹陷性水肿，重症者可波及全身。

4.胸腔积液

患者急性右心衰竭时，由于静脉压的急剧升高，常出现胸腔积液及腹水，一般为漏出液。胸腔积液可同时见于左、右两侧胸腔，但以右侧较多，其原因不甚明了。由于壁胸膜静脉回流至腔静脉，脏层胸膜静脉回流至肺静脉，因而胸腔积液多见于全心衰竭者。患者腹水大多发生于晚期，由心源性肝硬化所致。

5.发绀

患者右心衰竭可出现不同程度的发绀，最早见于指端、口唇和耳郭，较左心衰竭者为明显。其原因除血液中血红蛋白在肺部氧合不全外，常与血流缓慢，组织从毛细血管中摄取较多的氧而使血液中还原血红蛋白增加有关（周围型发绀）。严重贫血者发绀可不明显。

6.神经系统症状

患者神经系统症状可有神经过敏、失眠、嗜睡等症状，重者可发生精神错乱。其可能由于脑出血、缺氧或电解质紊乱等原因引起。

7.不同原发病各自的症状

如急性肺栓塞患者可有呼吸困难、胸痛、咯血、血压下降；右心室心肌梗死可有胸痛；慢性肺心病可有咳嗽、咳痰、发热；瓣膜病可有活动耐力下降等表现。

(二)体征

1.皮肤与巩膜黄染

患者长期慢性肝淤血缺氧,可引起肝细胞变性、坏死并最终发展为心源性肝硬化,肝功能呈现不正常,胆红素异常升高并出现黄疸。

2.颈静脉怒张

患者颈静脉曲张是右心衰竭的一个较明显征象。其出现常较皮下水肿或肝大为早,同时可见舌下、手臂等浅表静脉异常充盈,压迫充血肿大的肝脏时,颈静脉怒张更加明显,称为肝-颈静脉回流征阳性。

3.心脏体征

主要为原有心脏病表现,由于患者右心衰竭常继发于左心衰竭,因而左、右心室均可扩大。患者右心室扩大引起三尖瓣关闭不全时,在三尖瓣听诊可听到吹风样收缩期杂音,剑突下可有收缩期抬举性搏动。在肺动脉压升高时可出现肺动脉瓣区第二心音增强及分裂,有响亮收缩期喷射性杂音伴震颤,可有舒张期杂音,心前区可有奔马律,可有阵发性心动过速、心房扑动或颤动等心律失常。由左心衰竭引起的肺淤血症状和肺动脉瓣区第二心音亢进,可因右心衰竭的出现而减轻。

4.胸腔积液、腹水

患者胸腔积液、腹水可有单侧或双侧下肺呼吸音减低,叩诊呈浊音;腹水征可为阳性。

5.肝脾大

患者肝大、质硬并有压痛。若有三尖瓣关闭不全并存,触诊肝脏可感到有扩张性搏动。

6.外周水肿

患者由于体内水、钠潴留,可于下垂部位如双下肢、会阴及腰骶部等出现凹陷性水肿。

7.发绀

患者慢性右心功能不全急性加重时常因基础病的不同存在发绀,甚至可有杵状指。

四、实验室检查

(一)血常规

缺乏特异性。长期缺氧者可有红细胞、血红蛋白的升高,白细胞计数可正常或增高。

(二)血生化

患者血清丙氨酸氨基转移酶及胆红素常升高,乳酸脱氢酶、肌酸激酶亦可增高,常伴有低蛋白血症、电解质紊乱等。

(三)凝血指标

患者血液多处于高凝状态,国际标准化比值(INR)可正常或缩短,急性肺栓塞时 *D*-二聚体明显升高。

(四)血气分析

患者动脉血氧分压、氧饱和度多降低,二氧化碳分压在急性肺栓塞时降低,在肺心病、先天性心脏病时可升高。

五、辅助检查

(一)心电图检查

多显示右心房、室的增大或肥厚。此外,还可见肺型 P 波、电轴右偏、右束支传导阻滞和Ⅱ、

Ⅲ、aVF及右胸前导联ST-T改变。急性肺栓塞时心电图变化由急性右心室扩张所致，常显示电轴显著右偏，极度顺时针转位。Ⅰ导联S波深、ST段呈J点压低，Ⅲ导联Q波显著和T波倒置，呈$S_{Ⅰ}Q_{Ⅲ}T_{Ⅲ}$波形。aVF和Ⅲ导联相似，aVR导联R波常增高，右胸导联R波增高、T波倒置。可出现房性或室性心律失常。急性右心室心肌梗死时右胸导联可有ST段抬高。

(二)胸部X线检查

急性右心功能不全患者X线表现的特异性不强，可具有各自基础病的特征。肺动脉高压时可有肺动脉段突出(>3 mm)，右下肺动脉横径增宽(>15 mm)，肺门动脉扩张与外围纹理纤细形成鲜明的对比或呈“残根状”；右心房、室扩大，心胸比率增加，右心回流障碍致奇静脉和上腔静脉扩张。肺栓塞在起病12～36 h后肺部可出现肺下叶卵圆形或三角形浸润阴影，底部常与胸膜相连；也可有肋膈角模糊或胸腔积液阴影；膈肌提升及呼吸幅度减弱。

(三)超声心动图检查

患者急性右心功能不全时，UCG检查可发现右心室收缩期和舒张期超负荷，表现为右室壁增厚及运动异常，右心排血量减少，右心室增大(右室舒张末面积与左室舒张末面积比值>0.6)，室间隔运动障碍，三尖瓣反流和肺动脉高压。常见的肺动脉高压征象：右室肥厚和扩大，中心肺动脉扩张，肺动脉壁顺应性随压力的增加而下降，三尖瓣和肺动脉瓣反流。右心室心肌梗死除右心室腔增大外，常出现左心室后壁或下壁运动异常。患者心脏瓣膜病或扩张型心肌病引起慢性左心室扩张时，不能通过测定心室舒张面积比率评价右心室扩张程度。某些基础性心脏病患者，如先心病、瓣膜病等心脏结构异常的，也可经超声心动图明确诊断。

(四)其他检查

肺部放射性核素通气/灌注扫描显示不匹配及肺血管增强CT对肺栓塞患者的诊断有指导意义。CT检查亦可帮助患者鉴别心肌炎、心肌病、COPD等疾病，是临床常用的检查方法。做选择性肺动脉造影可准确地了解患者栓塞所在部位和范围，但此检查属有创伤性，存在一定的危险，只适合在有条件的医院及考虑手术治疗的患者中做术前检查。

六、鉴别诊断

急性右心功能不全是一组较为常见的临床综合征，包括腹胀、肝脾大、胸腔积液、腹水、下肢水肿等。由于患者病因的不同，其主要表现存在一定的差异。除急性右心衰竭表现外，如突然发病、呼吸困难、窒息、心悸、发绀、剧烈胸痛、晕厥和休克，尤其是发生于长期卧床或手术后的患者，应考虑大块肺动脉栓塞引起急性肺源性心脏病的可能；如胸骨后呈压榨性或窒息性疼痛并放射至左肩、臂，一般无咯血，心电图有右心导联ST-T特征性改变，伴心肌酶学或特异性标志物的升高，应考虑为急性右心室心肌梗死；如患者既往有慢性支气管炎、肺气肿病史，此次为各种诱因病情加重，应考虑为慢性肺心病急性发作；如结合患者体格检查及超声心动图资料，发现有先天性心脏病或瓣膜病证据，应考虑为原有基础心脏病所致。限制型心肌病或缩窄性心包炎等疾病由于心室舒张功能下降或心室充盈受限，使得患者静脉回流障碍，在肺静脉压升高的同时体循环重度淤血，某些诱因下(如入量过多或出量不足)即出现肝脾大、下肢水肿等症状，也应与急性右心功能不全相鉴别。

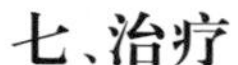

七、治疗

（一）一般治疗

应卧床休息及吸氧，并严格限制入液量。若患者急性心肌梗死或肺栓塞剧烈胸痛时，可给予吗啡 3～5 mg 静脉推注或罂粟碱 30～60 mg 皮下或肌内注射以止痛及解痉。当患者存在低蛋白血症时应静脉输入清蛋白治疗，同时注意纠正电解质及酸碱平衡紊乱。

（二）强心治疗

患者心力衰竭时应使用直接加强心肌收缩力的强心苷类药物，如将快速作用的去乙酰毛花苷注射液 0.4 mg 加入 5%的葡萄糖溶液 20 mL 中，缓慢静脉注射，必要时 2～4 h 再给该药0.2～0.4 mg；同时可给予地高辛0.125～0.25 mg，每天 1 次治疗。

（三）抗休克治疗

患者出现心源性休克症状时可应用直接兴奋心脏 β-肾上腺素受体，增强心肌收缩力和每搏输出量的药物，如将多巴胺 20～40 mg 加入 200 mL 5%葡萄糖溶液中静脉滴注，或 2～10 μg/(kg·min)以微量泵静脉维持输入，依血压情况逐渐调整剂量；也可用多巴酚丁胺 2.5～15 μg/(kg·min)微量泵静脉输入或滴注。

（四）利尿治疗

患者急性期多应用袢利尿剂，如呋塞米 20～80 mg、布美他尼 1～3 mg、托拉塞米 20～60 mg 等静脉推注以减轻前负荷，并每天口服上述药物辅助利尿。同时可服用有醛固酮拮抗作用的保钾利尿剂，如螺内酯 20 mg，每天 3 次，以加强利尿效果，减少电解质紊乱。症状稳定后可应用噻嗪类利尿剂，如氢氯噻嗪 50～100 mg 与上述袢利尿剂隔天交替口服，减少耐药性。

（五）扩血管治疗

应从小剂量起谨慎应用，以免引起低血压。若合并左心衰竭可应用硝普钠 6.25 μg/min 起微量泵静脉维持输入，依病情及血压数值逐渐调整剂量，起到同时扩张小动脉和静脉的作用，有效地减低心室前负荷、后负荷；合并急性心肌梗死可应用硝酸甘油 5～10 μg/min 或硝酸异山梨酯50～100 μg/min，静脉滴注或微量泵维持输入，以扩张静脉系统，降低心脏前负荷。口服硝酸酯类或 ACEI 类等药物的患者也可根据病情适当加用，剂量依个体调整。

（六）保肝治疗

对于肝脏淤血肿大，肝功能异常伴黄疸或腹水的患者，可将还原型谷胱甘肽 600 mg 加入 250 mL 5%葡萄糖溶液中，每天 2 次，静脉滴注，或多烯磷脂酰胆碱 465 mg(10 mL)加入250 mL 5%葡萄糖溶液中，每天 1～2 次，静脉滴注，可同时静脉注射维生素 C 5～10 g，每天1 次，并辅以口服葡醛内酯(肝太乐)、肌苷等药物，加强患者肝脏保护，逆转肝细胞损害。

（七）针对原发病的治疗

由于引起急性右心衰竭的原发病各不相同，治疗时需有一定的针对性。如急性肺栓塞应考虑 rt-PA 或尿激酶溶栓及抗凝治疗，必要时行急诊介入或外科手术；特发性肺动脉高压患者应考虑前列环素、内皮素-1 受体拮抗剂、磷酸二酯酶抑制剂、一氧化氮吸入等针对性降低肺动脉压及扩血管治疗；急性右心室心肌梗死应考虑急诊介入或 rt-PA、尿激酶溶栓治疗；慢性肺源性心脏病急性发作患者应考虑抗感染及改善通气、稀释痰液等治疗；先心病、瓣膜性心脏病患者应考虑在心力衰竭症状改善后进一步进行外科手术治疗；心脏移植患者，术前应严格评价血流的动力学参数，判断肺血管阻力及经扩血管治疗的可逆性，并要求患者术前肺血管处于最大限度的舒张状态，术后长时间应用血管活性药物，如前列环素等。

总之，随着诊断及治疗水平的提高，急性右心衰竭已在临床工作中得到广泛认识，且治疗效果明显改善，对患者整体病情的控制起到了一定的帮助。

（宋　伟）

第十节　急性心肌梗死并发心力衰竭

心力衰竭是急性心肌梗死的重要并发症之一。心力衰竭在急性心肌梗死早期和恢复期都可出现，85％发生在1周之内，其中半数以上在24 h以内。急性心肌梗死并发心力衰竭主要是指左心衰竭，但随着左室重构的持续发展，迟早会影响右侧心脏，导致发生全心衰竭（也可发生室间隔穿孔、乳头肌断裂等而突然出现全心衰竭），右室梗死则主要表现为右室衰竭，部分患者过去有左心衰竭发作史，或有慢性心力衰竭，发生心肌梗死后，可表现为心力衰竭突然加重。

一、发病机制与血流动力学改变

（一）泵衰竭造成心排血量下降

急性心肌梗死后，血流动力学紊乱程度与梗死范围直接相关；梗死使左心室心肌丧失20％以上时，则易并发心力衰竭；丧失40％以上时，极易并发心源性休克。显然，心肌丧失越多，就愈难维持其正常的排血功能。急性心肌梗死后，梗死周围缺血区心肌的收缩性亦可发生暂时性减弱，这也有碍于心脏射血。心脏排血减少后，血液蓄积于左心室，致使左心室容积和舒张末压力升高（心脏扩大）。这是一种代偿机制，可使尚有功能的心肌最大限度地利用Frank-Starling原理以维持足够的心排血量。测定表明，急性心肌梗死患者要维持正常的心排血量，最适宜的左心室舒张末压一般为1.9～2.4 kPa（14～18 mmHg），有时可高达2.7 kPa（20 mmHg）。当过度提高左心室充盈压也不能维持足够的心排血量，并且心排血指数低于2.2 L/（min · m^2）时，则会出现肺淤血和周围组织灌流不足的临床表现，即心源性休克，为心力衰竭的极重型表现。

（二）急性心肌梗死并发心源性休克

多数患者有严重的多支病变，急性心肌梗死后大量心肌坏死，坏死部分收缩期向外膨出，形成急性室壁瘤，使左室射血分数严重下降，之后坏死心肌水肿、僵硬，顺应性降低，心室舒张功能障碍，左室舒张末压升高。在急性心肌梗死时，往往同时存在上述两个过程，加重心功能损害。既往的多次陈旧心肌梗死或长期慢性缺血后的心肌纤维化，也都会加重心功能的损害，或在急性心肌梗死前已形成缺血性心肌病或已存在心力衰竭。当心肌损害的累积数量（新鲜＋陈旧）超过左室功能性心肌的40％时，即会发生严重的心力衰竭或心源性休克。

（三）其他因素

促发心力衰竭的因素包括急性心肌梗死时的机械性并发症：①乳头肌断裂致严重二尖瓣反流。②室间隔破裂致大量左向右分流。③心室游离壁破裂致急性心脏压塞：左心室游离壁破裂的患者常迅速死亡；发生较缓者，称亚急性心脏破裂，可存活数十分钟至数小时。④下壁心肌梗死伴右室梗死。右室梗死时因右心功能严重减低，左心室充盈压下降，使心室功能减低进一步恶化。

心源性休克时(严重心力衰竭＋休克)，左心室舒张末压增高，使肺毛细血管压升高，肺间质或肺泡水肿；心排血量减低使器官和组织灌注减少，器官严重缺氧；肺泡水肿引起肺内右向左分流，使动脉氧分压下降，进一步加重组织缺氧，促发全身的无氧代谢和乳酸酸中毒。

(四)急性心肌梗死并发左心衰竭的主要因素

1.前负荷

前负荷是指左室收缩前所承受的负荷，可用左室舒张末容量、左室舒张末压力代表。前者可通过二维超声心动图测定左室舒张末期周边纤维长度或容量表示之。测定后者不太方便，当无二尖瓣狭窄、肺血管病变时，肺毛细血管压(肺动脉楔压)可代替左室舒张末压。临床上采用Swan-Ganz导管在床旁经外周静脉在压力监测下送抵右房、右室、肺动脉，气囊嵌顿在肺动脉分支内，通过连通器的原理，测得肺小动脉嵌顿压(肺毛细血管压)，即可代表左室舒张末压。

2.后负荷

后负荷为左室射血后承受的负荷，取决于动脉压。

3.心肌收缩状态与左室壁的顺应性

急性心肌梗死后，左心室因心肌缺血、坏死，其收缩性及舒张期顺应性均降低，心排血量低于正常，可使血压下降，这样便刺激主动脉及颈动脉内压力感受器，使其发生冲动增强，通过交感-肾上腺素能神经系统及肾素-血管紧张素系统的作用，导致全身小动脉收缩，血流重新分布。这本来是反射性自身保护机制，以保证重要生命器官的供血。但对心功能障碍的患者，则使后负荷加大，心排血量进而减少。同时，也使左室舒张末容量和左室舒张末压增加，进而导致肺淤血和肺水肿。

急性心肌梗死后，多数患者是由于左室舒张末压增加或左室顺应性突然下降，其中左室舒张末压增加是更重要的机制。如果左室有大约20%的心肌无运动，则收缩末残留血量增多，射血分数降低，左室舒张末容量也会显著增多。射血分数是代表左室射血或收缩性能的指标，为每搏血量与舒张末容量的比值。梗死早期、坏死节段的顺应性增加，可使收缩期坏死节段延展和向外膨出，是产生上述血流动力学变化的重要因素。之后，顺应性降低，则减低了整个左室的顺应性，并减少梗死节段的膨出，可有利于提高左室射血分数，使心力衰竭程度获得某些改善，但最终顺应性降低要使左室舒张末压增加，心力衰竭加重。

左室射血分数降低的重要决定因素是梗死面积的大小。若是左室损失功能心肌数量的25%时，则表现为明显的心力衰竭。射血分数在梗死后24 h内变化较大，之后则相对恒定。若发生新的梗死(梗死扩大)、梗死区延展变薄(梗死伸展)或有新的缺血区添加时，可使射血分数进一步下降。

(五)心肌顿抑与心肌冬眠

最近明确，缺血或梗死心肌发生心功能不全还有另外的机制。此种情况包括心肌顿抑和心肌冬眠。心肌顿抑是指急性心肌梗死后，应用溶栓治疗、经皮冠状动脉内成形术，或心肌梗死后血栓溶解，自发再通，缺血心肌虽得到血流灌注，但可引起收缩功能不全及舒张功能不全，持续数天或数周。产生机制可能与心肌再灌注损伤后氧自由基、钙离子失衡、兴奋-收缩脱耦联有关。心肌冬眠是指由狭窄冠状动脉供血的心肌，虽有生命力，但收缩性长期受到抑制。这实际上是缺血心肌的一种保护性机制，可使供氧不足的心肌减低氧耗量，免受损害。因此，在梗死后心肌内可能存在“顿抑区”和“冬眠区”，可能参与心肌梗死后心力衰竭的形成机制。左室舒张末压增加可增加心肌纤维的初长，即增加前负荷。可使梗死后尚存活的心肌充分利用Frank-Starling机制，增加心排血量。用肺毛细血管压代替左室舒张末压，其临界高度为2.4 kPa(18 mmHg)。在此之前，随左室舒张末压增加，心排血量呈线性增加，以后则呈平台状并进而下降。一般从2.4～2.7 kPa(18～20 mmHg)开始有肺淤血表现；2.7～3.3 kPa(20～25 mmHg)为中度肺淤血；3.3～4.0 kPa(25～30 mmHg)为重度肺淤血；＞4.0 kPa(30 mmHg)则发生肺水肿。

心源性休克是心力衰竭的极重型表现，左室功能性心肌损失超过40％。这时除肺毛细血管压高于2.4 kPa(18 mmHg)外，心排血指数会降至2.2 L/(min·m^2)以下。不但有明显的肺淤血表现，还表现出淡漠、衰竭、尿少、发绀、肢冷等周围循环衰竭表现。

二、心力衰竭的发病因素

(一)梗阻时间与梗死面积

急性心肌梗死合并心力衰竭，与缺血区域大小及心肌丧失量密切相关。实验证明，冠状动脉梗阻1 min内，缺血中心就出现矛盾运动，缺血边缘区收缩力微弱。心肌坏死为左室的20％～25％时，即有明显心力衰竭表现；当心肌丧失达左心室功能心肌的40％时，往往导致心源性休克。

(二)既往心肌受损情况

心力衰竭发生与既往心肌受损的情况密切相关。长期心肌缺血，可引起心肌纤维化，使心肌收缩力减弱，急性心肌梗死后即易于发生心力衰竭。既往有陈旧性心肌梗死或心力衰竭史的患者，心肌梗死后再次出现心力衰竭的可能性则相对较大。

(三)并发症

有高血压史或梗死后血压持续增高者，心脏后负荷过重，易于发生心力衰竭。心肌梗死如并发乳头肌功能不全、室壁瘤、室间隔穿孔等，都可使心脏负荷加重，诱发心力衰竭和恶化心力衰竭。心力衰竭与心律失常并存，互相促进或加重。其他如输液速度过快、合并感染、用药不当或延误诊治、未及时休息等，均为心力衰竭的诱发因素。

在心肌梗死合并心力衰竭的患者中，前壁心肌梗死较多见，Q波梗死多见。一般Q波梗死多为冠状动脉内新鲜血栓形成所致，因心肌内多无侧支循环的保护，梗死面积较非Q波梗死为大。通常前壁梗死较下壁梗死面积大，梗死伸展或室壁瘤出现的可能性较下壁梗死多见。因此，心力衰竭是前壁梗死的常见并发症，左室射血分数在下壁梗死时平均为0.55(0.30～0.60)，而在前壁梗死时为0.30～0.45。下壁梗死时射血分数最低者为前壁导联出现明显ST段压低的病例，提示前壁严重缺血受累。当患者出现下壁心肌梗死并发心力衰竭时，应考虑下述可能性：并发二尖瓣反流或室间隔穿孔；同时存在下壁和前壁远隔部位的梗死，新鲜梗死加陈旧梗死；或有冠心病以外致心力衰竭的病因或发病因素。

少数病例的肺水肿并非来自心肌梗死，而是来自较长时间持续的心肌缺血。在心肌缺血缓解后，复测左室射血分数正常或接近正常。这些患者有较高的死亡率。因此，应注意识别这些患者，早日行冠状动脉腔内成型术或冠状动脉旁路移植术。或者采用较大剂量的抗心肌缺血药物，对心肌缺血进行强化治疗。

三、心力衰竭的临床表现

急性心肌梗死并发心力衰竭以左心衰竭为主。由于前向衰竭，可出现重要脏器供血不足，表现为头晕、无力、气短、肢冷、发绀、尿少、烦躁、淡漠，甚至昏迷。后向衰竭可出现肺淤血的症状和

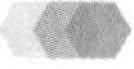

体征。

(一)左心衰竭

1.肺脏表现

呼吸困难是最主要的临床表现,患者感到呼吸费力、短促,需垫高枕头,采取半卧位或端坐呼吸,往往增加供氧亦不能缓解。肺部湿啰音是最主要体征,可表现为肺底湿啰音,或两肺满布干性或湿啰音、哮鸣音,甚至在急性肺水肿时,两肺可“状如煮粥”。胸片可依据心力衰竭程度不同,表现为:①上肺野血管纹理粗重,下肺野纤细、模糊。②两肺野透光度减低。③出现 Kerley A、B、C 线:A 线为肺野外围斜行引向肺门的线状阴影;B 线多见于肋膈角区,长为 2~3 cm,宽为 1~3 cm,为水肿液潴留而增厚的小叶间隔与X 线呈切线时的投影;C 线为中下肺野的网格状阴影。④肺门周围阴影模糊、增大,出现蝶翼状阴影,两肺野出现边缘模糊的片状阴影。⑤出现叶间胸膜增厚、积液或少量胸膜积液。急性心肌梗死并发心力衰竭时,多数不能摄取常规胸片,床头片往往质量差,但可参考上述影像表现决定诊断与治疗。

2.心脏表现

急性心肌梗死后,左心衰竭主要表现为窦性心动过速、交替脉、第三心音或第四心音奔马律。第一心音往往低钝,第二心音可亢进或有逆分裂。急性心肌梗死后大约 1/2 可闻及心尖部收缩期杂音,随治疗或病程进展消失。若有乳头肌功能失调,可出现心前区向左腋部传导的收缩期杂音;室间隔穿孔的杂音往往在胸骨下端左缘 3~5 肋间,可向右侧传导。

心电图 V_1 导联 P 波的终末电势($PTF\text{-}V_1$)是判断左室功能的敏感指标。正常人 $PTF\text{-}V_1$ 很少低于-0.02 mm·s,<-0.04 mm·s 者为心力衰竭。$PTF\text{-}V_1$ 呈负值增大,与肺毛细血管压升高呈线性关系。

(二)右心衰竭

急性心肌梗死后主要表现右心衰竭者,见于右室梗死。急性前壁心肌梗死一般不并发右室梗死,急性下壁心肌梗死并发右室梗死相当多见,占 17%~43%。梗死通常由左室后壁直接延伸至右室后游离壁,甚至前侧部分。在下壁心肌梗死患者中,右胸前导联 V_{3R}、V_{4R}ST 段抬高伴病理性 Q 波,是诊断右室梗死颇为敏感和特异的指标。少数患者右室梗死面积大,ST 段抬高可出现在 V_1~V_3 导联。右室梗死患者右室射血分数明显降低(<0.40),右室扩张甚至超过左室,并压迫左室,使左室功能受损。大约半数患者有明显右心衰竭,出现肝大、颈静脉怒张和低垂部位水肿、低血压或休克。房室传导阻滞是常见并发症。

实验室检查发现,CPK 释放量与下壁心肌梗死面积不相称。超声心动图和放射性核素心室造影会发现右室扩张,甚至超过左室。右室射血分数明显降低,右室充盈压明显增高,而左室充盈压正常或仅轻度增高(RVFP/LVFP>0.65),说明有右室功能障碍,心房压力曲线有深的 X 和 Y 凹陷(后者>前者),并且吸气时右房平均压增高,而肺毛细血管压正常或仅轻度增高。右房平均压/肺动脉楔压$\geqslant 0.86$。

(三)心肌梗死后心脏功能的临床评价

急性心肌梗死后的心功能评价,要求简便易行,适合床边进行。因此,广泛应用 Killip 分型和Forrester血流动力学分类。

Killip 分型(表 5-7),其优点为主要根据临床资料分类,与病死率相结合,适合在心肌梗死的急性期应用。

表 5-7　Killip 分型与病死率的关系

分类	病死率(%)	
	Killip	日本国立循环疾病中心
Ⅰ型:肺野无啰音,无第三心音及心功能不全症状	6	5
Ⅱ型:肺部啰音占肺野50%以下,有第三心音	17	16
Ⅲ型:湿啰音占肺野50%以上(肺水肿)	38	21
Ⅳ型:心源性休克	81	86

在床边插入 Swan-Ganz 导管,根据测定的血流动力学指标,进行分型并指导治疗。在心肌梗死的急性期,Suan-Ganz 导管血流动力学监测对于血流动力学不稳定或危重患者是十分必要的。可按 Forrester 的分型给予不同的治疗(表 5-8)。

表 5-8　Forrester 血流动力学分类

PAWP[kPa(mmHg)]	CI[L/(min・m^2)]	治疗措施
Ⅰ型≤2.4(18)	>2.2	吸氧、镇痛、镇静
Ⅱ型>2.4(18)	>2.2	利尿剂、血管扩张剂
Ⅲ型≤2.4(18)	≤2.2	输液、儿茶酚胺药物、起搏器
Ⅳ型>2.4(18)	≤2.2	儿茶酚胺药物、血管扩张剂、利尿剂、主动脉内气囊泵

四、心力衰竭的治疗

急性心肌梗死并发心力衰竭为 Killip 分型的Ⅱ型和Ⅲ型。若同时有低心排血量,则可能属于Ⅳ型,即心源性休克。因此,对患者除采用常规的吸氧、镇静、镇痛、采用半卧位的一般治疗措施外,最好在床边插入 Swan-Ganz 导管,确定血流动力学类型,以指导治疗。若病情危重,严重呼吸困难,血压不能测出,处于心源性休克状态,或无进行血流动力学监测的条件,可按 Killip 分型进行治疗。

根据日本管原的资料,24 h 内入院的 457 例急性心肌梗死病例,KillipⅠ型占 67.6%,KillipⅡ型、Ⅲ型共占 17.3%,Killip Ⅳ型占 15.1%。国内虽未通行 Killip 分型,但与我国北京地区统计资料中心力衰竭所占比例相近。

(一)一般治疗

患者采用最舒适的体位,有呼吸困难者采用半卧位,头部抬高程度根据肺淤血程度决定,以使患者舒适为度。严重肺水肿患者,可能需前屈坐位,胸前重叠几个枕头,俯在上面。若处于休克时,则需抬高下肢,放低头部。

胸痛、呼吸困难、不安感强烈时,给予盐酸吗啡每次 3～5 mg,每 5～30 分 1 次,直至胸痛缓解。吗啡可缓解交感神经张力,降低引起的动静脉收缩,减轻心脏前后负荷,减轻肺淤血和肺水肿程度。

吸氧应该>6 L/min,采用鼻导管或面罩给氧。患者患有严重肺水肿、心力衰竭,或有机械并发症时,单纯鼻导管给氧可能难以纠正低氧血症。经充分吸氧,若氧分压仍低于 6.7 kPa(50 mmHg)时,给予气管内插管和机械通气。

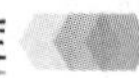

(二)药物治疗

1.利尿剂

心力衰竭时最常应用的利尿剂为呋塞米。呋塞米兼有利尿作用和静脉扩张作用,在改善肺淤血的同时,降低左室充盈压,减低心肌耗氧量。结果使心肌收缩状态得到改善,心排血量增加。根据心力衰竭程度可给予 20～40 mg 静脉注射,以心力衰竭缓解为度。强力利尿可致低钾血症和低血容量,而引起休克或降低心脏功能。

2.血管扩张剂

采用利尿剂使肺毛细血管压不能充分降低,或临床症状未得到充分改善时,应并用血管扩张剂。以肺淤血为主要表现者,主要应用扩张小静脉的硝酸酯制剂;以低心排血量为主要表现者,主要应用扩张小动脉制剂,减轻心脏后负荷。目前,单纯小动脉扩张剂如肼屈嗪、硝苯地平不宜用于急性心肌梗死,可考虑应用对动静脉均有扩张作用的血管紧张素转换酶抑制剂及硝普钠等。急性心肌梗死期间若伴有心室扩大或心力衰竭表现,则毫无例外地应该应用血管紧张素转化酶抑制剂。已证实该药能明显改善左室重构和心力衰竭患者的预后。

3.硝酸酯

为心肌缺血的主要治疗药物,改善心肌氧的供求平衡,增加缺血心肌的供血,并有利于侧支循环的建立。扩张全身小静脉,减轻心脏前负荷和肺淤血。急性心肌梗死常用硝酸甘油静脉滴注,由 0.1～0.2 μg/(kg・min)开始,在监测血压和心率的同时,每隔 5～10 min 递增 1 次,递增 5～10 μg/min,最大剂量 200 μg/min。输注过程中应避光,并避免使用聚乙烯管道,因该管道大量吸收硝酸甘油。递增剂量的终点应为临床症状控制;血压正常的患者平均压降低 10%以内,高血压患者降低 30%以内,但收缩压绝不能低于 12.0 kPa(90 mmHg);心率不超过110 次/分钟。

4.硝普钠

对小动脉和小静脉有同等扩张作用,通过降低体循环动脉压,减轻前负荷和后负荷,减低心肌耗氧量,而增加心排血量,改善心脏功能。硝普钠作用很快,一旦达到有效剂量,在 2～5 min 即可出现治疗作用。停止滴注 5～15 min,其效应消失。口服无效。不能直接静脉注射,而是配成2.5～20 mg/100 mL溶液静脉滴注,可溶于 5%～10%葡萄糖或右旋糖酐-40 内,药液内不能加入其他药物。平均需要量1 μg/(min・kg),一般输液速度介于 20～200 μg/min,个别需要 300～500 μg/min。用药以10 μg/min的速度开始,以后每 5 分钟以5～10 μg/min的速度增加至所需剂量。治疗过程中应密切监测血压,如不能监测肺毛细血管压,则以体循环动脉压和其他体征为依据。收缩压在 14.7 kPa(110 mmHg)以上者,可以下降 15%～20%,一般不应低于 12.7 kPa(95 mmHg)。治疗达到效果后,维持输液 12～48 h。如病情改善,可以停药。因其起效快及作用短暂,停药后如有必要,可以随时恢复治疗,仍然有效。硝普钠应在给药前新鲜配制,输液瓶用黑纸包裹避光,配制药液如超过 8 h,应重新配制。硝普钠的不良反应有头痛、头晕,还可发生意识模糊、惊厥、肌肉抽搐、恶心、呕吐、不安、出汗等,这些不良反应多与治疗药物过量有关。对持续用药超过 72 h 者,应测其血中硫氰酸盐含量,并以此作为判断中毒的指标,>12 ng/dL为中毒水平,应予停药。本药在急性心肌梗死时应用,有学者报道可致缺血区供血减少,因此不利于侧支循环建立并挽救缺血心肌,应予以注意。如有急性二尖瓣反流或室间隔穿孔时,本药通过减轻左室射血阻抗,可明显增加心排血量,并减少血液反流,有利于改善病情。

5.酚妥拉明

为 α-肾上腺素能受体阻滞剂,对 α_1 和 α_2 受体均有阻滞作用。以扩张小动脉为主,同时也扩张小静脉。因此，可减轻心脏前后负荷，减少心肌耗氧量，而增加心排血量。对急性心肌梗死并发心力衰竭、急性肺水肿及心源性休克均有明显的治疗作用。此外，它能解除心力衰竭时的胰岛素抑制，增加心肌对葡萄糖的利用。酚妥拉明静脉滴注后，80%的心肌梗死患者发生心动过速，可能与该药阻滞 α_2-受体，使儿茶酚胺递质释放增多有关。

用法：10 mg 溶于 10%葡萄糖液 100～200 mL，静脉滴注，初始剂量 0.1～0.3 mg/min，效果不明显时，可每 5 分钟递增 1 次 0.1～0.5 mg 的剂量，最高剂量可达 2 mg/min。起效时间 2～5 min，停药后10～15 min作用消失。

6.儿茶酚胺类药物

该类药物兴奋心肌 β_1 受体，有正性肌力作用。因此，急性心肌梗死时可能增加心肌耗氧量，并加重心肌缺血。若对以上治疗措施反应不佳时，可给予多巴胺和多巴酚丁胺静脉滴注治疗。根据经验，急性心肌梗死时，由于对强心苷的作用反应差，并易发生毒性反应，而儿茶酚胺类作为主要的增强心肌收缩力的药物，可与硝酸甘油同用，以减轻该类药物的某些不良作用，增加心排血量，减低肺毛细血管压、心肌耗氧量，以发挥更有效的抗心力衰竭作用。

多巴胺同时具有 α 受体和 β 受体刺激作用，因此，除具有正性肌力作用外，尚具有血管收缩作用。以2～5 μg/(kg・min)给药，兴奋肾脏多巴胺受体，增加肾血流量，可有明显利尿作用。5～20 μg/(kg・min)同时具有 α 受体和 β 受体兴奋作用，可用于维持血压和增加心排血量，＞20 μg/(kg・min)主要表现 α 受体兴奋作用，增加左室射血阻力，对纠治心力衰竭不利。心源性休克时主要给予多巴胺，以增加血管收缩作用，维持血压。

多巴酚丁胺主要兴奋心肌的 β_1 受体，增强心肌收缩力，而增加心率的作用弱，与多巴胺相比，末梢血管收缩作用小，可使左室充盈压降低，肺毛细血管压降低，肺淤血改善。一般用量为 2.5～10 μg/(kg・min)，也可增至 15 μg/(kg・min)。

7.硝普钠＋多巴胺或多巴酚丁胺

两者合用可使血流动力学和临床症状明显改善，部分垂危患者得到挽救。但两药合用时必须单独设立液路，并注意输液后血压不能降得过低。

8.强心苷

强心苷至今仍是治疗心力衰竭的重要药物，但近年来的研究及临床实践表明，使用强心苷治疗急性心肌梗死并发心力衰竭时，需做特殊考虑。

强心苷增加心肌收缩性，改善泵血功能和射血分数，可使左室舒张末容量减少、左室舒张末压降低，因此有利于减低心肌耗氧。强心苷有一定的血管收缩作用，其增加心肌收缩力的结果，可增加心肌需氧。但随着心力衰竭的改善，可解除交感神经反射活动引起的血管收缩和心率增快。血管舒张作用常超过血管收缩作用，最终效应常呈血管普遍扩张，心脏后负荷得以减轻。上述情况表明，强心苷治疗心力衰竭，在出现疗效前，首先通过增强心肌收缩力付出过多耗氧的代价，之后随心功能改善、前负荷及后负荷降低、心率减慢，才使耗氧减少。若心腔明显扩张，根据 Laplace 定律（$T=Pr/h$。P：血管内压力。r：腔内半径。h：室壁厚度。），室壁张力（T）与心室内压和心室内径成正比。强心苷可缩小心室内径，增加室壁厚度。因此使室壁张力明显下降，故可明显减低心肌耗氧。

急性心肌梗死时，使用强心苷治疗的下列不利因素值得考虑：①急性心肌梗死早期治疗中需要迫切解决的是改善心肌氧的供求失衡，任何增加心肌耗氧量的措施，都将会扩大梗死范围；而强心苷的正性肌力作用首先要付出增加心肌耗氧的代价，故早期使用有扩大梗死范围的危险。

②急性心肌缺血，首先是膜的通透性改变，细胞内钾离子外溢，细胞内钾离子浓度降低，静息膜电位负值减小，趋向阈电位，是形成异位心律的重要病理基础。强心苷抑制心肌细胞膜 Na^+，K^+-ATP酶活性，使钾-钠离子泵使用减弱。心肌收缩过程中，由细胞内溢出的钾离子不能泵回，细胞外钾离子浓度进一步升高，加重细胞内外钾离子比例失调，更易促进心律失常。③梗死的心肌已丧失收缩功能，对强心苷的正性肌力作用无反应；正常心肌或缺血心肌由于心脏交感神经的兴奋及血中内源性儿茶酚胺的浓度增高，早已处于收缩活动的顶峰。这时强心苷的正性肌力作用将加剧左心室收缩失调的性质和范围。对于伴有心源性休克的患者，左心室坏死区太大，强心苷难以发挥改善血流动力学的效应。

综上所述，对急性心肌梗死合并心力衰竭者使用强心苷时，必须持慎重态度。目前认为，急性心肌梗死后 24 h 以内，应避免应用强心苷。对于合并急性左心衰竭者，可选用血管扩张剂和利尿剂。24 h 以后，一般认为梗死过程多已完成，方可考虑应用，但应尽量推迟为宜。剂量应较通常减少 1/3～1/2，选用快速作用制剂毛花苷 C 较好。如有不良反应，立即停药，其药效消失亦较快。最大剂量0.4 mg，加入10%～50%葡萄糖20～40 mL，缓慢静脉推注；或毒毛花苷 K 0.125～0.25 mg，按上述方法加入葡萄糖液中静脉推注。

实际上，急性心肌梗死时应用强心苷仍有争议，某些研究提示应用后使病死率增加，而另一些研究提示对病死率无影响。近期研究证实，强心苷对左室收缩功能障碍的患者可改善症状，并且对神经内分泌的作用良好。DIG(Digitalis Investigator Group)报道对 7 788 例充血性心力衰竭(70%是缺血性心脏病)伴窦性心律患者的研究，与安慰剂组比较，观察地高辛对各种病因病死率的影响，90%以上还给予转换酶抑制剂和(或)利尿剂，第二指标是因心力衰竭住院、心血管死亡率和死于心力衰竭。该试验结果证实，使用地高辛不能降低总死亡率。但是地高辛治疗的患者心力衰竭病死率降低，与心力衰竭有关的死亡及住院减少。在地高辛治疗组观察到死于心律失常和(或)心肌梗死有增加趋势。目前主张急性心肌梗死恢复期伴有室上性心动过速和(或)转换酶抑制剂或利尿剂无效的心力衰竭患者使用强心苷。

9.β 受体阻滞剂

急性心肌梗死并发轻度心力衰竭时，仍可应用 β 受体阻滞剂，若无禁忌证，可用美托洛尔 6.25 mg，每天 2～3 次，如能耐受可逐渐增加剂量，最大剂量可用至 50～100 mg，每天 2～3 次。β 受体阻滞剂应用过程中应密切监测病情变化，病情改善则继续用药，病情加重时则减药或停用。急性心肌梗死后病情稳定、心腔扩大和(或)LVEF 明显降低者，应用选择性 β_1 受体阻滞剂，可降低心功能不全患者的病死率并改善预后。

(三)右室梗死并发休克和心力衰竭的治疗

右室梗死，右房和右室舒张压增高至>1.3 kPa(10 mmHg)，心排血指数<2.5 L/(min·m^2)，收缩压<13.3 kPa(100 mmHg)，左室充盈压正常或升高，是重要的值得充分认识的综合征。这些患者对利尿剂非常敏感，而对液体负荷疗法有良好反应。虽有明显的颈静脉怒张、肝大，也不能给予利尿剂或大剂量血管扩张剂。这些患者通常为下壁心肌梗死延及右室，左室功能障碍多数为轻至中度。治疗原则与左室梗死并发心力衰竭不同，必须迅速给予液体负荷，直至血压稳定，左室充盈压>2.7 kPa(20 mmHg)或右房压>2.7 kPa(20 mmHg)。儿茶酚胺类药物可以应用，多巴酚丁胺优于多巴胺，因后者可增加肺血管阻力。如对上述措施仍反应不佳，可采用动脉内气囊泵治疗。右室梗死必须与心脏亚急性破裂时心脏压塞相鉴别，后者可见于右室梗死后右室破裂或左室梗死后破孔较小且发生过程缓慢时。后者只需及时心包穿刺、心肌补片、手术缝补破孔，即可成功。亚急性心脏破裂通过手术可望获救。

(四)主动脉内气囊泵治疗心力衰竭

主动脉内气囊泵导管现在可细至9.5 F，可经皮穿刺股动脉，插至胸降主动脉左锁骨下动脉开口以下。心室舒张期气囊膨胀以加强主动脉内压和冠状动脉灌流压，有利于心肌供氧；收缩期气囊收缩，以减少左室射血阻抗，以增加心排血量，并减少心肌氧耗量，改善心肌氧的供需平衡。本法对急性心肌梗死合并机械性并发症，如室间隔穿孔、乳头肌断裂等所致急性心力衰竭有明显改善病情、支持手术的疗效。对心源性休克、低心排血量综合征，也可望改善病情及预后。一般先用其他强心、利尿及血管扩张剂，若无明显疗效，可考虑使用主动脉内气囊泵。现在国内也积极使用该措施，已取得明显稳定病情的疗效。有学者认为，给予儿茶酚胺强心药1 h后，若每搏指数仍达不到20 mL/m^2，即有70%可能性死亡，这时即为主动脉内气囊泵的适应证。

(五)急性心肌梗死溶栓治疗与冠状动脉腔内成形术(PTCA)

急性心肌梗死发病早期，使用尿激酶、链激酶或组织型纤溶酶原激活剂(t-PA)，使血栓溶解，或者采用球囊将闭塞部位扩开，可使缺血和梗死部位得到血流再灌注，缩小梗死范围，改善或预防心力衰竭。PTCA不受病程制约，急性心肌梗死患者入院后可直接进行PTCA，也可在溶栓后仍发作缺血的病例做挽救性PTCA。患者存在缺血心肌并且心力衰竭症状明显时，可行挽救性PTCA或择期PTCA，以挽救缺血濒死心肌。实践证明，这两项措施对改善心功能有利。

此外，急性心肌梗死并发心力衰竭时应为抗凝治疗的适应证。在心力衰竭时，尤其老年患者，更易形成心腔内血栓和深静脉血栓。低分子量肝素(50 mg，腹部皮下注射，每天2～3次)在急性心肌梗死发病后12～18 h开始应用，持续应用5～7 d，可成功地减少静脉血栓的发生率，并发心力衰竭者可望获得明显益处。抗血小板聚集药物阿司匹林也应使用，可望减少冠状动脉血栓形成的发生率。可用小剂量(每天50～150 mg)口服。

(宋　伟)

第十一节　急性心肌梗死并发心脏破裂

急性心肌梗死并发心脏破裂仅次于心律失常和心源性休克，是急性心肌梗死早期最重要的死因之一。心脏破裂常发生于急性Q波心肌梗死。随着冠心病监护病房的建立，急性心肌梗死早期溶栓的广泛应用，有效的抗心律失常和抗休克措施的应用，死于其他并发症者减少，而心脏破裂的发生率相对地增加，该并发症在预防和治疗中的地位日益突出。由于冠状动脉急性血栓堵塞，导致心室壁贯通性坏死、心脏破裂，其中主要为左室游离壁的破裂，其次为室间隔穿孔和乳头肌断裂。心脏破裂后果严重，尤其左室游离壁破裂，患者往往发生急性心脏压塞，迅即死亡。心脏破裂，尤其左室游离壁的破裂仍为一种致死性并发症；但早期诊断，尤其是亚急性心脏破裂、间隔破裂和乳头肌断裂，外科治疗仍有抢救成功的可能性，故积极预防心脏破裂有着重要的意义。

一、心脏破裂的流行病学

急性心肌梗死并发心脏破裂是心肌梗死主要的死亡原因之一，占急性心肌梗死死因的

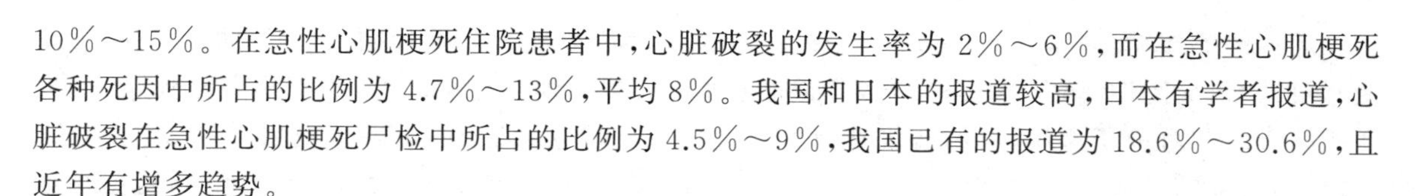

10%～15%。在急性心肌梗死住院患者中，心脏破裂的发生率为2%～6%，而在急性心肌梗死各种死因中所占的比例为4.7%～13%，平均8%。我国和日本的报道较高，日本有学者报道，心脏破裂在急性心肌梗死尸检中所占的比例为4.5%～9%，我国已有的报道为18.6%～30.6%，且近年有增多趋势。

二、心脏破裂的受累部位与临床特征

心脏破裂最常发生于心脏游离壁，游离壁破裂约占心脏破裂的90%，其发生率占急性心肌梗死死亡者的10%以上，其次为室间隔穿孔，占急性心肌梗死死亡的1%～2%，乳头肌断裂极少见，其发生率不足1%。偶见心室游离壁破裂同时合并室间隔穿孔或乳头肌断裂。

心脏破裂常发生于急性心肌梗死后1周内，尤以第一天内最为多见。破裂发生在急性心肌梗死后数小时内和1周以后则较少见。心脏破裂在梗死后第一周内发生率最高，其次为第2周，第3周后发生者少见。如果发生破裂，可能为再次梗死的结果，或为假性室壁瘤、真性室壁瘤破裂。Oblath认为，梗死发病后24 h内和3～7 d是心脏破裂的两个好发时期。London等报道，47例心脏破裂中，破裂发生于24 h内者12例（26%），3 d内者为24例（50%），1周内者36例（76%），2周内者44例（89%）；而小岛等报道破裂发生于梗死发病后24 h之内者占63%。心脏破裂通常发生于初次急性透壁心肌梗死，即Q波心肌梗死，尤其是前壁心肌梗死。心脏破裂最常见的先兆症状是在急性心肌梗死发病后，出现持续或反复发作的剧烈胸痛，而心电图并无梗死延展的表现。此类胸痛药物难以缓解。

三、心脏破裂的影响因素

（一）性别与年龄对心脏破裂的影响

多数学者认为，高龄患者尤其女性患者发生率较高，60岁以后男女发生率均显著增加。发生率最高者为70岁和80岁年龄组，50岁以下少见。少数学者认为男女发生率相等或男性高于女性，实际上这是未考虑到男性急性心肌梗死的发生率绝对数高于女性所致。Zeman认为高龄女性容易发生破裂的原因如下。①女性冠心病发病年龄较迟，因为心肌纤维化较少，心肌肥厚较轻，并且心肌内缺乏侧支循环的保护。②高血压的发生率女性高于男性。

（二）心脏破裂与高血压

梗死期间高血压与心脏破裂的关系：多数学者强调梗死期间高血压是心脏破裂的重要影响因素；少数学者认为梗死后高血压与心脏破裂无关。Edmondson等研究了心脏重量、高血压与心脏破裂的关系，指出心脏重量正常，梗死后高血压持续者最容易发生心脏破裂，而梗死后血压正常或低血压者最不易发生心脏破裂。Maher探讨了梗死高血压、心力衰竭与心脏破裂的关系，发现有高血压无心力衰竭者25例中，10例（40%）发生破裂；而有心力衰竭、血压正常者50例中，仅2例发生破裂（4%）。Griffith等认为小面积的轻度坏死、破裂主要在高血压存在下发生；而大面积的梗死在正常血压下也会发生破裂。在心肌梗死急性期，血压持续上升至20.0/12.0 kPa（150/90 mmHg）以上易于破裂。反之，长期有高血压史的患者，常因左室壁心肌肥厚，而且多支冠状动脉粥样硬化严重狭窄，因而有一定侧支循环。急性心肌梗死多限于心内膜下心肌，心外膜下仍有存活的心肌，故不易引起心脏破裂，并能防止梗死区向外膨胀破裂。

（三）初次急性Q波心肌梗死易发生心脏破裂

患者既往无明确的心绞痛史和心力衰竭史，因冠状动脉突然血栓形成或严重冠状动脉痉挛，又无足够的侧支循环,常导致Q波心肌梗死,即透壁性心肌梗死。这种初次心肌梗死患者,平素无心肌缺血、无陈旧瘢痕组织作为支架,而非梗死区心肌收缩功能又较好,当周围心肌收缩时,对坏死区心肌起着剪切作用,故易造成破裂。下述资料支持这一观点:①病理资料显示,心脏破裂者的心脏较小,无明显心肌肥厚。②发生破裂者较非破裂者冠状动脉粥样硬化程度轻,累及的血管支数较少。③既往有较重的心绞痛史者,在心脏破裂者仅为39%,而非破裂者达83%,有陈旧性心肌梗死或心力衰竭史者在心脏破裂者中各占7%,而在非破裂者中各占60%,显而易见,心脏破裂者在急性心肌梗死发病前往往心脏功能较好,缺乏侧支循环,一旦发生冠状动脉急性完全性堵塞,容易导致贯通室壁全层的心肌坏死,因而易于破裂。④从尸检病理切片中发现,心脏破裂者心肌多数未见明显的心肌间质纤维化,而非破裂者的心肌多数可见明显的、范围广泛的间质纤维化。可见破裂组缺乏"抵御"心肌破裂的纤维组织成分。

(四)侧支循环对心脏破裂的保护作用

侧支循环的存在对心脏破裂起保护作用,即使冠状动脉发生急性堵塞导致急性心肌梗死,可能仅限于心内膜下心肌,或仅出现异常Q波,或R波仅变小而不消失。由于保护了心外膜下心肌,使心脏形态不致向外扩张,可防止心脏破裂。心脏内形成侧支循环见于下述情况:陈旧性心肌梗死、慢性缺血、心肌纤维化、心绞痛及心力衰竭史等。

有些左室游离壁破裂,未发生急性心脏压塞,因其破口被血栓和壁层心包所封堵,防止了心脏压塞。随着时间的推移,可演变为与心室相通的假性室壁瘤,其瘤壁由机化的血栓和心包膜所组成,可通过小孔与心脏相通,为心脏破裂的特殊类型,这种类型极不牢固,随时可以发生破裂,甚至在梗死晚期亦可发生。一般认为急性心肌梗死后,持续紧张、过早活动或劳力、延迟就医或药物引起血压骤升,及过晚(>12 h)或过量的溶栓治疗均可能促发心脏破裂。早期应用β受体阻滞剂、血管紧张素转换酶抑制剂治疗,有可能预防或减少心脏破裂的发生。

四、心室游离壁破裂

(一)发病机制

心室游离壁破裂是心脏破裂最常见的类型,最常发生于左心室,尤其是前壁或侧壁近心尖处。因为这些部位是左前降支终末分布区,供血较差,再加上心尖部的肌肉较薄弱,处于供血终末端,若有大面积坏死,侧支循环差,则易产生破裂。一般左室游离壁的破裂极为常见,而右心室壁破裂少见。心房很少发生破裂,这可能因为心脏收缩时左心室所承受的压力远远大于右室和心房所致。破裂部位多在心肌梗死与正常心肌交界处,与存活心肌收缩时产生的剪切应力有关。心脏破裂很少发生于再梗死的患者,若发生破裂往往不在原陈旧性梗死部位,而发生于新的梗死部位,同一部位再次发生急性心肌梗死,不易发生心脏破裂。有的患者发生急性室壁瘤,其破口多在室壁瘤边缘处。尸检发现,心脏破裂并非心肌突然全层破裂,而是先在心内膜出现破口,血液从破口流至心肌内,形成心肌夹层血肿,逐渐穿透至心外膜,在心肌内有逐渐延伸解离的过程,解离处心肌内有血小板附着,即可说明这种逐步发生的解离过程,最终全层破裂发生心脏压塞。部分患者临床表现为亚急性过程,急性心肌梗死后伴有持续的或反复发作的剧烈胸痛,心肌出现夹层血肿,血压下降,病情恶化。血压持续维持在较低水平上,持续数小时至十余小时,心包腔内渗血逐渐积聚,然后出现心脏压塞现象。这类患者心脏游离壁的破裂是渐进的解离过程。对这类患者如能做出早期诊断,及时进行急诊手术治疗,可望取得成功。有的心肌已穿破,由于心外膜至心包膜壁层间有附壁血栓,封闭了破口,因而未出现心包积血,或者形成假性室壁瘤,临床上

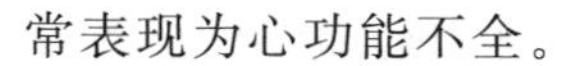

常表现为心功能不全。

（二）临床表现

左室游离壁的破裂大多数呈现典型临床表现，少数不典型游离壁的破裂可逐渐导致急性心脏压塞。破裂前部分患者可有剧烈胸痛、恶心、呕吐，心电图表现一过性ST段抬高及T波高耸，可听到心包摩擦音，甚至听到通过破裂口的往返性双期杂音。若患者在急性心肌梗死后，有持续心前区痛，常为剧烈的撕裂样痛，任何止痛剂及扩冠药物均不易缓解，且病情突然恶化，出现恶心、呕吐、欲大便、面色苍白、意识丧失、呼吸骤停并伴无心音、无脉搏，但却有窦性心律或窦性心动过缓、结区心律或室性自搏心律，即可疑及心室游离壁的破裂伴心脏压塞。查体见无心音、无脉搏、无呼吸，心浊音界正常或增大，颈静脉怒张，偶尔可闻及通过破裂孔的心脏杂音，若病情突变，当时仍有窦性心律或窦性心动过缓、结区心律等，则称为“电-机械分离”。此时患者无心音、无脉搏，测不到血压，但心电图呈现QRS波群，表明心脏中无机械性收缩运动，但仍有节律性电活动，胸外按摩不会产生周围性搏动。这些患者多于数分钟内死亡，来不及救治。右室游离壁破裂少见，表现为梗死后病情逐渐恶化，伴有重度右心衰竭或轻度左心衰竭伴严重全心衰竭，常无典型的心脏压塞征象。偶尔少数患者无急性心肌梗死的临床表现，呈无症状性心肌梗死，并突然心脏破裂，表现为“猝死”。少数患者心脏破裂时，心电图表现窦性心动过速、快速房颤、室性心动过速和心房颤动，因而临床医师常未能考虑心室游离壁破裂的可能性。采用床旁二维超声心动图进行监测，可发现心脏前后液性暗区迅速增宽，从而可以确定心脏破裂。床旁心包穿刺，抽出不凝固的血性心包积液，也可证实诊断。X线检查显示心影正常或扩大。至于亚急性左室游离壁破裂，因少量血液逐渐渗入心包腔，造成缓慢心脏压塞的症状和体征，病情相对缓和。这是由于破裂口较小、较迂曲、破裂前口周围心包壁层和脏层粘连，室壁破裂后，血液渗入粘连腔内并被限制于该腔而不至突然发生心脏压塞。国外文献报道，这一类型的游离壁破裂，急诊手术治疗常能取得成功。

（三）诊断与鉴别诊断

急性心肌梗死，尤其高龄女性（年龄＞60岁）心肌梗死者，无心绞痛、心肌梗死、心力衰竭的既往史，梗死后有持续高血压未合并心力衰竭、心脏不大；并且有反复发作的剧烈胸痛，出现心包摩擦音者；尤其是在梗死后1周之内，要考虑存在心脏破裂的可能性。急性心肌梗死后，病情突变，神志丧失，但仍存在窦性心律或心动过缓或交界区心律，继而出现室性自搏心律，即出现“电-机械分离”现象，这是心脏破裂造成心脏压塞时的重要体征。超声心动图显示有急性心包积液，立即行心包穿刺，抽出不凝血，可明确诊断。若出现房颤、窦性心动过速、房扑、房颤、室速或室颤，则需用超声心动图检查显示有心包积液征，并抽出不凝血才可考虑心脏破裂。

（四）治疗

当临床上怀疑有心脏压塞时，应采取下述措施。

(1)应立即行心包穿刺术，抽出心包积血，以缓解心脏压塞。

(2)同时补充血容量，静脉滴注右旋糖酐-40、羟乙基淀粉或输血，以争取时间。

(3)碳酸氢钠纠正代谢性酸中毒。

(4)给予多巴胺、多巴酚丁胺，以改善心肌收缩力和增加冠状动脉灌流。

(5)心动过缓时给予大剂量阿托品。

(6)立即开胸行心包引流或手术修补裂口。

外科急诊手术是挽救生命的唯一治疗措施，但常因病情发生迅猛而立即死亡。即使早期能作出诊断,也因体外循环不能立即开始,经缝合或修补的心肌裂口因心脏复跳又会再次裂开,对于亚急性的左室游离壁破裂,应迅速诊断,争取时间做外科破裂口修补术。

可同时行冠状动脉旁路+坏死心肌切除术+破裂口修补术。采用 Teflon 补片三明治缝合修补破裂孔。

五、室间隔穿孔

(一)病理与病理生理

室间隔穿孔与心室游离壁破裂相比相对少见,占心脏破裂总数的 1/10～1/3,最常发生于急性心肌梗死后的第一周内。好发部位是在室间隔的前下方近心尖处。因此,前壁心肌梗死易发生室间隔穿孔;但也有学者认为室间隔与后下壁接界处破裂多见,因此,多见于下壁心肌梗死。但室间隔的基底部破裂少见。破裂孔缺损直径自数毫米至数厘米不等,穿孔可呈筛孔状或不规则形潜行撕裂通道。位于基底部的破裂通常形态复杂。大多数室间隔穿孔的患者为多支血管病变。室间隔穿孔将于心室水平出现左向右分流,分流量的大小取决于穿孔面积及体循环和肺循环血管的阻力比值。穿孔面积大则分流量大,体循环/肺循环阻力比值大,则分流量大。心室水平的左向右分流使心室容量负荷加大,右房压、右室压、肺动脉和肺动脉楔压均增高,同时前向排血减少,SV 及 CI 下降。反射性交感神经兴奋使体循环血管阻力增加,更进一步增加左向右的分流,使血流动力学恶化。因此,治疗时应设法降低体循环血管阻力,同时不降低肺循环血管阻力,或降低体循环血管阻力作用大于降低肺循环阻力,才可达到最佳治疗效果。心肌梗死后的室间隔穿孔常伴有室壁瘤,据文献报道,室间隔穿孔并发室壁瘤的发生率为 35%～68%。推测与心肌梗死的面积大小有关。另有一组报道心肌梗死后无室间隔穿孔者,室壁瘤的发生率小于 12.4%。

(二)临床表现

临床上室间隔穿孔往往发生于急性心肌梗死发病后 1 周之内,半数以上的患者有严重胸痛。血流动力学变化各异。约 50%的患者迅速出现严重心力衰竭和休克,表现为呼吸困难、大汗、皮肤苍白或发绀、四肢厥冷、血压下降、尿少、神志淡漠、心慌、气短、不能平卧,伴有颈静脉怒张、肝大等严重的右心及左心衰竭的体征。有 47%～54%的患者出现心源性休克。这主要是由于室间隔穿孔时发生心室水平的左向右分流,对已有大面积心肌梗死的心脏突然增加的负荷,加剧了血流动力学恶化。若穿孔较小,梗死面积不大,病情就相对平稳,不会出现心力衰竭或仅有轻度心力衰竭。部分患者分流量小,血流动力学变化较缓慢。查体最具特征的是在胸骨左缘下部出现全收缩期杂音,伴有收缩期震颤,还常有全心力衰竭体征。偶有室间隔穿孔杂音最响部位在心尖处,易误诊为乳头肌断裂,但后者很少伴有震颤。

右心室的血氧含量较右心房增高 1%以上,表明心室水平有从左向右的分流。

X 线片显示肺淤血,左心室和右心室增大。

超声心动图可显示室间隔穿孔的部位和大小。但多发性小的室间隔穿孔或穿孔通道呈曲折匍匐状穿过室间隔时,超声心动图则难以发现。冠状动脉造影可发现冠状动脉病变部位及梗死相关冠状动脉,左室造影是诊断室间隔穿孔最可靠的手段。两者相结合可以确切地了解冠状动脉病变和室间隔穿孔的部位、大小、是否有室壁瘤并存,及评价残留心肌的收缩功能。凭此在计划修补室间隔缺损手术的同时,准备好进行主动脉——冠状动脉旁路移植术或室壁瘤切除术,以提高手术近期和远期的预后。患者发生室间隔穿孔后,首先采用主动脉内气囊泵稳定病情,可根

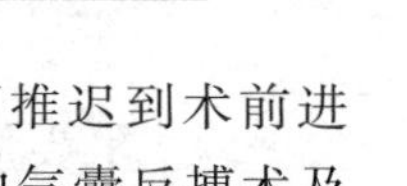

据病情稳定情况，急诊或择期进行手术治疗；而选择性冠状动脉和左室造影，亦可推迟到术前进行；若在急性早期并发低血压、休克或肺淤血等情况，病情危重，应争取在主动脉内气囊反搏术及辅助循环的支持下，进行冠状动脉和左心室造影，然后进行急诊手术；若病情十分危重，不容迟疑，则不做心血管造影，紧急施行室间隔缺损修补手术。

（三）诊断与鉴别诊断

在急性心肌梗死后，胸骨左缘突然出现Ⅳ～Ⅵ级全收缩期杂音，向胸骨右缘传导，多数能触及震颤，伴有休克和（或）心力衰竭，诊断即能成立。超声心动图显示室间隔连续性中断。冠状动脉和左心室造影可明确冠状动脉病变及梗死相关动脉的情况、穿孔的部位、轮廓及左心室的形状、轮廓、室壁运动等。应注意和先前存在的室间隔缺损并发心肌梗死鉴别。

（四）治疗与预后

心肌梗死后并发室间隔穿孔的预后较差，室间隔穿孔后24 h内24%的患者死亡，1周内有46%的患者死亡，2个月内病死率在67%～82%，1年内的存活率仅为5%～7%，仅有少数患者不做手术可以存活多年，估计是梗死面积不大，并且穿孔较小，对血流动力学影响较少。少数情况下不经手术治疗而室间隔穿孔自然闭合。若穿孔发生后，病情相对平稳，无明确心力衰竭，或仅有轻度心力衰竭，经利尿及扩血管剂等药物治疗，血压平稳，病情好转，手术治疗可推迟至发病后2个月进行。此时穿孔周围瘢痕组织，可使修补更为牢固。择期手术是在患者一般情况明显好转、心功能和血流动力学有了明显改善的条件下进行，手术的成功率高，危险性低。在修补术的同时，根据冠状动脉病变情况及有无室壁瘤，可决定是否同时施行冠状动脉旁路移植术（CABG）及室壁瘤切除术。

若穿孔后分流量大，患者发生心源性休克或低心排血量综合征或严重心力衰竭，首先应用主动脉内球囊反搏或左室辅助泵辅助循环，并配合应用正性肌力药物，如多巴胺、多巴酚丁胺、血管扩张剂硝普钠等，根据血压调节药物的剂量，并配合应用利尿剂，要特别注意降低体循环血管阻力的作用要大于降低肺循环血管阻力，否则分流量增加。争取术前行冠状动脉和左室造影，以明确冠状动脉病变及左室的病变，尽早进行修补术及冠状动脉旁路移植术。若病情十分危重，不能行心血管造影，则必须行急诊手术修补室间隔穿孔，以期改善预后。穿孔并发心源性休克是外科急诊手术的一个指征。延迟手术，往往因休克导致多脏器的低流量灌注，发生多脏器功能衰竭，最终导致死亡。术前发生心源性休克和右心功能不全，依然是影响手术疗效的最重要的因素。曾有报道，心源性休克Forrester血流动力学分级Ⅳ级者，其病死率高达100%。

总之，经内科保守治疗包括主动脉内球囊泵反搏，无明显疗效的危重患者，为紧急手术治疗指征；而较轻的病例，通过内科药物治疗4～6周之后择期手术。目前对伴有心源性休克或严重心力衰竭的患者，经内科保守治疗，症状稍有改善或趋向再度恶化的患者，如何选择手术时间，尚有不同意见。一种观点认为应及早手术，认为早期手术可挽救患者。早期手术效果不佳，不是由于手术时间选择不当，而是病情太重所致。对于病情严重的患者，早期手术确是唯一的挽救措施。特别危重的病例，血流动力学和全身状况迟早会恶化，并不完全是手术所致。主动脉内球囊反搏的最佳效果，只出现在反搏术后24～48 h，如不能解决心室间隔穿孔，病情仍将恶化。另一观点则认为，对这类患者持续进行有效的内科治疗，这样，尽可能在血流动力学和全身状况获得改善后施行手术治疗。这样，虽可降低手术的死亡率，但将使患者病死率增加。一般病情的患者可能在等待手术期间发生进行性恶化、死亡。因此，具体的处理方法应根据患者情况而决定。

六、乳头肌断裂

(一)乳头肌断裂的病理与病理生理

左心室乳头肌分为前侧和后内侧两组乳头肌，左心室前侧乳头肌由左冠状动脉前降支的分支及旋支的钝缘支供血，后内侧乳头肌由左冠状动脉旋支或右冠发出的后降支或心室后支双重供血。乳头肌断裂在心脏破裂中相对少见，主要因为乳头肌的血液供应差，常有慢性缺血或小梗死灶，存在较多的纤维瘢痕，故不易发生完全断裂。乳头肌断裂则由乳头肌梗死坏死后断裂所致。左室前侧乳头肌断裂较后内乳头肌断裂少见，为1∶(4～12)，可能与前侧乳头肌血液供应相对丰富有关。前侧乳头肌血液通常来自左冠前降支的左室前支和(或)左回旋支的边缘支，有双重的血液供应，同时动脉之间有较多侧支循环吻合；而后内侧乳头肌的血液来源，可来自右冠状动脉的后降支和(或)左旋支，常常是单支血管供应，故左室后内侧乳头肌较前侧乳头肌易受缺血的影响。后内侧乳头肌断裂常见于穿壁性急性下壁心肌梗死，而前侧乳头肌断裂常是急性前侧壁心肌梗死的后果。右心室乳头肌断裂极罕见。乳头肌断裂可以分成完全断裂和部分断裂两种。完全断裂则发生急性二尖瓣大量反流，造成急性循环衰竭、严重的急性肺水肿，约1/3的患者立即死亡，半数患者死于24 h内；而部分断裂，可导致严重二尖瓣反流，可存活数天；伴有明显的急性循环衰竭、心力衰竭或急性心源性休克。

(二)临床特征

(1)急性心肌梗死后患者存在持续性、剧烈的心前区疼痛，突然胸闷，气短加重，端坐呼吸，咳粉红色泡沫样痰，颈静脉曲张，休克或突然循环衰竭。满肺有干湿啰音等严重急性循环衰竭或左心衰竭的表现。病情发展迅猛为特征。此时心尖部可闻及一个响亮的全收缩期杂音，Ⅱ～Ⅵ级，不常伴有震颤或全无杂音。前侧乳头肌断裂时，杂音向左腋下传导；后内侧乳头肌断裂时，杂音向心底部传导，有时需与室间隔穿孔的杂音相鉴别。前者杂音多在心尖部，向心底部或左腋下传导；而后者杂音多位于胸骨中下部，伴右缘收缩期震颤。但本病更多是与乳头肌功能不全相鉴别。有的患者全无杂音，可能因乳头肌完全断裂后，二尖瓣几乎丧失其活动，在心脏收缩与舒张时，左房室腔成为一个共同的大室腔，不能形成血液湍流，或由于突发的循环衰竭使心肌收缩力减弱所致。

(2)床边 Swna-Ganz 导管检查：肺毛细血管压(肺动脉楔压)曲线上显示明显的巨大收缩波，即巨大的V波，而无心室水平的分流，可与室间隔穿孔鉴别。

(3)X线片：显示严重肺淤血及肺水肿，短期内可见左心明显扩张。

(4)二维超声心动图显示二尖瓣前后叶失去正常对合关系，左室容量负荷急剧增加，断裂乳头肌呈连枷样回声，随心脏舒缩移动于左房左室间，多普勒超声可见二尖瓣反流。

(5)冠状动脉和左心室造影：需在主动脉内球囊反搏术协助下进行检查。左室造影可见严重的二尖瓣反流。

(三)诊断与鉴别诊断

急性心肌梗死后患者心尖部出现新的收缩期杂音和(或)全无杂音，临床上突然呈现急性严重左心衰竭或循环衰竭。血流动力学监测肺毛细血管压力曲线出现巨大的V波，而无左向右分流征象。X线片显示严重水肿征象。二维多普勒超声或左室造影可见二尖瓣严重反流，必须排除亚急性心脏破裂后则可诊断。

(四)治疗

外科手术治疗是唯一的救命措施。乳头肌断裂后,大多数立刻出现严重左心衰竭或肺水肿,必须立即施行二尖瓣置换术,否则患者不能存活。若延缓手术,严重肺水肿得不到控制,也会立即死亡。发病后,可首先针对泵衰竭予以药物治疗,快速给予大剂量利尿剂,如呋塞米 40～80 mg、布美他尼 1～2 mg 静脉推注,以减轻肺淤血;正性肌力药物多巴胺、多巴酚丁胺以维持血压;并与扩血管药物硝普钠合用,以减低心脏前后负荷;强心剂毛花苷 C 增加心肌收缩性,单独或联合应用,以稳定或改善病情。在用药同时,立即给予辅助循环,可用左心辅助,亦可立即采用主动脉内气囊泵反搏,以降低心脏前后负荷,减轻肺淤血,增加心排血量,增加冠状动脉灌注压,以增加心肌的供氧,从而赢得时间做好手术治疗准备。若患者病情允许,经主动脉内气囊泵稳定后,术前争取做心血管造影,为置换瓣膜及冠状动脉旁路移植术做准备。冠心病心肌梗死二尖瓣受损伴泵衰竭的患者,通常经外科手术后有 54%存活,其中约一半患者需要冠状动脉的血流重建术,但手术的死亡率仍然较高。对冠心病二尖瓣反流患者施行二尖瓣置换及冠状动脉旁路移植术,病死率为 14%～55%。手术死亡率直接与术前左室功能受损的程度、急性心肌梗死的范围、脑、肾、肺等重要脏器功能状态有关。

七、心肌梗死并发心脏破裂的预防

心脏破裂预后极差,必须重在预防。近年来积极开展心肌梗死后血运重建的治疗以改善心肌供氧,并降低心肌耗氧量等诸多治疗措施,尤其是开展了急诊 CABG 手术及室间隔穿孔修补、瓣膜置换手术等治疗,不少患者因而获得了满意效果,但手术的死亡率仍较高,心脏破裂至今仍然是急性心肌梗死的重要死因。为了进一步降低急性心肌梗死的病死率,改善预后,心脏破裂应重在预防。其预防措施可分为以下两个方面。

(一)心肌血运重建治疗

心肌血运重建治疗是当今治疗心肌梗死的最重要治疗措施,也是预防急性心肌梗死并发心脏破裂的最重要措施。心脏破裂多见于广泛透壁性急性心肌梗死,及早使堵塞的梗死相关冠状动脉再通,使缺血的心肌获得再灌注,可挽救濒临坏死的心肌,有效地限制或缩小梗死面积,对预防急性心肌梗死并发心脏破裂和泵衰竭有肯定价值。心肌再灌注治疗包括急性心肌梗死的溶栓治疗、急诊冠状动脉内成形术加支架治疗、急诊冠状动脉旁路移植术等。

(二)内科治疗与预防措施

急性心肌梗死发生后,应有效地控制诱发心脏破裂的有关因素,改善心肌供氧并减少心肌需氧。

急性期梗死患者在发病早期,应卧床休息,避免劳累或紧张,并尽早应用静脉溶栓治疗,有条件时可尽早直接进行 PTCA 治疗,β 受体阻滞剂对预防心脏破裂有肯定意义。它可最大限度地降低心肌耗氧量,以延缓急性心肌梗死的发展,并且应尽早给予硝酸甘油静脉持续滴注或口服硝酸酯类药物,以改善心肌供血。若血压偏低[收缩压 13.3～12.0 kPa(100～90 mmHg)],则不宜用硝酸甘油静脉滴注。若心率过快(超过 120 次/分钟),可用镇静药、β 受体阻滞剂适当减慢心率,β 受体阻滞剂在患者有轻度心力衰竭时仍可应用,但应选用具有脂溶性的 β 受体阻滞剂,如美托洛尔、噻吗洛尔、比索洛尔等。β 受体阻滞剂在低血压12.0～13.3 kPa(90～100 mmHg)或严重心力衰竭、房室传导阻滞时不宜用。总之,β 受体阻滞剂或硝酸甘油均可降低室壁张力,减少心脏破裂的危险。保持大便通畅,避免大便干燥,慎重使用升压药物对预防心脏破裂有益。急性心肌梗死伴低血压或休克时，应用升压胺类药物，要严格控制其浓度和滴速，使血压平稳上升至合适水平，切忌血压较大波动。如突然明显升高，可致心脏破裂。早期有文献报道，抗凝治疗增加心脏破裂的发生率，在没有条件施行溶栓治疗或急诊冠状动脉腔内成形术的情况下，若无抗凝治疗禁忌证，应在急性心肌梗死早期予以肝素治疗，以防止冠状动脉内血栓形成的继续延伸、梗死面积的扩大；如出现心包摩擦音，应停用抗凝药。

（宋　伟）

第十二节　急性心肌梗死并发心源性休克

急性心肌梗死(AMI)的主要致命性并发症是室性心律失常和泵衰竭。心源性休克则是严重泵衰竭的表现。近来，急性心肌梗死并发心律失常的防治研究取得显著进展，泵衰竭，尤其是心源性休克的问题仍相对突出。

心源性休克是指心肌大量坏死或严重心肌缺血致心排血量过少、血压显著下降、重要器官和周围组织灌注严重不足而发生一系列代谢和功能障碍的综合征。急性心肌梗死并发的心律失常和急性机械性并发症(如室间隔穿孔、乳头肌断裂等)是心源性休克的促发因素。

一、发病机制与血流动力学的改变

(一)泵衰竭造成心排血量下降

急性心肌梗死后血流动力学紊乱程度与梗死范围直接相关，梗死使左心室心肌丧失20%以上时则易并发心力衰竭，丧失40%以上时，就会并发心源性休克。显然，心肌丧失越多，就愈难维持其正常的排血功能。急性心肌梗死后，非梗死区心肌的收缩性亦暂时性减弱，这也会阻碍心脏射血。排血减少后，血液蓄积于左心室，致使左心室容积和舒张末压力升高(心脏扩大)。这是一种代偿机制，可使尚有功能的心肌最大限度地利用Frank-Starling原理，以维持足够的心排血量。测定表明，急性心肌梗死患者要维持正常的心排血量，最适宜的左心室舒张末压一般为1.9～2.4 kPa(14～18 mmHg)，有时可高达2.7 kPa(20 mmHg)。当提高左心室充盈压也不能维持足够的心排血量，以至心排血指数低于2.2 L/(min·m^2)时，则会出现外周组织和全身重要器官灌注不足的临床表现。

急性心肌梗死并发心源性休克，多数患者有严重的多支病变，急性心肌梗死后大量心肌坏死，坏死部分收缩期向外膨出，形成急性室壁瘤，使左室射血分数严重下降，之后坏死心肌水肿、僵硬、顺应性降低，心室舒张功能障碍，左室舒张末压升高。在坏死区周围，为尚未坏死的缺血心肌，收缩功能丧失或严重减低，称为“顿抑心肌”。另一部分因冠状动脉严重狭窄长期处于缺血的心肌，持续性收缩功能减低，称为“冬眠心肌”。急性心肌梗死时往往同时存在上述两个过程，加重心功能损害。既往的多次陈旧梗死或长期慢性缺血后的心肌纤维化，也都会加重心功能的损害，或在急性心肌梗死前已形成缺血性心肌病或已存在心力衰竭。当心肌损害的累积数量(新鲜加陈旧坏死)超过左室功能性心肌的40%时，即会发生心源性休克。

其他促发心源性休克的因素包括急性心肌梗死时的机械性并发症，如乳头肌断裂致严重二尖瓣反流、室间隔破裂致大量左向右分流、心室游离壁破裂致急性心脏压塞、下壁心肌梗死伴右室梗死等。右室梗死时因右心功能严重减低，左心室充盈压下降，使心室功能减低并进一步恶化。

心源性休克时左心室舒张末压增高，使肺毛细血管压升高、肺间质或肺泡水肿；心排血量减低，使器官和组织灌注减少，器官严重缺氧；肺泡水肿引起肺内右向左分流，使动脉氧分压下降，进一步加重组织缺氧，促发全身的无氧代谢和乳酸酸中毒。

（二）外周血管运动张力失调与微循环障碍

有学者报道，一部分急性心肌梗死后无并发症的患者与一部分休克患者的心排血量是相等的，因此有人认为，在休克的发生和发展过程中，外周血管运动的张力失调及微循环障碍也起着重要作用。急性心肌梗死并发休克时，可因外周血管收缩而导致总外周阻力升高，也可因舒张而导致总外周阻力的降低。前者是由于心排血量减少致血压下降后，刺激主动脉和颈动脉窦的化学感受器，加上心前区疼痛和精神紧张等因素，使交感神经兴奋性增强，反射地引起外周血管的收缩。这种收缩又被循环血中儿茶酚胺等缩血管物质所加剧。在适当限度内，这一反应具有保护意义，它可提高动脉压而保障重要器官的足够灌注。但若收缩过甚，则可加重心肌的后负荷，减少心排血量，增加心肌需氧量，扩大梗死范围。另一方面，毛细血管前动脉剧烈而持久的收缩，可诱发微循环障碍。血管舒张的发生是由于心排血量的下降使室内压升高后，室壁张力的刺激壁内压力感受器，通过自主神经传入支，对脑干血管运动中枢的交感神经节产生抑制作用，从而使血管舒张。在正常情况下，这种反射可能也是一种生理调节机制，它使外周小血管舒张，心室后负荷减轻，从而有利于心脏射血，因而也助于心室内压的降低。但若减压反射过于强烈，便可在心排血量下降不十分严重的情况下，诱发低血压综合征。急性心肌梗死时，外周血管运动张力状态取决于两种反射的相对强度。大部分心源性休克患者的外周血管阻力升高，少部分不变或位于正常值的下限。

（三）血容量问题

约20%急性心肌梗死休克患者存在低血容量，可能由于液体的额外丢失（大量出汗、呕吐、利尿）或液体摄入不足或液体渗入血管外间隙所致。这类患者的预后要比单纯由于心泵衰竭所致休克者好。

（四）心源性休克的恶性循环

心泵后向性衰竭导致肺淤血，再加上肺脏微循环障碍，常发生肺功能不全，严重时发生急性呼吸窘迫综合征（ARDS）。急性心肌梗死患者的动脉血氧张力大大降低，休克者尤甚。低氧血症因减少心肌供氧，可使梗死范围扩大。这种心肺的因果关系越来越引起人们的重视。

另外，胰腺等腹腔内脏缺血、溶酶体解体、组织蛋白酶活性增强等，致使组织蛋白分解，产生心肌抑制因子，使心肌收缩性进一步减弱。

正常心肌供血供氧由相对低的血容量和相对高的氧摄取率（65%～70%）维持，运动时心肌供氧增加，依赖冠状动脉扩张增加供血来增加供氧。严重冠状动脉狭窄或闭塞时，冠脉灌注压（以舒张压代表）是冠状动脉供血的主要决定因素。因此，休克会恶化心肌供血和无氧代谢，后者又使休克加重，组织缺血产生的酸性代谢产物，有毒的体液因子（如心肌抑制因子、高浓度儿茶酚胺、交感肾上腺素能系统和肾素-血管紧张素系统激活）都会使休克过程恶化。

二、心源性休克的病理生理

急性心肌梗死发生后，大量心肌丧失收缩功能，使心脏泵功能急剧下降。心源性休克实际上是泵功能衰竭最严重的表现。泵功能损害程度与心肌损伤坏死范围成正比。

左心室泵功能的严重损害进一步减少冠状动脉血流量，从而加重和扩大了心肌缺血，反过来后者又进一步降低心泵功能，两者互为因果，形成恶性循环，使心肌进行性坏死导致不可逆泵衰竭和死亡。减轻心脏负荷与改善心肌供氧和需氧平衡的措施，可减少心肌缺血性损伤并挽救尚有收缩功能的心肌。近年来，尤其是急性心肌梗死血管再通技术的应用和推广，使急性心肌梗死并发休克发病率大幅度下降，并使心源性休克的病死率大幅度下降。

(一)决定心肌氧供主要因素

决定心肌氧供的主要因素是冠状动脉血流量和血氧含量，前者又决定于：①主动脉舒张压；②冠状动脉大分支的血流阻抗；③冠状动脉微循环的血流阻抗；④左心室顺应性、室壁张力和右心房充盈阻抗；⑤心室舒张时间。尸检资料显示，急性心肌梗死并发心源性休克和猝死患者常伴有新发生的动脉粥样硬化斑块破裂和新鲜血栓形成。在这种情况下，胶原纤维的暴露促使血小板激活并释放出各种血管活性物质，这有助于局部血管发生强烈收缩。由于内皮细胞功能障碍，依赖于内皮细胞的血管张力调节功能丧失。内皮细胞破坏，激活血小板并释放各种血管活性物质，并抑制其他生理性内源性扩血管活性物质释放，诱发血管强烈收缩。在动脉粥样硬化斑块的邻近部位，内皮细胞因缺氧受损后，依赖内皮细胞的血管扩张作用明显减弱。这些均可引起较大冠状动脉分支局部收缩，使动脉粥样硬化斑块不稳定、破裂而致动脉管腔闭塞，导致急性心肌梗死或心肌梗死范围的扩大，因而造成心源性休克。

(二)心肌氧需的因素

1.左心室前负荷

左心室前负荷主要决定于左心室舒张末期容量和左心室顺应性。

2.左心室后负荷

后负荷是左心室射血时必先达到的张力，临床上可以以动脉压做出粗略的估计。

3.心肌收缩力及室壁张力

根据 LaPlace 定律($T=PR/2H$)，室壁张力(T)与心室半径(R)和心室内压(P)呈正比，与室壁厚度(H)呈反比。室壁张力和心肌收缩力增加均可使氧需增加。正性肌力药物增加心肌收缩力而减少心室容量，其对心肌氧需的影响由对心肌收缩力和室壁张力两种机制作用的净效应而定。

4.心率

心率本身是心肌耗氧的重要决定因素，它还是心肌收缩力的决定因素之一，因为收缩力直接随心率变化而变化。

5.其他

急性心肌梗死患者的冠状动脉内皮细胞丧失或因缺氧功能受损，依赖内皮的血管扩张作用明显减弱，甚至反而发生冠状动脉痉挛或收缩，心肌供氧明显降低。另一方面，心肌泵功能因梗死而严重受损，心室扩大，室壁张力增加；交感神经活性增强和儿茶酚胺释放增加，可引起心动过速和外周血管阻力增加，再加上患者烦躁不安、呼吸急促等，均导致心肌氧需的明显增加。急性心肌梗死患者组织氧利用的有效性明显降低亦进一步加重心肌缺血，最终发生或加重心源性休克。

(三)决定左心室泵功能的因素

决定左心室泵功能的因素与影响心肌氧需者相同。

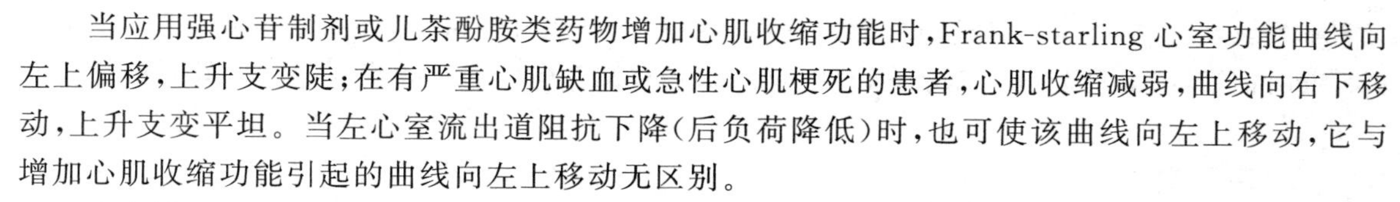

当应用强心苷制剂或儿茶酚胺类药物增加心肌收缩功能时，Frank-starling 心室功能曲线向左上偏移，上升支变陡；在有严重心肌缺血或急性心肌梗死的患者，心肌收缩减弱，曲线向右下移动，上升支变平坦。当左心室流出道阻抗下降（后负荷降低）时，也可使该曲线向左上移动，它与增加心肌收缩功能引起的曲线向左上移动无区别。

当急性心肌梗死导致泵衰竭或心源性休克早期时，交感神经活性增强和儿茶酚胺释放增加，可引起心动过速和外周血管阻力升高。但由于心肌严重损伤，有收缩功能的心肌大大减少，所以心泵功能不会有代偿性改善，而心动过速、儿茶酚胺的正性肌力作用，以及因外周阻力升高和心脏扩大而造成的室壁张力增加均导致心肌氧需的大大增加，从而加重心肌缺血，使泵衰竭或心源性休克更趋严重。

三、心源性休克的临床表现与诊断

（一）临床表现

心源性休克定义为有足够的血管内容量，由于严重的心脏疾病导致急性泵功能衰竭、心排血量异常降低，而不能满足外周组织器官的血供及代谢需要引起的一系列综合征。临床上表现为收缩压低于10.7 kPa(80 mmHg)、脉细数、神志淡漠、皮肤湿冷、少尿或无尿、左室充盈压增高大于 2.4 kPa(18 mmHg)、心排血指数小于 1.8 L/(min·m^2)、动静脉氧差大于 5.5 mL/dL(表 5-9)。

表 5-9　心源性休克的临床特征

检查	表现
1.收缩压	低于 10.7 kPa(80 mmHg)或较既往血压水平降低 4.0 kPa(30 mmHg)
2.意识	混乱、淡漠、昏迷、烦躁
3.外周血管收缩	皮肤湿冷、眼睛发花、脸色苍白
4.尿量	＜20 mL/h
5.左室充盈压	＞2.4 kPa(18 mmHg)或 PAWP＞2.4 kPa(18 mmHg)
6.心排血指数	＜1.8 L/(min·m^2)

（二）诊断

体循环动脉压是诊断心源性休克的最基本要素，但不同学者诊断心源性休克时低血压的界定差异很大。一般认为体循环的动脉血压应低于 12.0 kPa(90 mmHg)或低于 10.7 kPa(80 mmHg)，动脉血压的降低是循环低灌注的一种表现。此外，无创血压的测量不足以信（如袖带血压），应进行有创的动脉血压监测并连续监测动脉血压。右心导管获得的血流动力学数据在诊断心源性休克中非常有用，心排血量的降低常支持休克的诊断。在我们的研究中，心排血指数为 2.2 L/(min·m^2)或以下且合并休克的其他症状时支持休克的诊断。也有学者认为心排血指数为 1.8 L/(min·m^2)或以下支持心源性休克的诊断。

四、心源性休克血流动力学监护

除心电监护和动脉血气的监护之外，血流动力学监护对急性心肌梗死伴心源性休克及其并发症的诊断与处理起着重要作用。

（一）动脉血压

在休克状态，尤其是在外周小血管剧烈收缩的情况下，袖带血压计测量血压有时不准确，甚至测不到肱动脉压，而动脉插管直接测量却显示中心动脉压并不降低，在严重休克早期，过度血管收缩时袖带法测不到血压，而动脉内测压则升高，故推荐应用动脉插管进行血压监护和动脉血取样。

（二）左心室充盈压（LVFP）

测定 LVFP 对判断心泵功能十分重要。直接测定需用动脉插管，因是创伤性，故多采用间接法。起初人们利用中心静脉压（CVP）作为反映 LVFP 的粗略指标。心排血量减少，且 CVP 低于 0.5 kPa（5 cmH_2O）时，即应考虑血容量不足的问题，但中心静脉压主要反映右心功能，反映左心室功能不敏感，并且受静脉张力和右心功能的影响，故这一方法在国内外已广泛被气囊导管（Swan-Gans 导管）监护肺动脉压的技术所代替。肺血管阻力不变时，肺动脉舒张末压（PAEDP）和肺动脉楔压（PAWP）能较准确地反映左心室充盈压。心排血量降低或 PAWP 低于 2.0 kPa（15 mmHg），提示低血容量可能是低心排血量的原因之一，应给予扩容。现多主张，当以 PAWP 或 PAEDP 监护左心功能并作为输液指征时，应使其提高到 2.4～2.7 kPa（18～20 mmHg），或者虽不到这一水平但休克已被解除。扩容时记录中心静脉压、肺动脉舒张末压和肺毛细血管压的连续变化及其对输液的反应，要比孤立地测定一两次数值更有意义。如快速给 100 mL 胶体液（如羟乙基淀粉，在 5～10 min 内快速滴入），上述压力的升高为0.1～0.3 kPa（1～2 mmHg），并且随液体的输入心排血量增加，休克症状改善，即可断定低血容量是造成低心排血量的原因之一。若快速输入 100 mL 胶体液后，上述压力升高 0.3 kPa（2 mmHg）或更高，但心排血量或动脉压升高不明显，则说明低血容量已不存在。

除了给左心室选择最适的前负荷外，PAWP 为 2.4～2.7 kPa（18～20 mmHg）时，开始出现肺充血；2.8～3.3 kPa（21～25 mmHg）时，发生轻至中度肺充血；3.5～4.0 kPa（26～30 mmHg）时，发生中至重度肺充血；大于 4.6 kPa（30 mmHg），则发生急性肺水肿。有人推荐使用胶体渗透压-肺毛细血管压阶差来监测肺水肿，认为较单用 PAWP 可靠，阶差若小于 0.5 kPa（4 mmHg）时，通常会发生肺水肿。

（三）心排血量

此项监护十分有用。心排血量进行性下降，常预示迟发性休克的发生。利用从心排血量计算的一些标准，并结合 LVEDP 可准确地评定心脏功能，判断患者的预后。

（四）其他

肺功能最好由动脉血气的监测来评定。心源性休克患者应常规吸氧（＞6 L/min），提高血氧水平可缩小梗死范围。通气情况可因肺水肿或先前存在的慢性肺部疾病使功能障碍的情况发生变化，应迅速给予呼吸支持。尿量的监测简单易行，是判断心排血量、肾功能和微循环功能的可靠指标，只要每小时尿量＞25 mL，则上述脏器功能正常，不怕血压轻度降低。应常规放置导尿管监测每小时尿量。

五、心源性休克的预示因素

由于心源性休克潜在的严重后果，明确患者发生心源性休克的高危因素是非常重要的。有学者已经设计出预测院内心源性休克发生的预测表（表 5-10），为急性冠状动脉综合征，其中包括 ST 段抬高心肌梗死发生心源性休克的积分情况，根据此表 GUSTO-Ⅰ与 GUS70-Ⅲ的积分指数高度一致，提示它适用于所有的人群。有学者依据 GUS70-Ⅰ的预测表对持续 ST 段抬高心肌梗死预后的预测，揭示某些统计数据及临床差异与心源性休克发生有高度相关性。其中年龄与休克的发生最相关，年龄每增高10岁，心源性休克的发生率便增加47%。除年龄外，动脉血压、心率、Killip分级的差异预示85%的心源性休克的发生。除了持续性ST段抬高心肌梗死及其他急性冠脉综合征亚组休克患者的病理生理及临床表现差异外，预示发生的心源性休克的因素类似。入院初期伴明显ST段压低的心肌梗死者，更易发生心源性休克。在GUSTO-Ⅰ预测表中，测量物理检查的差异简单易行，这些在预示心源性休克发生中具有较大意义，也提示临床医师应仔细地进行体格检查，以发现微细的变化。例如，心率轻度增快、动脉血压降低、肺内湿啰音等，均提示休克临床前期的出现。虽然在此预测表中包括许多参数，但还有其他的主要参数未包括在内。例如，在ST段抬高心肌梗死患者，ST段抬高的范围，ST段抬高的导联数及抬高的幅度，伴有ST段的明显压低，及QRS综合波最末部分形态在预测心源性休克的发生中均十分重要，所以GUSTO-Ⅰ预测表尚不是十全十美的，应当有所补充。另外，它还有一些中性预测值，虽然该患者有较多危险因素，但仅50%发生了心源性休克。

表5-10 ST段抬高心肌梗死患者发生心源性休克预测

预示因子	积分	预示因子	积分
年龄(岁)		体质量(kg)	
20	6	40	19
30	12	60	17
40	19	80	15
50	25	100	12
60	31	120	10
70	37	140	8
80	43	160	6
90	49	180	4
		200	2
		200	0
心率(次/分钟)		收缩压(kPa)	
40	3	10.7	59
60	0	13.3	49
80	8	16	39
100	14	18.7	32
120	17	21.3	27
140	19	24	23
160	22	26.7	18
180	24	29.3	14
200	27	32	9
240	29	34.7	5
260	32	37.3	0
280	34		

续表

预示因子	积分	预示因子	积分
舒张压(kPa)		治疗	
5.3	4	rt-PA	0
8.0	5	IVSK	5

心律失常及传导紊乱也是引起和加重心源性休克的重要因素，室性心律失常及快速房颤均可导致心功能的快速下降并增加缺血心肌损害。发生急性血流动力学紊乱应立即电转复，血流动力学不十分严重时，可使用抗心律失常药物。缓慢的心律失常常伴低血压及低心排血量，静脉注射阿托品 1.5～2 mg 可纠正。对阿托品不敏感或高度房室传导阻滞者应静脉安置临时起搏器。

心肌梗死时剧烈的胸痛可导致交感神经过度兴奋，增加心肌氧耗量，加重心肌缺血。静脉注射吗啡4～8 mg，间隔 5～15 min 后可以重复使用，直至疼痛缓解或出现中毒的不良反应（低血压、呼吸抑制）。使用吗啡时，可引起外周血管及静脉的扩张，注意低血压的发生。

六、心源性休克的治疗

（一）心源性休克患者血容量的补充

按照 Frank-Starling 定量，心脏的前负荷是决定心脏做功的主要因素，因此维持最佳的左室充盈压是治疗心源性休克的关键。不幸的是，在心源性休克时左室充盈压是增高的，此时增加血容量是不利的；相反，利尿剂有利于减轻肺充血。血流动力学监测 PAWP 及 PAEDP 治疗心源性休克已广泛地讨论过。应该强调 CVP 在评价 AMI 后心源性休克患者的血容量状态及指导输液治疗中少有价值。通常状态下，PAWP 为 1.9～2.4 kPa（14～18 mmHg）或 PAEDP 2.7～3.2 kPa（20～24 mmHg），可使心排血量达最大。这是因为梗死后左室的协调性下降，左室舒张末压-容量关系曲线右移，这就需要较正常值高的左室舒张末压才能达到较为理想的左室充盈。右心导管检查术可以获得许多的血流动力学参数，但是对依赖于右心导管术指导治疗心源性休克仍有争议，因为尚未建立基于这些检查数据的治疗指南及规则。Holmes 等报道，GUSTO-Ⅰ试验中的患者，接受较为积极的治疗时，包括右心导管检查术（虽然右心导管检查术不是预后的独立危险因素）都有较好的预后。但也有学者报道，在十分严重的患者（包括心源性休克患者）使用右心导管监测血流动力学会增加病死率。GUSTO-Ⅰ中资料显示，接受右心导管检查可以提供治疗准则，当心排血量大于 5.1 L/min 及肺动脉楔压为 2.7 kPa（20 mmHg）时，病死率很低，而低于5.1 L/min或肺动脉楔压大于 2.7 kPa（20 mmHg）时，病死率增加。另外，这些数据仍有局限性，因为它们均是在心源性休克发生后不同时间及药物治疗（正性肌力药物和血管活性药物）后测定的。再者，患者的体表面积差异很大，单独测定心排血量有其局限性，测定心排血指数有较大的意义。

（二）心源性休克的药物治疗

1.拟交感胺类药物

心源性休克最常用的药物是拟交感胺类，不同的药物作用于不同的受体而发挥相应的作用。另外，这些药物的作用尚依赖于它们不同的剂量及药物作用的特殊血管床（表 5-11）。

表 5-11　拟交感胺类药物对肾上腺素能受体的作用

药物	α-外周	$β_1$-心肌	$β_2$-外周
去甲肾上腺素	++++	++++	
肾上腺素	+++	++++	++
多巴胺	++++	++++	++
异丙肾上腺素		++++	++++
多巴酚丁胺	+	++++	++

(1)多巴胺:为去甲肾上腺素的前体,主要作用于α、β受体,其作用随剂量不同有很大差异。小于5 μg/(kg·min)时主要要作用于β-肾上腺素能受体,增加心肌收缩力、肾脏血流量,而对心率及外周血管阻力无影响。剂量为5～15 μg/(kg·min)时,主要作用于α-肾上腺素能受体引起外周血管收缩,外周阻力增加,心肌耗氧量增加及致心律失常作用。

(2)多巴酚丁胺:为合成的拟交感胺类药物,主要作用于β受体,增加心肌收缩力。用药应从小剂量开始,3 μg/(kg·min)。由于它主要增加心排血量而使左室充盈降低,对于外周血管阻力不增加者,其心肌耗氧量将进一步增加,所以与作用α受体的药物合用或血压达12.0 kPa(90 mmHg)时使用多巴酚丁胺效果更理想。

(3)去甲肾上腺素:当多巴胺和多巴酚丁胺不能维持足够的灌注压时,加用小剂量去甲肾上腺素,该药作用于外周的。肾上腺素能受体作用弱,推荐剂量为0.1～0.5 μg/(kg·min)。

2.利尿剂

通过纠正低血容量状态及改善肾脏的灌注压才能保证适当尿量的排出,对低血容量及低血压患者使用利尿剂是危险的,会加剧恶化组织的灌注。高PAWP肺充血的心源性休克患者可以使用静脉呋塞米或依他尼酸,合用血管扩张剂将更有效,使用最小剂量的利尿剂以保证尿量40～50 mL/h,并严密监测血压及心室充盈压。应注意呋塞米增加静脉容量,降低PAWP的作用先于利尿的作用;另外,由于肺充血及血氧的改善,利尿剂缩小心脏体积,从而降低心脏氧需量。

3.强心苷类

虽然强心剂对充血性心力衰竭和左心功能有良好的效果,但临床研究的资料显示强心剂对心源性休克没有益处而是有害的。作为一种正性肌力药物,此时它的作用不如拟交感胺类强。静脉注射强心剂会引起一过性的外周血管及冠状动脉收缩,导致后负荷的增加及冠脉血流的减少,恶化心源性休克患者的血流动力学。另外,低氧、酸中毒、肾功能的损害,易致强心苷中毒,引起触发性心律失常。心源性休克患者使用强心苷类药物仅限于治疗室上性心动过速及对许多正性肌力药物效果差的轻-中度的心力衰竭患者。

4.血管扩张剂

心源性休克时,使用血管扩张剂可以打断此时的恶性循环过程。血管扩张剂的潜在益处包括以下几点:①扩张动脉、毛细血管前括约肌、静脉,改善毛细血管的血流;②降低毛细血管后阻力,有利于血液在血管床内的流动;③通过降低前后负荷降低心肌需氧量。

(1)静脉扩张剂:扩张周围静脉,使回流减少,左室舒张末期压力及左室舒张末容量减少,前负荷降低,心肌耗氧量降低。常用药物为硝酸甘油1～20 μg/(kg·h)及硝酸异山梨酯[1.5～10 μg/(kg·h)]。

(2)动脉扩张剂:扩张周围动脉,降低外周血管阻力及后负荷。常用药物为酚妥拉明 0.1～2 mg/min。

(3)动脉及静脉扩张剂:常用药物为硝普钠,它同时扩张动脉及静脉血管平滑肌。该药使用时以小剂量[0.5 μg/(kg·min)]开始,根据血流动力学及组织灌注状态逐渐增加剂量,常用剂量为 0.5～1 μg/(kg·min)。长时间应用会引起肾功能损害及氰化物中毒。

(三)溶栓治疗

心源性休克的结果与梗死血管的开通与否有密切关系。梗死相关动脉持续闭塞,使缺血区域及梗死区域进行性扩大,心脏的泵功能进行性降低。统计资料显示,心源性休克发生于梗死6 h者占 50%,及早地溶栓治疗,开通闭塞血管,拯救濒于坏死的心肌,可以降低 ST 段抬高心肌梗死心源性休克的发生率。GUSTO-Ⅰ试验结果显示,组织型纤溶酶原激活剂较链激酶能更有效地预防心源性休克的发生。还有学者报道,新的溶栓剂,例如瑞替普酶有更高的再灌注率,与组织型纤溶酶原激活剂一样能降低心源性休克的发生率。

溶栓治疗对已发生心源性休克患者的作用令人失望。GISSI-Ⅰ研究比较了链激酶的作用,链激酶溶栓 146 例心源性休克患者中 69.6%于 21 d 内死亡,对照组 134 例心源性休克患者70.1%死亡,两组比较无显著性差异。一旦发生休克,链激酶、组织型纤溶酶原激活剂的效果均不好,这可能是冠脉内压力低的原因。

(四)机械辅助循环装置

传统的药物治疗心源性休克患者失败的主要原因是,药物多增加体循环血压及心排血量,但也增加心肌氧需要量,这将进一步加剧缺血心肌的损伤。机械辅助循环装置能改善衰竭左心室的功能而不引起缺血心肌的损害。

1.心肺旁路技术

虽然心肺旁路技术已经应用于治疗心源性休克,但其中一个不利点是对血细胞的严重破坏大大限制了该技术安全使用的时间;另一个不利点为灌注是非脉冲式。因此,动脉压在整个循环中是恒定的,即意味着冠状动脉血流的增加是由于舒张压增高的同时收缩压也升高,也是左室做功增加的结果。

2.部分旁路技术

部分旁路技术已应用于治疗心源性休克,包括左房动脉旁路技术、左室动脉旁路技术、左室-主动脉旁路技术、腹式左心室辅助装置,由于以上技术的复杂性、并发症的高发性及价格高昂,均未广泛地使用。

(五)反搏技术

1.主动脉内球囊反搏

(1)方法及原理:将顶端附有气囊的导管,自股动脉插入左锁骨下动脉水平以下的降主动脉,由心电图 R 波触发,气泵泵入和泵出 30～40 mL 的氦气,泵入和泵出的时间分别与左室的舒张和收缩早期同步。通过增加舒张期的灌注压来增加冠状动脉及脑动脉的血流,降低后负荷而提高心排血量,室壁张力下降而心肌氧需量下降。以往主动脉内球囊反搏(intra aortic balloon counter pulsation,IABP)导管需外科切开股动脉插入,近年一些先进的中央导管可行血压的监测,注射药物可安全、高效地插入导丝。最近,一种更新的导管可以通过 Seldinger 技术经皮穿刺插入,更方便地插入或撤出。实验研究证实主动脉内球囊反搏可使收缩压、左室舒张末压和心肌耗氧量降低,心排血量增加10%～40%。采用 Dopplar 导管测定前壁心肌梗死患者前降支的血

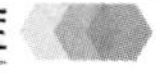

流，结果显示冠脉峰值血流速度增加了30%，冠脉狭窄远端血流没有增加，但PTCA成功后血流增加明显。

(2)适应证：IABP常用于AMI严重泵衰竭休克、药物治疗无效时，也用于AMI机械性合并症，如急性室间隔穿孔、急性瓣膜反流。其适应证如下：①急性心肌梗死泵衰竭性心源性休克；②急性室间隔穿孔、心脏压塞；③急性重度二尖瓣反流；④作为完成心导管或急诊心外科术的循环支持；⑤心脏外科术后泵衰竭；⑥顽固性心肌梗死型心绞痛或不稳定型心绞痛药物治疗；⑦进行性心肌缺血伴危及生命的心律失常药物治疗无效者。

除上述适应证外，IABP在高危PTCA术中的应用越来越广泛，为完成PTCA治疗复杂病变，降低急性闭塞提供有力的支持。预见性地在高危PTCA前做好插入反搏球囊的准备，一旦发生并发症导致血流动力学紊乱，可马上进行反搏。根据血流动力学紊乱发生的可能性大小进行不同程度的准备，如于床旁准备好反搏球囊贴好电极片，或穿刺放置好动脉鞘，必要时插入反搏球囊，也可直接放置好反搏球囊，于低频率下搏动，一旦需要时即开始正常的搏动。PTCA中急诊放置主动脉内球囊反搏：患者在PTCA术中发生血流动力学紊乱或心肌缺血，插入主动脉反搏球囊，稳定血流动力学，使术者有充足的时间从容地将导丝通过病变，进行长时间球囊扩张及支架的植入。PTCA失败后主动脉内球囊反搏术的应用：为急诊外科手术争取时间。PTCA失败，梗死相关动脉未开通，患者血流动力学欠稳定，插入IABP稳定血压和血流动力学，为冠脉旁路移植术的准备提供一个过渡阶段。急性心肌梗死PTCA中应用IABP：此刻应用IABP的主要目的是降低PTCA再通后的急性再闭塞率。Shihara等观察PTCA术后施行IABP，急性再闭塞率由18%下降至2%；Ohman的结果显示，急性再闭塞率为0，这可能是由于应用IABP后冠脉内血流呈搏动性，血流速度更快。对于静脉桥的介入治疗、多个支架的植入及不稳定的血栓性病变同样可以降低急性闭塞率。主动脉内球囊反搏术对稳定心源性休克患者病情有很大的价值，与溶栓合用时提高梗死血管的再通率。它增加舒张期冠脉内灌注压，降低后负荷而不增加心肌需氧量，但仍很少有资料显示IABP能改善心源性休克患者的预后。早期的资料显示IABP与血管成形术联合应用，明显提高患者的生存率。Anderson等报道，早期使用IABP与血管成形术联合治疗降低30 d及1年心源性休克患者的病死率。

(3)并发症：尽管主动脉球囊外径日益缩小，但仍有10%～15%的患者发生并发症。Cohen等分析1 119例患者应用1 174次IABP治疗中，并发症发生率达15%。其中11%为大的并发症，包括栓塞和肢体缺血需外科手术者，创伤出血需输血或外科治疗，全身感染或球囊破裂。Mackenzie等报道，股动脉入路的并发症达29%，25%发生肢体缺血，20%需手术治疗，大多数患者术前就有闭塞性动脉疾病。此外，并发症的发生与糖尿病、周围血管疾病、老年女性、主动脉内球囊反搏放置的时间有关。为避免并发症的发生，术前应仔细检查球囊入路血管的条件，如果患者有间歇性跛行、腹部杂音、股动脉搏动减弱，应该重新考虑适应证，必要时行腹主动脉及对侧髂动脉或股动脉造影，以明确有无血管狭窄、迂曲。穿刺点应尽量低，利于术后拔管止血。术中先送入长导丝，后沿导丝再送入球囊，操作应轻柔。注意全身肝素化，给予肝素5 000 U后，以800～1 000 U/h连续输入，保持APTT在35～75 s。

(4)脱机标准：先将反搏频率降至1∶2，1～3 h血流动力学无恶化，将反搏频率降至1∶3，30 min后，如仍无恶化便可拔管(表5-12)。

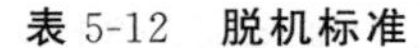

表5-12　脱机标准

临床标准	血流动力学标准
组织灌注好：尿量>30 mL/h	心排血指数>2.0 L/(min・m²)
精神状况改善，温暖	MAP>9.3 kPa(70 mmHg)
无肺啰音，无第三心音，无恶性心律失常	心率<110次/分钟

2.体外反搏技术

体外反搏技术是一种通过对四肢施与正压或负压，借以增加舒张期压力，降低后负荷的非创伤性技术。机械泵与心电图同步，于舒张期充盈，收缩期抽吸，最大正压达33.3 kPa(250 mmHg)，抽吸的负压达－13.3 kPa(－100 mmHg)。此与有创的主动脉内球囊反搏相比有以下优点：①非创伤性的；②快速、方便、安全、长时间使用、设备不复杂；③并发症少，但长时间应用仅有下腹的不适感、皮肤的损伤、下肢静脉血栓形成及可能发生的肺动脉栓塞。虽然尚没有临床资料显示体外反搏降低心源性休克的病死率，但一系列的研究显示，它可以稳定血流动力学，为进一步的治疗起过渡手段。

(六)冠状动脉的血运重建术

1.PTCA

与溶栓治疗心源性休克令人失望的结果相比，机械性血管成形术给人们带来令人欣慰的结果，特别是冠状动脉成形术，但尚未见报道外科治疗心源性休克带来满意的结果。GUSTO-Ⅰ试验中成功的血管成形术与心源性休克患者的存活率密切相关。这些益处并不依赖于许多基础参数，然而这些基础参数对未进行血管成形术的心源性休克患者却带来不利的影响。Berger的结果显示成功进行血管成形术的心源性休克患者较未成功者的预后好，而且这种益处至少持续1年。Hochman等报道，SHCOK研究显示成功进行血管成形术的患者预后也要好于未成功进行血管成形术者。在SHOCK试验中该实验结果显示，血管成形术或外科冠脉搭桥术及联合应用主动脉内球囊反搏术($n=152$)较保守治疗(内科治疗，包括溶栓治疗、IABP及在最初54 h进行PCI，$n=150$)有明显的优势。患者在心源性休克诊断12 h内进行分组，机械原因及主要由右室梗死引起的心源性休克患者除外，30 d病死率(初级终点)，介入治疗组为46.7%，保守治疗组为56.0%，没有显著性差异。6个月的病死率(二级终点)，血管成形术组显著降低(50.3% vs. 63.1%，$P=0.027$)，而且这种优势一直持续到随访的12个月。两个治疗组Kaplan-Meier生存曲线显示血管成形术最初5 d的死亡率明显增加，这可能与手术相关的并发症有关，然而确切的原因尚无法解释清楚，5 d以后，存活率增加的优势一直保持到随访的12个月。另外，在前瞻性亚组分析中，血管成形术的优势在年龄大于75岁的患者中受到限制(30 d的病死率为56.8% vs. 41.4%，内科治疗组对血管成形术组)，相对危险性为0.73(95%CI为0.56～0.95)。虽然有许多令人注目的报道提示血管成形术可能改善心源性休克患者的预后，对亚组进一步分析的结果也要慎重对待。

血管成形术对心源性休克有选择性亚组患者预后良好，但不要被这些结果误导，由于以上资料均来源于休克早期存活的患者，而且合并机械性原因休克的患者被除外，如心脏破裂等。有良好的医疗设备和良好训练，能立即开展血管成形术医师的医疗单位，如SHOCK试验中，从治疗分组到首次血管成形术的中位时间为0.9 h，进行外科治疗者为2.7 h，如此迅速地进行血管成形术的医疗单位并不代表目前普通的临床水平，使用血管成形术成功不太严密的定义(50%或以下

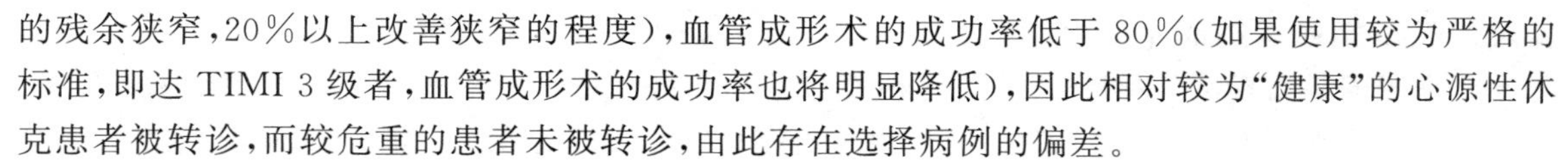

的残余狭窄，20%以上改善狭窄的程度)，血管成形术的成功率低于80%(如果使用较为严格的标准，即达 TIMI 3 级者，血管成形术的成功率也将明显降低)，因此相对较为“健康”的心源性休克患者被转诊，而较危重的患者未被转诊，由此存在选择病例的偏差。

2.冠状动脉搭桥术

恢复缺血心肌的血流，逆转濒死心肌，限制梗死体积。已证实冠脉搭桥术可能恢复心绞痛及急性心肌梗死患者异常左室阶段运动障碍和泵功能衰竭，一小组心源性休克患者在血流动力学恶化的 24 h 内紧急行 CABG，生存率为 44%～74%。Mundth 等报道心源性休克患者生存率为46%，但遗憾的是 120 例患者中仅 51 例适于手术治疗，不能手术治疗患者的生存率是 28%，做移植的患者远端血管条件良好，还得有可移植的大血管供应异常左室的区域。该术没有广泛的应用是由于最初 24 h 与外科手术相关的病死率太高，急诊搭桥术后导致梗死区心肌内出血、水肿而致心脏泵功能进一步下降。对于慢性闭塞的血管、多支血管病变，其解剖学特征不适宜 PTCA，在症状出现 6 h 以内行 CABG，可能有一定的效果。

(七)心源性休克急诊外科治疗

虽然冠脉搭桥术治疗心源性休克尚未收到令人满意的结果，但对由于机械性原因为主引起的心源性休克患者行积极的外科干预有良好的效果，如梗死区域切除术、室壁瘤切除术、室间隔缺损修补术、瓣膜闭锁不全修补术等。对于由于广泛的心肌损伤致心源性休克射血分数低于25%者，手术的危险很高，手术效果差。

(八)心肌组织代谢疗法

长时间的缺血及低灌注，心肌常发生严重的功能及结构的损伤，因此，虽然罪犯血管的功能已得到恢复，但心肌代谢的损伤仍可阻止心肌正常功能的恢复。实验研究证实胰岛素可以恢复心肌脂肪酸代谢，Lcamidine 治疗或 Adenosine 同样具有恢复心肌代谢，促进正常功能的恢复，但是尚缺乏临床数据支持上述药物在临床实践中的作用。在 PURSUIT 试验分析中，血小板糖蛋白Ⅱb/Ⅲa 受体拮抗剂依替巴肽将心源性休克病死率降低至 50%左右。尽管依替巴肽不能降低心源性休克的发生率及发展过程，但早期的数据显示它却对心源性休克有有益的作用，这可能是由于减轻了血小板在冠脉微循环中的阻塞作用，改善缺血心肌的微循环，确切机制有待进一步研究。

七、心源性休克的预防

心源性休克的预防主要是对迟发型休克而言。对任何急性心肌梗死患者，在急性期努力纠正心肌氧供需失衡并积极采取维护缺血心肌的措施，都有可能挽救一部分梗死边缘区心肌，限制或缩小梗死范围，从而达到预防泵衰竭的目的。在急性心肌梗死后 6 h 内进行溶栓治疗，有可能早期使血运重建，缩小梗死范围，减少泵衰竭发生率。预防心源性休克大致可分为以下三方面。

(一)恢复缺血区心肌氧供需平衡

恢复缺血区心肌氧供需平衡，即设法减少需氧并增加供氧，如用β受体阻滞剂解除心功能亢进状态和心动过速，治疗急性心肌梗死后的血压增高；用硝酸甘油改善缺血区侧支循环和降低过高的前负荷；吸氧等。

(二)恢复缺血区心肌能量供需失衡

要恢复缺血区心肌能量供需失衡，就要给予葡萄糖-胰岛素-钾溶液，以增加缺血区心肌细胞对营养基质的利用等。

(三)早期血运重建术

如采用静脉溶栓或直接行 PTCA 将梗死相关血管开通,可明显减少休克泵衰竭的发生率。我国医务工作者用升阳益气、活血化瘀的中药治疗急性心肌梗死收到一定疗效,降低迟发型休克的发病率。如有医院用抗心肌梗死合剂治疗 118 例急性心肌梗死,迟发型休克仅发生6 例(5.1%);有医院用补阳还五汤治疗 98 例急性心肌梗死,迟发型休克的发生率为 6.1%;而未用中药的对照组(100 例)的发生率为 17%。

实验表明,升阳益气、活血化瘀的中药有增加冠脉血流量、降低血小板黏滞性、增加动物对氧的耐受力等作用。因此可以设想,它们或许有减小梗死范围的可能性。

对每个急性心肌梗死患者,都要警惕并发休克的可能性。合理应用维护缺血心肌、缩小梗死范围的措施,并迅速使缺血心肌血流再灌注,可望降低心源性休克的发生率。

(李姗姗)

第六章

呼吸系统急危重症

第一节 呼 吸 衰 竭

一、急性呼吸衰竭

急性呼吸衰竭(acute respiratory failure,ARF)简称急性呼衰,是指患者既往无呼吸系统疾病,由于突发因素,在数秒或数小时内迅速发生呼吸抑制或呼吸功能突然衰竭,在海平面大气压、静息状态下呼吸空气时,由于通气和(或)换气功能障碍,导致缺氧伴或不伴二氧化碳潴留,产生一系列病理生理改变的紧急综合征。

病情危重时,因机体难以得到代偿,如不及时诊断、尽早抢救,会发生多器官功能损害,乃至危及生命。必须注意在实际临床工作中,经常会遇到在慢性呼吸衰竭的基础上,由于某些诱发因素而发生急性呼吸衰竭。

(一)分类与病因

1.急性呼吸衰竭分类

一般呼吸衰竭分为通气和换气功能衰竭两大类,也有人分为3类,即再加上一个混合型呼吸衰竭。其标准如下。

(1)换气功能衰竭(Ⅰ型呼吸衰竭)以低氧血症为主,PaO_2<8.0 kPa(60 mmHg),$PaCO_2$<6.7 kPa(50 mmHg),$P(A-a)O_2$>3.3 kPa(25 mmHg),PaO_2/FiO_2<0.6。急性肺损伤和急性呼吸窘迫综合征属于Ⅰ型呼吸衰竭。

(2)通气功能衰竭(Ⅱ型呼吸衰竭)以高碳酸血症为主,$PaCO_2$>6.7 kPa(50 mmHg),PaO_2正常,$P(A-a)O_2$<3.3 kPa(25 mmHg),PaO_2/FiO_2>0.6。

(3)混合性呼吸衰竭(Ⅲ型呼吸衰竭):PaO_2<8.0 kPa(60 mmHg),$PaCO_2$>6.7 kPa(50 mmHg),$P(A-a)O_2$>3.3 kPa(25 mmHg)。

2.急性呼吸衰竭的病因

可以引起急性呼吸衰竭的疾病很多,多数是呼吸系统的疾病。

(1)各种导致气道阻塞的疾病:急性病毒或细菌性感染,或烧伤等物理化学性因子所引起的黏膜充血、水肿,造成上气道(指隆突以上至鼻的呼吸道)急性梗阻。异物阻塞也可以引起急性呼吸衰竭。

(2)引起肺实质病变的疾病:感染性因子引起的肺炎为此类常见疾病,误吸胃内容物,淹溺或化学毒性物质以及某些药物、高浓度长时间吸氧也可引起吸入性肺损伤而发生急性呼吸衰竭。

(3)肺水肿:①各种严重心脏病、心力衰竭引起的心源性肺水肿。②非心源性肺水肿,有人称之为通透性肺水肿(permeability pulmonary edema),如急性高山病、复张性肺水肿。急性呼吸窘迫综合征(ARDS)为此种肺水肿的代表。此类疾病可造成严重低氧血症。

(4)肺血管疾病:肺血栓栓塞是可引起急性呼吸衰竭的一种重要病因,还包括脂肪栓塞、气体栓塞等。

(5)胸部疾病:如胸壁外伤、连枷胸、自发性气胸或创伤性气胸、大量胸腔积液等影响胸廓运动,从而导致通气减少或吸入气体分布不均,均有可能引起急性呼吸衰竭。

(6)脑损伤:镇静药和对脑有毒性的药物、电解质平衡紊乱及酸、碱中毒、脑和脑膜感染、脑肿瘤、脑外伤等均可导致急性呼吸衰竭。

(7)神经肌肉系统疾病:即便是气体交换的肺本身并无病变,因神经或肌肉系统疾病造成肺泡通气不足也可发生呼吸衰竭。如安眠药物或一氧化碳、有机磷等中毒,颈椎骨折损伤脊髓等直接或间接抑制呼吸中枢。也可因多发性神经炎、脊髓灰质炎等周围神经性病变,多发性肌炎、重症肌无力等肌肉系统疾病,造成肺泡通气不足而呼吸衰竭。

(8)睡眠呼吸障碍:睡眠呼吸障碍表现为睡眠中呼吸暂停,频繁发生并且暂停时间显著延长,可引起肺泡通气量降低,导致缺氧和二氧化碳潴留。

(二)病理生理

1.肺泡通气不足

正常成人在静息时有效通气量约为 4 L/min,若单位时间内到达肺泡的新鲜空气量减少到正常值以下,则为肺泡通气不足。

由于每分钟肺泡通气量(VA)的下降,引起缺氧和二氧化碳潴留,PaO_2 下降,$PaCO_2$ 升高。同时,根据肺泡气公式:$PAO_2=(PB-PH_2O)\cdot FiO_2-PaCO_2/R$($PAO_2$,PB 和 PH_2O 分别表示肺泡气氧分压、大气压和水蒸气压力,FiO_2 代表吸入气体氧浓度,R 代表呼吸商),由已测得的 $PaCO_2$ 值,就可推算出理论的肺泡气氧分压理论值。如 $PaCO_2$ 为 9.3 kPa(70 mmHg),PB 为 101.1 kPa(760 mmHg),37 ℃时 PH_2O 为6.3 kPa(47 mmHg),R 一般为 0.8,则 PAO_2 理论值为 7.2 kPa(54 mmHg)。假若 $PaCO_2$ 的升高单纯因 VA 下降引起,不存在影响气体交换肺实质病变的因素,则说明肺泡气与动脉血的氧分压差($P(A\text{-}a)O_2$)应该在正常范围,一般为 0.4～0.7 kPa(3～5 mmHg),均在 1.3 kPa(10 mmHg)以内。所以,当 $PaCO_2$ 为 9.3 kPa(70 mmHg)时,PAO_2 为 7.2 kPa(54 mmHg),动脉血氧分压应当在 6.7 kPa(50 mmHg)左右,则为高碳酸血症型的呼吸衰竭。

通气功能障碍分为阻塞性和限制性功能障碍。阻塞性通气功能障碍多由气道炎症、黏膜充血水肿等因素引起的气道狭窄导致。由于气道阻力与管径大小呈负相关,故管径越小,阻力越大,肺泡通气量越小,此为阻塞性通气功能障碍缺氧和二氧化碳潴留的主要机制。而限制性通气功能障碍主要机制则是胸廓或肺的顺应性降低导致的肺泡通气量不足,进而导致缺氧或合并二氧化碳潴留。

2.通气/血流灌流(V/Q)失调

肺泡的通气与其灌注周围的毛细血管血流的比例必须协调,才能保证有效的气体交换。正常肺泡每分通气量为 4 L,肺毛细血管血流量是 5 L,两者之比是 0.8。如肺泡通气量与血流量的

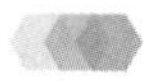

比率>0.8，表示肺泡灌注不足，形成无效腔，此种无效腔效应多见于肺泡通气功能正常或增加，而肺血流减少的疾病（如换气功能障碍或肺血管疾病等），临床以缺氧为主。肺泡通气量与血流量的比率<0.8，使肺动脉的混合静脉血未经充分氧合进入肺静脉，则形成肺内静脉样分流，多见于通气功能障碍，肺泡通气不足，临床以缺氧或伴二氧化碳潴留为主。通气与血流比例失调，是引起低氧血症最常见的病理生理学改变。

3.肺内分流量增加（右到左的肺内分流）

在肺部疾病如肺水肿、急性呼吸窘迫综合征（ARDS）中，肺泡无气体所致肺毛细血管混合静脉血未经气体交换，流入肺静脉引起右至左的分流增加。动-静脉分流使静脉血失去在肺泡内进行气体交换的机会，故 PaO_2 可明显降低，但不伴有 $PaCO_2$ 的升高，甚至因过度通气反而降低，至病程晚期才出现二氧化碳蓄积。另外用提高吸入氧气浓度的办法（氧疗）不能有效地纠正此种低氧血症。

4.弥散功能障碍

肺在肺泡-毛细血管膜完成气体交换。它由六层组织构成，由内向外依次为肺泡表面活性物质、肺泡上皮细胞、肺泡上皮细胞基膜、肺间质、毛细血管内皮细胞基膜和毛细血管内皮细胞。弥散面积减少（肺气肿、肺实变、肺不张）和弥散膜增厚（肺间质纤维化、肺水肿）是引起弥散量降低的最常见原因。因 O_2 的弥散能力仅为 CO_2 的1/20，故弥散功能障碍只产生单纯缺氧。由于正常人肺泡毛细血管膜的面积大约为70 m^2，相当于人体表面积的40倍，故人体弥散功能的储备巨大，虽是发生呼吸衰竭病理生理改变的原因之一，但常需与其他3种主要的病理生理学变化同时发生、参与作用使低氧血症出现。吸氧可使 PAO_2 升高，提高肺泡膜两侧的氧分压时，弥散量随之增加，可以改善低氧血症。

5.氧耗量增加

氧耗量增加是加重缺氧的原因之一，发热、寒战、呼吸困难和抽搐均将增加氧耗量。寒战耗氧量可达500 mL，健康者耗氧量为250 mL/min。氧耗量增加，肺泡氧分压下降，健康者借助增加肺泡通气量代偿缺氧。氧耗量增加的通气功能障碍患者，肺泡氧分压得不到提高，故缺氧也难以缓解。

总之，不同的疾病发生呼吸衰竭的途径不全相同，经常是一种以上的病理生理学改变的综合作用。

6.缺氧、二氧化碳潴留对机体的影响

（1）对中枢神经的影响：脑组织耗氧量占全身耗量的1/5～1/4。中枢皮质神经元细胞对缺氧最为敏感，缺氧程度和发生的急缓对中枢神经的影响也不同。如突然中断供氧，改吸纯氮20 s可出现深昏迷和全身抽搐。逐渐降低吸 O_2 的浓度，症状出现缓慢，轻度缺氧可引起注意力不集中、智力减退、定向障碍；随缺氧加重，PaO_2 低于6.7 kPa（50 mmHg）可致烦躁不安、意识恍惚、谵妄；低于4.0 kPa（30 mmHg）时，会使意识消失、昏迷；低于2.7 kPa（20 mmHg）则会发生不可逆转的脑细胞损伤。二氧化碳潴留使脑脊液氢离子浓度增加，影响脑细胞代谢，降低脑细胞兴奋性，抑制皮质活动；随着 CO_2 的增加，对皮质下层刺激加强，引起皮质兴奋；若 CO_2 继续升高，皮质下层受抑制，使中枢神经处于麻醉状态。在出现麻醉前的患者，往往有失眠、精神兴奋、烦躁不安的先兆兴奋症状。缺氧和二氧化碳潴留均会使脑血管扩张，血流阻力减小，血流量增加以代偿之。严重缺氧会发生脑细胞内水肿，血管通透性增加，引起脑间质水肿，导致颅内压增高，挤压脑组织，压迫血管，进而加重脑组织缺氧，形成恶性循环。

（2）对心脏、循环的影响：缺氧可刺激心脏，使心率加快和每搏输出量增加，血压上升。冠状动脉血流量在缺氧时明显增加，心脏的血流量远超过脑和其他脏器。心肌对缺氧非常敏感，早期轻度缺氧即在心电图上有变化，急性严重缺氧可导致心室颤动或心搏骤停。缺氧和二氧化碳潴留均能引起肺动脉小血管收缩而增加肺循环阻力，导致肺动脉高压和增加右心负荷。吸入气中 CO_2 浓度增加，可使心率加快，每搏输出量增加，使脑、冠状血管舒张，皮下浅表毛细血管和静脉扩张，而使脾和肌肉的血管收缩，再加每搏输出量增加，故血压仍升高。

（3）对呼吸影响：缺氧对呼吸的影响远较二氧化碳潴留的影响为小。缺氧主要通过颈动脉窦和主动脉体化学感受器的反射作用刺激通气，如缺氧程度逐渐加重，这种反射迟钝。CO_2 是强有力的呼吸中枢兴奋剂，吸入 CO_2 浓度增加，通气量成倍增加，急性二氧化碳潴留出现深大快速的呼吸；但当吸入 CO_2 浓度超过 12%时，通气量不再增加，呼吸中枢处于被抑制状态。而慢性高碳酸血症，并无通气量相应增加，反而有所下降，这与呼吸中枢反应性迟钝；通过肾脏对碳酸氢盐再吸收和 H^+ 排出，使血 pH 无明显下降；还与患者气道阻力增加、肺组织损害严重、胸廓运动的通气功能减退有关。

（4）对肝、肾和造血系统的影响：缺氧可直接或间接损害肝功能使谷丙转氨酶上升，但随着缺氧的纠正，肝功能逐渐恢复正常。动脉血氧降低时，肾血流量、肾小球滤过量、尿排出量和钠的排出量均有增加；但当 PaO_2＜5.3 kPa (40 mmHg)时，肾血流量减少，肾功能受到抑制。组织低氧分压可增加红细胞生成素促使红细胞增生。肾脏和肝脏产生一种酶，将血液中非活性红细胞生成素的前身物质激活成生成素，刺激骨髓引起继发性红细胞增多。有利于增加血液携氧量，但也增加血液黏稠度，加重肺循环和右心负担。轻度二氧化碳潴留会扩张肾血管，增加肾血流量，尿量增加；当 $PaCO_2$ 超过 8.7 kPa(65 mmHg)，血 pH 明显下降，则肾血管痉挛，血流减少，HCO_3^- 和 Na^+ 再吸收增加，尿量减少。

（5）对酸碱平衡和电解质的影响：严重缺氧可抑制细胞能量代谢的中间过程，如三羧酸循环、氧化磷酸化作用和有关酶的活动。这不但降低产生能量效率，还因产生乳酸和无机磷引起代谢性酸中毒。由于能量不足，体内离子转运的钠泵遭损害，使细胞内钾离子转移至血液，而 Na^+ 和 H^+ 进入细胞内，造成细胞内酸中毒和高钾血症。代谢性酸中毒产生的固定酸与缓冲系统中碳酸氢盐起作用，产生碳酸，使组织二氧化碳分压增高。pH 取决于碳酸氢盐与碳酸的比值，前者靠肾脏调节（1～3 d），而碳酸靠肺调节（数小时）。健康人每天由肺排出碳酸达 15 000 mmol 之多，故急性呼吸衰竭二氧化碳潴留对 pH 影响十分迅速，往往与代谢性酸中毒同时存在，因严重酸中毒引起血压下降，心律失常，乃至心脏停搏。而慢性呼吸衰竭因二氧化碳潴留发展缓慢，肾碳酸氢根排出减少，不致使 pH 明显降低。因血中主要阴离子 HCO_3^- 和 Cl^- 之和为一常数，当 HCO_3^- 增加，则 Cl^- 相应降低，产生低氯血症。

（三）临床表现

因低氧血症和高碳酸血症所引起的症状和体征是急性呼吸衰竭时最主要的临床表现。由于造成呼吸衰竭的基础病因不同，各种基础疾病的临床表现自然十分重要，需要注意。

1.呼吸困难

呼吸困难是呼吸衰竭最早出现的症状。可表现为频率、节律和幅度的改变。早期表现为呼吸困难，呼吸频率可增加，深大呼吸、鼻翼翕动，进而辅助呼吸肌运动增强（三凹征），呼吸节律紊乱，失去正常规则的节律。呼吸频率增加（30～40 次/分钟）。中枢性呼吸衰竭，可使呼吸频率改变，如陈-施呼吸、比奥呼吸等。

2.低氧血症

当动脉血氧饱和度低于90%，PaO_2 低于6.7 kPa(50 mmHg)时，可在口唇或指甲出现发绀，这是缺氧的典型表现。但患者的发绀程度与体内血红蛋白含量、皮肤色素和心脏功能相关，所以发绀是一项可靠但不特异的诊断体征。因神经与心肌组织对缺氧均十分敏感，在机体出现低氧血症时常出现中枢神经系统和心血管系统功能异常的临床征象。如判断力障碍、运动功能失常、烦躁不安等中枢神经系统症状。缺氧严重时，可表现为谵妄、癫痫样抽搐、意志丧失以致昏迷、死亡。肺泡缺氧时，肺血管收缩，肺动脉压升高，使肺循环阻力增加，右心负荷增加，乃是低氧血症时血流动力学的一项重要变化。在心血管方面常表现为心率增快、血压升高。缺氧严重时则可出现各种类型的心律失常，进而心率减慢，周围循环衰竭，甚至心搏停止。

3.高碳酸血症

由于急性呼吸衰竭时，二氧化碳蓄积进展很快，因此产生严重的中枢神经系统和心血管功能障碍。高碳酸血症会引起中枢抑制之前的兴奋状态，如失眠、躁动，但禁忌给予镇静或安眠药。严重者可出现肺性脑病("CO_2 麻醉")，临床表现为头痛、反应迟钝、嗜睡以至神志不清、昏迷。急性高碳酸血症主要通过降低脑脊液pH而抑制中枢神经系统的活动。扑翼样震颤也是二氧化碳蓄积的一项体征。二氧化碳蓄积引起的心血管系统的临床表现因血管扩张或收缩程度而异。如多汗，球结膜充血水肿，颈静脉充盈，周围血压下降等。

4.其他重要脏器的功能障碍

严重的缺氧和二氧化碳蓄积损伤肝、肾功能，引起血清转氨酶增高，碳酸酐酶活性增加，胃壁细胞分泌增多，出现消化道溃疡、出血。当 $PaO_2<5.3$(40 mmHg)时，肾血流减少，肾功能抑制，尿中可出现蛋白、血细胞或管型，血液中尿素氮、肌酐含量增高。

5.水、电解质和酸碱平衡的失调

严重低氧血症和高碳酸血症常有酸碱平衡的失调，如缺氧而通气过度可发生急性呼吸性碱中毒；急性二氧化碳潴留可表现为呼吸性酸中毒。严重缺氧时无氧代谢引起乳酸堆积，肾脏功能障碍使酸性物质不能排出体外，两者均可导致代谢性酸中毒。代谢性和呼吸性酸碱失衡又可同时存在，表现为混合性酸碱失衡。

酸碱平衡失调的同时，将会发生体液和电解质的代谢障碍。酸中毒时钾从细胞内逸出，导致高血钾，pH每降低0.1血清钾大约升高0.7 mmol/L。酸中毒时发生高血钾，如同时伴有肾衰竭(代谢性酸中毒)，易发生致命性高钾血症。在诊断和处理急性呼吸衰竭时均应予以足够的重视。

又如当测得的 PaO_2 的下降明显超过理论上因肺泡通气不足所引起的结果时，则应考虑存在除肺泡通气不足以外的其他病理生理学变化，因在实际临床工作中，单纯因肺泡通气不足引起呼吸衰竭并不多见。

(四)诊断

一般说来，根据急慢性呼吸衰竭基础病史，如胸部外伤或手术后、严重肺部感染或重症革兰氏阴性杆菌败血症等，结合其呼吸、循环和中枢神经系统的有关体征，及时作出呼吸衰竭的诊断是可能的。但对某些急性呼吸衰竭早期的患者或缺氧、二氧化碳蓄积程度不十分严重时，单依据上述临床表现做出诊断有一定困难。动脉血气分析的结果直接提供动脉血氧和二氧化碳分压水平，可作为诊断呼吸衰竭的直接依据。而且，它还有助于我们了解呼吸衰竭的性质和程度，指导氧疗，呼吸兴奋剂和机械通气的参数调节，以及纠正电解质、酸碱平衡失调有重要价值，故血气分析在呼吸衰竭诊断和治疗上具有重要地位。

急性呼吸衰竭患者，只要动脉血气证实 PaO_2＜8.0 kPa(60 mmHg)，常伴 $PaCO_2$ 正常或＜4.7 kPa(35 mmHg)，则诊断为Ⅰ型呼吸衰竭，若伴 $PaCO_2$＞6.7 kPa(50 mmHg)，即可诊断为Ⅱ型呼吸衰竭。若缺氧程度超过肺泡通气不足所致的高碳酸血症，则诊断为混合型或Ⅲ型呼吸衰竭。

应当强调的是不但要诊断呼吸衰竭的存在与否，还需要判断呼吸衰竭的性质，是急性呼吸衰竭还是慢性呼吸衰竭基础上的急性加重，更应当判别产生呼吸衰竭的病理生理学过程，明确为Ⅰ型或Ⅱ型呼吸衰竭，以利采取恰当的抢救措施。

此外，还应注意在诊治过程中，应当尽快去除产生呼吸衰竭的基础病因，否则患者经氧疗或机械通气后因得到足够的通气量维持氧和二氧化碳分压在相对正常的水平后可再次发生呼吸衰竭。

(五)治疗

急性呼吸衰竭是需要抢救的急症。对它的处理要求迅速、果断。数小时或更短时间的犹豫、观望或拖延，可以造成脑、肾、心、肝等重要脏器因严重缺氧发生不可逆性的损害。同时及时、合宜的抢救和处置才有可能为去除或治疗诱发呼吸衰竭的基础病因争取到必要的时间。治疗措施集中于立即纠正低氧血症，急诊插管或辅助通气、足够的循环支持。

1.氧疗

通过鼻导管或面罩吸氧，提高肺泡氧分压，增加肺泡膜两侧氧分压差，增加氧弥散能力，以提高动脉氧分压和血氧饱和度，是纠正低氧血症的一种有效措施。氧疗作为一种治疗手段使用时，要选择适宜的吸入氧流量，应以脉搏血氧饱和度＞90％为标准，并了解机体对氧的摄取与代谢以及它在体内的分布，注意可能产生的氧毒性作用。

由于高浓度(FiO_2＞21％)氧的吸入可以使肺泡气氧分压提高。若因 PaO_2 降低造成低氧血症或主因通气/血流失调引起的 PaO_2 下降，氧疗可以改善。氧疗可以治疗低氧血症，降低呼吸功和减少心血管系统低氧血症。

根据肺泡通气和 PaO_2 的关系曲线，在低肺泡通气量时，吸入低浓度的氧气，即可显著提高 PaO_2，纠正缺氧。所以通气与血流比例失调的患者吸低浓度氧气就能纠正缺氧。

弥散功能障碍患者，因二氧化碳的弥散能力为氧的弥散能力 20 倍，需要更大的肺泡膜分压差才足以增强氧的弥散能力，所以应吸入更高浓度的氧(＞35％)才能改善缺氧。

由肺内静脉分流增加的疾病导致的缺氧，因肺泡内充满水肿液，肺萎陷，尤在肺炎症血流增多的患者，肺内分流更多，所以需要增加外源性呼气末正压(PEEP)，才可使萎陷肺泡复张，增加功能残气量和气体交换面积，提高 PaO_2、SaO_2，改善低氧血症。

2.保持呼吸道通畅

进行各种呼吸支持治疗的首要条件是通畅呼吸道。呼吸道黏膜水肿、充血，以及胃内容物误吸或异物吸入都可使呼吸道梗阻。保证呼吸道的畅通才能保证正常通气，所以是急性呼吸衰竭处理的第一步。

(1)开放呼吸道：首先要注意清除口咽部分泌物或胃内反流物，预防呕吐物反流至气管，使呼吸衰竭加重。口咽部护理和鼓励患者咳痰很重要，可用多孔导管经鼻孔或经口腔负压吸引法，清除口咽部潴留物。吸引前短时间给患者吸高浓度氧，吸引后立即重新通气。无论是直接吸引或是经人工气道吸引均需注意操作技术，管径应选择适当，尽量避免损伤气管黏膜，在气道内一次负压吸引时间不宜超过 10 s，以免引起低氧血症、心律失常或肺不张等因负压吸引造成的并发

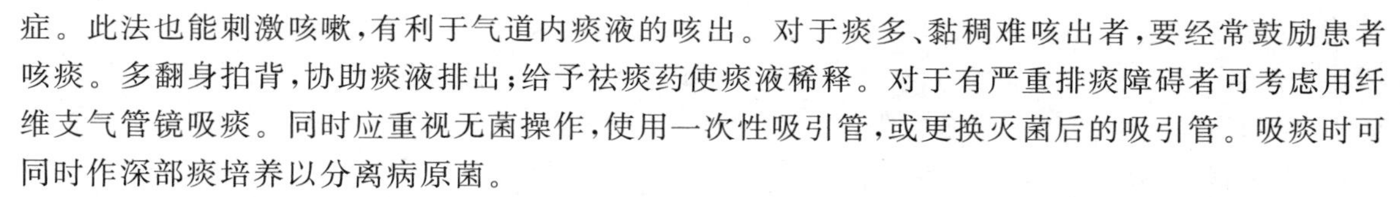

症。此法也能刺激咳嗽，有利于气道内痰液的咳出。对于痰多、黏稠难咳出者，要经常鼓励患者咳痰。多翻身拍背，协助痰液排出；给予祛痰药使痰液稀释。对于有严重排痰障碍者可考虑用纤维支气管镜吸痰。同时应重视无菌操作，使用一次性吸引管，或更换灭菌后的吸引管。吸痰时可同时作深部痰培养以分离病原菌。

(2)建立人工气道：当以上措施仍不能使呼吸道通畅时，则需建立人工气道。所谓人工气道就是进行气管插管，于是吸入气体就可通过导管直接抵达下呼吸道，进入肺泡。其目的是为了解除上呼吸道梗阻，保护无正常咽喉反射患者不致误吸，和进行充分有效的气管内吸引，以及为了提供机械通气时必要的通道。临床上常用的人工气道为气管插管和气管造口术后置入气管导管两种。气管插管有经口和经鼻插管两种。前者借喉镜直视下经声门插入气管，容易成功，较为安全。后者分盲插或借喉镜、纤维支气管镜等的帮助，经鼻沿后鼻道插入气管。与经口插管比较需要一定的技巧，但经鼻插管容易固定，负压吸引较为满意，与机械通气等装置衔接比较可靠，给患者带来的不适也较经口者轻，神志清醒患者常也能耐受。只需注意勿压伤鼻翼组织或堵塞咽鼓管、鼻窦开口等，造成急性中耳炎或鼻旁窦炎等并发症。近年来，已有许多组织相容性较理想的高分子材料制成的导管与插管，为密封气道用的气囊也有低压、大容量的气囊问世，鼻插管可保留的时间也在延长。具体对人工气道方法的选择，各单位常有不同意见，应当根据病情的需要，手术医师和护理条件的可能，以及人工气道的材料性能来考虑。肯定在 3 d (72 h)以内可以拔管时，应选用鼻或口插管，需要超过 3 周时当行气管造口置入气管导管，3～21 d 的情况则当酌情灵活掌握。使用人工气道后，气道的正常防御机制被破坏，细菌可直接进入下呼吸道；声门由于插管或因气流根本不通过声门而影响咳嗽动作的完成，不能正常排痰，必须依赖气管负压吸引来清除气道内的分泌物；由于不能发音，失去语言交流的功能，影响患者的心理精神状态；再加上人工气道本身存在着可能发生的并发症。因此人工气道的建立常是抢救急性呼吸衰竭所不可少的，但必须充分认识其弊端，慎重选择，尽力避免可能的并发症，及时撤管。

(3)气道湿化：无论是经过患者自身气道或通过人工气道进行氧化治疗或机械通气，均必须充分注意到呼吸道黏膜的湿化。因为过分干燥的气体长期吸入将损伤呼吸道上皮细胞和支气管表面的黏液层，使黏膜纤毛清除能力下降，痰液不易咳出，肺不张，容易发生呼吸道或肺部感染。保证患者足够液体摄入是保持呼吸道湿化最有效的措施。目前已有多种提供气道湿化用的温化器或雾化器装置，可以直接使用或与机械通气机连接应用。湿化是否充分最好的标志，就是观察痰液是否容易咳出或吸出。应用湿化装置后应当记录每天通过湿化器消耗的液体量，以免湿化过量。

3.改善二氧化碳潴留

高碳酸血症主要是由于肺泡通气不足引起，只有增加通气量才能更好地排出二氧化碳，改善高碳酸血症。现多采用呼吸兴奋剂和机械通气支持，以改善通气功能。

(1)呼吸兴奋剂的合理应用：呼吸兴奋剂能刺激呼吸中枢或周围化学感受器，增强呼吸驱动、呼吸频率，潮气量，改善通气.同时氧耗量和二氧化碳的产出也随之增加。故临床上应用呼吸兴奋剂时要严格掌握适应证。

1)常用的药物：尼可刹米和洛贝林，用量过大可引起不良反应，近年来在西方国家几乎被淘汰。取而代之的有多沙普仑(Doxapram)，对末梢化学感受器和延脑呼吸中枢均有作用，增加呼吸驱动和通气，对原发性肺泡低通气、肥胖低通气综合征有良好疗效，可防止 COPD 呼吸衰竭氧疗不当所致的 CO_2 麻醉。其治疗量和中毒量有较大差距故安全性大，一般用 0.5～2 mg/kg静脉滴注，开始滴速1.5 mg/min，以后酌情加快，其可致心律失常，长期用有肝毒性及并发消化性溃疡。阿米三嗪(Almitrine)通过刺激颈动脉体和主动脉体的化学感受器兴奋呼吸，无中枢兴奋作用，对肺泡通气不良部位的血流重新分配而改善 PaO_2，阿米三嗪不用于哺乳、孕妇和严重肝病，也不主张长期应用以防止发生外周神经病变。COPD 并膈肌疲劳、无心功能不全、无心律失常，心率≤100 次/分钟的呼吸衰竭 可选用氨茶碱，其有舒张支气管、改善小气道通气、减少闭合气量，抑制炎性介质和增强膈肌、提高潮气量作用，已观察到血药浓度达 13 mg/L 时对膈神经刺激则膈肌力量明显增强，且可加速膈肌疲劳的恢复。以上的茶碱综合作用使呼吸功减少、呼吸困难程度减轻，同时由于呼吸肌能力的提高对咳嗽、排痰等气道清除功能加强，还有助于药物吸入治疗，以及对呼吸机撤离的辅助作用；剂量以5 mg/kg于 30 min 静脉滴注使达有效血浓度，继以0.5～0.6 mg/(kg·h)静脉滴注维持有效剂量，在应用中注意对心率、心律的影响，及时酌情减量和停用。COPD、肺源性心脏病呼吸衰竭合并左心功能不全、肺水肿的患者，应先用强心利尿剂使肺水肿消退以改善肺顺应性，用抗生素控制感染以改善气道阻力，再使用呼吸兴奋剂才可取得改善呼吸功能的较好疗效。否则，呼吸兴奋剂虽可兴奋呼吸，但增加 PaO_2 有限，且呼吸功耗氧和生成 CO_2 量增多，反使呼吸衰竭加重。此种患者也应不用增加心率和影响心律的茶碱类和较大剂量的阿米三嗪，小剂量阿米三嗪(<1.5 mg/kg)静脉滴注后即可达血药峰值，增强通气不好部位的缺氧性肺血管收缩，和增加通气好的部位肺血流，从而改善换气使 PaO_2 增高，且此种剂量很少发生不良反应，但剂量>1.5 mg/kg 可致全部肺血管收缩，且使肺动脉压增高、右心负荷增大。

2)不宜使用呼吸兴奋剂的情况：①使用肌肉松弛剂维持机械通气者，如破伤风肌强直时、有意识打掉自主呼吸者；②周围性呼吸肌麻痹者，多发性神经根神经炎、严重重症肌无力、高颈髓损伤所致呼吸肌无力、全脊髓麻痹等；③自主呼吸频率>20 次/分钟，而潮气量不足者，呼吸频率能够增快，说明呼吸中枢对缺氧或二氧化碳潴留的反应性较强，若使用呼吸兴奋剂不但效果不佳，而且加速呼吸肌疲劳；④中枢性呼吸衰竭的早期，如安眠药中毒早期；⑤患者精神兴奋、癫痫频发者；⑥呼吸兴奋剂慎用于缺血性心脏病、哮喘状态、严重高血压及甲亢患者。

(2)机械通气：符合下述条件应实施机械通气。①经积极治疗后病情仍继续恶化；②意识障碍；③呼吸形式严重异常，如呼吸频率>35 次/分钟或<8 次/分钟，或呼吸节律异常，或自主呼吸微弱或消失；④血气分析提示严重通气和(或)氧合障碍，PaO_2<6.7 kPa(50 mmHg)，尤其是充分氧疗后仍<6.7 kPa(50 mmHg)；⑤$PaCO_2$进行性升高，pH 动态下降。机械通气初始阶段，可给高 FiO_2(100%)以迅速纠正严重缺氧，然后依据目标 PaO_2、PEEP 水平、平均动脉压水平和血流动力学状态，酌情降低 FiO_2 至 50%以下。设法维持 SaO_2>90%，若不能达到上述目标，即可加用 PEEP、增加平均气道压，应用镇静剂或肌肉松弛药。若适当 PEEP 和平均动脉压可以使 SaO_2>90%，应保持最低的 FiO_2。正压通气相关的并发症包括呼吸机相关肺损伤、呼吸机相关肺炎、氧中毒和呼吸机相关的膈肌功能不全。

4.抗感染治疗

呼吸道感染是呼吸衰竭最常见的诱因。建立人工气道机械通气和免疫功能低下的患者易反复发生感染。如呼吸道分泌物引流通畅，可根据痰细菌培养和药物敏感试验结果，选择有效的抗生素进行治疗。

5.营养支持

呼吸衰竭患者因摄入能量不足、呼吸做功增加、发热等因素，机体处于负代谢，出现低蛋白血症，降低机体的免疫功能，使感染不宜控制，呼吸肌易疲劳不易恢复。可常规给予高蛋白、高脂肪和低糖类，以及多种维生素和微量元素，必要时静脉内高营养治疗。

二、慢性呼吸衰竭

(一)病因

慢性呼吸衰竭最常见的病因是支气管、肺疾病，如COPD、重症肺结核、肺间质纤维化等，此外还有胸廓、神经肌肉病变及肺血管疾病，如胸廓、脊椎畸形，广泛胸膜肥厚粘连、肺血管炎等。

(二)发病机制与病理生理

1.缺氧与二氧化碳潴留的发生机制

(1)肺通气不足：在COPD时，细支气管慢性炎症所致管腔狭窄的基础上，感染使气道炎性分泌物增多，阻塞呼吸道造成阻塞性通气不足，肺泡通气量减少，肺泡氧分压下降，二氧化碳排出障碍，最终导致 PaO_2 下降，$PaCO_2$ 升高。

(2)通气与血流比例失调：正常情况下肺泡通气量为4 L/min，肺血流量5 L/min，通气与血流比值为0.8。病理状态下，如慢性阻塞性肺气肿，由于肺内病变分布不均，有些区域有通气，但无血流或血流量不足，使通气/血流>0.8，吸入的气体不能与血液进行有效的交换，形成无效腔效应。在另一部分区域，虽有血流灌注，但因气道阻塞，肺泡通气不足，使通气/血流<0.8，静脉血不能充分氧合，形成动脉-静脉样分流。通气与血流比例失调的结果主要是缺氧，而不伴二氧化碳潴留。

(3)弥散障碍：由于氧和二氧化碳通透肺泡膜的能力相差很大，氧的弥散力仅为二氧化碳的1/20。病理状态下，弥散障碍主要影响氧交换产生以缺氧为主的呼吸衰竭。

(4)氧耗量增加：发热、寒战、呼吸困难和抽搐等均增加氧耗，正常人此时借助增加通气量以防止缺氧的发生。而COPD患者在通气功能障碍基础上，如出现氧耗量增加的因素时，则可出现严重的缺氧。

2.缺氧对机体的影响

(1)对中枢神经系统的影响：缺氧对中枢神经系统影响的程度随缺氧的程度和急缓而不同。轻度缺氧仅有注意力不集中、智力减退、定向力障碍等。随着缺氧的加重可出现烦躁不安、神志恍惚、谵妄，甚至昏迷。各部分脑组织对缺氧的敏感性不一样，以皮质神经元最为敏感，因此临床上缺氧的最早期表现是精神症状。严重缺氧可使血管通透性增加，引起脑间质和脑细胞水肿，颅内压急剧升高，进而加重脑组织缺氧，形成恶性循环。

(2)对心脏、循环的影响：缺氧可使心率增加，血压升高，冠状动脉血流量增加以维持心肌活动所必需的氧。心肌对缺氧十分敏感，早期轻度缺氧心电图即有变化，急性严重缺氧可导致心室颤动或心搏骤停。长期慢性缺氧可使心肌纤维化、硬化。肺小动脉可因缺氧收缩而增加肺循环阻力，引起肺动脉高压、右心肥大，最终导致肺源性心脏病、右心衰竭。

(3)对呼吸的影响：轻度缺氧可通过颈动脉窦和主动脉体化学感受器的反射作用刺激通气。但缺氧程度缓慢加重时，这种反射变得迟钝。

(4)缺氧对肝、肾功能和造血系统的影响：缺氧直接或间接损害肝细胞，使丙氨酸氨基转移酶升高，缺氧纠正后肝功能可恢复正常。缺氧可使肾血流量减少，肾功能受到抑制。慢性缺氧可引起继发性红细胞增多，在有利于增加血液携氧量的同时，也增加了血液黏稠度，甚至可加重肺循环阻力和右心负荷。

(5)对细胞代谢、酸碱平衡和电解质的影响：严重缺氧使细胞能量代谢的中间过程受到抑制，同时产生大量乳酸和无机磷的积蓄引起代谢性酸中毒。因能量的不足，体内离子转运钠泵受到损害，使钾离子由细胞内转移到血液和组织间液，钠和氢离子进入细胞内，造成细胞内酸中毒及高钾血症。

3.二氧化碳潴留对人体的影响

(1)对中枢神经的影响：轻度二氧化碳潴留，可间接兴奋皮质，引起失眠、精神兴奋、烦躁不安等兴奋症状；随着二氧化碳潴留的加重，皮质下层受到抑制，使中枢神经处于麻醉状态，表现为嗜睡、昏睡，甚至昏迷。二氧化碳潴留可扩张脑血管，严重时引起脑水肿。

(2)对心脏和循环的影响：二氧化碳潴留可使心率加快，心排血量增加，脑血管、冠状动脉、皮下浅表毛细血管及静脉扩张，而部分内脏血管收缩，早期引起血压升高，严重时导致血压下降。

(3)对呼吸的影响：二氧化碳是强有力的呼吸中枢兴奋剂，随着吸入二氧化碳浓度的增加，通气量逐渐增加。但当其浓度持续升高至12%时通气量不再增加，呼吸中枢处于抑制状态。临床上Ⅱ型呼吸衰竭患者并无通气量的增加，原因在于存在气道阻力增高、肺组织严重损害和胸廓运动受限等多种因素。

(4)对肾脏的影响：轻度二氧化碳潴留可使肾血管扩张，肾血流量增加，尿量增加。严重二氧化碳潴留时，由于 pH 的下降，使肾血管痉挛，血流量减少，尿量随之减少。

(5)对酸碱平衡的影响：二氧化碳潴留可导致呼吸性酸中毒，血 pH 取决于碳酸氢盐和碳酸的比值，碳酸排出量的调节靠呼吸，故呼吸在维持酸碱平衡中起着十分重要的作用。慢性呼吸衰竭二氧化碳潴留发展较慢，由于肾脏的调节使血 pH 维持正常称为代偿性呼吸性酸中毒。急性呼吸衰竭或慢性呼吸衰竭的失代偿期，肾脏尚未发生代偿或代偿不完全，使 pH 下降称为失代偿性呼吸性酸中毒。若同时有缺氧、摄入不足、感染性休克和肾功能不全等因素使酸性代谢产物增加，pH 下降，则与代谢性酸中毒同时存在，即呼吸性酸中毒合并代谢性酸中毒。如在呼吸性酸中毒的基础上大量应用利尿剂，而氯化钾补充不足，则导致低钾低氯性碱中毒，即呼吸性酸中毒合并代谢性碱中毒，此型在呼吸衰竭中很常见。

(三)临床表现

除引起慢性呼吸衰竭原发病的症状体征外，主要是缺氧和二氧化碳潴留引起的呼吸衰竭和多脏器功能紊乱的表现。

1.呼吸困难

呼吸困难是临床最早出现的症状，主要表现在呼吸节律、频率和幅度的改变。COPD 所致的呼吸衰竭，开始只表现为呼吸费力伴呼气延长，严重时则为浅快呼吸，因辅助呼吸肌的参与可表现为点头或提肩样呼吸。并发肺性脑病，二氧化碳麻醉时，则出现呼吸浅表、缓慢甚至呼吸停止。

2.发绀

发绀是缺氧的典型症状。由于缺氧使血红蛋白不能充分氧合，当动脉血氧饱和度＜90%时，可在口唇、指端、耳垂、口腔黏膜等血流量较大的部位出现发绀。但因发绀主要取决于血液中还原血红蛋白的含量，故贫血患者即使血氧饱和度明显降低，也可无发绀表现，而 COPD 患者由于继发红细胞增多，即使血氧饱和度轻度减低也会有发绀出现。此外发绀还受皮肤色素及心功能的影响。

3.神经精神症状

缺氧和二氧化碳潴留均可引起神经精神症状。但因缺氧及二氧化碳潴留的程度、发生急缓及机体代偿能力的不同而表现不同。慢性缺氧多表现为记忆力减退，智力或定向力的障碍。急性严重缺氧可出现精神错乱、躁狂、昏迷、抽搐等症状。轻度二氧化碳潴留可表现为兴奋症状，如失眠、烦躁、夜间失眠而白天嗜睡，即昼睡夜醒；严重二氧化碳潴留可导致肺性脑病的发生，表现为神志淡漠、肌肉震颤、抽搐、昏睡甚至昏迷。肺性脑病是典型二氧化碳潴留的表现，在肺性脑病前期，即发生二氧化碳麻醉状态之前，切忌使用镇静、催眠药，以免加重二氧化碳潴留，诱发肺性脑病。

4.血液循环系统症状

严重缺氧、酸中毒可引起心律失常、心肌损害、周围循环衰竭、血压下降。二氧化碳潴留可使外周浅表静脉充盈、皮肤红润、潮湿、多汗、血压升高，因脑血管扩张可产生搏动性头痛。COPD因长期缺氧、二氧化碳潴留，可导致肺动脉高压，右心衰竭。严重缺氧可导致循环淤滞，诱发弥散性血管内凝血（DIC）。

5.消化和泌尿系统症状

由于缺氧使胃肠道黏膜充血水肿、糜烂渗血，严重者可发生应激性溃疡引起上消化道出血。严重呼吸衰竭可引起肝、肾功能异常，出现丙氨酸氨基转移酶、血尿素氮升高。

（四）诊断

根据患者有慢性肺部疾病史或其他导致呼吸功能障碍的疾病，如COPD、严重肺结核等，新近呼吸道感染史以及缺氧、二氧化碳潴留的临床表现，结合动脉血气分析，不难作出诊断。

血气分析在呼吸衰竭的诊断及治疗中是必不可少的检查项目，不仅可以明确呼吸衰竭的诊断，并有助于了解呼吸衰竭的性质、程度，判断治疗效果，对指导氧疗、机械通气各种参数的调节，纠正酸碱失衡和电解质紊乱均有重要意义。常用血气分析指标如下。

1.动脉血氧分压（PaO_2）

动脉血氧分压（PaO_2）是物理溶解于血液中的氧分子所产生的分压力，是决定血氧饱和度的重要因素，反映机体氧合状态的重要指标。正常值12.7～13.3 kPa（95～100 mmHg）。随着年龄增长 PaO_2 逐渐降低。当PaO_2＜8.0 kPa（60 mmHg）可诊断为呼吸衰竭。

2.动脉血氧饱和度（SaO_2）

动脉血氧饱和度（SaO_2）是动脉血中血红蛋白实际结合的氧量与所能结合的最大氧量之比，即血红蛋白含氧的百分数，正常值为96％±3％。SaO_2 作为缺氧指标不如 PaO_2 灵敏。

3.pH

pH是反映体液氢离子浓度的指标。动脉血pH是酸碱平衡中最重要的指标，它可反映血液的酸碱度，正常值7.35～7.45。pH低于7.35为失代偿性酸中毒，＞7.45为失代偿性碱中毒。但pH的异常并不能说明酸碱失衡的性质，即是代谢性还是呼吸性；pH在正常范围，不能说明没有酸碱失衡。

4.动脉血二氧化碳分压（$PaCO_2$）

动脉血二氧化碳分压是物理溶解于血液中的二氧化碳气体的分压力。它是判断呼吸性酸碱失衡的重要指标，也是衡量肺泡通气的可靠指标。正常值为4.7～6.0 kPa（35～45 mmHg），平均5.3 kPa（40 mmHg）。$PaCO_2$＞6.0 kPa（45 mmHg），提示通气不足。如是原发性的，为呼吸性酸中毒；如是继发性的，可以是由于代偿代谢性碱中毒而引起的改变。如 $PaCO_2$＜4.7 kPa（35 mmHg），提示通气过度，可以是原发性呼吸性碱中毒，也可以是为了代偿代谢性酸中毒而引起的继发性改变。当 $PaCO_2$＞6.7 kPa（50 mmHg）时，可结合 PaO_2＜8.0 kPa（60 mmHg）诊断为呼吸衰竭(Ⅱ型呼吸衰竭)。

5.碳酸氢根离子(HCO_3^-)

HCO_3^- 是反映代谢方面的指标,但也受呼吸因素的影响,$PaCO_2$ 增加时 HCO_3^- 也略有增加。正常值 22～27 mmol/L,平均值 24 mmol/L。

6.剩余碱(BE)

只反映代谢的改变,不受呼吸因素影响。正常值为－3～＋3 mmol/L。血液偏碱时为正值,偏酸时为负值,BE＞＋3 mmol/L 为代谢性碱中毒,BE＜－3 mmol/L 为代谢性酸中毒。

7.缓冲碱(BB)

指 1 L 全血(以 BBb 表示)或 1 L 血浆(以 BBp 表示)中所有具缓冲作用的阴离子总和,正常值为(40～44) mmol/L。

(五)治疗

1.保持气道通畅

保持气道通畅是纠正呼吸衰竭的重要措施。

(1)清除气道分泌物:鼓励患者咳嗽,对于无力咳痰或意识障碍者应加强呼吸道护理,帮助翻身拍背。

(2)稀释痰液、化痰祛痰:痰液黏稠不易咳出者给予口服化痰祛痰药(如羟甲司坦,片剂,1.0 g,每天三次或盐酸氨溴索15 mg,必要时用)或雾化吸入药物治疗。

(3)解痉平喘:对有气道痉挛者,可雾化吸入 β_2 受体激动剂或溴化异丙托品,口服氨茶碱(或静脉滴注)、沙丁胺醇、特布他林等。

(4)建立人工气道:经以上处理无效或病情危重者,应采用气管插管或气管切开,并给予机械通气辅助呼吸。机械通气的适应证:①意识障碍,呼吸不规则;②气道分泌物多而黏稠,不易排出;③严重低氧血症和(或)二氧化碳潴留,危及生命[如 PaO_2≤6.0 kPa(45 mmHg),$PaCO_2$≥9.3 kPa(70 mmHg)];④合并多器官功能障碍。在机械通气治疗过程中应密切观察病情,监测血压、心率,加强护理,随时吸痰,根据血气分析结果随时调整呼吸机治疗参数,预防并发症的发生。

2.氧疗

吸氧是治疗呼吸衰竭必需的措施。

(1)吸氧浓度:对于Ⅰ型呼吸衰竭,以缺氧为主,不伴有二氧化碳潴留,应吸入较高浓度(＞35%)的氧,使 PaO_2 提高到8.0 kPa(60 mmHg)或 SaO_2 在 90%以上。对于既有缺氧又有二氧化碳潴留的Ⅱ型呼吸衰竭,则应持续低浓度吸氧(＜35%)。因慢性呼吸衰竭失代偿者缺氧伴二氧化碳潴留是由通气不足所造成,由于二氧化碳潴留,其呼吸中枢化学感受器对二氧化碳反应性差,呼吸的维持主要靠低氧血症对颈动脉窦、主动脉体化学感受器的驱动作用。若吸入高浓度氧,首先 PaO_2 迅速上升,使外周化学感受器丧失低氧血症的刺激,解除了低氧性呼吸驱动从而抑制呼吸中枢。患者的呼吸变浅变慢,$PaCO_2$ 随之上升,严重时可陷入二氧化碳麻醉状态。

(2)吸氧的装置:一般使用双腔鼻管、鼻导管或鼻塞吸氧,吸氧浓度(%)＝21＋4×吸入氧流量(L/min)。对于慢性Ⅱ型呼吸衰竭患者,长期家庭氧疗(1～2 L/min,每天 16 h 以上),有利于降低肺动脉压,改善呼吸困难和睡眠,增强活动能力和耐力,提高生活质量,延长患者的寿命。

3.增加通气量、减少二氧化碳潴留

除治疗原发病、积极控制感染、通畅气道等治疗外,增加肺泡通气量是有效排出 CO_2 的关

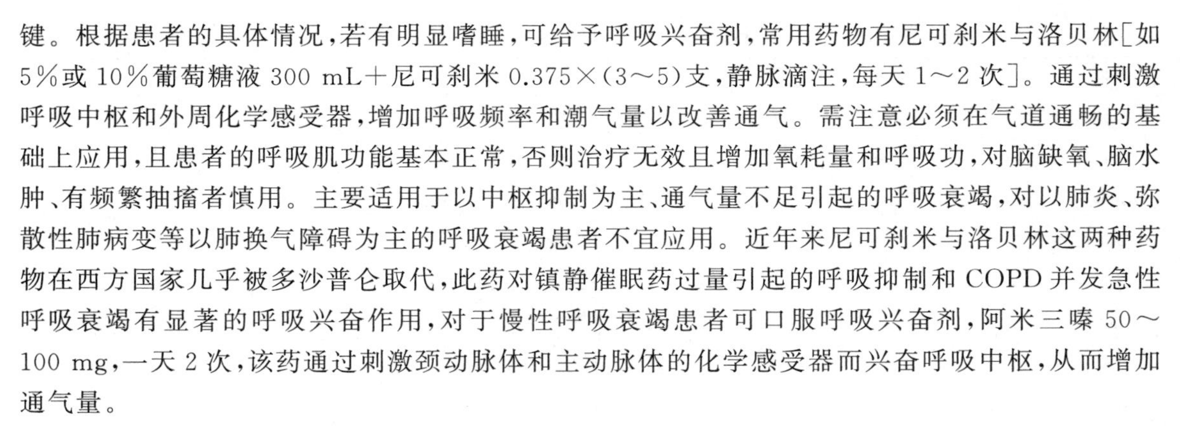

键。根据患者的具体情况，若有明显嗜睡，可给予呼吸兴奋剂，常用药物有尼可刹米与洛贝林[如5%或10%葡萄糖液300 mL＋尼可刹米0.375×(3～5)支，静脉滴注，每天1～2次]。通过刺激呼吸中枢和外周化学感受器，增加呼吸频率和潮气量以改善通气。需注意必须在气道通畅的基础上应用，且患者的呼吸肌功能基本正常，否则治疗无效且增加氧耗量和呼吸功，对脑缺氧、脑水肿、有频繁抽搐者慎用。主要适用于以中枢抑制为主、通气量不足引起的呼吸衰竭，对以肺炎、弥散性肺病变等以肺换气障碍为主的呼吸衰竭患者不宜应用。近年来尼可刹米与洛贝林这两种药物在西方国家几乎被多沙普仑取代，此药对镇静催眠药过量引起的呼吸抑制和COPD并发急性呼吸衰竭有显著的呼吸兴奋作用，对于慢性呼吸衰竭患者可口服呼吸兴奋剂，阿米三嗪50～100 mg，一天2次，该药通过刺激颈动脉体和主动脉体的化学感受器而兴奋呼吸中枢，从而增加通气量。

4.水电解质紊乱和酸碱失衡的处理

多种因素均可导致慢性呼吸衰竭患者发生水、电解质紊乱和酸碱失衡。

(1)应根据患者心功能状态酌情补液。

(2)未经治疗的慢性呼吸衰竭失代偿的患者，常表现为单纯性呼酸或呼酸合并代谢性酸中毒，此时治疗的关键是改善通气，增加通气量，促进CO_2的排出，同时积极治疗代酸的病因，补碱不必太积极。如pH过低，可适当补碱，先一次给予5%碳酸氢钠100～150 mL静脉滴注，使pH升至7.25左右即可。因补碱过量有可能加重二氧化碳潴留。

(3)如经利尿剂、糖皮质激素等药物治疗，又未及时补钾、补氯，则易发生呼酸合并代谢性碱中毒，此时除积极改善通气外，应注意补氯化钾，必要时(血pH明显增高)可补盐酸精氨酸(10%葡萄糖液500 mL＋盐酸精氨酸10～20 g)，并根据血气分析结果决定是否重复应用。

5.治疗原发病

呼吸道感染是呼吸衰竭最常见的诱因，故病因治疗首先是根据敏感致病菌选用有效抗生素，积极控制感染。

(六)预防

首先应加强慢性胸肺疾病的防治，防止肺功能逐渐恶化和呼吸衰竭的发生。已有慢性呼吸衰竭的患者应注意预防呼吸道感染。

(七)预后

取决于慢性呼吸衰竭患者原发病的严重程度及肺功能状态。

(马淑红)

第二节　急性呼吸窘迫综合征

一、病因

临床上可将急性呼吸窘迫综合征(ARDS)相关危险因素分为9类，见表6-1。其中部分诱因易持续存在或者很难控制，是引起治疗效果不好，甚至患者死亡的重要原因。严重感染、DIC、胰腺炎等是难治性ARDS的常见原因。

表 6-1　ARDS 的相关危险因素

1.感染	秋水仙碱
细菌(多为革兰氏阴性需氧菌和金黄色葡萄球菌)	三环类抗抑郁药
真菌和肺孢子菌	5.弥散性血管内凝血(DIC)
病毒	血栓性血小板减少性紫癜(TTP)
分枝杆菌	溶血性尿毒症综合征
立克次体	其他血管炎性综合征
2.误吸	热射病
胃酸	6.胰腺炎
溺水	7.吸入
碳氢化合物和腐蚀性液体	来自易燃物的烟雾
3.创伤(通常伴有休克或多次输血)	气体(NO_2、NH_3、Cl_2、镉、光气、氧气)
软组织撕裂	8.代谢性疾病
烧伤	酮症酸中毒
头部创伤	尿毒症
肺挫伤	9.其他
脂肪栓塞	羊水栓塞
4.药物和化学品	妊娠物滞留体内
鸦片制剂	子痫
水杨酸盐	蛛网膜或颅内出血
百草枯(除草剂)	白细胞凝集反应
三聚乙醛(副醛,催眠药)	反复输血
氯乙基戊烯炔醇(镇静药)	心肺分流

二、发病机制

(一)炎症细胞、炎症介质及其作用

1.中性粒细胞

中性粒细胞是 ARDS 发病过程中重要的效应细胞,其在肺泡内大量募集是发病早期的组织学特征。中性粒细胞可通过许多机制介导肺损伤,包括释放活性氮、活性氧、细胞因子、生长因子等放大炎症反应。此外,中性粒细胞还能大量释放蛋白水解酶,尤其是弹性蛋白酶,损伤肺组织。其他升高的蛋白酶包括胶原酶和明胶酶 A、B,同时也可检测到高水平的内源性金属酶抑制剂,如组织金属蛋白酶抑制剂(TI MP),说明蛋白酶/抗蛋白酶平衡在中性粒细胞诱发的蛋白溶解性损伤中具有重要作用。

2.细胞因子

ARDS 患者体液中有多种细胞因子的水平升高,并有研究发现细胞因子之间的平衡是炎症反应程度和持续时间的决定因素。患者体内的细胞因子反应相当复杂,包括促炎因子、抗炎因子以及促炎因子内源性抑制剂等相互作用。在 ARDS 患者 BALF 中,炎症因子如 IL-1β、TNF-α 在肺损伤发生前后均有升高,但相关的内源性抑制剂如 IL-1β 受体拮抗药及可溶性 TNF-α 受体升

高更为显著,提示在 ARDS 发病早期即有显著的抗炎反应。

虽然一些临床研究提示 ARDS 患者 BALF 中细胞群 NF-κB 的活性升高,但是后者的活化水平似乎与 BALF 中性粒细胞数量、IL-8 水平及病死率等临床指标并无相关性。而另一项对 15 例败血症患者外周血单核细胞核提取物中 NF-κB 活性的研究表明,NF-κB 的结合活性与 APACHE-Ⅱ评分类似,可以作为评价 ARDS 预后的精确指标。虽然该实验结果提示总 NF-κB 活性水平可能是决定 ARDS 预后的指标,但仍需要大量的研究证实。

(二)氧化/抗氧化平衡

ARDS 患者肺部的氧气和抗氧化反应严重失衡。正常情况下,活性氧、活性氮被复杂的抗氧化系统拮抗,如抗氧化酶(超氧化物歧化酶、过氧化氢酶)、低分子清除剂(维生素 E、维生素 C 和谷酰胺),清除或修复氧化损伤的分子(多种 DNA 的蛋白质分子)。研究发现 ARDS 患者体内氧化剂增加和抗氧化剂降低几乎同时发生。

内源性抗氧化剂水平改变会影响 ARDS 的患病风险,如慢性饮酒者在遭受刺激事件如严重创伤、胃内容物误吸后易诱发 ARDS。但易患 ARDS 风险增加的内在机制尚不明确。近来有研究报道慢性饮酒者 BALF 中谷胱甘肽水平约比健康正常人低 7 倍而氧化谷酰胺比例增高,提示体内抗氧化剂如谷胱甘肽水平发生改变的个体可能在特定临床条件下更易发生 ARDS。

(三)凝血机制

ARDS 患者凝血因子异常导致凝血与抗凝失衡,最终造成肺泡内纤维蛋白沉积。ARDS 的高危人群及 ARDS 患者 BALF 中凝血活性增强,组织因子(外源性凝血途径中血栓形成的启动因子)水平显著升高。ARDS 发生 3 d 后凝血活性达到高峰,之后开始下降,同时伴随抗凝活性下降。ARDS 患者 BALF 中促进纤维蛋白溶解的纤溶酶原抑制剂-1 水平降低。败血症患者中内源性抗凝剂如抗凝血酶Ⅲ和蛋白 C 含量降低,其低水平与较差的预后相关。

恢复凝血/抗凝平衡可能对 ARDS 有一定的治疗作用。给予严重败血症患者活化蛋白 C,其病死率从 30.8%下降至 24.7%,其主要不良反应是出血。活化蛋白 C 还能使 ARDS 患者血浆 IL-6 水平降低,说明它除了抗凝效果外还具有抗炎效应。但活性蛋白 C 是否对各种原因引起的 ARDS 均有效尚待进一步研究。

(四)肺泡毛细血管膜损害

1.肺毛细血管内皮细胞

肺毛细血管内皮细胞损伤是 ARDS 发病过程中的一个重要环节,对其超微结构的变化特征也早有研究。同时测量肺泡渗出液及血浆中的蛋白含量能够反映毛细血管通透性增高的程度,早期 ARDS 中水肿液/血浆蛋白>0.75,相反压力性肺水肿患者的水肿液/血浆蛋白<0.65。ARDS 患者肺毛细血管的通透性较压力性肺水肿患者高,并且上皮细胞间形成了可逆的细胞间隙。

2.肺泡上皮细胞

肺泡上皮细胞损伤在 ARDS 的形成过程中发挥了重要作用。正常肺组织中,肺泡上皮细胞是防止肺水肿的屏障。ARDS 发病早期,由于上皮细胞自身的受损、坏死及由其损伤造成的肺间质压力增高可破坏该屏障。肺泡Ⅱ型上皮细胞可产生合成表面活性物质的蛋白和脂质成分。ARDS 患者表面活性物质减少、成分改变及其功能抑制将导致肺泡萎陷及低氧血症。肺泡Ⅱ型上皮细胞的损伤造成表面活性物质生成减少及细胞代谢障碍。此外,肺泡渗出液中存在的蛋白酶和血浆蛋白通过破坏肺泡腔中的表面活性物质使其失活。

肺泡上皮细胞在肺水肿时有主动转运肺泡腔中水、盐的作用。肺泡Ⅱ型上皮细胞通过 Na^+ 的主动运输来驱动液体的转运。大多数早期 ARDS 患者肺泡液体主动清除能力下降,且与预后呈负相关。在肺移植后肺再灌注损伤患者中也存在类似的现象。虽然 ARDS 患者肺泡液主动清除能力下降的确切机制尚不明了,但推测其可能与肺泡上皮细胞间紧密连接或肺泡Ⅱ型上皮细胞受损的程度有关。

三、诊断

Ashbaugh 等首次报告 ARDS,之后北美呼吸病-欧洲危重病学会专家联席评审会议发表了 ARDS 的诊断标准(AECC 标准),但其可靠性和准确性备受争议。后修订的 ARDS 诊断标准(柏林标准)将 ARDS 定义为:①7 d 内起病,出现高危肺损伤、新发或加重的呼吸系统症状;②胸部X 线片或 CT 显示双肺透亮度下降且难以完全由胸腔积液、肺(叶)不张或结节解释;③肺水肿原因难以完全由心力衰竭或容量过负荷来解释,如果不存在危险因素,则需要进行客观评估(如超声心动图),以排除静水压增高型水肿;④依据至少 0.49 kPa 呼气末正压机械通气(positive end expiratory pressure,PEEP)下的氧合指数对 ARDS 进行分级,即轻度[氧合指数为 26.7~40.0 kPa(200~300 mmHg)]、中度[氧合指数为 13.3~26.7 kPa(100~200 mmHg)]和重度[氧合指数≤13.3 kPa(100 mmHg)]。

中华医学会呼吸病分会也提出了类似的急性肺损伤/ARDS 的诊断标准(草案)。

(1)有发病的高危因素。

(2)急性起病、呼吸频数和(或)呼吸窘迫。

(3)低氧血症,ALI 时动脉血氧分压(PaO_2)/吸氧浓度(FiO_2)≤40.0 kPa(300 mmHg);ARDS 时 PaO_2/FiO_2 ≤26.7 kPa(200 mmHg)。

(4)胸部 X 线检查两肺浸润阴影。

(5)肺动脉楔压(PAWP)≤2.4 kPa(18 mmHg)或临床上能除外心源性肺水肿。

凡符合以上 5 项可以诊断为 ALI 或 ARDS。

四、治疗的基本原则

ARDS 治疗的关键在于控制原发病及其病因,如处理各种创伤,尽早找到感染灶,针对病原菌应用敏感的抗生素,制止严重反应进一步对肺的损伤;更紧迫的是要及时改善患者的严重缺氧,避免发生或加重多脏器功能损害。

五、治疗策略

(一)原发病治疗

全身性感染、创伤、休克、烧伤、急性重症胰腺炎等是导致 ALI/ARDS 的常见病因。严重感染患者有 25%~50% 发生 ALI/ARDS,而且在感染、创伤等导致的多器官功能障碍综合征(MODS)中,肺往往也是最早发生衰竭的器官。目前认为,感染、创伤后的全身炎症反应是导致 ARDS 的根本原因。控制原发病,遏制其诱导的全身失控性炎症反应,是预防和治疗ALI/ARDS 的必要措施。

积极控制原发病是遏制 ALI/ARDS 发展的必要措施。

(二)呼吸支持治疗

1.氧疗

ALI/ARDS 患者吸氧治疗的目的是改善低氧血症,使动脉血氧分压(PaO_2)达到8.0~

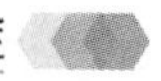

10.7 kPa(60～80 mmHg)。可根据低氧血症改善的程度和治疗反应调整氧疗方式，首先使用鼻导管，当需要较高的吸氧浓度时，可采用可调节吸氧浓度的文丘里面罩或带贮氧袋的非重吸式氧气面罩。ARDS 患者往往低氧血症严重，大多数患者一旦诊断明确，常规的氧疗常常难以奏效，机械通气仍然是最主要的呼吸支持手段。

氧疗是纠正 ALI/ARDS 患者低氧血症的基本手段。

2.无创机械通气

无创机械通气(NIV)可以避免气管插管和气管切开引起的并发症，近年来得到了广泛的推广应用。尽管随机对照试验(RCT)证实 NIV 治疗 COPD 和心源性肺水肿导致的急性呼吸衰竭的疗效肯定，但是 NI V 在急性低氧性呼吸衰竭中的应用却存在很多争议。迄今为止，尚无足够的资料显示 NIV 可以作为 ALI/ARDS 导致的急性低氧性呼吸衰竭的常规治疗方法。

不同研究中 NIV 对急性低氧性呼吸衰竭的治疗效果差异较大，可能与导致低氧性呼吸衰竭的病因不同有关。一项荟萃分析显示，在不包括 COPD 和心源性肺水肿的急性低氧性呼吸衰竭患者中，与标准氧疗相比，NIV 可明显降低气管插管率，并有降低 ICU 住院时间及住院病死率的趋势。但分层分析显示 NIV 对 ALI/ARDS 的疗效并不明确。最近 NIV 治疗 54 例 ALI/ARDS 患者的临床研究显示，70%的患者应用 NIV 治疗无效。逐步回归分析显示，休克、严重低氧血症和代谢性酸中毒是 ARDS 患者 NIV 治疗失败的预测指标。一项 RCT 研究显示，与标准氧疗比较，NIV 虽然在应用第 1 个小时明显改善ALI/ARDS患者的氧合，但不能降低气管插管率，也不改善患者预后。可见，ALI/ARDS 患者应慎用 NIV。

预计病情能够短期缓解的早期 ALI/ARDS 患者可考虑应用无创机械通气。合并免疫功能低下的 ALI/ARDS 患者早期可首先试用无创机械通气。应用无创机械通气治疗 ALI/ARDS 应严密监测患者的生命体征及治疗反应。神志不清、休克、气道自洁能力障碍的 ALI/ARDS 患者不宜应用无创机械通气。

3.有创机械通气

(1)机械通气的时机选择：ARDS 患者经高浓度吸氧仍不能改善低氧血症时，应气管插管进行有创机械通气。ARDS 患者呼吸功明显增加，表现为严重的呼吸困难，早期气管插管机械通气可降低呼吸功，改善呼吸困难。虽然目前缺乏 RCT 研究评估早期气管插管对 ARDS 的治疗意义，但一般认为，气管插管和有创机械通气能更有效地改善低氧血症，降低呼吸功，缓解呼吸窘迫，并能够更有效地改善全身缺氧，防止肺外器官功能损害。ARDS 患者应积极进行机械通气治疗。

(2)肺保护性通气：由于 ARDS 患者大量肺泡塌陷，肺容积明显减少，常规或大潮气量通气易导致肺泡过度膨胀和气道平台压过高，加重肺及肺外器官的损伤。对 ARDS 患者实施机械通气时应采用肺保护性通气策略，气道平台压不应超过 2.9～3.4 kPa(30～35 cmH_2O)。

(3)肺复张：充分复张 ARDS 塌陷肺泡是纠正低氧血症和保证 PEEP 效应的重要手段。为限制气道平台压而被迫采取的小潮气量通气往往不利于 ARDS 塌陷肺泡的膨胀，而 PEEP 维持肺复张的效应依赖于吸气期肺泡的膨胀程度。目前临床常用的肺复张手法包括控制性肺膨胀、PEEP 递增法及压力控制法(PCV 法)。其中实施控制性肺膨胀采用恒压通气方式，推荐吸气压为 2.9～4.4 kPa(30～45 cmH_2O)，持续时间为30～40 s。可采用肺复张手法促进 ARDS 患者的塌陷肺泡复张，改善氧合。

(4)PEEP 的选择：ARDS 广泛肺泡塌陷不但可导致顽固的低氧血症，而且部分可复张的肺泡周期性塌陷开放而产生剪切力，会导致或加重呼吸机相关性肺损伤。充分复张塌陷肺泡后应用适当水平的 PEEP 防止呼气末肺泡塌陷，改善低氧血症，并避免剪切力，防治呼吸机相关性肺损伤。因此，ARDS 应采用能防止肺泡塌陷的最低 PEEP。应使用能防止肺泡塌陷的最低 PEEP，有条件的情况下，应根据静态 P-V 曲线低位转折点压力＋0.2 kPa(＋2 cmH_2O)来确定 PEEP。

(5)自主呼吸：自主呼吸过程中膈肌主动收缩可增加 ARDS 患者肺重力依赖区的通气，改善通气血流比例失调，改善氧合。一项前瞻对照研究显示，与控制通气相比，保留自主呼吸的患者镇静剂使用量、机械通气时间和 ICU 住院时间均明显减少。因此，在循环功能稳定、人机协调性较好的情况下，ARDS 患者机械通气时有必要保留自主呼吸。ARDS 患者机械通气时应尽量保留自主呼吸。

(6)半卧位：ARDS 患者合并 VAP 往往使肺损伤进一步恶化，预防 VAP 具有重要的临床意义。机械通气患者平卧位易发生 VAP。研究表明，由于气管插管或气管切开导致声门的关闭功能丧失，机械通气患者胃肠内容物易反流误吸进入下呼吸道，导致 VAP。$<30°$角的平卧位是院内获得性肺炎的独立危险因素。若无禁忌证，机械通气的 ARDS 患者应采用 30°～45°半卧位。

(7)俯卧位通气：俯卧位通气通过降低胸腔内压力梯度、促进分泌物引流和促进肺内液体移动，明显改善氧合。常规机械通气治疗无效的重度 ARDS 患者，若无禁忌证，可考虑采用俯卧位通气。

(8)镇静、镇痛与肌松：机械通气患者应考虑使用镇静、镇痛剂，以缓解焦虑、躁动、疼痛，减少过度的氧耗。合适的镇静状态、适当的镇痛是保证患者安全和舒适的基本环节。对机械通气的 ARDS 患者，应制订镇静方案(镇静目标和评估)。对机械通气的 ARDS 患者，不推荐常规使用肌肉松弛药。

4.液体通气

部分液体通气是在常规机械通气的基础上经气管插管向肺内注入相当于功能残气量的全氟碳化合物，以降低肺泡表面张力，促进肺重力依赖区塌陷肺泡复张。

5.体外膜氧合技术(ECMO)

建立体外循环后可减轻肺负担，有利于肺功能恢复。

(三)ALI/ARDS 药物治疗

1.液体管理

高通透性肺水肿是 ALI/ARDS 的病理生理特征，肺水肿的程度与 ALI/ARDS 的预后呈正相关。因此，通过积极的液体管理，改善 ALI/ARDS 患者的肺水肿具有重要的临床意义。

研究显示，液体负平衡与感染性休克患者病死率的降低显著相关，且对于创伤导致的 ALI/ARDS患者，液体正平衡使患者的病死率明显增加。应用利尿剂减轻肺水肿可能改善肺部病理情况，缩短机械通气时间，进而减少呼吸机相关性肺炎等并发症的发生。但是利尿减轻肺水肿的过程可能会导致心排血量下降，器官灌注不足。因此，ALI/ARDS 患者的液体管理必须考虑两者的平衡，必须在保证脏器灌注的前提下进行。

在保证组织器官灌注的前提下，应实施限制性的液体管理，有助于改善ALI/ARDS患者的氧合和肺损伤。存在低蛋白血症的 ARDS 患者，可通过补充清蛋白等胶体溶液和应用利尿剂，有助于实现液体负平衡，并改善氧合。

2.糖皮质激素

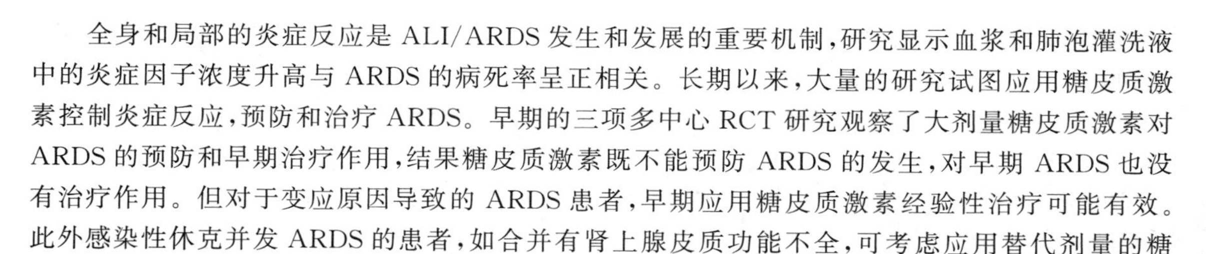

全身和局部的炎症反应是 ALI/ARDS 发生和发展的重要机制，研究显示血浆和肺泡灌洗液中的炎症因子浓度升高与 ARDS 的病死率呈正相关。长期以来，大量的研究试图应用糖皮质激素控制炎症反应，预防和治疗 ARDS。早期的三项多中心 RCT 研究观察了大剂量糖皮质激素对 ARDS 的预防和早期治疗作用，结果糖皮质激素既不能预防 ARDS 的发生，对早期 ARDS 也没有治疗作用。但对于变应原因导致的 ARDS 患者，早期应用糖皮质激素经验性治疗可能有效。此外感染性休克并发 ARDS 的患者，如合并有肾上腺皮质功能不全，可考虑应用替代剂量的糖皮质激素。不推荐常规应用糖皮质激素预防和治疗 ARDS。

3.一氧化氮(NO)吸入

NO 吸入可选择性地扩张肺血管，而且 NO 分布于肺内通气良好的区域，可扩张该区域的肺血管，显著降低肺动脉压，减少肺内分流，改善通气血流比例失调，并且可减少肺水肿形成。临床研究显示，NO 吸入可使约 60%的 ARDS 患者氧合改善，同时肺动脉压、肺内分流明显下降，但对平均动脉压和心排血量无明显影响。但是氧合改善效果也仅限于开始 NO 吸入治疗的 24～48 h。两个 RCT 研究证实 NO 吸入并不能改善 ARDS 的病死率。因此，吸入 NO 不宜作为 ARDS 的常规治疗手段，仅在一般治疗无效的严重低氧血症时可考虑应用。不推荐吸入 NO 作为 ARDS 的常规治疗。

4.肺泡表面活性物质

ARDS 患者存在肺泡表面活性物质减少或功能丧失，易引起肺泡塌陷。肺泡表面活性物质能降低肺泡表面张力，减轻肺炎症反应，阻止氧自由基对细胞膜的氧化损伤。目前肺泡表面活性物质的应用仍存在许多尚未解决的问题，如最佳用药剂量、具体给药时间、给药间隔和药物来源等。因此，尽管早期补充肺表面活性物质有助于改善氧合，还不能将其作为 ARDS 的常规治疗手段。有必要进一步研究，明确其对 ARDS 预后的影响。

5.前列腺素 E_1

前列腺素 E_1(PGE_1)不仅是血管活性药物，还具有免疫调节作用，可抑制巨噬细胞和中性粒细胞的活性，发挥抗炎作用。但是 PGE_1 没有组织特异性，静脉注射 PGE_1 会引起全身血管舒张，导致低血压。静脉注射 PGE_1 用于治疗 ALI/ARDS 目前已经完成了多个 RCT 研究，但无论是持续静脉注射 PGE_1，还是间断静脉注射脂质体 PGE_1，与安慰剂组相比，PGE_1 组在 28 d 的病死率、机械通气时间和氧合等方面并无益处。有研究报道吸入型 PGE_1 可以改善氧合，但这需要进一步的 RCT 来研究证实。因此，只有在ALI/ARDS患者低氧血症难以纠正时，可以考虑吸入 PGE_1 治疗。

6.N-乙酰半胱氨酸和丙半胱氨酸

抗氧化剂 N-乙酰半胱氨酸(NAC)和丙半胱氨酸通过提供合成谷胱甘肽(GSH)的前体物质半胱氨酸，提高细胞内 GSH 水平，依靠 GSH 氧化还原反应来清除体内氧自由基，从而减轻肺损伤。静脉注射 NAC 对 ALI 患者可以显著改善全身氧合和缩短机械通气时间。而近期在 ARDS 患者中进行的Ⅱ临床试验证实，NAC 有缩短肺损伤病程和阻止肺外器官衰竭的趋势，不能减少机械通气时间和降低病死率。丙半胱氨酸的Ⅱ、Ⅲ期临床试验也证实不能改善 ARDS 患者预后。因此，尚无足够证据支持 NAC 等抗氧化剂用于治疗 ARDS。

7.环氧化酶抑制剂

布洛芬等环氧化酶抑制剂可抑制 ALI/ARDS 患者血栓素 A_2 的合成，对炎症反应有强烈的抑制作用。小规模临床研究发现布洛芬可改善全身性感染患者的氧合与呼吸力学。对严重感染的临床研究也发现布洛芬可以降低体温、减慢心率和减轻酸中毒，但是亚组分析（ARDS 患者 130 例）显示，布洛芬既不能降低危重 ARDS 患者的患病率，也不能改善 ARDS 患者的 30 d 生存率。因此，布洛芬等环氧化酶抑制剂尚不能用于 ALI/ARDS 的常规治疗。

8.细胞因子单克隆抗体或拮抗药

炎症性细胞因子在 ALI/ARDS 发病中具有重要作用。动物实验应用单克隆抗体或拮抗药中和肿瘤坏死因子（TNF）、IL-1 和 IL-8 等细胞因子可明显减轻肺损伤，但多数临床试验获得阴性结果。细胞因子单克隆抗体或拮抗药是否能够用于 ALI/ARDS 的治疗，目前尚缺乏临床研究证据。因此，不推荐抗细胞因子单克隆抗体或拮抗药用于 ARDS 治疗。

9.己酮可可碱及其衍化物利索茶碱

己酮可可碱及其衍化物利索茶碱均可抑制中性粒细胞的趋化和激活，减少促炎因子 TNF-α、IL-1 和 IL-6 等释放，利索茶碱还可抑制氧自由基释放。但目前尚无 RCT 试验证实己酮可可碱对 ALI/ARDS 的疗效。因此，己酮可可碱或利索茶碱不推荐用于 ARDS 的治疗。

10.重组人活化蛋白 C

重组人活化蛋白 C（rhAPC）具有抗血栓、抗炎和纤溶特性，已被试用于治疗严重感染。Ⅲ期临床试验证实，持续静脉注射 rhAPC 24 μg/（kg · h）×96 h 可以显著改善重度严重感染患者（APACHE Ⅱ＞25）的预后。基于 ARDS 的本质是全身性炎症反应，且凝血功能障碍在 ARDS 发生中具有重要地位，rhAPC 有可能成为 ARDS 的治疗手段。但目前尚无证据表明 rhAPC 可用于 ARDS 治疗，当然在严重感染导致的重度 ARDS 患者，如果没有禁忌证，可考虑应用 rhAPC。rhAPC 高昂的治疗费用也限制了它的临床应用。

11.酮康唑

酮康唑是一种抗真菌药，但可抑制白三烯和血栓素 A_2 合成，同时还可抑制肺泡巨噬细胞释放促炎因子，有可能用于 ARDS 的治疗。但是目前没有证据支持酮康唑可用于 ARDS 的常规治疗，同时为避免耐药，对于酮康唑的预防性应用也应慎重。

12.鱼油

鱼油富含 ω-3 脂肪酸，如二十二碳六烯酸（DHA）、二十碳五烯酸（EPA）等，也具有免疫调节作用，可抑制二十烷花生酸样促炎因子释放，并促进 PGE_1 生成。研究显示，通过肠道为 ARDS 患者补充 EPA、γ-亚油酸和抗氧化剂，可使患者肺泡灌洗液内中性粒细胞减少，IL-8 释放受到抑制，病死率降低。对机械通气的 ALI 患者的研究也显示，肠内补充 EPA 和 γ-亚油酸可以显著改善氧合和肺顺应性，明显缩短机械通气时间，但对生存率没有影响。补充 EPA 和 γ-亚油酸有助于改善 ALI/ARDS 患者氧合，缩短机械通气时间。

（刘洪波）

第三节 重症哮喘

重症哮喘是指哮喘患者经吸入糖皮质激素（≤1 000 μg/d）和应用长效 β 受体激动剂或茶碱类药物治疗后，哮喘症状仍然持续存在或继续恶化；或哮喘呈暴发性发作，发作后短时间内进入危重状态；也称为难治性急性重症哮喘。患者可迅速发展至呼吸衰竭并出现一系列并发症，既往

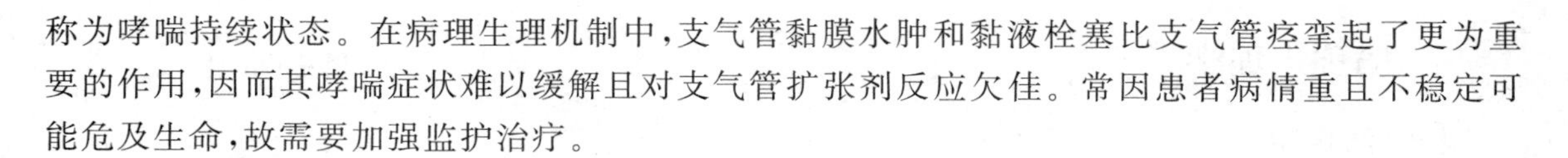

称为哮喘持续状态。在病理生理机制中，支气管黏膜水肿和黏液栓塞比支气管痉挛起了更为重要的作用，因而其哮喘症状难以缓解且对支气管扩张剂反应欠佳。常因患者病情重且不稳定可能危及生命，故需要加强监护治疗。

一、病因与发病机制

哮喘发病的危险因素仍主要分为宿主因素（遗传因素）和环境因素。

导致重症哮喘的原因，常为感染未能有效地控制，变应原持续作用，黏液痰块阻塞气道，严重脱水，缺氧，物理、化学、生物学等变应原的经常性刺激，复合性酸中毒，对平喘药物耐药或治疗措施不力，突然停用激素及神经精神因素等原因单独或综合存在。国外也有文献指出，虽然重症哮喘的准确机制还不十分清楚，但可以肯定这里面牵涉的因素包括炎症、气道重塑和β受体向下调节，关于环境因素对发生致死性哮喘的作用说法不一，多数研究认为遗传的多态性与重症哮喘有关，类固醇应答性缺乏也与重症哮喘的发生有关。近年来，大量研究致力于促进与哮喘有关研究的标准化的有效性比较。过敏和免疫学研究对于明确环境与哮喘发病的关系非常重要。把研究环境因素成果从应用于患者过渡到改变现实环境。近年来多个研究结果表明，吸烟、空气质量差、贫穷（污染，住宅环境差，食品缺乏，交通不便利）、室内真菌接触等均与哮喘的发病有关。哮喘是一种具有遗传倾向的疾病，受多基因调控，如*HLA*基因多态性、染色体5q的多种细胞因子基因、IgE受体、β_2受体及激素受体等基因多态性皆与哮喘发病及治疗反应相关。可以推测，重症哮喘也可能存在遗传易感性，许多哮喘遗传因素也是难治性哮喘的重要危险因素之一。目前对重症哮喘的遗传因素研究不多，多认为与受体基因突变及基因多态性有关。

慢性阻塞性肺疾病与哮喘：虽然均是呼吸道慢性炎症导致气道堵塞，治疗反应不同。慢性阻塞性肺疾病组织学研究主要涉及末梢气道（细支气管炎）和肺实质，而哮喘涉及所有气道炎症（主要大气道），但并未累及肺实质。有细支气管阻塞伴纤维化和巨噬细胞及T淋巴细胞浸润，有肺实质的破坏和巨噬细胞与T细胞数的增加，$CD8^+$较$CD4^+$细胞明显增加。在严重慢性阻塞性肺疾病患者，支气管活检也显示类似变化。支气管肺泡灌洗液和痰证实有明显巨噬细胞和中性粒细胞增加。而在哮喘，嗜伊红细胞是主要的。重症哮喘按照炎症机制分为嗜酸性粒细胞型、中性粒细胞型和少炎症细胞型。痰液的嗜酸性粒细胞与中性粒细胞被认为与哮喘的控制不佳有关。

在急性哮喘加重期，起始吸气不受影响，但呼气障碍，呼气变为主动过程，因此增加了呼吸做功。如果气道阻塞非常严重，则呼气被下一次吸气终止。此时呼气末肺容量增加，促使功能残气量（FRC）增加。这受潮气量、呼气流速限制和气道阻力因素的影响。在哮喘病中呼气阻力增加源于气道缩窄，这是由于呼气时胸腔内压力增高，气管痉挛、炎症或气道重塑及呼气性喉部缩窄等动力性的萎陷。其中呼气流速受限尤为重要，因为这会使肺弹性回缩力降低及呼气肌肉的持续运动造成外部胸壁高度的弹性回缩。此外，吸气肌群机械负荷随着呼气末肺容量的增加而进行性增加，由于容量-压力曲线关系随之前移，继而顺应性下降。随着呼吸的对抗性和弹性做功的增加，吸气肌群必须更加用力来释放呼气末压力，而下一次的吸气开始时FRC还未能回到原来水平，吸入的气量伴随着等压点内移而使肺内气体增加，此现象称为内源性呼气末正压通气。如前所提到，此过程是极为不平衡的分布，哮喘的肺表现为少部分肺严重地过度充气，所以，一般观察到有时有很高的潮气量，但更多是肺泡萎陷的低通气区域。

二、病理生理学

(一)病理学

大体标本可见肺组织过度膨胀,局部不张,支气管壁增厚,黏膜充血水肿形成皱襞,管腔明显狭窄,气道广泛黏液栓塞。镜下所见血浆蛋白渗出,黏膜和黏膜下层水肿,支气管平滑肌和微血管肥大增生,上皮脱落,上皮下胶原层增厚、玻璃样变,黏膜下分泌腺增生,纤毛细胞减少。大中小气道中充满炎症细胞,以嗜酸性粒细胞为主,淋巴细胞次之,其他包括嗜碱性粒细胞、中性粒细胞和浆细胞等。

(二)生理学

哮喘急性发作时支气管平滑肌痉挛,支气管管壁炎症细胞浸润和气道黏液分泌明显增多,导致气道阻塞。哮喘危重发作者气道阻塞等相应病理变化更为严重,并随病情进展而越来越严重,引起一系列病理生理变化。

1.气道动力学的改变

由于上述病理变化和肺弹性回缩力降低,导致气道狭窄,表现为气道阻力增加,第 1 秒用力呼气量(FEV_1)、第 1 秒用力呼气 s 率(FEV_1/FVC)及最大呼气流速均降低。临床观察还发现部分患者在急性发作时,有大气道及胸外气道狭窄的存在。

2.肺力学特性的改变

急性发作时,在潮气呼吸范围内,各肺容量(包括肺总量)的绝对值均显著增加。哮喘时,由于气道阻力的增加,呼气流速减慢,单位时间内呼出的气体亦相应减少,残留在肺泡内的气体逐渐增多,从而导致肺容量如功能残气量(FRC)的升高。哮喘时由于气道阻塞,致呼气费力、呼气过程延续,呼气活动由被动变为主动,呼气肌活动持续存在,直到下一次吸气开始后,呼气才终止,因而呼气结束后,肺内仍有气体陷闭,产生了内源性呼气末正压通气,肺容量进一步增大,气道直径也相应增加,呼吸动作在较高肺容量下继续进行,部分克服了气道狭窄所引起的作用。但这种代偿作用需要增加吸气肌的用力,肌肉不得不在其静息长度较小的不利条件下开始收缩。在哮喘严重发作时,肺的过度膨胀对减少气道阻力作用不大,总的呼吸功仍然增加,吸气肌负荷可造成患者的严重不适,其至呼吸肌疲劳。应用持续气道内正压去克服内源性呼气末内压,其原理即在于此。

3.呼吸类型的改变

哮喘重度发作时,最大呼吸流速,尤其是最大呼气流速明显受限,当残气量增加时,要使潮气呼吸过程处于最适当的呼气流速,其潮气呼吸还应处在最大吸气状态,由于 VC(肺活量)的降低,呼气流速的受限,因而潮气量必然减少,患者要维持足够的通气,只能增加呼吸频率,因而形成浅快的呼吸形式。

4.通气/血流(V/Q)失衡和气体交换障碍

哮喘时气道病理学的改变也引起了肺泡通气与血流比例失调(在某些肺泡区 V/Q 降低)以及氧的弥散距离增大,导致低氧血症,通气增加,动脉血二氧化碳分压($PaCO_2$)正常,甚至降低。重症哮喘患者常见中度低氧血症,因此种低氧血症易被高流量氧疗所纠正。重症哮喘患者低氧血症的原因并非真性分流所致,而是由于肺的大部分灌注区域 V/Q 失调。重症哮喘死亡病理显示,气道内黏液完全阻塞,但仅有极少部分区域萎陷。哮喘发作进一步加剧时,由于通气代偿性增加,肺泡内氧分压(P_AO_2)也随之增高,P_ACO_2 降低,增加了肺泡-动脉血氧分压差[$P_{(A-a)}O_2$],

与此同时，因为心排量的增加，混合静脉血的 PO_2 才得以维持。这些代偿机制，使得患者仅在气道阻塞极其严重时，由于 V/Q 失衡，通气不均才出现 $PaCO_2$ 的升高。

5.循环功能障碍

哮喘时由于过度充气，呼吸肌做功增加，胸膜腔内压波动幅度增大，影响了循环系统。胸内负压增高使得静脉血回流增加，右心房压力增大，右心室充盈压显著升高，右心室壁张力增大，久之右心功能受损，且肺动脉压力因肺的过度充气致肺泡壁上的微血管受压血管直径减小而增高，肺动脉压的增高又可增加右心室的后负荷，引起右心每搏输出量减低，从而导致左心室心排血量降低和收缩压下降（收缩压在吸气和呼气末的变化更为明显）。为维持血压，患者自身通过代偿增加心率以提高心排血量。由于胸膜腔内压和右心室后负荷的增加，心搏功耗也增加，心电图可表现为右心室劳损。

6.肺水肿

胸内负压增加和左心室功能障碍引起肺水肿的发生，随着肺间质水肿的出现，气道狭窄和阻力增加越来越严重，形成恶性循环，使肺水肿逐渐加重。

三、临床表现

（一）症状

主要症状为呼吸困难。临床上可以根据讲话情况进行简单判断：如果患者能够不费力地以整句方式说话，表明其呼吸困难不严重；如果说话中间时常有停顿，则为中度呼吸困难；如果只能以单音节说话为重度呼吸困难；完全不能说话则为危重状态。患者休息状态下也存在呼吸困难，端坐呼吸；说话受限，只能说字，不能成句。常有烦躁、焦虑、大汗淋漓，呼吸急促则提示重度病情；若患者不能讲话，嗜睡或意识模糊，呼吸浅快则提示病情危重。

（二）体征

体格检查时，应该注重全身一般状态的观察，如果患者不能平卧、大汗、感觉迟钝；不能讲活和辅助呼吸肌的参与及三凹征均提示疾病处于严重状态。此外，应对呼吸和循环进行重点检查。

1.呼吸系统

（1）哮鸣音：哮喘急性发作时的典型体征为两肺闻及广泛的哮鸣音，临床上常习惯于根据哮鸣音的多少来估计病情的轻重，分析病情的变化。但是单凭哮鸣音的强弱判断哮喘的严重程度是不可靠的；危重型哮喘由于气道平滑肌痉挛，黏膜充血、水肿，黏液堵塞造成气道明显狭窄，特别是由于呼吸肌疲劳，呼吸动力减弱时，呼吸音及哮鸣音可明显降低甚至消失，即所谓的“静息胸”。因此，临床上凡遇到哮喘患者呼吸困难进行性加重，似哮鸣音反应减少者则应高度警惕病情的恶化。

（2）呼吸次数：重症哮喘时，患者要维持足够的通气，只能通过增加呼吸频率，因而形成浅快的呼吸形式。呼吸次数＞30 次/分钟，提示病情严重。

（3）辅助呼吸肌的参与：正常情况下吸气是主动的，而呼气是被动的，哮喘严重发作时，呼气流速受限，呼气也转成主动，辅助呼吸肌活动增强，胸锁乳突肌过度收缩，出现三凹征。

2.循环系统

（1）心率：一般表现为心动过速，其原因有机体对缺氧的代偿性反应、外周血管阻力增加、胸腔内波幅增大、静脉回心血量减少及低氧本身对心肌的损害等，治疗药物如 β 受体激动剂、茶碱等也可使心率加快，排除发热及药物因素，如心率＞120 次/分钟是哮喘严重发作的指标之一。

但是严重的低氧血症也可损害心肌，反使心率减慢，因此严重哮喘患者如出现心率缓慢则提示预后不良。

(2)血压：哮喘严重发作时血压常升高，这与缺氧及应激状态有关，但当静脉回心血量明显减少，心肌收缩力减低时血压反会下降，因而血压降低是病情严重的指标。

(3)奇脉：在重症哮喘中，由于在呼吸周期中胸膜腔内压的巨大波动，肺过度充气等因素，使得正常的心排血量在吸气相降低现象明显放大，可以出现奇脉。因而奇脉可作为哮喘严重发作的一项指标，但需注意在重症哮喘患者严重衰竭时，不能产生显著的胸膜腔内压波动因而也可不出现奇脉。

四、诊断

(一)支气管哮喘的诊断

1.病史

典型支气管哮喘病例，根据其临床特点不难作出诊断。几乎所有的哮喘患者的喘息发作都有长期性、发作性(周期性)、反复性、自限性、可逆性的特点。近年认为典型哮喘发作3次以上，有重要诊断意义。哮喘发作前有部分可以找到诱发原因(如气候变化、变应原接触、饮食及服用某些药物等)，发作多于夜间及凌晨明显加重，很多患者自诉喉中有喘鸣声，发作时不能平卧，仔细询问病史有助于此病诊断。不典型哮喘在病史中可有反复咳嗽、咽部发痒，用抗生素及止咳药物无效，接触一些刺激性物质咳嗽更加剧烈。另外，有部分患者可有反酸、呃逆、嗳气等消化道症状。

2.体征

两肺以呼气期为主的哮鸣音是诊断哮喘的主要依据，随哮喘发作程度的轻重及病程长短不等，体征有所不同。哮喘缓解期或不典型哮喘，可无明显异常体征。通常哮鸣音的强弱与气道狭窄、气流阻塞的程度呈一致关系，随着哮喘的缓解，哮鸣音逐渐减弱或消失。但应当注意的是，不能仅靠哮鸣音的强弱判断哮喘的严重程度，应结合呼吸频率、心率、脉搏强弱、血压及全身一般状况进行综合判断，呼吸肌的力量也能影响哮鸣音的强弱。

3.实验室检查

(1)变应原皮肤试验：应用多种吸入性抗原或食物抗原提取液所做皮肤试验呈阳性结果，有助于变应性哮喘的诊断。有变应原皮试和血清中特异性IgE检测两种方法。但特异性不高，其目的在于给哮喘提供病因学诊断，为防治哮喘发作提供依据。

(2)血液检查：可无异常改变。发作时可有嗜酸性粒细胞计数增高；并发感染可有白细胞计数和(或)中性粒细胞比例增高，血清IgG，特异性IgE，血清嗜酸性粒细胞阳离子蛋白可有不同程度升高。

(3)胸部X线检查：胸部X线检查对哮喘患者的诊断无重要价值，但对鉴别诊断却很有意义，病情轻、病程短的患者胸片可无异常发现；在反复发作的哮喘患者，可出现两肺纹理增多、增粗、紊乱，加之发作时肺泡内气体滞留，两肺透亮度增加，含气过度，呈“肺气肿”样改变，有并发症时可出现相应X线表现。

(4)血气分析：在哮喘急性发作期，由于过度换气，$PaCO_2$降低，导致呼吸性碱中毒，而随着病情进展(重症哮喘)，由于呼吸功率加大，VCO_2增多，通气量下降，$PaCO_2$上升，出现呼吸性酸中毒，严重时$PaCO_2$下降，出现Ⅱ型呼吸衰竭，危及患者生命，需行气管插管人工通气治疗。

4.肺功能检查

(1)气道功能的测定:哮喘发作时累及大小气道,但主要病变在小支气管,而且是弥散性的。呼气阻力一般大于吸气阻力,因此第1秒用力呼气容积(FEV_1),最大呼气流速(PEF)、用力肺活量(FVC)均明显下降,这些参数的检测较为简易,无创伤性,重复性好,因此在许多医院均可进行检查,通过这些检查可以帮助判断急性哮喘发作的严重程度及平喘药物的治疗效果。采用微型峰流速仪测定最大呼气流速(PEF)方法简便,适用于家庭或医院中随时观察病情。PEF每天需测两次,清晨起床和10~12 h各测一次(或用支气管扩张剂前后各测一次)计算每天PEF变异率,公式为PEF变异率=(最高PEF-最低PEF)/最高PEF。PEF<预计值的80%或PEF变异率>15%表示最近可能哮喘发作,需治疗和继续监测。哮喘患者肺功能检查常用指标是肺活量(VC),临床上更多测定是用力呼吸肺活量FVC、FEV_1和PEF。评价气流阻塞严重度的最佳单一指标是FEV_1。FEV_1/FVC%的比值可区别限制性和阻塞性气道疾病,多用于诊断,它也是观测早期气流阻塞的敏感指标。

(2)支气管激发试验:是检验气道对某种外加刺激因素引起收缩反应的敏感性,并根据其敏感性间接判断是否存在气道高反应性,分特异性气道激发试验和非特异性气道激发试验两类,主要观察指标仍然是FEV_1或PEF。哮喘患者都存在气道高反应性(BHR),无BHR可除外哮喘,有BHR不能肯定为哮喘,因有些呼吸系统疾病(如肺炎、嗜酸性粒细胞增多症、慢支炎)也可有BHR。临床上常用的是非特异性气道激发试验,所用药物为组胺和醋甲胆碱,吸入药物浓度以0.03~0.06 mg/mL开始成倍递增,每吸入一浓度后测FEV_1及FEV_1下降20%时的药物浓度(Pc20)或药物累积量(Po20)作为判断指标,哮喘患者组胺或醋甲胆碱Pc20值<8 mg/mL,气道反应性越高,此值越低,此检查只能在病情缓解期进行。

(3)支气管舒张试验:测定方法为首先给患者测定FEV_1,然后吸入β_2受体激动剂,20 min后再测定FEV_1。FEV_1增加15%以上绝对值增加200 mL以上为阳性。是哮喘的重要诊断手段之一,但阴性也不能否认哮喘诊断,有10%的慢性阻塞性肺疾病患者的支气管舒张试验可为阳性,另外此试验也是检验患者的支气管平滑肌对β_2受体激动剂的效应,可作为治疗过程中选择用药的依据。

5.诊断标准

(1)反复发作喘息、气急、胸闷或咳嗽,发作多与接触变应原、冷空气、物理、化学刺激、病毒性上呼吸道感染、运动等有关。

(2)发作时在双肺闻及散在或弥散性以呼气期为主的哮鸣音,呼气相延长。

(3)上述症状可经治疗缓解或自行缓解。

(4)除外其他疾病所引起的喘息、气急、胸闷或咳嗽。

(5)对症状不典型者(如无明显喘息或体征)应至少具备以下一项试验阳性:①支气管舒张试验阳性[第1 s钟用力呼气容积(FEV_1)增加15%以上,且FEV_1增加绝对值>200 mL];②最大呼气流速(PEF)1 d内变异率或昼夜波动率约为20%;③支气管激发试验或运动试验阳性。

(二)重症哮喘的诊断

1.症状

哮喘患者的主要不适为呼吸困难。临床上可根据其程度来评价其严重性。可用简单的方法进行判断:如果患者能够不费力地以整句方式说话,表明其呼吸困难不严重;如果说话中间时常有停顿,则为中度呼吸困难;如果只能以单一音节说话为重度呼吸困难;完全不能说话则为危重状态。

以往曾有需要机械通气支持的濒死性哮喘发作史是预测可能引起死亡的最重要单一指标，这些人的低氧通气敏感性降低。在呼气负荷增加时呼吸困难感觉常常降低，因而由于对呼吸困难或血液气体交换异常的感觉降低常易导致致死性发作。

2.体征

(1)呼吸系统体征：①哮喘音，哮喘患者典型体征为两肺闻及哮鸣音，临床上常习惯于根据哮鸣音的多少来估计病情的轻重，分析病情的变化。但是单凭哮鸣音的强弱判断哮喘的严重程度是不可靠的。②呼吸次数，由于呼吸形式的改变，患者要维持足够的通气，只能增加频率，因而形成浅快呼吸，呼吸次数>30 次/分钟。③辅助呼吸肌的参与，正常情况下吸气是主动过程，而呼气是被动的；哮喘严重发作时，呼气流速受限，呼气也转成主动，辅助呼吸肌活动增强，胸锁乳突肌过度收缩。④发绀，这是最典型的缺氧症状，但并不一定都有发绀，只有在血氧饱和度低于85%才出现，患者黏膜有无色素沉着和血红蛋白的高低会影响发绀的显露。贫血者不明显；血管扩张者明显；血中有异常血红蛋白存在或严重休克者，即使 PaO_2 正常，也可出现外周发绀。由于口唇或口腔黏膜血流量较大，淤血机会少，即使末梢血管收缩，这些部位血流仍可正常，所以这些部位出现发绀就比较可靠。

(2)循环系统体征：①血压，哮喘严重发作时血压常升高，这与缺氧及应激状态有关，但当静脉回心血量明显减少，心肌收缩力减低时血压反会下降，因而血压降低是病情严重的指标。②奇脉，在呼吸周期中，最大和最小收缩压之差。正常为 0.5～1.3 kPa(4～10 mmHg)。在严重气道阻塞时，可高于 2.0 kPa(15 mmHg)，它反映了胸膜腔内压的巨大波动。

(3)气流阻塞的测定：呼气峰流量率(PEFR)和 FEV_1 的测定可较客观(但是用力依赖的)地反应气流阻塞程度。根据 PEFR 的变化规律，有学者将哮喘分为 3 种类型。①脆弱型：患者吸入支气管扩张剂时 PEFR 可有改善，但维持时间不长，这种患者病情不稳定，需要呼吸监测，病情不易控制，用药量也不易掌握，有突然死亡的危险；②不可逆型：PEFR 经常处于低水平，用支气管扩张剂后，PEFR 改善不明显，预后一般较差；③清晨下降型：白天 PEFR 近于正常水平，夜间至清晨 PEFR 显著下降，呈现明显的昼夜波动，对于有明显昼夜波动的患者应提高警惕。有人认为，在致命性哮喘或猝死前 PEFR 常出现明显的昼夜波动，夜间到清晨 PEFR 显著下降。因此，对于危重型哮喘患者不仅要加强患者的观察护理，更重要的是必须加强夜间呼吸监护。PEFR 出现明显的昼夜波动，对于预示患者猝死可能是一项很有用的指标。

(4)动脉血气分析：当 FEV_1<1 L 或 PEFR<120 L/min，建议测定动脉血气，以确定低氧血症程度和酸碱紊乱状态。在危重患者早期阶段，表现为低氧血症和呼吸性碱中毒。如呼吸性碱中毒持续数小时或数天，则将出现失代偿。如气流严重阻塞程度进一步加剧，患者全身衰竭、肺泡通气量下降、无效腔增加，可出现 CO_2 潴留，通常见于 FEV_1<25%预计值者。

五、鉴别诊断

对于严重喘息、气短患者，既往无哮喘病史，且对支气管扩张剂和糖皮质激素反应不明显，则应慎重做出“哮喘”诊断，其鉴别诊断包括上气道梗阻、充血性心力衰竭、肺栓塞等。

特别注意除外声带功能异常，可通过以下表现鉴别：患者频繁至急诊室就诊，肺功能测定结果总是很差，患者无论吸气还是呼气都可闻及明显的喘鸣音，喘鸣音源于喉部并非胸部。其他明显的特征包括女性明显、有精神心理因素背景、对标准哮喘治疗反应差。

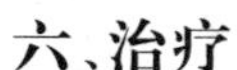

六、治疗

(一)脱离变应原

对能找到引起哮喘发作的变应原或其他非特异刺激因素的部分患者，立即脱离变应原的接触是防治哮喘最有效的方法。

(二)治疗药物

气道炎症几乎是所有类型哮喘的共同特征，存在于哮喘的所有时段，也是临床症状和气道高反应性的基础。虽然哮喘目前尚不能根治，但以抑制炎症为主的规范治疗能够控制哮喘临床症状。

1.控制性药物

(1)糖皮质激素：糖皮质激素是控制气道炎症最有效的药物之一，它能抑制多种炎性细胞活化和炎症因子合成与释放，减少微血管的渗漏，提高 β 受体的表达和敏感性，防止或减轻气道重塑，在哮喘治疗中的地位已得到肯定，成为哮喘治疗的基石。有口服、静脉和吸入两种不同剂型。糖皮质激素是目前被推荐长期抗感染治疗的最常用药物。常用的糖皮质激素有二丙酸倍氯米松、布地奈德、氟替卡松等。在中、低剂量吸入时全身不良反应少，少数患者可有口咽部念珠菌感染、咽喉不适或声音嘶哑等，用后洗漱咽喉可减轻局部反应和胃肠吸收。在较高剂量使用时，要注意全身不良反应，如儿童生长发育、肾上腺皮质功能减退和骨质疏松等。为减少糖皮质激素的用量，可与长效 β_2受体激动剂、茶碱或白三烯调节剂等药联合使用。根据《GINA 和中华医学会呼吸病分会哮喘诊治指南》推荐，泼尼松、泼尼松龙、甲泼尼龙和琥珀酸氢化可的松为常用的全身用糖皮质激素，多用于糖皮质激素无效或需短期加强治疗如哮喘急性发作时。泼尼松和泼尼松龙的剂量为 30～60 mg/d，分次口服。随症状减轻而递减至10 mg/d，合并使用吸入糖皮质激素，然后停用口服剂型，继续吸入糖皮质激素维持基础治疗。在重症患者需要静脉用甲泼尼龙和琥珀酸氢化可的松，前者的剂量通常为 80～160 mg/d；后者为200～800 mg/d，分次给予。

(2)白细胞三烯药物：白三烯是一种强有力的炎症递质，在哮喘发病机制中起重要作用，而且其合成和释放不受糖皮质激素抑制。研究显示，白三烯调节剂能有效预防和抑制白细胞三烯所导致的血管通透性增加、气道黏膜下嗜酸性粒细胞浸润及支气管痉挛等反应，能够缓解症状并改善肺功能，从而减少恶化。此外，还可以减少中重度哮喘患者糖皮质激素的用量，提高哮喘的控制率。白三烯合成阻断剂主要是 5-脂氧合酶抑制剂，它可以减少白细胞三烯的生成，从而改善哮喘患者气道炎症、水肿、支气管平滑肌收缩及黏液高分泌，能够明显改善肺功能，减少哮喘症状发作。常用的白三烯调节剂有受体拮抗剂(如扎鲁司特和孟鲁司特)和合成抑制剂 5-脂氧合酶抑制剂(齐留通)。扎鲁司特剂量 20 mg，2 次/天；孟鲁司特剂量 10 mg，1 次/天。不良反应少，主要有胃肠道反应、皮疹和转氨酶升高，停药后可恢复正常。目前齐留通在国内尚未上市。

(3)色甘酸钠和奈多罗米钠：这类药物除在吸入时有轻微刺激作用外，无其他毒副反应。根据 FDA 的药物妊娠期毒性分类，色甘酸钠属于 B 类药物，在妊娠期可作为肥大细胞稳定剂应用，全身吸收量不足 10%，并且不通过胎盘，可用于持续哮喘的妊娠患者。NAEPP 也指出，色甘酸钠是妊娠期间可以安全使用的药物。

2.缓解药物

(1)β_2受体激动剂：β_2受体激动剂通过对气道平滑肌和肥大细胞等细胞膜表面的 β_2受体的作用，激活腺苷酸环化酶，使细胞内的环磷酸腺苷(cAMP)含量增加。游离 Ca^{2+}减少，从而松弛支气管平滑肌，减少肥大细胞和嗜碱性粒细胞脱颗粒和递质的释放、降低微血管的通透性、增加气道上皮纤毛的摆动等，缓解哮喘症状，是控制哮喘急性发作的首选药物。但有研究表明，单独、规律使用β_2受体激动剂进行治疗，会使哮喘症状加重和肺功能下降，其机制可能与β_2受体激动剂引起β_2受体功能下调，气道反应性增加有关。β_2受体激动剂按作用维持时间长短分为短效和长效两类制剂。①常用的短效β受体激动剂(SABA)有沙丁胺醇、特布他林和非诺特罗等，多用其吸入剂型。起效迅速，作用时间为4～6 h，常被用于缓解症状。沙丁胺醇气雾剂，喷雾吸入，一般100～200 μg(即1～2揿)/次，必要时可每隔4～8 h吸入1次，但24 h内最多不宜超过8揿，该药在妊娠期哮喘治疗时，被列为C类用药：特布他林气雾剂，250～500 μg(1～2揿)/次，严重患者每次可增至1 500 μg(6揿)。必要时可每隔4～8 h吸入1次，该药在妊娠期哮喘治疗时，被列为B类用药。②常用的长效β_2受体激动剂有福莫特罗、沙美特罗及丙卡特罗等，作用时间为10～12 h，通常用其吸入剂型。长效β_2受体激动剂除舒张气道平滑肌外，尚有一定的抗感染症、增强黏液－纤毛运输功能的作用。沙美特罗吸入剂(压力定量气雾剂和干粉吸入剂)，给药后30 min起效，推荐剂量50微克/次，2次/天；福莫特罗(干粉吸入剂)，吸入后1～3 min起效，可用于缓解气道痉挛，推荐剂量4.5 μg，2次/天。也可酌情增加使用剂量，但任何1次都不宜超过6吸。每天总量不宜超过12吸。因长效β_2受体激动剂与糖皮质激素具有协同作用，目前多主张联合使用于哮喘长期维持治疗。β_2激动剂的缓释型或控释型制剂疗效维持时间较长，用于防治反复发作性哮喘和夜间哮喘。

(2)茶碱类：茶碱类除能抑制磷酸二酯酶，提高平滑肌细胞内的cAMP浓度外，还能拮抗腺苷受体，具有舒张支气管平滑肌作用，并具有强心、利尿、扩张冠状动脉、兴奋呼吸中枢和呼吸肌等作用。有研究资料显示，低浓度茶碱具有抗感染和免疫调节作用。茶碱可通过胎盘屏障，母体和脐带血清中的茶碱浓度无显著差异，易引起严重中毒和其他并发症。《NAEPP更新指南》中指出，妊娠期给予缓释茶碱(血药浓度在5～12 μg/mL)是安全的。①口服给药：包括氨茶碱和控(缓)释型茶碱。用于轻、中度哮喘发作和维持治疗。一般剂量为每天6～10 mg/kg。口服控(缓)释型茶碱后昼夜血药浓度平稳，平喘作用可维持12～24 h，尤适用于夜间哮喘发作的控制。茶碱、激素和抗胆碱药物联合应用具有协同效应。但本品与β_2受体激动剂联合应用时，易出现心率增快和心律失常应慎用并适当减少剂量。②静脉给药：对于发作前未用过氨茶碱的患者，可先用负荷剂量4～6 mg/kg，缓慢静脉注射，或以≤0.25 mg/(kg·min)静脉滴注，然后以0.6～0.8 mg/(kg·h)速率静脉滴注维持。静脉给药主要应用于重、危症哮喘。由于茶碱的"治疗窗"窄，且存在较大的个体差异，因此在有条件的情况下应监测其血药浓度，及时调整浓度和滴速，其安全、有效血浓度为6～15 μg/mL。主要不良反应为胃肠道症状(恶心、呕吐)，心血管症状(心动过速、心律失常、血压下降)及尿多，偶可兴奋呼吸中枢，严重者可引起抽搐乃至死亡。

(3)抗胆碱药物：吸入抗胆碱药物如溴化异丙托品、溴化氧托品和溴化泰乌托品(噻托溴铵)等，通过阻断M_3受体，降低迷走神经张力舒张支气管。其舒张支气管的作用比β_2受体激动剂弱，起效也较慢，但长期应用不易产生耐药，对老年人的疗效不低于年轻人。经pMDI吸入溴化异丙托品气雾剂，常用剂量为20～40 μg，3～4次/天；经雾化泵吸入溴化异丙托品溶液的常用剂量为50～125 μg，3～4次/天。溴化泰乌托品(噻托溴铵)是新近上市的长效抗胆碱药物，对M_1和M_3受体具有选择性抑制作用强，不良反应小，半衰期长，仅需18 μ/d吸入。本品与β_2受体激动剂联合应用具有协同、互补作用。对妊娠早期妇女和患有青光眼或前列腺肥大的患者应慎用。

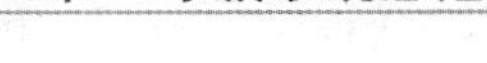

3.其他治疗方法

(1)细胞因子调节剂:哮喘是由多种细胞及其细胞因子参与的气道慢性、复杂炎症性疾病,其中一些细胞因子在哮喘的发作中起着重要作用。目前已研究出多种前炎性细胞因子拮抗剂,如抗IL-4、抗IL-5、抗IL-9、抗IL-13和抗TNF等。动物实验显示,对气道变应性炎症和气道高反应性具有一定的抑制作用,但缺乏足够的临床试验证据。一些抑炎性细胞因子具有抑制哮喘气道炎症的潜能,增加这些因子释放或刺激其受体或特殊的信号转导分子有可能成为哮喘治疗的新策略。

(2)基因治疗:哮喘是一种具有多基因遗传倾向的疾病,并已发现了多个与哮喘发病相关的候选基因。基因治疗是指运用DNA重组技术设法修复或调节细胞中有缺陷基因,使细胞恢复正常功能,以达到防治疾病的目的,主要包括基因置换、基因修正、基因修饰、基因灭活等方法。研究证实,基因治疗可有效抑制气道炎症,但仍面临较多困难,如基因转染效率低、影响因素复杂等,还处于探索阶段,但随着研究的不断深入,可以预测在未来此项技术将对哮喘的防治起着革命性的作用。

(3)抗IgE单抗:近年来的研究证实,过敏性和非过敏性哮喘患者炎性细胞的高亲和性IgE受体表达增加。抗IgE单抗奥美优单抗可与游离的IgE结合,抑制肥大细胞脱颗粒。研究表明,奥美优单抗能明显减少过敏性患者气管黏膜的IgE+和$Fc\varepsilon R_1$+细胞,下调变应性鼻炎患者嗜碱性粒细胞IgE受体的表达。有临床试验结果显示,按GINA方案4级治疗仍不能控制的重度过敏性哮喘患者,加用奥美优单抗治疗后,临床发作次数和急症就医次数明显减少,生活质量、呼气峰流速和哮喘评分明显改善。患者的不良反应和耐受性与安慰剂相似。

(4)变应原特异性免疫疗法:又称脱敏疗法(或称减敏疗法),通过皮下给予常见吸入变应原提取液(如尘螨、猫毛、豚草等),做定期反复皮下注射,剂量由低至高,以产生免疫耐受性,使患者脱(减)敏。此外,对于一些季节性发作的哮喘患者(多为花粉致敏者)可在发病季节前3~4个月开始短期免疫治疗,能有效防止哮喘发作。除皮下注射变应原这一经典给药途径外,口服或舌下(变应原)免疫疗法,已引起业界的广泛兴趣,其有效性尚待证实。

(5)支气管热成型治疗:支气管热成型疗法就是经支气管镜导入控温探头,以射频消融技术通过加温减少气道平滑肌量以改善哮喘的症状的一种新兴治疗技术。有研究发现术后持续使用糖皮质激素+长效β_2受体激动剂3个月,支气管热成型疗法组平均哮喘轻度发作次数和重度发作次数均较术前明显减少,有统计学意义,但对照组轻度发作次数治疗前后无明显统计学意义,FEV_1改善率在两组间也无明显差异。有研究表明对于中重度持续性哮喘患者,联合支气管热成型疗法的介入治疗比单纯应用糖皮质激素和长效β_2受体激动剂联合治疗能更好地达到哮喘控制,且在停用长效β_2受体激动剂后吸入糖皮质激素,仍能维持哮喘控制。但由于该技术应用时间尚短,目前还缺乏足够的循证医学证据,故对其远期疗效尚不能评估,有待深入研究。

(三)急性发作期治疗

治疗的目的:尽快缓解症状、解除气流受限和低氧血症,预防再次急性发作。

轻度和部分中度急性发作首先经鼻导管吸氧或经面罩吸氧,使PaO_2>8.0 kPa(60 mmHg)。迅速给予速效受体激动剂吸入,在第1个小时内每20 min吸入2~4揿。随后根据治疗反应,轻度急性发作可调整为每3~4个小时2~4揿,中度急性发作每1~2个小时6~10揿。如果对吸入性β_2受体激动剂反应良好(呼吸困难显著缓解,PEF>80%预计值或个人最佳值,且疗效维持3~4 h),通常不需要使用其他的药物。如果治疗反应不完全,尤其是在控制性治疗的基础上发生的急性发作，应尽早口服激素(泼尼松龙 0.5～1 mg/kg 或等效剂量的其他激素)，必要时到医院就诊。

对于大部分中度和所有重度以上哮喘发作患者均应到医院就医。在首诊第 1 个小时内，除吸氧、全身性使用糖皮质激素外，每 20 分钟吸入 SABA 一个剂量或连续雾化吸入沙丁胺醇7.5～10 mg，然后进行评估。如果仍属中度发作，有中等度症状、辅助呼吸肌活动，其 PEF 为预计值或个人最佳值的 60%～80%，除继续氧疗和糖皮质激素治疗外，每小时联合雾化吸入 SABA 和抗胆碱能药物如还属严重发作，症状严重，有三凹征，其 PEF%预计值或个人最佳值＜60%，既往有过高危性哮喘发学者，如因哮喘气管插管和机械通气者，1 年内曾因哮喘而住院或紧急就诊者，目前正在使用或近期停用口服糖皮质激素者，近期没有使用吸入糖皮质激素者，过度依赖于速效吸入型 β_2受体激动剂、尤其是那些 1 个月内使用一罐以上沙丁胺醇(或其他等效量)者，有精神或心理疾病、包括使用镇静剂者，对哮喘治疗方案依从性不佳者，除氧疗、全身用糖皮质激素和联合用支气管扩张剂外，可考虑静脉使用氨茶碱或 β_2受体激动剂或镁剂。1～2 h 后再次评估病情。如果疗效良好，没有呼吸窘迫，体检正常，PEF＞70%预计值，血氧饱和度＞90%，且在末次治疗后疗效维持 60 min，患者可以出院，进行维持治疗，在出院的初期可继续服用糖皮质激素，逐渐减量停用。如果对治疗反应不全，有轻、中度体征，PEF＜70%预计值或个人最佳值，血氧饱和度没有改善，尤其是对那些具有高危险因素的患者，应收住入院治疗。如果疗效差，症状严重，嗜睡、意识模糊，PEF＜30%预计值，$PaCO_2$＞6.0 kPa(45 mmHg)，PaO_2＜8.0 kPa(60 mmHg)，尤其对那些具有高危险因素的患者，应收重症监护病房进行治疗，并做好机械通气治疗的准备。住院后应进一步明确哮喘发作持续的原因，并予以纠正，继续使用上述治疗，危重者可在麻醉医师指导下试用麻醉剂如异氟醚吸入治疗，适时机械通气治疗。在机械通气治疗时，应首先尝试无创通气支持，在病情进一步加重，患者呼吸困难、极度疲劳、意识障碍或烦躁不安、PaO_2＜8.0 kPa(60 mmHg)、$PaCO_2$＞7.3 kPa(55 mmHg)、pH＜7.2、出现难以纠正的高乳酸血症或气胸时，应行有创机械通气。通气治疗的目的在于改善通气与氧合，避免肺的过度充气。以合适的小潮气量、低呼吸频率和尽可能长的呼气时间作为调整通气参数的原则。

(四)慢性持续期治疗

哮喘是一种与多基因遗传相关的慢性疾病，迄今为止尚无根治办法，因此急性发作过后的慢性持续期仍需长期治疗。根据其控制水平选择适当的治疗方案，既要考虑药物的疗效和安全性，也要考虑患者的实际状况，如经济收入和当地的医疗资源等。要为每一个初诊患者制定合适的哮喘防治计划，定期随访、监测，根据病情变化及时修订治疗方案。

1.降级治疗方法

当以现有治疗级别使哮喘获完全控制，并持续 3 个月以上时可考虑采用以下方法降级：当单独吸入中、高剂量的糖皮质激素时，可减少 50%。如仍能维持完全控制，在 3 个月后可再减量 50%，如此下去，直至一个可被接受的最低有效量，并维持相当一段时间(1 年)后考虑停药观察；当单独吸入低剂量的糖皮质激素时，可每天减少一次给药；当糖皮质激素＋长效 β_2受体激动剂联合治疗时，首先减少糖皮质激素的 50%，继续以长效 β_2受体激动剂联合治疗。每 3 个月调整 1 次糖皮质激素剂量(可减少每次量，或减少给药次数)，直至寻找到最低有效量仍获控制，则停用长效 β_2受体激动剂，继续单用最低有效量糖皮质激素 1 年。患者如未再发作，可考虑停药观察。当糖皮质激素联合其他非长效 β_2受体激动剂控制药治疗时，首先减糖皮质激素的 50%，并继续联合治疗。每 3 个月调整 1 次糖皮质激素剂量，直至寻找到最低有效量时，哮喘仍获控制。

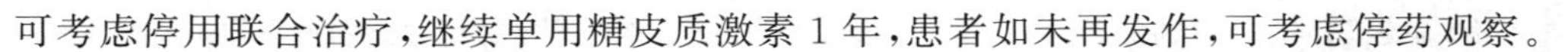

可考虑停用联合治疗，继续单用糖皮质激素1年，患者如未再发作，可考虑停药观察。

2.升级治疗方法

如果选择当前药物治疗方案，哮喘未控制，应升级治疗直至达到哮喘控制；选择当前药物治疗方案，哮喘仅得到部分控制，应考虑升级治疗以获得控制(如增加药物剂量或添加治疗药物)。升级方法若有诱因使哮喘症状加重时，可重复使用快速、短效或快速、长效的受体激动剂，直到诱因除去。如此种方法症状持续2 d以上，有必要对患者进行再次检查，酌情增加控制药物剂量。采用糖皮质激素＋长效β_2受体激动剂联合治疗时，如果当前治疗级别在3～4个月未能使哮喘完全控制，可升级治疗，并分析其疗效不佳的原因，糖皮质激素联合快速、长效β_2受体激动剂(福莫特罗)作为控制＋缓解治疗，在维持高水平控制、减少需全身性使用糖皮质激素或住院患者比例方面已得到证实，因此推荐在维持治疗的基础上，按需使用这一联合制剂以缓解哮喘症状。

其他缓解治疗包括吸入性抗胆碱能类药物、口服短效β_2受体激动剂、某些长效β_2受体激动剂和短效茶碱等。不建议规则使用短效和长效β_2受体激动剂，除非和吸入性糖皮质激素规则使用一起治疗。

对于我国贫困地区或低经济收入的哮喘患者，视其病情严重程度不同，可推荐使用：①吸入低剂量激素；②口服缓释茶碱；③吸入激素联合口服缓释茶碱；④口服激素和缓释茶碱等作为长期治疗方案。这些治疗方案的疗效与安全性需要进一步临床研究，尤其要监测长期口服激素可能引起的全身不良反应。

(五)哮喘的长期管理

尽管哮喘尚不能根治，但通过有效管理，通常可以实现哮喘控制。建立医患之间的合作关系是实现有效哮喘管理的首要措施。其目的是指导患者自我管理，对治疗目标达成共识，制定个体化的书面管理计划，包括自我监测、对治疗方案和哮喘控制水平周期性评估，在症状和(或)PEF提示控制水平变化时，应针对控制水平及时调整治疗方案以达到并维持哮喘控制。其中对患者进行哮喘教育是最基本的环节。越来越多的证据表明，患者的自我管理和吸入技术需要医务人员经常进行强化。只有规律地随访到患者，才能决定治疗的增减。常规间期的复诊时，应检查患者吸入器的使用方法，用药计划的执行程度和环境的控制情况等，并检查患者日记中所记录的症状，以及家庭PEF的记录。

(刘丹丹)

第四节 支气管结核

支气管结核是发生在气管、支气管黏膜或黏膜下层的结核病，因此也称支气管内膜结核。

支气管结核在抗结核化疗前时代发病率很高。Auerbach曾报道对1 000例肺结核尸体解剖，发现有41.0%患者有支气管结核。黄家驷亦曾报道，肺结核患者中42.7%有支气管结核。但是在抗结核化疗时代，支气管结核的发病率较前明显减少。有学者报告对1 000例结核病患者尸检中发现支气管结核者仅42例，占4.2%。值得指出的是，支气管结核的发病率与病例选择有明显关系。如果对结核患者无选择性地进行支气管镜检查，则支气管结核的发病率低，如选择有支气管结核症状的患者做检查，则发病率高。支气管结核的发病率又与肺结核病情有关，重症结核、有空洞者及痰结核菌阳性的肺结核患者，支气管结核的发病率较轻症、无空洞，痰菌阴性者高了3倍。另据国外统计，支气管结核发病率农村高于城郊，城郊高于城市，这可能与农村重症结核患者较多，且治疗不规则有关。

支气管结核女性多于男性，男、女性比例为1∶4.2，各年龄组均可发生。多数支气管结核继发于肺结核，以20～29岁年龄组占多数，少数继发于支气管淋巴结结核，以儿童及青年为多。近年由于肺结核患病趋向老年化，老年患支气管结核有增加的趋势。

一、发病机制与病理

(一)发病机制

支气管结核均为继发性，多数继发于肺结核，少数继发于支气管淋巴结结核，经淋巴和血行播散引起支气管内膜结核者极少见。

1.结核菌接触感染

此为支气管结核最常见的感染途径。气管支气管是呼吸通道，结核患者含有大量结核菌的痰液通过气管，或空洞、病灶内的含结核菌的干酪样物质通过引流支气管时，直接侵及支气管黏膜，或经黏液腺管口侵及支气管壁。

2.邻近脏器结核病波及支气管

肺实质结核病进展播散时波及支气管，肺门及纵隔淋巴结发生结核性干酪样坏死时，可浸润穿破邻近支气管壁，形成支气管结核或支气管淋巴瘘，个别脊柱结核患者的椎旁脓肿可波及气管、支气管，形成脓肿支气管瘘。

3.淋巴血行感染

结核菌沿支气管周围的淋巴管、血管侵及支气管，病变首先发生在黏膜下层，然后累及黏膜层，但这种淋巴血行感染的发生机会较少。

(二)病理改变

支气管结核早期组织学改变为黏膜表面充血、水肿，分泌物增加，黏膜下形成结核结节和淋巴细胞浸润。此种改变与一般非特异性炎症不易区别。当病变继续发展，可产生支气管黏膜萎缩及纤维组织增生，当病变发生干酪样坏死时，可形成深浅不一、大小不等的结核性溃疡，底部充满肉芽组织，表面覆以黄白色干酪样物，肉芽组织向管腔内生长，可造成管腔狭窄或阻塞。

通过合理有效的抗结核治疗，随着炎症消退、溃疡愈合，少数狭窄或阻塞的支气管可获得缓解，但多数随着支气管壁弹性组织破坏和纤维组织增生，狭窄或阻塞情况反而加重，引起肺不张、肺气肿、张力性空洞及支气管扩张等并发症。

当气管支气管旁淋巴结干酪样坏死时，淋巴结可发生破溃穿透支气管壁，形成支气管－淋巴瘘，瘘孔多为单发，亦可数个同时或相继发生。干酪样物排空后，淋巴结可形成空洞，成为排菌源泉。

二、临床表现

支气管结核患者的临床症状视病变范围、程度及部位有所不同。

(一)咳嗽

几乎所有的支气管结核患者都有不同程度的咳嗽。典型的支气管结核的咳嗽是剧烈的阵发性干咳。镇咳药物不易制止。

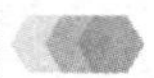

(二)喘鸣

支气管结核时,黏膜可发生充血、水肿、肥厚等改变,常造成局部的管腔狭窄,气流通过狭窄部时,便会发生喘鸣。发生于小支气管狭窄所致的喘鸣,只有用听诊器才能听到,发生于较大支气管的喘鸣,患者自己就能听到。

(三)咯血

气管支气管黏膜有丰富的血管供血。支气管结核时,黏膜充血,毛细血管扩张、通透性增加。患者剧烈咳嗽时,常有痰中带血或少量咯血,溃疡型支气管结核或支气管淋巴瘘患者可因黏膜上的小血管破溃而发生少量或中等量咯血,个别患者发生大咯血。

(四)阵发性呼吸困难

呼吸困难程度因病情而异。有支气管狭窄的患者,如有黏稠痰液阻塞了狭窄的管腔,患者可发生一时性的呼吸困难。当痰液咯出后,支气管又通畅,呼吸困难即可解除。淋巴结内干酪样物质突然大量破入气管腔内时,可导致严重呼吸困难,甚至可发生窒息。

三、辅助检查

(一)纤维支气管镜检查

纤维支气管镜检查是诊断支气管结核的主要方法。支气管镜不但能直接窥视支气管黏膜的各种病理改变,而且通过活检、刷检、灌洗等检查手段,可获得病因学诊断的依据。但是支气管镜检查时支气管结核的发现率各学者的报告有很大的差别。造成这种情况的原因很多,其中一个很重要的原因是不同学者对纤维支气管镜下支气管结核诊断标准的认识和理解常有很大的不同。例如,同样的支气管黏膜充血、水肿,不同医师可能作出不同的诊断。因此每个进行支气管镜检查的医师应当认真考虑自己在支气管镜检查时所采用的诊断标准,其正确性到底如何。最好的鉴定办法是肺切除标本病理检查和(或)支气管黏膜活体组织检查与支气管镜诊断做对照。北京市结核病研究所气管镜室曾对208例患者进行了肺切除标本病理检查与气管镜诊断的对照研究,结果显示,支气管镜诊断正确率为62.9%,诊断不正确者占37.1%,其中结核误诊率为4.3%,而结核漏诊率为32.8%。分析漏诊的原因主要为支气管结核的结核病变位于黏膜下,而黏膜完全正常,因此支气管镜无法发现病变(占有28.9%);黏膜及黏膜下均有结核病变,但黏膜病变是微小结核结节,而主要病变位于黏膜下层(占13.2%);仅黏膜有微小、局限的结核结节(占57.9%)。国内外文献曾有学者称这种支气管镜难以发现的微小黏膜或黏膜下结核病变为“隐性支气管结核”。

支气管结核的纤维支气管镜所见通常可分为以下五种类型。

1.浸润型

表现为局限性或弥漫性黏膜下浸润。急性期黏膜高度充血、水肿、易出血,慢性期黏膜苍白、粗糙呈颗粒状增厚,软骨环模糊不清,可产生不同程度的狭窄,黏膜下结核结节或斑块常呈黄白色乳头状隆起突入管腔,可破溃坏死,也可痊愈而遗留瘢痕。

2.溃疡型

可继发于浸润型支气管结核或由支气管淋巴结核溃破而引起,黏膜表面有散在或孤立的溃疡,溃疡底部有肉芽组织,有时溃疡被一层黄白色干酪样坏死物覆盖,如坏死物质阻塞管腔或溃疡底部肉芽组织增生,常可引起管腔阻塞。

3.增殖型

主要是增生的肉芽组织呈颗粒状或菜花状向管腔凸出，易出血，可发生支气管阻塞或愈合而形成瘢痕。

4.纤维狭窄型

为支气管结核病变的愈合阶段。支气管黏膜纤维性病变，常造成管腔狭窄，严重者管腔完全闭塞。

5.淋巴结支气管瘘

(1)穿孔前期：支气管镜下可见局部支气管因淋巴结管外压迫而管壁膨隆，管腔狭窄，局部黏膜充血、水肿或增厚。

(2)穿孔期：淋巴结溃破入支气管腔，形成瘘孔，支气管腔除有管外压迫外，局部黏膜可见小米粒大小的白色干酪样物质冒出，犹如挤牙膏状，用吸引器吸除干酪样物后，随着咳嗽又不断有干酪样物从此处冒出，瘘孔周围黏膜可有严重的充血水肿。

(3)穿孔后期：原瘘孔处已无干酪样物冒出，呈光滑的凹点，周围黏膜大致正常，有时瘘孔及周围黏膜有黑灰色炭疽样物沉着，呈现“炭疽样”瘘孔，此种陈旧性瘘孔可持续数年不变。

(二)X线检查

1.直接影像

胸部透视或X线片不易显示气管、支气管结核。断层摄影可能显示支气管内有肉芽、息肉。管腔狭窄等改变。支气管造影术不但可以清晰显示上述改变，有时还可显示溃疡性病变及淋巴结支气管瘘。

2.间接影像

胸部X线检查发现张力性空洞、肺不张、局限性阻塞性肺气肿、不规则支气管播散病变，提示可能有支气管结核。

四、诊断

根据病史、症状、体征、X线胸片及痰结核菌检查，多数患者可以确诊支气管结核。对于尚不能确诊的病例，可作纤维支气管镜检查，必要时通过活检、刷检及支气管灌洗等检查进一步明确诊断。

凡是原因不明的咯血、咳嗽持续2周以上或胸部经常出现局限性或一侧性哮鸣音，或胸片上出现肺不张、肺门浸润、肺门肿块影、肺门附近张力性空洞或不规则支气管播散病灶者，应做痰涂片检查和进一步的选择性X线检查，排除支气管结核。

原因不明的下列患者应做纤维支气管镜检查以了解有无支气管结核存在：①剧烈干咳或伴有少量黏稠痰超过1个月，胸片上无活动性病灶，抗生素、平喘药治疗无效者；②反复咯血超过1个月，尤其是肺门有钙化灶者；③经常出现局限性或一侧性哮鸣音者；④反复在肺部同一部位发生炎症者；⑤肺不张者。

五、治疗

(一)全身抗结核治疗

无论是单纯的或并发于肺结核的气管、支气管结核均应进行有效的、合理的全身抗结核药物治疗。

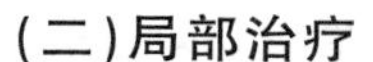

(二)局部治疗

由于支气管黏膜有丰富的血运供应，因此全身治疗时，支气管黏膜多能达到有效的药物浓度，因此局部治疗并不是必需的。但如经一定时期的常规抗结核药物治疗而效果不够理想，病变仍较严重，或临床症状明显时，可并用下述局部治疗。

1.雾化吸入

可选用局部刺激性较小的药物，如异烟肼 0.2 g 和链霉素 0.25～0.5 g 溶于生理盐水 3～5 mL进行雾化吸入，每天 1～2 次，疗程 1～2 个月。

2.支气管镜下治疗

深而广泛的溃疡型和肉芽肿型支气管结核，可在全身化疗的同时配合纤维支气管镜下局部给药治疗，每周1 次，纤维支气管镜下用活检钳或刮匙，分次清除局部干酪样坏死物和部分肉芽组织，局部病灶黏膜下注入利福霉素每次 125 mg，8～12 次为 1 个疗程。

北京市结核病胸部肿瘤研究所对 62 例支气管内膜结核患者给予全身化疗合并支气管镜下局部给药治疗，取得较好的疗效。其中溃疡型内膜结核 18 例，肉芽肿型内膜结核 44 例，气管内注入利福霉素每周每次 125 mg，经注药 5～12 次，62 例患者中 50 例(82.5%)管腔阻塞解除或改善，12 例(17.5%)无效。本组患者中 17 例患者气管内给药前痰菌阳性已持续 1 年以上，经气管内注药治疗后12 例管腔复通，痰菌阴转。

3.其他

近年来，对于瘢痕狭窄型支气管内膜结核，国内外开展安置镍钛合金支气管支架的治疗方法，对于缓解阻塞性炎症及肺不张，改善肺功能有一定疗效。

(王冠军)

第五节　肺　结　核

一、病原学

结核菌在分类学上属于放线菌目、分枝杆菌科、分枝杆菌属，分人型、牛型、非洲型和鼠型 4 型。对人类致病的主要为人型结核菌，牛型菌很少，非洲分枝杆菌见于赤道非洲，是一种过渡类型，西非国家分离菌株倾向于牛型分枝杆菌，而东非国家分离株更类似于人型分枝杆菌。田鼠分枝杆菌对人无致病力。结核菌细长而稍弯，约 0.4 μm×4.0 μm，两端微钝，不能运动，无荚膜、鞭毛或芽孢；严格需氧；不易染色，但经品红加热染色后不能被酸性乙醇脱色，故称抗酸杆菌。结核菌对不利环境和某些理化因子有抵抗力。在阴湿处能生存 5 个月以上，干燥痰标本内可存活 6～8 个月，−8 ℃～−6 ℃下能存活 4～5 个月。结核菌不耐热，对紫外线亦甚敏感，故常采用加热或紫外线进行消毒，而高压蒸汽(120 ℃)持续 30 min 是最佳的灭菌方法。结核菌培养的营养要求较高、生长缓慢，人型菌的增殖周期为 15～20 h，至少需要 2 周才有可见菌落。菌落多呈粗糙型，光滑型菌落大多表示毒力减低。结核菌细胞壁富含脂质，约占细胞壁的 60%，是抗酸着色反应的主要物质基础，具有介导肉芽肿形成和促进细菌在吞噬细胞内存活的作用。细胞壁中尚含脂多糖，其中脂阿拉伯甘露聚糖(lipoarabanmannan，LAM)具有广泛的免疫原性，生长中的结核菌能大量产生，是血清学诊断中应用较多的一类抗原物质。结核菌的菌体主要是蛋白质，占菌体干重的50%。依据蛋白抗原定位结核蛋白可区分为分泌蛋白、胞壁蛋白和热休克蛋白。结核蛋白被认为是变态反应的反应原，已鉴定出数十个蛋白抗原，部分已用于免疫血清学诊断，但迄今尚缺少特异性很高的蛋白抗原。目前结核菌标准菌株 H37RV 全染色体测序已经完成，全基因组约由 4 411 532 个碱基对组成，鸟嘌呤/胞嘧啶(G+C)高达 65.6%，约含 4 000 个基因，但病原性的分子基础即病原性基因及其编码的致病因子(蛋白质表型)尚不清楚。

二、流行病学

(一)流行环节

1.传染源

传染性肺结核患者排菌是结核传播的主要来源。带菌牛乳曾是重要传染源，现已很少见。但我国牧区仍需重视牛乳的卫生消毒和管理。

2.传播途径

主要为患者与健康人之间经飞沫传播。排菌量愈多，接触时间愈长，危害愈大；直径 1～5 μm的飞沫最易在肺泡沉积，情绪激昂的讲话、用力咳嗽，特别是打喷嚏所产生的飞沫直径小、影响大。患者随地吐痰，痰液干燥后结核菌随尘埃飞扬，亦可造成吸入感染。经消化道、胎盘、皮肤伤口感染均属罕见。

3.易感人群

生活贫困、居住拥挤、营养不良等是经济不发达社会中人群结核病高发的原因。婴幼儿、青春后期和成人早期尤其是该年龄期的女性以及老年人结核病发病率较高，可能与免疫功能不全或改变有关。某些疾病如糖尿病、硅肺、胃大部分切除后、麻疹、百日咳等常易诱发结核病；免疫抑制者，尤其好发结核病。

(二)流行现状

目前估计全球有 20 亿结核菌感染者，现患结核病例 2 000 万人，年新发病例 800 万～900 万人，其中半数以上为传染性肺结核，每年约有 300 万人死于结核病，占各种原因死亡数的 7%、各类传染病死亡数的 19%。目前我国结核病控制取得了很大成绩，但仍然是世界结核病的高负担国家。目前我国正面临 HIV/AIDS 流行，与结核病形成双重夹击的严重威胁，加之在管理方面还存在不足，形势非常严峻。我国政府正履行承诺，运用现代控制技术，并实施治疗费用的减免政策，推进全国防治工作。

三、发病机制

(一)结核菌感染的宿主反应及其生物学过程

结核菌入侵宿主体内，从感染、发病到转归均与多数细菌性疾病有显著不同，宿主反应具有特殊意义。结核菌感染引起的宿主反应分为 4 期。①起始期：入侵呼吸道的结核菌被肺泡巨噬细胞吞噬，因菌量、毒力和巨噬细胞非特异性杀菌能力的不同，被吞噬结核菌的命运各异，若在出现有意义的细菌增殖和宿主细胞反应之前结核菌即被非特异性防御机制清除或杀灭，则不留任何痕迹或感染证据，如果细菌在肺泡巨噬细胞内存活和复制，便扩散至邻近非活化的肺泡巨噬细胞，形成早期感染灶。②T 细胞反应期：由 T 细胞介导的细胞免疫(cell mediated immunity，CMI)和迟发型变态反应(delay type hypersensitivity，DTH)在此期形成，从而对结核病发病、演

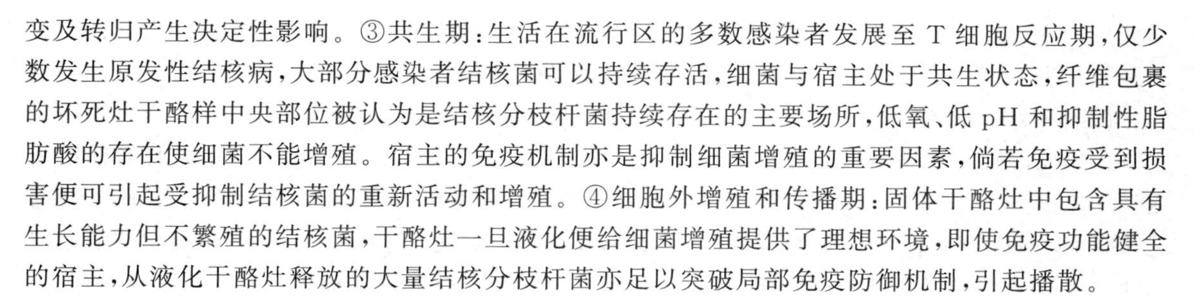

变及转归产生决定性影响。③共生期：生活在流行区的多数感染者发展至T细胞反应期，仅少数发生原发性结核病，大部分感染者结核菌可以持续存活，细菌与宿主处于共生状态，纤维包裹的坏死灶干酪样中央部位被认为是结核分枝杆菌持续存在的主要场所，低氧、低pH和抑制性脂肪酸的存在使细菌不能增殖。宿主的免疫机制亦是抑制细菌增殖的重要因素，倘若免疫受到损害便可引起受抑制结核菌的重新活动和增殖。④细胞外增殖和传播期：固体干酪灶中包含具有生长能力但不繁殖的结核菌，干酪灶一旦液化便给细菌增殖提供了理想环境，即使免疫功能健全的宿主，从液化干酪灶释放的大量结核分枝杆菌亦足以突破局部免疫防御机制，引起播散。

（二）CMI 和 DTH

CMI是宿主获得性抗结核保护作用的最主要机制。结核分枝杆菌经 C_3 调理作用而被巨噬细胞吞噬，在细胞内酸性环境下其抗原大部分被降解，一部分则与胞体内的Ⅰa分子耦联成复合物而被溶酶体酶消化，并被转移至细胞膜和递呈给Th细胞，作为第一信号。在这一过程中伴随产生的淋巴细胞激活因子（LAF）即IL-1成为第二信号，两者共同启动T细胞应答反应。CMI以 $CD4^+$ 细胞最重要，它产生和释放多种细胞因子放大免疫反应。$CD8^+$ 参与Th1/Th2调节。与CMI相伴的DTH是结核病免疫反应另一种形式，长期以来认为两者密不可分，只是表现形式不同。近年来大量的研究表明，DTH和CMI虽然有些过程和现象相似，但两者本质不同：①刺激两种反应的抗原不同，结核菌核糖体RNA能激发CMI，但无DTH；结核蛋白及脂质D仅引起DTH，而不产生CMI。②介导两种反应的T细胞亚群不同，DTH是由TDTH细胞介导的，而介导CMI的主要是Th细胞，Tc在两种反应都可以参与作用。③菌量或抗原负荷差异和Th1/Th2偏移，感染结核菌后机体同时产生Th1＋Th2介导的免疫反应，在菌量少、毒力低或感染早期Th1型反应起主导作用，表现为CMI为主；而菌量大、毒力强或感染后期，则向Th2型反应方向偏移，出现以DTH为主的反应。④起调节作用的细胞因子（cytokines，CKs）不同，调节CMI效应的CKs很多，而DTH引起组织坏死的主要是TNF。⑤对结核菌的作用方式不同，CMI通过激活巨噬细胞来杀灭细胞内吞噬的结核菌，而DTH则通过杀死含菌而未被激活的巨噬细胞及其邻近的细胞组织，以消除十分有利于细菌生长的细胞内环境。关于DTH是否对抗结核保护反应负责或参与作用，在很大程度上取决于DTH反应的程度。轻度DTH可以动员和活化免疫活性细胞，并能直接杀伤靶细胞，使感染有结核菌的宿主细胞死亡而达到杀菌功效。比较剧烈的DTH则造成组织溃烂、坏死液化和空洞形成，已被吞噬的结核菌释放至细胞外，取得养料，从而进行复制和增殖，并引起播散。总体上DTH的免疫损伤超过免疫保护作用。

四、病理

（一）渗出型病变

表现为组织充血、水肿，随之有中性粒细胞、淋巴细胞、单核细胞浸润和纤维蛋白渗出，可有少量类上皮细胞和多核巨细胞，抗酸染色可见到结核菌。其发展演变取决于DTH和CMI，剧烈DTH可导致病变坏死，进而液化，若CMI强或经有效治疗，病变可完全吸收，不留痕迹或残留纤维化，或演变为增生型病变。

（二）增生型病变

典型表现为结核结节，其中央为巨噬细胞衍生而来的朗罕巨细胞，周围由巨噬细胞转化来的类上皮细胞成层排列包绕。在类上皮细胞外围还有淋巴细胞和浆细胞散在分布与覆盖。增生型病变另一种表现是结核性肉芽肿，多见于空洞壁、窦道及其周围以及干酪坏死灶周围，由类上皮细胞和新生毛细血管构成，其中散布有朗罕巨细胞、淋巴细胞及少量中性粒细胞。

(三)干酪样坏死

为病变恶化的表现。干酪样坏死灶可以多年不变，坏死病变中结核菌很少。倘若局部组织变态反应剧烈，干酪样坏死组织发生液化，经支气管排出即形成空洞，其内壁含有大量代谢活跃、生长旺盛的细胞外结核菌，成为支气管播散的来源。在有效化疗作用下，空洞内结核菌的消灭和病灶的吸收使空洞壁变薄并逐渐缩小，最后空洞完全闭合。有些空洞不能完全关闭，但结核的特异性病变均告消失，支气管上皮细胞向洞壁内伸展，成为净化空洞，亦是空洞愈合的良好形式。有时空洞引流支气管阻塞，其中坏死物浓缩，空气被吸收，周围逐渐为纤维组织所包绕，形成结核球，病灶较前缩小并可以保持稳定，但一旦支气管再通，空洞出现，病灶重新活动。

由于机体反应性、免疫状态、局部组织抵抗力的不同，入侵菌量、毒力、类型和感染方式的差别，以及治疗措施的影响，上述 3 种基本病理改变可以互相转化、交错存在，很少单一病变独立存在，而以某一种改变为主。

五、临床表现

(一)发病过程与临床类型

1.原发型肺结核

指初次感染即发病的肺结核，又称初染结核。典型病变包括肺部原发灶、引流淋巴管和肺门或纵隔淋巴结的结核性炎症，三者联合称为原发复合征。有时 X 线上仅显示肺门或纵隔淋巴结肿大，也称支气管淋巴结结核。多见于儿童，偶尔见于未受感染的成年人。原发性病灶多好发于胸膜下通气良好的肺区如上叶下部和下叶上部。其时机体尚未形成特异性免疫力，病菌沿所属淋巴管到肺门淋巴结，进而可出现早期菌血症。4～6 周免疫力形成，原发灶和肺门淋巴结炎消退，90％以上不治自愈。倘若原发感染机体不能建立足够免疫力或变态反应强烈，则发展为临床原发性肺结核。少数严重者肺内原发灶可成为干酪性肺炎；淋巴结干酪样坏死破入支气管引起支气管结核和沿支气管的播散；肿大淋巴结压迫或大量坏死物破入和阻塞支气管可出现肺不张；早期菌血症或干酪性病变蚀及血管可演进为血行播散性结核病。

2.血行播散型肺结核

大多伴随于原发性肺结核，儿童较多见。在成人，原发感染后隐潜性病灶中的结核菌破溃进入血液，偶尔由于肺或其他脏器继发性活动性结核病灶侵蚀邻近淋巴血道而引起。本型肺结核发生于免疫力极度低下者。急性血行播散型肺结核常伴有结核性脑膜炎和其他脏器结核。

3.继发性肺结核

由于初染后体内潜伏病灶中的结核菌重新活动和释放而发病，少数可以为外源性再感染，特别是 HIV/AIDS 时。本型是成人肺结核的最常见类型。常呈慢性起病和经过，但也有呈急性发病和急性临床过程者。由于免疫和变态反应的相互关系及治疗措施等因素影响，继发性肺结核在病理和 X 线形态上又有渗出浸润型肺结核、增生型肺结核、纤维干酪型肺结核、干酪型肺炎、空洞型肺结核、结核球(瘤)、慢性纤维空洞型肺结核等区分。继发性肺结核好发于两肺上叶尖后段或下叶尖段，肺门淋巴结很少肿大，病灶趋于局限，但易有干酪坏死和空洞形成，排菌较多，在流行病学上更具重要性。

(二)症状与体征

1.全身症状

发热为肺结核最常见的全身性毒血症状,多数为长期低热,每天于午后或傍晚开始,次晨降至正常,可伴有倦怠、乏力、夜间盗汗。当病灶急剧进展扩散时则出现高热,呈稽留热或弛张热热型,可以有畏寒,但很少寒战。其他全身症状有食欲减退、体质量减轻、妇女月经不调、易激惹、心悸、面颊潮红等轻度毒血和自主神经功能紊乱症状。

2.呼吸系统症状

(1)咳嗽、咳痰:浸润性病灶咳嗽轻微,干咳或仅有少量黏液痰。有空洞形成时痰量增加,若伴继发感染,痰呈脓性。合并支气管结核时则咳嗽加剧,可出现刺激性呛咳,伴局限性哮鸣或啸鸣。

(2)咯血:1/3～1/2 患者在不同病期有咯血。结核性炎症使毛细血管通透性增高,常表现血痰;病变损伤小血管则血量增加;若空洞壁的动脉瘤破裂则引起大咯血,出血可以源自肺动脉,亦可来自支气管动脉。凡合并慢性气道疾病、心肺功能损害、年迈、咳嗽反射抑制、全身衰竭等,使气道清除能力减弱,咯血容易导致窒息。咯血易引起结核播散,特别是中大量咯血时,咯血后的持续高热常是有力提示。

(3)胸痛:部位不定的隐痛为神经反射引起。固定性针刺样痛随呼吸和咳嗽加重,而患侧卧位症状减轻,常是胸膜受累的缘故。

(4)气急:重度毒血症状和高热可引起呼吸频率增加。真正气急仅见于广泛肺组织破坏、胸膜增厚和肺气肿,特别是并发肺心病和心肺功能不全时。

3.体征

取决于病变性质、部位、范围或程度。病灶以渗出型病变为主的肺实变且范围较广或干酪性肺炎时,叩诊浊音,听诊闻及支气管呼吸音和细湿啰音。继发性肺结核好发于上叶尖后段,于肩胛间区闻及细湿啰音,极大提示有诊断价值。空洞性病变位置浅表而支气管引流通畅时,有支气管呼吸音或伴湿啰音;巨大空洞可出现带金属调的空瓮音,现已很少见。慢性纤维空洞性肺结核的体征有患侧胸廓塌陷、气管和纵隔向患侧移位、叩诊浊音、听诊呼吸音降低或闻及湿啰音,以及肺气肿征象。支气管结核有局限性哮鸣音,特别是于呼气或咳嗽末。

4.特殊表现

(1)变态反应:多见于青少年女性。临床表现类似风湿热,故有人称其为结核性风湿症。多发性关节痛或关节炎,以四肢大关节较常受累。皮肤损害表现为结节性红斑及环形红斑,前者多见,好发于四肢尤其是四肢伸侧面及踝关节附近,此起彼伏,间歇性出现。常伴有长期低热。水杨酸制剂治疗无效。其他变态反应表现有类白塞病、滤泡性结膜角膜炎等。

(2)无反应性结核:一种严重的单核吞噬细胞系统结核病,亦称结核性败血症。肝、脾、淋巴结或骨髓以及肺、肾等呈严重干酪样坏死,其中有大量成簇结核菌,而缺乏类上皮细胞和巨细胞反应,渗出性反应亦极轻微,见于极度免疫抑制的患者。临床表现为持续高热、骨髓抑制或见类白血病反应。呼吸道症状和胸部 X 线表现往往很不明显或者缺如。无反应性结核病易误诊为败血症、白血病、伤寒、结缔组织病等。

六、实验室与辅助检查

(一)病原学检查

1.痰涂片显微镜检查

痰标本涂片萋-尼染色找抗酸杆菌具有快速、简便等优点。厚涂片可提高检测阳性率。荧光染色检查不需油镜，视野范围广、敏感性高，但容易有假阳性。抗酸染色直接镜检不能区分结核和非结核分枝杆菌（nontuberculous mycobacteria，NTM），但在我国非结核分枝杆菌病相对较少，涂片找到抗酸杆菌绝大多数为结核分枝杆菌，可以提示诊断。

2.结核菌培养

敏感性和特异性高。培养后可进行药物敏感试验，随着耐多药结核菌增多，药物敏感试验愈显重要。结核菌培养传统方法至少 1 个月，近来应用 BactecTB 系统进行培养和早期鉴定，可以缩短至两周左右，药物敏感试验通常在培养阳性后的 4～6 d 即可完成。

3.分子生物学检测

聚合酶链反应（PCR）技术可以将标本中微量的结核菌 DNA 加以扩增。一般镜检仅能检测每毫升 10^4～10^5 条菌，而 PCR 可检出 1～100 fg 结核菌 DNA（相当于每毫升 1～20 条菌）。但 DNA 提取过程遭遇污染等技术原因可以出现假阳性，而且 PCR 无法区别活菌和死菌，故不能用于结核病的治疗效果评估、流行病学调查等。目前 PCR 检测仅推荐在非结核分枝杆菌病高发地区涂片抗酸杆菌阳性病例，用来快速区分结核与非结核分枝杆菌。

4.结核菌抗原与抗体检测

采用 ELISA 方法检测痰标本中结核菌抗原的结果差异甚大，可能与痰标本中结核菌抗原分布不甚均匀有关。采用不同的抗原（如 A60、LAM 等）检测肺结核患者血标本中结核菌 IgG 的诊断价值尚不肯定。

5.γ-干扰素释放试验（interferon-gamma release assays，IGRA）

采用结核分枝杆菌比较特异性抗原（卡介苗和绝大多数非结核分枝杆菌所不具有），包括早期分泌性抗原靶 6（ESAT-6）和培养滤过蛋白-10（CFP-10），在体外刺激血液单核细胞释放干扰素-γ，对后者加以测定。操作过程很少受干扰，报告结果快（24 h）。IGRA 敏感性 70％左右，虽然尚欠理想，但特异性大多在 95％以上。

（二）影像学检查

后前位普通胸部 X 线检查是诊断肺结核十分有用的辅助方法。它对了解病变部位、范围、性质及其演变有帮助，典型 X 线改变有重要诊断参考价值。胸部 X 线片诊断肺结核缺乏特异性，尤其病变在非好发部位及形态不典型时更是如此。胸部 CT 检查有助于微小或隐蔽性肺结核病灶的发现和结节性病灶的鉴别诊断。耐多药肺结核病考虑外科手术治疗时，需要比较精确地了解病变累及范围，可考虑胸部 CT 检查。

（三）结核菌素（简称结素）皮肤试验（tuberculin skin test，TST）

结素是结核菌的代谢产物，从长出结核菌的液体培养基提炼而成，主要成分为结核蛋白，目前国内均采用国产结素纯蛋白衍生物（purified protein derivative，PPD）。我国推广的试验方法是国际通用的皮内注射法（Mantoux 法）。将 PPD 5 U（0.1 mL）注入左前臂内侧上中 1/3 交界处皮内，使局部形成皮丘。48～96 h（一般为 72 h）观察局部硬结大小。判断标准为硬结直径＜5 mm为阴性反应，5～9 mm 为一般阳性反应，10～19 mm 为中度阳性反应，≥20 mm 或不足 20 mm但有水疱或坏死为强阳性反应。美国则根据不同年龄、免疫状态、本土居民还是移民（来自何地）等对 TST 判断有不同标准。结素试验的主要用途：①社区结核菌感染的流行病学调查或接触者的随访；②监测阳转者，适用于儿童和易感高危对象；③协助诊断。目前所用结素（抗原）并非高度特异。许多因素可以影响反应结果，如急性病毒感染或疫苗注射、免疫抑制性疾病或药物、营养不良、结节病、肿瘤、其他难治性感染、老年人迟发变态反应衰退者，可以出现假阴

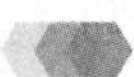

性。有少数患者已证明活动性结核病,并无前述因素影响,但结素反应阴性,即“无反应性”。尽管结素试验在理论和解释上尚存在困惑,但在流行病学和临床上仍是有用的。阳性反应表示感染,在3岁以下婴幼儿按活动性结核病论;成人强阳性反应提示活动性结核病可能,应进一步检查;阴性反应特别是较高浓度试验仍阴性则可排除结核病;菌阴肺结核诊断除典型X线征象外,必须辅以结素试验阳性以佐证。

(四)纤维支气管镜检查

经纤维支气管镜对支气管或肺内病灶钳取活组织做病理学检查,同时采取刷检、冲洗或吸引标本用于结核菌涂片和培养,有利于提高肺结核的诊断敏感性和特异性,尤其适用于痰涂阴性等诊断困难患者。纤维支气管镜对于支气管结核的诊断和鉴别诊断尤其具有价值。

七、诊断与鉴别诊断

(一)诊断

1.病史与临床表现

轻症肺结核病例可以无症状而仅在X线检查时发现,即使出现症状亦大多缺少特异性,但病史和临床表现仍是诊断的基础,凡遇下列情况者应高度警惕结核病的可能性:①反复发作或迁延不愈的咳嗽咳痰,或呼吸道感染经抗生素治疗3～4周仍无改善;②痰中带血或咯血;③长期低热或所谓“发热待查”;④体检肩胛间区有湿啰音或局限性哮鸣音;⑤有结核病诱因或好发因素,尤其是糖尿病、免疫抑制性疾病和接受激素或免疫抑制剂治疗者;⑥有关节疼痛和皮肤结节性红斑、滤泡性结膜角膜炎等变态反应性表现;⑦有渗出性胸膜炎、肛瘘、长期淋巴结肿大既往史以及婴幼儿和儿童有家庭开放性肺结核密切接触史者。

2.诊断依据

(1)菌阳肺结核。痰涂片和(或)培养阳性,并具有相应临床和X线表现,确诊肺结核。

(2)菌阴肺结核。符合以下4项中至少3项临床诊断成立:①典型肺结核临床症状和肺部X线表现;②临床可排除其他非结核性肺部病患;③PPD(5 U)阳性或血清抗结核抗体阳性;④诊断性抗结核治疗有效。必要时应做纤维支气管镜采集微生物标本和活检标本通过微生物学和(或)组织病理学确诊。

3.活动性判定

确定肺结核有无活动性对治疗和管理十分重要,是诊断的一个重要内容。活动性判断应综合临床、X线表现和痰菌决定,而主要依据是痰菌和X线。痰菌阳性肯定属活动性。胸部X线片上凡渗出型和渗出增生型病灶、干酪型肺炎、干酪灶和空洞(除净化空洞外)都是活动性的征象;增生型病灶、纤维包裹紧密的干酪硬结灶和纤维钙化灶属非活动性病变。由于肺结核病变多为混合性,在未达到完全性增生或纤维钙化时仍属活动性。在X线上非活动性应使病变达到最大限度吸收,这就需要有旧片对比或经随访观察才能确定。初次胸部X线片不能肯定活动性的病例可作为“活动性未定”,给予动态观察。

4.分类与记录程序

为适应我国目前结核病控制和临床工作的实际,中华医学会结核病学分会《结核病新分类法》将结核病分为原发型肺结核、血行播散型肺结核、继发性肺结核、结核性胸膜炎和其他肺外结核5型。在诊断时应按分类书写诊断,并注明范围(左侧、右侧、双侧)、痰菌和初治、复治情况。

(二)鉴别诊断

肺结核临床和X线表现可以酷似许多疾病,必须详细搜集临床及实验室和辅助检查资料,综合分析,并根据需要选择侵袭性诊断措施如纤维支气管镜采集微生物标本和活组织检查。不同类型和X线表现的肺结核需要鉴别的疾病不同。

1.肺癌

中央型肺癌常有痰中带血,肺门附近有阴影,与肺门淋巴结结核相似。周围型肺癌可呈球状、分叶状块影,需与结核球鉴别。肺癌多见于40岁以上嗜烟男性,常无明显毒血症状,多有刺激性咳嗽、胸痛及进行性消瘦。在胸部X线片上结核球周围可有卫星灶、钙化,而肺癌病灶边缘常有切迹、毛刺。胸部CT扫描对鉴别诊断常有帮助。结合痰结核菌、脱落细胞检查及通过纤维支气管镜检查与活检等,常能及时鉴别。肺癌与肺结核可以并存,亦需注意发现。

2.肺炎

原发复合征的肺门淋巴结结核不明显或原发灶周围存在大片渗出,病变波及整个肺叶并将肺门掩盖时,以及继发性肺结核主要表现为渗出性病变或干酪性肺炎时,需与肺炎特别是肺炎链球菌肺炎鉴别。细菌性肺炎起病急骤、高热、寒战、胸痛伴气急,X线上病变常局限于一个肺叶或肺段,血白细胞总数及中性粒细胞增多,抗生素治疗有效,可资鉴别;肺结核尚需注意与其他病原体肺炎进行鉴别,关键是病原学检测有阳性证据。

3.肺脓肿

肺脓肿空洞多见于肺下叶,脓肿周围的炎症浸润较严重,空洞内常有液平面。肺结核空洞则多发生在肺上叶,空洞壁较薄,洞内很少有液平面或仅见浅液平面。此外,肺脓肿起病较急、高热、大量脓痰,痰中无结核菌,但有多种其他细菌,血白细胞总数及中性粒细胞增多,抗生素治疗有效。慢性纤维空洞合并感染时易与慢性肺脓肿混淆,后者痰结核菌阴性。

4.支气管扩张

有慢性咳嗽、咳脓痰及反复咯血史,需与继发性肺结核鉴别。胸部X线片多无异常发现或仅见局部肺纹理增粗或卷发状阴影,CT有助确诊。应当警惕的是化脓性支气管扩张症可以并发结核感染,在细菌学检测时应予顾及。

5.慢性支气管炎

症状酷似继发性肺结核。近年来老年人肺结核的发病率增高,与慢性支气管炎的高发年龄趋近,需认真鉴别,及时X线检查和痰检有助确诊。

6.非结核分枝杆菌肺病

非结核分枝杆菌(nontuberculous mycobacteria,NTM)指结核和麻风分枝杆菌以外的所有分枝杆菌,可引起各组织器官病变,其中NTM肺病临床和X线表现类似肺结核。鉴别诊断依据菌种鉴定。

7.其他发热性疾病

伤寒、败血症、白血病、纵隔淋巴瘤等与结核病有诸多相似之处。伤寒有高热、血白细胞计数减少及肝脾大等临床表现,易与急性血行播散型肺结核混淆。但伤寒热型常呈稽留热,有相对缓脉、皮肤玫瑰疹,血清肥达试验阳性,血、粪便培养伤寒杆菌生长。败血症起病急,有寒战及弛张热型,血白细胞及中性粒细胞增多,常有近期皮肤感染,疖疮挤压史或尿路、胆道等感染史,皮肤常见瘀点,病程中出现迁徙病灶或感染性休克,血或骨髓培养可发现致病菌。结核病偶见血常规呈类白血病反应或单核细胞异常增多,需与白血病鉴别。后者多有明显出血倾向,骨髓涂片及动

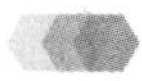

态胸部X线片随访有助确立诊断。支气管淋巴结结核表现为发热及肺门淋巴结肿大,应与结节病、纵隔淋巴瘤等鉴别。结节病患者结素试验阴性,肺门淋巴结肿大常呈对称性,状如“土豆”;而淋巴瘤发展迅速,常有肝脾及浅表淋巴结肿大,确诊需组织活检。

八、治疗

(一)抗结核化学治疗

1.化疗药物

(1)异烟肼(Isoniazid,INH):具有强杀菌作用、价格低廉、不良反应少、可口服等特点,是治疗肺结核病的基本药物之一。INH抑制结核菌叶酸合成,包括3个环节:①INH被结核菌摄取;②INH被结核菌内触酶-过氧化酶活化;③活化的INH阻止结核菌叶酸合成。它对于胞内和胞外代谢活跃、持续繁殖或近乎静止的结核菌均有杀菌作用。INH可渗入全身各组织中,容易通过血-脑屏障,胸腔积液、干酪样病灶中药物浓度很高。成人剂量每天300 mg(或每天4~8 mg/kg),一次口服;儿童每天5~10 mg/kg(每天不超过300 mg)。急性血行播散型肺结核和结核性脑膜炎,剂量可以加倍。主要不良反应有周围神经炎、中枢神经系统中毒,采用维生素B_6能缓解或消除中毒症状。但维生素B_6可影响INH疗效;常规剂量时神经系统不良反应很少,故无需服用维生素B_6。肝脏损害(血清ALT升高等)与药物的代谢毒性有关,如果ALT高于正常值上限3倍则需停药。通常每月随访一次肝功能,对于肝功能已有异常者应增加随访次数,且需与病毒性肝炎相鉴别。

(2)利福平(Rifampin,RFP):对胞内和胞外代谢旺盛、偶尔繁殖的结核菌均有杀菌作用。它属于利福霉素的半合成衍生物,通过抑制RNA聚合酶,阻止RNA合成发挥杀菌活性。RFP主要在肝脏代谢,胆汁排泄。仅有30%通过肾脏排泄,肾功能损害一般不需减量。RFP能穿透干酪样病灶和进入巨噬细胞内。在正常情况下不通过血-脑脊液屏障,而脑膜炎症可增加其渗透能力。RFP在组织中浓度高,在尿、泪、汗和其他体液中均可检测到。成人剂量空腹450~600 mg,每天1次。主要不良反应有胃肠道不适、肝功能损害(ALT升高、黄疸等)、皮疹和发热等。间歇疗法应用高剂量(600~1 200 mg/d)易产生免疫介导的流感样反应、溶血性贫血、进行肾衰竭和血小板减少症,一旦发生,应予以停药。

(3)吡嗪酰胺(Pyrazinamide,PZA):类似于INH的烟酸衍生物,但与INH之间无交叉耐药性。PZA能杀灭巨噬细胞内尤其酸性环境中的结核菌,已成为结核病短程化疗中不可缺少的主要药物。胃肠道吸收好,全身各部位均可到达,包括中枢神经系统。PZA由肾脏排泄。最常见的不良反应为肝毒性反应(ALT升高和黄疸等)、高尿酸血症,皮疹和胃肠道症状少见。

(4)链霉素(Streptomycin,SM)和其他氨基糖苷类:通过抑制蛋白质合成来杀灭结核菌。对于空洞内胞外结核菌作用强,pH中性时起效。尽管链霉素具有很强的组织穿透力,而对于血-脑脊液屏障仅在脑膜炎时才能透入。主要不良反应为不可逆的第Ⅷ对脑神经损害,包括共济失调、眩晕、耳鸣、耳聋等。与其他氨基糖苷类相似,可引起肾脏毒性反应。变态反应少见。成人每天15~20 mg/kg,或每天0.75~1.0 g(50岁以上或肾功能减退者可用0.5~0.75 g),分1~2次肌内注射。目前已经少用,仅用于怀疑INH初始耐药者。其他氨基糖苷类如阿米卡星(AMK)、卡那霉素(KM)也有一定抗结核作用,但不用作一线药物。

(5)乙胺丁醇(Ethambutol,EMB):通过抑制结核菌RNA合成发挥抗菌作用,与其他抗结核药物无交叉耐药性,且产生耐药性较为缓慢。成人与儿童剂量均为每天15~25 mg/kg,开始时可以每天25 mg/kg,2 个月后减至每天 15 mg/kg。可与 INH、RFP 同时顿服。常见不良反应有球后视神经炎、变态反应、药物性皮疹、皮肤黏膜损伤等。球后视神经炎可用大剂量维生素 B_1 和血管扩张药物治疗,必要时可采用烟酰胺球后注射治疗,大多能在 6 个月内恢复。

(6)对氨基水杨酸(Para-aminosalicylic acid,PAS):对结核菌抑菌作用较弱,仅作为辅助抗结核治疗药物。可能通过与对氨苯甲酸竞争影响叶酸合成,或干扰结核菌生长素合成,使之丧失摄取铁的作用而达到抑菌作用。成人 8～12 g/d,分 2～3 次口服。静脉给药一般用 8～12 g,溶于 5%葡萄糖液 500 mL 中滴注。本药需新鲜配制和避光静脉滴注。肾功能不全患者慎用。主要不良反应有胃肠道刺激、肝功能损害、溶血性贫血及变态反应(皮疹、剥脱性皮炎)等。

(7)其他:氨硫脲(Thiosemicarbazone,TB1),卷曲霉素(Capreomycin,CPM),环丝霉素(Cycloserinum,CS),乙硫异烟胺(Ethionamade,1314Th)和丙硫异烟胺(Prothionamide,1321Th)为第二线抗结核药物,作用相对较弱,不良反应多,故目前仅用于 MDR-TB。氟喹诺酮类抗菌药物(FQs)对结核分枝杆菌有良好的抑制作用。这些药物仅用于 MDR-TB 的治疗。

2.标准化治疗方案

(1)初治:肺结核(包括肺外结核)必须采用标准化治疗方案。对于新病例其方案分两个阶段,即 2 个月强化(初始)期和 4～6 个月的巩固期。强化期通常联合用 3～4 个杀菌药,约在 2 周之内传染性患者经治疗转为非传染性,症状得以改善。巩固期药物减少,但仍需灭菌药,以清除残余菌并防止复发。

1)WHO 推荐的治疗方案如下。初治标准化疗方案:2HRZ/4HR(异烟肼、利福平、吡嗪酰胺 2 个月强化期/异烟肼、利福平4 个月巩固期)。衍生方案:全程督导化疗。①$2HRZ/4H_3R_3$(下角阿拉伯数字表示每周服药次数)。②$2HRZ/4H_2R_2$。③$2E_3H_3R_3Z_3/4H_3R_3$。④$2S_3H_3R_3Z_3/4H_3R_3$。用于高初始耐药地区方案:2EHRZ/4HR;2SHRZ/4HR。

2)我国卫健委推荐的化疗方案如下。初治菌阳肺结核(含初治菌阴空洞肺结核或粟粒型肺结核):①2HRZE(S)/4HR;②$2HRZE(S)/4H_3R_3$;③$2H_3R_3Z_3(S_3)/4H_3R_3$。如果第二个月末痰菌仍阳性,则延长 1 个月强化期,相应缩短 1 个月巩固期。初治菌阴肺结核(除外有空洞、粟粒型肺结核):2HRZ/4HR;$2HRZ/4H_3R_3$;$2H_3R_3Z_3/4H_3R_3$。

(2)复治:有下列情况之一者为复治:①初治失败的患者;②规则用药满疗程后痰菌又转阳的患者;③不规则化疗超过 1 个月的患者;④慢性排菌患者;获得性耐药是复治中的难题,推荐强化期 5 药和巩固期 3 药的联合方案。强化期能够至少有 2 个仍然有效的药物,疗程亦需适当延长。

(3)MDR-TB 的治疗:MDR-TB 是被 WHO 认定的全球结核病疫情回升的第三个主要原因。治疗有赖于通过药物敏感试验筛选敏感药物。疑有多耐药而无药物敏感试验条件时可以分析用药史进行估计。强化期选用 4～5 种药物,其中至少包括 3 种从未使用过的药物或仍然敏感的药物如 PZA、KM、CPM、1321Th、PAS(静脉)、FQs,推荐的药物还有 CS、氯苯吩嗪(clofazimine)等。强化期治疗至少 3 个月。巩固期减至 2～3 种药物,至少应用 18 个月。

(二)手术治疗

化疗的发展使外科治疗在肺结核治疗中的比重和地位显著降低。但对药物治疗失败或威胁生命的单侧肺结核病特别是局限性病变,外科治疗仍是可选择的重要治疗方法。手术指征:①化疗尤其是经过规则的强有力化疗药物治疗 9～12 个月,痰菌仍阳性的干酪样病灶、厚壁空洞、阻塞型空洞;②一侧毁损肺、支气管结核管腔狭窄伴远端肺不张或肺化脓症;③结核脓胸或伴支气管胸膜瘘;④不能控制的大咯血;⑤疑似肺癌或并发肺癌可能。这些患者大多病情严重、有过反

复播散、病变范围广泛，因此是否适宜手术尚须参考心肺功能、播散灶控制与否等，就手术效果、风险程度及康复诸方面全面衡量，以做出合理选择。

(三)症状治疗

1.发热

随着有效抗结核治疗，肺结核患者的发热大多在1周内消退，少数发热不退者可应用小剂量非类固醇类退热剂。急性血行播散型肺结核和浆膜渗出性结核伴有高热等严重毒血症状或高热持续时，激素可能有助于改善症状，亦可促进渗液吸收、减少粘连，但必须在充分有效抗结核药物保护下早期应用，疗程1个月左右即应逐步撤停。

2.大咯血

大咯血是肺结核患者的重要威胁，应特别警惕和尽早发现窒息先兆征象，如咯血过程突然中断，出现呼吸急促、发绀、烦躁不安、精神极度紧张、有濒死感或口中有血块等。抢救窒息的主要措施是畅通气道(体位引流、支气管镜吸引气管插管)。止血药物治疗可以应用垂体后叶激素。对于药物难以控制而肺结核病变本身具备手术指征且心肺功能可胜任者，手术治疗可以显著降低大咯血病死率。对于不能耐受手术和病变不适宜手术的大咯血，支气管动脉栓塞止血有良效。

(四)食疗

1.食疗原则

对结核病治疗用药物攻邪，用食物补益形体，以祛邪、恢复正气。故给予高能量、高蛋白质、高维生素，适量矿物质和微量元素的平衡饮食。要注意食物色、香、味、形和患者个人喜好，并照顾其消化和吸收功能，随时调节饮食食物质和量。能量每天按167.2～209.9 kJ/kg，蛋白质为1.5～2 g/kg，可多选食蛋白质营养价值高的肉类、蛋类和奶类，但应避免过分甘肥油腻，以妨碍食物消化吸收。滋阴和补益精气食品，如鳗鱼、黑鱼、甲鱼、猪肝、猪肺、猪瘦肉、鸡蛋、鸭蛋、牛肉、羊肉等都富含优质蛋白质。蔬菜类，如青菜、胡萝卜、土豆等。豆类，特别是黄豆及其制品。果品类如柿、梨、橘子、苹果、番茄、百合、莲子、藕、菱、荸荠等，芡实、银耳等也都可选用。结核患者应忌烟、酒及辛辣等生痰助火食物，因食用之后可能使病情加重，甚至引起大咯血等意外并发症。

2.食疗方选

(1)潮热：取鳗鱼数条清水洗净，先在锅中煮沸清水，再将活鳗投入，加盖煮2～3 h，鳗油浮于水面，捞取鳗油后加食盐适量，每次服10 mL，1 d 2次，饭后服用。或将鳗鱼切成寸段，放于铁皮筒内，一端用泥封固，另一端用铁丝绕成团塞住，铁皮筒在炭火上烧烤，塞铁丝端向下，筒口用碗承接，待烧至鳗鱼焦时，鳗油即自下端流入碗中，烧至油尽鳗枯成炭为止；鳗油可用，同时可将鳗炭研细，每天服2次，每次3～6 g。初期低热，用枸杞根15 g；或嫩苗及叶常煎服，代茶饮用，对退潮热有益。如加用枸杞子，则更有补肾强壮作用。用啤酒花10～12 g，泡水代茶饮用，可促进食欲并能退虚热；也有用鲜李子，捣汁冷饮以治骨蒸劳热，但多食可生痰，脾胃虚弱者不宜多食。五汁蜜膏为去核鸭梨、白萝卜各1 000 g，生姜250 g，洗净切碎，分别以洁净纱布绞汁。取梨汁和萝卜汁放入锅中，先用大火烧开，后以小火煎熬成膏状，加入姜汁及炼乳、蜂蜜各250 g搅匀，继续加热至沸，停火冷却，装瓶备用。服用时每次20 mL，以沸水冲化，或再加黄酒适量饮服，每天2次。可治虚劳、肺结核、低热、久咳不止等症。

(2)盗汗：以蛤蜊肉加韭菜做成菜肴，用韭黄更好；常食可治疗肺结核盗汗。或者以牡蛎壳30～60 g煎汤用于治疗盗汗。甲鱼1只取血，用热黄酒适量冲服，应当天服完，持续服用。未熟桃干称为碧桃干，用其15 g，加水煎服。

(3)咳嗽咯血:木瓜 15 g,茜草 30 g,甘草 6 g 同煎,可治肺结核咳嗽,若用鱼腥草 30～40 g 代替茜草,其清肺热效果更为显著。咳嗽剧烈,可每天用生梨加冰糖蒸食,或常含化柿霜饼。如有咯血,用鲜百合 2～3 个洗净,捣汁以温开水冲服,每天 2 次。也可喝藕汁或以生藕片蘸糖吃或用乌贼骨 12 g,藕节 15 g,白及 10 g,水煎去渣,加蜂蜜调服,每天 3 次,饮服。紫皮大蒜瓣 15～20 片,去皮后放入沸水中煮 1～2 min,取出备用。用煮蒜水与糯米 50 g 煮成稀粥,然后将原蒜瓣放入粥内拌匀食用。在食粥同时,可加白及粉3 g,早晚各 1 次,连吃 10～15 d,停 3 d 后再食。治肺结核、胸膜炎、咯血。油浸白果是传统单方,将去外皮带壳鲜白果放于瓶内,加入菜油,以浸没为度,将瓶密封埋于土中,5 个月后取用,以越陈越好,每次取白果 1 枚剥取其肉,温水送服,可治肺结核咳嗽,并有平喘作用。

(4)食少便溏:用生山药 120 g 切片煮汁 1 000 mL,当茶饮用;或用山药粉 20～30 g 以凉水调于锅内,不时以筷搅拌,煮 2～3 沸即成粥,或在山药粥中加熟鸡蛋黄 3 枚调入后用,均可治疗阴虚且损及脾胃者。称等量薏苡仁、芡实、淮山药,加水后煮食。本方适用于肺病久咳、脾虚、大便不实者。

(5)腰酸膝软无力:取 2 500 g 黄精熬制成 500 g 浸膏,每天 4 次,每次 10 mL,每 1 mL 相当于黄精5 g,治疗浸润型肺结核。不加用西药,可使部分患者病灶完全吸收,大部分症状好转,并有体质量增加和症状改善。脾胃虚寒者不宜食用。取适量鲍鱼做成菜肴,每天食用,可治肺结核低热、盗汗、骨蒸,且有滋阴壮体功能。以乌龟壳烧存性研细末,用枣泥或炼蜜为丸。每次服 6 g,每天 2 次,通常连服 1～2 个月,可显示效果,复查时病灶可见钙化现象提早出现。用于治疗小儿骨结核,效果更佳。

(五)心理治疗

心理社会因素在肺结核的发生、发展中有一定影响。早在 20 世纪初就已注意到这种传染病的心理因素。Racamier 观察了 150 名肺结核患者,发现他们存在着孤独与深深的不安全感,童年早期存在与父母的情感关系障碍,其中 2/3 是怀疑,1/3 是溺爱。Brautigam 强调患者存在对联络的敏感性以及自尊的易变性。同年 Melytr 用罗夏墨迹图测得结核病患者精神稳定性低,对情感及自我中心方面激惹性强,患者需要更多的理解,还存在受压抑的冲突、深藏的恐惧以及感情易变、烦躁,自我约束减退。有学者对结核患者做 MMPI 测定,发现 74%D 分高(抑郁分值)、36%Hs 分高(疑病分高)、27%Hy 分高(癔症患者得分高)。近年来通过 HAD 测得 142 例肺结核住院患者有焦虑或抑郁可疑症状者 73 人,有明显症状者43 人,无症状者 26 人,这说明肺结核患者心理压力较大,进而会导致免疫功能低水平,易于发病。临床资料证实,肺结核伴焦虑、抑郁明显者植物血凝素皮肤试验反应低于无情绪障碍者;淋巴细胞转化率低于无情绪症状者;有情绪症状者 IgG 偏低。

结核分枝杆菌含有类脂质、蛋白质和多糖类。在人体内类脂质引起淋巴细胞浸润而形成结核结节;蛋白质引起变态反应;多肽与多糖复合物与免疫的产生有关。结核病的发生、发展与转归取决于结核菌入侵的数量、毒力和人体免疫力、变态反应的高低。当人体免疫力低下,抵抗力处于劣势时,结核病就容易发生;反之,感染后不易发病,即使发病也较轻而且容易康复。情感因素也是构成结核病的一个重要原因。根据现代心理免疫学理论,情绪压抑时,淋巴细胞的致敏性和巨噬细胞的吞噬作用严重削弱,T 细胞与绵羊红细胞结合呈现玫瑰花环反应大大减弱,而受植物血凝素(PHA)刺激后转化为母细胞的能力也明显减退,这就是说,机体的细胞免疫能力处于低下状态,因而结核病易罹性显著增强。

结核病的治疗已历经了四个阶段，从历史回顾的角度可分为卫生营养疗法阶段、人工气胸腹疗法阶段、综合治疗阶段以及崭新化疗阶段。其中抗结核化学药物治疗对结核病的控制起着决定性的作用，可使病灶愈合、症状消除并防止复发，但卫生营养疗法也决非无足轻重，它作为一种基础疗法日益显得重要。世界上的事物总是波浪式前进、螺旋式上升的，如今，卫生营养疗法应从心理治疗的高度重新认识与评价。结核病常用的心理疗法如下。

1.简易精神疗法

通过接受、支持、保证三步骤使患者明确：随着社会的进步、科学的发展、诊治疾病手段的先进，总体上讲结核病处于少见与散发状态，结核病患病率、发病率和死亡率分别不超过千分之一、万分之一、十万分之一。经近30年推行合理化疗以来，疗程一再缩短、治愈率超过95%，治愈后5年复发率仅为1%～2%，并防止了耐药性的产生，从而使患者增强信心，促进早日康复。

2.认知疗法

结核病是人类最古老的传染病之一，人类与其斗争了数千年，但由于各地区疫情控制尚不平衡、不规则用药或管理不善及难民、移民、民工的流动性与特殊性，一旦发病通常难以接受合理治疗，因此结核病疫情仍然相当严重，流行形势也相当严峻，以至WHO将每年的3月24日定为世界抗结核日。其实只要理智地认识到结核病病因明确、治有方法、防有措施，只要认真做好治疗、管理、预防及检查的各个环节的工作，只要高度关注结核病的疫情，切实做到查出必治、治必彻底，就完全可能使结核病流行情况改善，直至控制。

3.行为指导法

患者应注意适当休息疗养、生活起居合理、丰富的营养、必要的日光浴以及克服多愁善感、郁郁寡欢等易感性人格。

4.想象-信念疗法

想象T细胞与结核分枝杆菌浴血大战并战而胜之；想象玫瑰花环试验明显增强；想象淋巴细胞转化能力增强。

5.气功疗法

肺结核中医辨证多属肺阴虚，先做放松功，行三线放松2～3个循环，再行内养功，意守丹田形成腹式呼吸，肺气虚者与气阴两虚患者也大同小异，在进行气功疗法的同时还应适当进行体育锻炼，增强体质，提高自然免疫力。

6.音乐疗法

(1)音乐安神法：本法以清幽柔绵、怡情悦志之曲，消除肺结核患者的焦虑烦躁状态。代表乐曲有梁代古曲《幽兰》、晋代古曲《梅花三弄》等。此外，门德尔松的《小提琴协奏曲》，充满了甜美感情和温馨，可让思绪安定而平静；尤其是门德尔松的《乘着那歌声的翅膀》，这首歌曲充满了迷人的色彩，让人沉浸在“甜蜜、幸福的梦”之中。

(2)音乐开郁法：本法以爽快鲜明、激情洋溢之曲，疏泄患者的抑郁与忧虑。代表乐曲如春秋古曲《高山流水》、唐代古曲《阳关三叠》等，再如南派笛奏《姑苏行》、广东音乐《彩云追月》及老约翰的《拉德斯基进行曲》、贝多芬的《欢乐颂》等。

(3)音乐激励法：本法以激昂悲壮、荡气回肠之曲治疗患者的忧思郁结。代表乐曲有汉代琵琶曲《十面埋伏》、宋元词曲《满江红》以及贝多芬《命运交响曲》、俄罗斯民歌《三套车》等。

(4)音乐愉悦法：本法以轻松喜悦、优美动人之曲排遣患者的悲哀郁闷。代表乐曲有唢呐独奏《百鸟朝凤》、民乐合奏曲《春江花月夜》以及小约翰的《蓝色多瑙河》、莫扎特《G大调弦乐小夜曲》等。

(5)名曲情绪转变法:本法是日本山本直纯所著《音乐灵药》中介绍的方法,本法令人在不知不觉中身心好转,可以让音乐创造 24 h 的快乐。如巴赫名曲让人在早晨头脑清醒地醒来;午休时听舒伯特的《军队进行曲》振奋精神;以斯特拉文斯基的音乐缓解焦虑;以贝多芬的交响曲对抗抑郁;以勃拉姆斯的音乐安抚失落等。上述名曲有助于克服肺结核患者多愁善感、郁郁寡欢的易感性人格。

(6)辨证施乐法:肺结核中医辨证多属肺阴虚患者,患者免疫力差,常有咳嗽、盗汗、乏力等症状,易患外感病,而音乐能增强免疫功能与抵抗力,有助于肺结核的康复。乐曲应选气息宽广、刚劲有力、旋律明快坚定、节奏富有弹性的乐曲,如二胡曲《光明行》《听松》,广东音乐《旱天雷》《金蛇狂舞》等。还要注意对肺结核的音乐调理,以早晨进行较好。

九、预防

(一)DOTS 战略

WHO 结核病对策部总结 20 余年来的经验,将直接观察治疗短程战略(DOTS)上升为一种保证结核病控制对策获得成功的战略,主要是以下几方面:①政府的支持和承诺;②通过对因症就诊进行痰涂片镜检发现患者;③对涂阳患者给予标准短程化疗(6～8 个月)并至少初治两个月在直接督视下服药;④保证抗结核药物供应;⑤可以用来评估治疗效果和全部规划实施的标准化病例登记和报告系统。DOTS 是当今降低和防止结核菌感染、结核病死亡、控制耐多药结核病最有效、最可能实施的战略。DOTS 的核心是规则、全程治疗。目标是有效地治疗患者,大幅度降低传染源密度,从而有效降低感染率和减少发病,防治结合,“寓预防于治疗”。

(二)卡介苗接种

机体获得性特异性免疫只产生在活菌感染之后。卡介苗(bacillus calmette-guérin,BCG)是一种无毒牛型结核菌活菌疫苗,接种后机体反应与低毒结核菌原发感染相同,产生变态反应同时获得免疫力。目前比较普遍的看法是 BCG 尚不足以预防感染,但可以显著降低儿童发病及其严重性,特别是结核性脑膜炎等严重结核病减少,并可减少此后内源性恶化的可能性。WHO 已将 BCG 列入儿童扩大免疫计划。我国推行 BCG 接种仍规定新生儿出生时即接种 BCG,每隔 5 年左右对结素转阴者补种,直至 15 岁。

(三)治疗潜伏结核感染(化学预防)

任何年龄结素新近转阳者第一年发病危险性是 3.3%,5 年内为 5%～15%。业已证明 INH 可以有效预防感染者的发病。在低感染率的发达国家主张对潜伏结核感染进行 INH 化学预防。方法为INH 300 mg/d,持续 9 个月,适用于所有潜伏结核感染,包括 HIV 感染者和孕妇;INH 900 mg,每周2 次,疗程 9 个月;以及 RFP 600 mg/d,持续 4 个月方案,在选择性对象亦可使用,但前者需要督导,后者不够经济。INH 联合 PZA 方案可缩短疗程至 2 个月,因不良反应发生率高,不予推荐。

(王冠军)

第六节　肺　栓　塞

肺栓塞(PE)是以各种栓子阻塞肺动脉系统为其发病原因的一组疾病或临床综合征的总称，包括肺血栓栓塞症、脂肪栓塞综合征、羊水栓塞、空气栓塞等。肺血栓栓塞症(PTE)是来自深静脉或右心的血栓堵塞了肺动脉及其分支所致疾病，以肺循环和呼吸功能障碍为其主要临床和病理生理特征。PTE 占肺栓塞的绝大部分，通常在临床上所说的肺栓塞即指 PTE。引起 PTE 的血栓主要来源于深静脉血栓形成(DVT)，PTE 常为 DVT 的并发症。PTE 与 DVT 是静脉血栓栓塞症(VTE)的两种重要的临床表现形式。

PTE-DVT 一直是国内外医学界非常关注的医疗保健问题，在世界范围内发病率和病死率都很高，临床上漏诊与误诊情况严重。而如果能够得到早期诊断和及时治疗，其病死率会明显下降。我国目前尚无 PTE 发病的准确的流行病学资料。但据国内部分医院的初步统计和依临床经验估计，在我国 PTE 绝非少见病，而且近年来其发病例数有增加趋势。

一、病因与发病机制

PE 的栓子 99%是属血栓性质的，因此，导致血栓形成的危险因素均为 PE 的病因。这些危险因素包括原发性及获得性危险因素，原发性危险因素一般指的是血液中一些抗凝物质及纤溶物质先天性缺损，如凝血酶原*2O210A* 基因突变、蛋白 C 缺乏、蛋白 S 缺乏、抗凝血酶Ⅲ(ATⅢ)缺乏等，常以反复静脉血栓形成和栓塞为主要临床表现。若 40 岁以下的年轻患者无明显诱因反复发生 DVT 和 PTE，或发病呈家族聚集倾向，应注意做相关原发性危险因素的检查。获得性危险因素临床常见有高龄、长期卧床、长时间旅行、动脉疾病(含颈动脉及冠状动脉病变)、近期手术史、创伤或活动受限(如卒中)、肥胖、真性红细胞增多症、管状石膏固定患肢、VTE 病史、急性感染、抗磷脂抗体综合征、恶性肿瘤、妊娠、口服避孕药或激素替代治疗等。另外，随着医学科学技术的发展，心导管、有创性检查及治疗技术(如 ICD 植入和中心静脉置管等)的广泛开展，也大大增加了 DVT-PE 的发生。因此，充分重视上述危险因素将有助于 PE 的早期识别。

引起 PTE 的血栓可以来源于下腔静脉径路、上腔静脉径路或右心腔，其中大部分来源于下肢深静脉，尤其是从腘静脉上端到髂静脉段的下肢近端深静脉(占 50%～90%)。盆腔静脉丛也是血栓的重要来源。

由于 PE 致栓塞部位肺血流量减少，机械性肺毛细血管前动脉高压，加上肺动脉、冠状动脉反射性痉挛，使肺毛细血管床减少，肺循环阻力增加，肺动脉压力上升，使右心负荷加重，心排血量下降。又由于右心负荷加重致右心压力升高，右心室扩张致室间隔左移，导致左心室舒张末期容积减少和充盈减少，使主动脉与右心室压力阶差缩小及左心室功能下降，进而心排血量减少，体循环血压下降，冠状动脉供血减少及心肌缺血，致脑动脉及冠状动脉供血不足，患者可发生脑供血不足、脑梗死、心绞痛、急性冠状动脉综合征、心功能不全等。肺动脉压力升高程度与血管阻塞程度有关。由于肺血管床具备强大的储备能力，对于原无心肺异常的患者，肺血管床面积减少 25%～30%时，肺动脉平均压轻度升高；肺血管床面积减少 30%～40%时，肺动脉平均压可达 4.0 kPa(30 mmHg)，右心室平均压可升高；肺血管床面积减少 40%～50%时，肺动脉平均压可达5.3 kPa(40 mmHg),右心室充盈压升高,心排血指数下降;肺血管床面积减少 50%～70%时,可出现持续性肺动脉高压;肺血管床面积减少达 85%时,则可发生猝死。既往患有心肺疾病的患者出现上述情况时,肺动脉压力变化则更为明显。较小的和远端的栓子虽不影响血流动力学,但可使肺泡出血致咯血、胸膜炎和轻度的胸膜渗出,临床表现为肺梗死。PE 后堵塞部位肺仍保持通气,但无血流,肺泡不可充分地进行气体交换,致肺泡无效腔增大,导致肺通气血流比例失调,低氧血症发生。PE 时由于低氧血症及肺血管内皮功能损伤,释放内皮素、血管紧张素Ⅱ,加之血栓中的血小板活化脱颗粒释放 5-羟色胺、缓激肽、血栓素 A_2、二磷酸腺苷、血小板活化因子等大量血管活性物质,均进一步使肺动脉血管收缩,致肺动脉高压等病理生理改变。

若急性 PE 后肺动脉内血栓未完全溶解,或反复发生 PTE,则可能形成慢性血栓栓塞性肺动脉高压(CTEPH),继而出现慢性肺心病,右心代偿性肥厚和右心衰竭。

二、病理生理

PTE 发生后,一方面通过栓子的机械阻塞作用直接影响肺循环、体循环血流动力学状态和呼吸功能;另一方面,通过心脏和肺的反射效应以及神经体液因素(包括栓塞后的炎症反应)等导致多种功能和代谢变化。以上机制的综合和相互作用加上栓子的大小和数量、多个栓子的递次栓塞间隔时间、是否同时存在其他心肺疾病等,对 PTE 的发病过程和病情的严重程度均有重要影响。

(一)急性 PTE 后肺循环血流动力学变化

1.肺动脉高压

肺动脉的机械堵塞和神经体液因素引起的肺血管痉挛是栓塞后形成肺动脉高压的基础。当肺血管床被堵塞 20%～30%时,开始出现一定程度的肺动脉高压;随着肺血管床堵塞程度的加重,肺动脉压力会相应增加,当肺血管床堵塞达 75%时,由于严重的肺动脉高压,可出现右心衰竭甚至休克、猝死。同时,PTE 时受损的肺血管内皮细胞、血栓中活化的血小板及中性粒细胞等可以释放血栓素 A_2(TXA_2)、5-羟色胺、内皮素、血管紧张素Ⅱ等血管活性物质,这些物质可引起肺血管痉挛,加重肺动脉高压。

2.右心功能障碍

随着肺动脉高压的进展,右心室后负荷增加,导致右心室每搏做功增加,收缩末期压力升高。在栓塞早期,由于心肌收缩力和心率的代偿作用,并不导致心室舒张末期压力升高,不出现右心室扩张,维持血流动力学相对稳定。随着右心室后负荷的进一步增加,当心率和心肌收缩力的代偿作用不足以维持有效的心排血量时,心室舒张末期压力开始显著升高,心排血量明显下降,右心室压升高,心房扩大,导致左心回心血量减少,体循环淤血,出现急性肺源性心脏病。

3.左心功能障碍

肺动脉堵塞后,经肺静脉回流至左心房的血液减少,左心室舒张末期充盈压下降,体循环压力趋于下降,通过兴奋交感神经使心率和心肌收缩力增加,以维持心排血量的相对稳定。当通过心率和心肌收缩力的改变不能代偿回心血量的继续下降时,心排血量明显减少,造成血压下降,内脏血管收缩,外周循环阻力增加,严重时出现休克症状。

上述病理生理改变的严重程度和发展速度受到以下因素影响:肺血管阻力升高的幅度、速度和患者基础心肺功能状态。如果肺血管阻力突然升高,且幅度越大时,右心功能损害就越严重,病情发展就越快;如果肺血管阻力极度升高,心脏射血功能接近丧失,会出现电机械分离现象,即

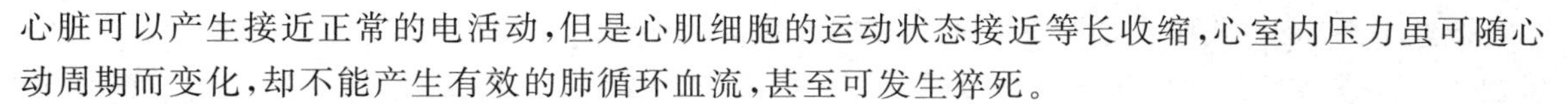

心脏可以产生接近正常的电活动，但是心肌细胞的运动状态接近等长收缩，心室内压力虽可随心动周期而变化，却不能产生有效的肺循环血流，甚至可发生猝死。

（二）急性 PTE 后呼吸功能的变化

栓塞部位肺血流减少或阻断，肺泡无效腔量增大；肺梗死、肺水肿、肺出血、肺萎陷和肺不张等因素均可导致通气/血流（V/Q）失调；支气管痉挛及过度通气等因素综合存在可产生气体交换障碍，从而发生低氧血症和代偿性过度通气（低碳酸血症）。

（三）急性 PTE 的临床分型

按照 PTE 后病理生理变化，可以将 PTE 分为急性大面积 PTE 和急性非大面积 PTE。

1.急性大面积 PTE

临床上以休克和低血压为主要表现，即体循环动脉收缩压＜12.0 kPa（90 mmHg），或较基础值下降幅度≥5.3 kPa（40 mmHg），持续 15 min 以上。须排除新发生的心律失常、低血容量或感染中毒症所致血压下降。

2.急性非大面积 PTE

不符合以上大面积 PTE 标准的 PTE。此型患者中，一部分人的超声心动图表现有右心功能障碍（RVD）或临床上出现右心功能不全表现，归为次大面积 PTE 亚型。

三、临床表现

（一）急性 PTE 症状与体征

1.症状

急性 PTE 是 VTE 最严重的表现，其症状多种多样，无特异性，有典型征象患者不多，其症状轻重不仅取决于栓子机械阻塞肺动脉的程度（血栓大小、多寡，栓塞部位范围）、发病速度（血管活性物质的释放），还与发病前患者的心肺功能状态有关。因此，临床表现悬殊，可从 1～2 个段肺动脉栓塞引起的呼吸频率和憋气（近 7%患者可无症状）到十几个段肺动脉栓塞引起的急性肺源性心脏病、右心功能不全和休克，甚至猝死。此外，PTE 的症状还可与原存在的其他基础疾病症状重叠，因此应仔细鉴别。

（1）呼吸困难：最为常见（88.6%），呈劳力性呼吸困难，尤其在活动后明显。迅速出现的单纯性呼吸困难由肺动脉中心部位的 PTE 所致，因此当患者出现无其他原因解释的进行性呼吸困难应想到 PTE 可能；对于既往有心力衰竭或肺疾病的患者，呼吸困难加重可能是提示 PTE 的唯一症状。

（2）胸痛：占 59.9%，呼吸或咳嗽时胸痛加剧，多数为胸膜炎性胸痛，是由远端肺动脉栓塞累及胸膜发生纤维素炎所致，据此可大致判断 PTE 部位。少数为胸骨下心绞痛样胸痛发作，胸骨后压榨感，可向肩胛部和颈部放射，为体循环低血压、冠状动脉痉挛和右心室张力增高使冠状动脉缺血，加之低氧血症和心肌耗氧量增加所致。

（3）咳嗽：占 56.2%，多为干咳，也可伴少许白痰或喘息。

（4）咯血：占 26.0%，提示肺梗死和充血性肺不张。多在肺梗死后 24 h 内发生，呈鲜红色，量不多，数天后变为暗红色。

（5）昏厥：占 13.0%，常见于主肺动脉 PTE，以急性高危和中危 PTE 导致心排血量急剧降低，引起脑供血不足所致，为时短暂。

（6）其他：因呼吸困难、过度通气和胸痛，引起患者烦躁不安、焦虑等。

低危PTE者以胸膜炎性胸痛多见，而高危、中危肺栓塞者以呼吸困难、昏厥、发绀更为常见。传统上，诊断肺栓塞的"三联征"（呼吸困难、胸痛、咯血）同时存在者仅占20%左右，故单纯依靠"三联征"作为PTE的鉴别诊断标准将造成很大一部分患者漏诊。资料显示，50%以上的PTE患者同时存在呼吸困难和胸痛。如患者同时存在这两种症状，PTE临床诊断的可能性明显增加。

2.体征

(1)发热：多为低热，可持续1周，与出血性肺不张和肺梗死后坏死物质吸收有关，如表现为高热，应警惕感染或血栓性静脉炎。

(2)呼吸系统征象：呼吸急促，频率每分钟>20次，最高可为40～50次；肺栓塞病变部位听诊有时可闻及细湿啰音或哮鸣音，也可能闻及肺血管杂音（在吸气相时杂音增强），可有胸膜摩擦音或胸腔积液体征。

(3)心血管系统征象：心动过速或心律失常，可能有肺动脉高压和右心衰竭的表现，如P_2亢进、三尖瓣反流性杂音、颈静脉充盈搏动增加、下肢水肿或心包摩擦音等。危重者可出现低血压、休克或心搏骤停。

(二)急性DVT症状与体征

急性DVT可发生在全身任何部位的静脉，但以下肢深静脉最多见也最重要，而左髂静脉受右髂动脉的骑跨压迫，故以左下肢DVT更多见。不同类型DVT临床特点不同。

1.下肢DVT

下肢DVT是VTE最常见的临床表现，主要包括下肢近端（腘静脉及以上部位静脉）DVT（中心型）、小腿（腘静脉以下部位静脉）DVT（周围型）和混合型（涉及全下肢深静脉）DVT。前者静脉管腔大、分叉少、血栓大，是急性PTE血栓的最主要来源；周围型静脉管腔小、血栓小，通常无明显症状。

(1)疼痛和压痛：疼痛在下肢深静脉阻塞处远端明显，久站或行走时加重，触诊时常有局限性压痛，股三角区、腓肠肌压痛，足背曲时也可引起腓肠肌疼痛。

(2)肿胀：胫前凹陷性水肿，小腿或大腿周径（分别为胫骨转子下10 cm和转子上15 cm）增粗或比对侧增粗超过1 cm，分别为小腿和下肢近端DVT的征象。涉及全下肢深静脉的DVT可致患肢静脉压极高，动脉供血不足，患肢可剧痛、肿胀、发绀和起泡，发生股青肿。

(3)浅静脉曲张：因深静脉受阻后浅静脉代偿引起，常发生在患侧病变深静脉周边。

(4)患肢发绀，局部皮肤温度升高，可出现红斑。

(5)束状物：邻近体表的深静脉如股静脉血栓形成，可在局部扪及静脉内的条索状血栓。

2.上肢DVT

上肢DVT是指腋静脉和锁骨下静脉血栓形成，约占全部DVT的3%，近年来，随着锁骨下静脉插管、血管内支架介入手术等的操作增多，上肢DVT发生率也较前增多（65%的上肢DVT与中心静脉插管有关），其他还可以因上肢异常用力引起，少数与肿瘤压迫有关。上肢DVT以右侧多见，常见消瘦者，可在发病后24 h内出现临床表现。

(1)疼痛：疼痛范围与受累血管有关，如局限在腋静脉，疼痛在患侧上肢前臂和手，在腋-锁骨下静脉时可累及整个患侧上肢、肩和前胸壁，伴患肢麻木不适、沉重感和感觉障碍。

(2)肿胀：多在患侧上肢疼痛后发生，肿胀呈非凹陷性，可向上方扩展，并随用力而加重。患肢抬高、伸直或休息后减轻。中心静脉插管相关性DVT通常只有轻度肿胀。

(3)发绀：患侧上肢常呈轻度发绀，可伴患肢上臂和胸壁皮下浅静脉扩张，在发病初期可因伴有动脉痉挛而出现患肢皮肤温度降低，动脉搏动减弱或消失。

3.下腔静脉或上腔静脉血栓形成

(1)下腔静脉血栓形成是因下肢 DVT 向上延伸所致，可表现为双下肢深静脉回流障碍，躯干浅静脉扩张。

(2)上腔静脉血栓形成多由肺、纵隔恶性肿瘤或转移的淋巴结压迫上腔静脉所致，除双上肢静脉回流障碍表现外，还有头颈部肿胀，颈静脉曲张，颈前胸壁和肩部浅静脉扩张，可伴有呼吸困难、头痛和基础疾病的症状。

需要强调指出的是 50%～80%的 DVT 并无上述临床表现(以久卧床的 DVT 者多见，尤其在围术期)，由于近 50%的下肢近端 DVT 可引起急性 PTE，90%以上的 PTE 血栓来源于 DVT，故 DVT 又称为“无声的杀手”。DVT 重要的远期并发症主要是血栓形成后综合征(PTS)，即因静脉瓣功能不全引起的浅静脉压力升高，导致长期的患肢沉重感、疼痛、水肿、静脉曲张、皮肤色素沉着、难愈合的溃疡及静脉性跛行等。反复持续出现上述情况时，应注意是否有复发性 DVT 发生。

四、诊断

(一)诊断策略

中华医学会呼吸病学分会在《肺血栓栓塞症的诊断与治疗指南(草案)》中提出的诊断步骤分为临床疑似诊断、确定诊断和危险因素的诊断 3 个步骤。

1.临床疑似诊断(疑诊)

对于存在危险因素的患者，如果出现不明原因的呼吸困难、胸痛、昏厥和休克，或伴有单侧或双侧不对称性下肢肿胀、疼痛等对诊断具有重要的提示意义。心电图、X 线胸片、动脉血气分析等基本检查，有助于初步诊断，结合 *D*-二聚体检测(ELISA 法)，可以建立疑似病例诊断。超声检查对于提示 PTE 诊断和排除其他疾病具有重要价值，若同时发现下肢深静脉血栓的证据则更增加诊断的可能性。

2.PTE 的确定诊断(确诊)

对于临床疑诊的患者应尽快合理安排进一步检查以明确 PTE 诊断。如果没有影像学的客观证据，就不能诊断 PTE。PTE 的确定诊断主要依靠核素肺通气/灌注扫描、CTPA、MRPA 和肺动脉造影等临床影像学技术。如心脏超声检查发现右心或肺动脉内存在血栓征象，也可确定 PTE 的诊断。

3.PTE 成因和易患因素的诊断(求因)

对于临床疑诊和已经确诊 PTE 的患者，应注意寻找 PTE 的成因和易患因素，并据以采取相应的治疗和预防措施。

(二)辅助检查及 PTE 时的变化

1.动脉血气分析

常表现为低氧血症，低碳酸血症，肺泡-动脉血氧分压差[$P_{(A-a)}O_2$]增大，部分患者的血气结果可以正常。

2.心电图检查

心电图的改变取决于 PTE 栓子的大小、堵塞后血流动力学变化及患者的基础心肺储备状况。当栓塞面积较小时，心电图表现可以正常或仅有窦性心动过速。而当出现急性右心室扩大时，在Ⅰ导联可出现S波，Ⅲ导联出现Q波，Ⅲ导联的T波倒置，即所谓的$S_{Ⅰ}Q_{Ⅲ}T_{Ⅲ}$征。右心室扩大可以导致右心传导延迟，从而产生完全或不完全右束支传导阻滞。右心房扩大时，可出现肺型P波，在PTE患者心电图演变过程中，出现肺型P波的时间仅为6 h。当出现肺动脉及右心压力升高时可出现V_1～V_4的T波倒置和ST段异常，电轴右偏及顺钟向转位等。由于肺栓塞心电图的变化有时是非常短暂的，所以需及时、动态观察心电图改变。

3.胸部X线检查

可显示肺动脉阻塞征（如区域性肺纹理变细、稀疏或消失），肺野透亮度增加；另可表现为右下肺动脉干增宽或伴截断征，肺动脉段膨隆以及右心室扩大等肺动脉高压征象及右心室扩大征象；部分患者X线片可见肺野局部片状阴影，尖端指向肺门的楔形阴影，肺不张或膨胀不全等肺组织继发改变。有肺不张侧可见横膈抬高，有时合并少至中量胸腔积液。X线检查对鉴别其他胸部疾病有重要帮助。

4.超声心动图检查

在提示诊断和除外其他心血管疾病方面有重要价值。对于严重的PTE病例，可以发现右心室壁局部运动幅度降低；右心室和（或）右心房扩大；室间隔左移和运动异常；近端肺动脉扩张；三尖瓣反流速度增快；下腔静脉扩张，吸气时不萎陷。若在右心房或右心室发现血栓，同时患者临床表现符合PTE，可以作出诊断。超声检查偶可因发现肺动脉近端的血栓而直接确定诊断。

5.血浆*D*-二聚体检查

酶联免疫吸附法（ELISA）是较为可靠的检测方法。急性PTE时血浆*D*-二聚体升高，但*D*-二聚体升高对PTE并无确诊的价值，因为在外伤、肿瘤、炎症、手术、心肌梗死、穿刺损伤甚至心理应激时血浆*D*-二聚体均可增高。

（三）确诊检查方法与影像学特点

1.核素肺灌注扫描

PTE典型征象呈肺段或肺叶分布的肺灌注缺损。当肺核素显像正常时，可以可靠地排除PTE。根据前瞻性诊断学研究（PIOPED），将肺灌注显像的结果分为4类，正常或接近正常、低度可能性、中间可能性和高度可能性。高度可能时约90％患者有PTE，对PTE诊断的特异性为96％；低度和中间可能性诊断不能确诊PTE，需做进一步检查；正常或接近正常时，如果临床征象不支持PTE，则可以除外PTE诊断。

2.CT肺动脉造影（CTPA）

PIOPEDⅡ的结果显示，CTPA对PTE诊断的敏感性为83％，特异性为96％，如果联合CT静脉造影（CTV）检查，则对PTE诊断的敏感性可提高到90％。由于CTPA是无创性检查方法，且可以安排急诊检查，已在临床上广泛应用。PTE的CT直接征象是各种形态的充盈缺损，间接征象包括病变部位肺组织有“马赛克”征、肺出血、肺梗死继发的肺炎改变等。

3.磁共振肺动脉造影（MRPA）

在大血管的PTE，MRPA可以显示栓塞血管的近端扩张，血栓栓子表现为异常信号，但对外周的PTE诊断价值有限。由于扫描速度较慢，故限制其临床应用。

4.肺动脉造影

敏感性和特异性达95％，是诊断PTE的“金标准”。表现为栓塞血管腔内充盈缺损或完全阻塞，外周血管截断或枯枝现象。肺动脉造影为有创性检查，可并发血管损伤、出血、心律失常、

咯血、心力衰竭等。致命性或严重并发症的发生率分别为0.1%和1.5%,应严格掌握其适应证。

五、鉴别诊断

(一)肺炎

有部分PTE患者表现为咳嗽、咳少量白痰、低中度发热,同时有活动后气短,伴或不伴胸痛症状,实验室检查末梢血白细胞计数增多,X线胸片有肺部浸润阴影,往往被误诊为上呼吸道感染或肺炎,但经抗感染治疗效果不好,症状迁延甚至加重。肺炎多有明显的受寒病史,急性起病,表现为寒战高热,之后发生胸痛、咳嗽、咳痰,痰量较多,可伴口唇疱疹;查体肺部呼吸音减弱,有湿啰音及肺实变体征,痰涂片及培养可发现致病菌及抗感染治疗有效有别于PTE。

(二)心绞痛

急性PTE患者的主要症状为活动性呼吸困难,心电图可出现Ⅱ、Ⅲ、aVF导联ST段及T波改变,甚至广泛性T波倒置或胸前导联呈"冠状T",同时存在胸痛、气短,疼痛可以向肩背部放射,容易被误诊为冠心病、心绞痛。需要注意询问患者有无高血压、冠心病病史,并注意检查有无下肢静脉血栓的征象。

(三)支气管哮喘

急性PTE发作时可表现为呼吸困难、发绀、两肺可闻及哮鸣音。支气管哮喘多有过敏史或慢性哮喘发作史,用支气管扩张药或糖皮质激素症状可缓解,病史和对治疗的反应有助于与PTE鉴别。

(四)血管神经性昏厥

部分PTE患者以昏厥为首发症状,容易被误诊为血管神经性昏厥或其他原因所致昏厥而延误治疗,最常见的要与迷走反射性昏厥及心源性昏厥(如严重心律失常、肥厚型心肌病)相鉴别。

(五)胸膜炎

PTE患者尤其是周围型PTE,病变可累及胸膜而产生胸腔积液,易被误诊为其他原因性胸膜炎,如结核性、感染性及肿瘤性胸膜炎。

PTE患者胸腔积液多为少量、1~2周自然吸收,常同时存在下肢深静脉血栓形成,呼吸困难,X线片有吸收较快的肺部浸润阴影,超声心动图检查呈一过性右心负荷增加表现,同时血气分析呈低氧血症、低碳酸血症等均可与其他原因性胸膜炎相鉴别。

六、治疗

(一)一般处理

急性PTE治疗目的是缓解症状、度过危险期,缩小或消除肺动脉和深静脉血栓,控制栓塞引起的心肺功能紊乱和减少慢性血栓栓塞性肺动脉高压的发生,以及预防VTE复发和血栓栓塞后综合征和DVT复发。PTE治疗措施不仅取决于其临床类型,也决定于DVT的类型。对于高度疑诊或确诊急性PTE的患者,应进行严密监护,监测呼吸、心率、血压、心电图及动脉血气的变化;对于血流动力学不稳定的急性高危PTE患者可收入ICU,应限制液体的量,一般控制在500~1 000 mL,过度容量负荷将加重右心室衰竭。如果准备溶栓治疗应尽量避免有创检查及多次静脉穿刺;对于高度疑诊或确诊下肢近端(髂股静脉)DVT的患者,为防止新鲜栓子脱落,卧床休息约14 d(非已建立有效抗凝治疗者可早期下床活动),并保持大便通畅,避免用力;对于下肢或上肢DVT伴有持续性水肿或疼痛者可抬高患肢局部湿热敷;有焦虑和惊恐者可适当使用镇静剂及小剂量抗焦虑药；胸痛者给予止痛剂吗啡、哌替啶；发热、咳嗽等症状者给予对症治疗；为预防肺部感染和治疗静脉炎可用抗生素。

(二)急救措施

低氧血症患者可经鼻导管或面罩吸氧纠正，对于存在低心排血量者，给予持续面罩或鼻导管吸氧，吸入氧浓度应使血氧饱和度在90%以上为宜，降低体温、镇静等可降低氧耗量。当合并严重呼吸衰竭呼吸功过高时，可使用经鼻/面罩无创性机械通气或经气管插管机械通气治疗，应避免气管切开，以免在抗凝或溶栓治疗过程中局部大量出血。应用机械通气治疗需注意减少正压通气对血液循环的不利影响。对于临床表现为急性肺源性心脏病心排血量低而血压正常者，给予正性肌力作用和扩张肺血管作用的多巴酚丁胺 3.5～10 μg/(kg・min)和多巴胺 5～10 μg/(kg・min)；对于低血压的 PTE 患者可使用其他升压药物，如间羟胺、去甲肾上腺素 0.2～2.0 μg/(kg・min)或肾上腺素；迅速纠正引起低血压的心律失常，如心房扑动、心房颤动等。维持平均动脉血压＞10.7 kPa(80 mmHg)，心脏排血指数＞2.5 L(min・m^2)及尿量＞50 mL/h，同时积极进行溶栓、抗凝、介入及手术等治疗。由于急性 PTE 患者80%的死亡在发病后 2 h 内发生，因此对危重患者应及时紧急抢救，争取病情缓解。

(三)抗凝治疗

抗凝治疗适用于绝大多数急性 VTE，是急性 VTE 的基础治疗，不管初始治疗的选择如何。抗凝治疗能加速内源性纤维蛋白溶解，防止纤维蛋白及凝血因子的沉积，使已经存在的血栓缩小，防止急性 VTE 患者新血栓形成和 VTE 复发。抗凝治疗 1～4 周，肺动脉血栓完全消失者为25%，4 个月后为 50%，其住院期间出血发生率约 5%。常用抗凝药物有低分子量肝素、磺达肝癸钠、普通肝素和华法林。抗凝治疗适应证是急性低危 PTE、部分急性中危 PTE(出血风险高或临床表现稳定无低血压风险者)；临床高度、中度疑诊急性 PTE 等待诊断性检查结果时，已经确诊和临床高度疑诊急性 DVT，有严重症状(或存在血栓延伸的危险因素)下肢急性孤立性远端 DVT 或广泛浅静脉血栓者，如无抗凝治疗禁忌证，均可立即开始应用低分子量肝素、磺达肝癸钠和普通肝素抗凝治疗。对于有溶栓治疗适应证的确诊急性高危 PTE 或 DVT 者，立即静脉弹丸法给予普通肝素，并在迅速溶栓治疗后序贯抗凝治疗以巩固加强溶栓效果避免 VTE 复发。

抗凝治疗的主要禁忌证：近期有活动性出血、凝血功能障碍、难以控制的严重高血压、严重肝肾功能不全及近期手术史或严重创伤、感染性心内膜炎、心包积液、动脉瘤及活动性消化道溃疡者。在妊娠头 3 个月和产前 6 周不用华法林(可选用普通肝素或低分子量肝素)。当确诊有急性 PTE 时，上述情况大多属于相对禁忌证。

抗凝治疗的靶点：抑制凝血酶活性，如普通肝素和低分子量肝素；抑制因子Ⅹa 活性，如磺达肝癸钠、利伐沙班、阿哌沙班；抑制凝血酶(因子Ⅱa)活性，如达比加群酯、水蛭素类、比伐卢定；抑制凝血因子合成，如华法林。应依据急性 VTE 患者病情、出血风险及个体化原则，推荐下述抗凝治疗方案：皮下注射低分子量肝素或磺达肝癸钠治疗或监测静脉泵入或皮下注射普通肝素。

1.普通肝素(UFH)

普通肝素是一种硫酸化的糖胺聚糖，相对分子质量为 5 000～30 000，是间接凝血酶抑制剂，主要通过与血浆中抗凝血酶(AT)结合形成复合物，从而增强后者抗凝作用，是治疗急性 VTE 的有效药物。肝素的抗-Ⅹa 和抗-Ⅱa 活性比例与多糖链的长短和分子量的大小有关，UFH 起效迅速，能快速有效肝素化，作用较强，持续静脉泵入法较间断滴注法更安全。对于需快速达到抗凝效果的急性高危 PTE 患者(尽快使 APTT 达到靶目标)、肥胖者(＞120 kg)、已进行创伤手术或肾功能不全出血风险高的患者、可能需紧急使用鱼精蛋白中和终止抗凝治疗的患者，推荐普通肝素抗凝治疗。UFH 生物利用度为 30%，半衰期短，平均 1.5 h，需要持续泵入，抗凝效应个体差异大，治疗窗窄，不易达到稳态血药浓度，在治疗过程中应动态进行活化部分凝血活酶时间(APTT)监测并进行剂量调整以确保最佳治疗效果和安全。首剂负荷量 18 IU/kg(或5 000 IU静脉推注)继之以 18 IU/(kg·h)速度泵入，然后按照 Raschke 量表(表 6-2)根据 APTT(静脉滴注6 h后进行测定)调整肝素剂量。

表 6-2 根据 APTT 调整泵入肝素用量表

AFTT(s)	肝素剂量调整
<35(<1.2 倍正常对照值)	追加 80 IU/kg 静脉注射，继之泵入速度增快 4 IU/(kg·h)
35～45(1.2～1.5 倍正常对照值)	追加 40 IU/kg 静脉注射，继之泵入速度增快 2 IU/(kg·h)
46～70(1.5～2.3 倍正常对照值)	无须调整
71～90(2.3～3.0 倍正常对照值)	泵入速度减慢 2 IU/(kg·h)
>90(3 倍正常对照值)	暂停用药 1 h，继之泵入速度减慢 3 IU/(kg·h)

在最初 24 h 内每 4～6 h 测定 APTT，尽快使 APTT 在第 1 天内即达到并维持于正常对照值的 1.5～2.5 倍(此后可每天测定 1 次 APTT)。由于血浆 APTT 水平是波动的，1 次结果不能预示 24 h 内的情况，应进行动态监测，特别是在治疗初期调整肝素剂量，应尽量使 APTT 在正常对照值的 2 倍以上，否则可因抗凝强度不够、血栓延伸而使肝素需用量增加，导致 APTT 治疗水平时间延长，静脉血栓复发率明显增高。在维持有效抗凝至少 5 d 临床情况平稳后可过渡到口服抗凝治疗。大多数患者的足够肝素抗凝量为 1 000～2 000 IU/h，但在急性高危 PTE 患者，可因体内肝素半衰期短清除增加而使每天肝素用量增大，甚至在>4 000 IU/h 时 APTT 值仍达不到目标治疗范围(肝素抵抗)，此时 APTT 和肝素的浓度之间失去相关性，应监测抗Ⅹa 因子浓度调节肝素剂量，治疗范围应相当于肝素抗Ⅹa 因子浓度为 0.2～0.4 IU/mL(鱼精蛋白硫酸盐测定方法)或 0.3～0.6 IU/mL(酰胺分解测定法)。在急性高危 PTE、复发 PTE 或髂股深静脉血栓形成患者，UFH(或低分子量肝素)抗凝疗程至少 10 d 或更长，使临床情况平稳。总之，肝素用药原则应快速、足量(因抗凝剂量不足不能阻止血栓扩大)和个体化。皮下注射 UFH 使用方法：第 1 天，首次 5 000 IU，静脉滴注，随后 17 500 IU，每天 2 次，皮下注射，用后 6 h 测定 APTT，调整 UFH 剂量，维持 APTT 在正常对照值的 1.5～2.5 倍治疗范围。

应用 UFH 治疗 2 周内，血小板计数下降>50%和(或)发生血栓事件的患者可诊断为肝素诱导的血小板减少症(HIT)，其发生率为 1.5%～3.0%，常发生于开始用普通肝素后的前 5 天，峰值在第 10～14 天。轻型 HIT 是肝素直接引起血小板聚集而导致的，可在用药 3 d 内发生，停药后很快恢复；如果血小板在(70～100)$\times 10^9$/L 或以上，不必停药即能自行恢复。重型 HIT 常由血小板 4 因子(PF4)结合肝素，诱导形成抗血小板 IgG 抗体，再与血小板相互作用使之聚集所致，肝素初用者在用药后 4～15 d 发生，再次用 UFH 者在用药后 2～9 d 出现，血小板计数常降低至50$\times 10^9$/L以下，或是较基础值减少 1/2。临床表现为由血栓形成而产生的动脉或静脉综合征(如肢体缺血、心肌梗死或 PTE-DVT 的进展或复发)，同时因血小板减少症有出血倾向或肝素注射部位皮肤损伤。HIT 预后不良，对于高度疑诊或确诊者，无论合并血栓形成与否都不应继续给予 UFH 或低分子量肝素以及维生素 K 拮抗剂的治疗，可改用非肝素类抗凝药，如凝血酶直接抑制剂阿加曲班、来匹卢定和达那肝素，直到血小板计数正常。对于 HIT 导致的严重血小板减少，当在出血或存在有创操作高度出血时，可输入血小板。血小板计数一般在停用肝素后10 d内开始恢复，当恢复到150×10^{9}/L时再开始应用维生素K拮抗剂，应从较低维持剂量开始，并继续上述非肝素抗凝剂治疗，直到血小板计数稳定且国际标准化比值(INR)达到预期目标值，与维生素K拮抗剂至少重叠治疗5 d后可停用。为防止HIT发生，在肝素使用前和使用后的第3～5天必须动态观察血小板计数变化，若长时间使用肝素尚应在第7～10天和第14天复查。肝素半衰期1～6 h，平均为1.5 h，通常在停药后凝血功能很快恢复。出血通常与肝素过量、联合用药有关。其他因素包括患者肾功能不全、肥胖、凝血系统缺陷、女性＞70岁、手术创伤或有创操作等。紧急终止出血可用鱼精蛋白，在15 min内1 mg鱼精蛋白能中和普通肝素约100 IU。对于已接受维生素K拮抗剂治疗的HIT患者可给予维生素K 10 mg口服或5～10 mg静脉注射治疗。长期大量使用肝素还可能引起骨质疏松，多见于不孕女性。

2.低分子量肝素

在无禁忌证情况下，低分子量肝素对绝大多数患者使用安全，无须常规监测血浆抗Ⅹa因子浓度；在重度肥胖者、孕妇、出血高风险者和肾功能不全者，特别是肌酐清除率＜30 mL/min或低分子量肝素用量较大时，出血危险性增加，应监测血浆抗Ⅹa因子活性，并据以调整剂量如可使用一半推荐量，皮下注射低分子量肝素后4 h是测定血浆抗Ⅹa因子最合理时间，每天2次用低分子量肝素的患者血浆抗Ⅹa因子靶目标值是0.6～1.2 IU/mL，避免过度抗凝。每天1次用药的量是1.0～2.0 IU/mL，避免过度抗凝。APTT受低分子量肝素的影响小，不能以APTT代表低分子量肝素的活性。低分子量肝素的分子量较小，HIT发生率较普通肝素低，可在疗程＞7 d时每隔2～3 d检查血小板计数。低分子量肝素对有肝素或低分子量肝素诱导的血小板减少症病史、对肝素或低分子量肝素过敏患者禁用；对有出血性脑卒中史、糖尿病性视网膜病变和需要进行神经麻醉患者应慎用；对严重肾功能不全患者也不适合(低分子量肝素经肾排泄，因蓄积使出血风险增加)，宜选用普通肝素。鱼精蛋白只能中和低分子量肝素60%的抗Ⅹa因子活性(如在低分子量肝素给药8 h内，可按每100抗Ⅹa因子单位给予1 mg鱼精蛋白)。

3.维生素K拮抗剂

维生素K拮抗剂为体内间接抗凝血药物，可抑制肝脏环氧化酶，使无活性氧化型维生素K不能成为有活性还原型维生素K，因此维生素K拮抗剂被作为静脉血栓栓塞症长期抗凝维持阶段治疗的药物。

常用的维生素K拮抗剂方案如下。①华法林：第1～2天起始诱导剂量5 mg口服(对于高龄、体弱、营养不良、慢性心力衰竭或肝脏疾病患者起始剂量＜5 mg)，维持量2.5～5.0 mg/d。②醋硝香豆素：第1天2～4 mg，维持量1～2 mg/d。③双香豆素：第1天200 mg，第2天100 mg，维持量25～75 mg/d。华法林可减少80%～90%VTE的复发危险，它可抑制凝血因子Ⅱ、Ⅶ、Ⅸ、Ⅹ的合成，但对已活化的凝血因子无抑制作用，因此起效缓慢；此外，还抑制蛋白C和蛋白S的羧化作用，在最初3～5 d有一定促凝作用，因此不推荐华法林起始负荷剂量高强度抗凝，在使用肝素(或低分子量肝素、磺达肝癸钠)治疗的第1天同时启用华法林，并与肝素(或低分子量肝素、磺达肝癸钠)至少合用5 d，当INR在2.5(2～3)或PT延长至正常1.5～2.5倍时可停用肝素、低分子量肝素或磺达肝癸钠，单独口服华法林治疗，华法林治疗剂量范围窄和个体差异大，应根据INR或血浆凝血酶原时间(PT)常规调整剂量，并保持稳定至少24 h后。INR一般在用药后第3天开始测定，在达到治疗水平前，应每天测定INR，待INR达到治疗目标并至少维持2 d后每1～2周监测1次，若行长期治疗可每4周测定1次，视结果调整华法林剂量。INR＞3.0

无助于提高疗效，反使出血现象增加。为预防 VTE 的复发需较长期抗凝治疗，否则 50%的症状性下肢近端 DVT 或 PTE 患者在 3 个月内会复发，其疗程不仅需根据发生 VTE 的危险因素决定，更应考虑 DVT 的性质、部位和血栓大小以及疾病状态。如是特发性的还是继发性的，是在下肢近端深静脉大块血栓还是在下肢远端深静脉较小块血栓，是初发还是复发。此外，患者的年龄、性别、体质量指数、合并疾病等对决定疗程也很重要。有以下因素患者 VTE 复发风险高：既往 VTE 史、原发性或特发性 VTE、进展期肿瘤、制动的慢性疾病患者（如脑卒中伴瘫痪）、肥胖（BMI>30 kg/m^2）、血浆*D*-二聚体持续阳性、抗磷脂抗体综合征、易栓症家族史、近端静脉残留血栓、UCG 持续存在右心室功能不全和脂蛋白>300 mg/L。因一过性（可逆性）危险因素（如手术创伤）发生的 VTE 患者抗凝 3 个月；特发性 VTE 患者至少抗凝治疗 3 个月，此后权衡利弊是否长期抗凝；VTE 合并恶性肿瘤患者低分子量肝素抗凝治疗至少 3 个月（之后只要癌症存在应给予长期抗凝治疗）；VTE 并发肺动脉高压和肺心病者，抗凝疗程应延长或终身抗凝；复发性 VTE 者建议长期抗凝治疗；因抗凝血酶、蛋白 C、蛋白 S 缺乏，凝血因子 V Leiden 或凝血酶原 *2O210A* 基因突变、高同型半胱氨酸血症、凝血因子水平增高而首次发生的 VTE 抗凝治疗 12 个月（最好同时使用抗血小板药物以防发生动脉心血管事件）；至少发生过 2 次 PTE 或 DVT，抗磷脂抗体阳性或具有 2 个以上易栓危险因素患者应该长期甚至终身抗凝治疗（对慢性血栓栓塞性肺动脉高压、深静脉血栓后综合征及放置腔静脉滤器者也需终身抗凝）。总之，临床医师要充分考虑延长抗凝治疗时间的获益、出血风险和患者的选择。谨慎停用抗凝药物，逐渐减少用量，以免发生血凝度增加，病情反复。华法林停用 1 个月后，应进行血浆*D*-二聚体检查，以监测停止抗凝治疗后的病情，如*D*-二聚体异常增高，反应可能有新血栓形成，提示 VTE 复发。

年龄、服用的食物、药物和伴随的基础疾病等许多因素均能影响华法林在患者体内的代谢，老年人、肝病及甲状腺功能亢进者对华法林敏感性增高；保泰松、磺吡酮能使华法林从血浆蛋白结合部位置换出来，增加其浓度；由于抑制肠道产生维生素 K 的细菌，头孢菌素可使维生素 K 吸收减少，妨碍凝血酶原合成；西咪替丁、甲硝唑抑制华法林的代谢；考来烯胺在肠道内与华法林结合，降低华法林的吸收和生物利用度；巴比妥类、利福平、灰黄霉素能使华法林代谢加快。长期服用华法林（尤其是老年患者）的常见不良反应是出血。大出血发生率每 100 人每年为 0.5%～2.5%，颅内或致死性出血每 100 人每年为 0.1%～0.2%。出血高风险与高龄（年龄>75 岁）、既往胃肠道出血、非心源性卒中、慢性肾病或肝病、存在其他严重急性和慢性疾病、抗凝监测控制不理想、合用抗血小板药物及遗传因素等有关。出血时应用维生素 K 10 mg 皮下或静脉注射治疗，能在 6～12 h 终止抗凝作用，也可以输注凝血酶原复合物。使用华法林也可能发生皮肤坏死，多在治疗后第 1 周发生，可出现斑丘疹，血管性紫癜，随后迅速发生溃疡和坏死，常见于蛋白 C 或蛋白 S 缺乏、恶性肿瘤或抗磷脂抗体综合征者。此外，长期（>1 年）服用华法林者发生骨质疏松性骨折的危险性也增加，以男性患者多见。

4.新型抗凝药物

（1）磺达肝癸钠：又称戊聚糖钠，是化学合成的新一代抗凝药物，属间接凝血因子Ⅹa 抑制剂，减少凝血酶生成，防止血栓形成和发展。已成为急性 VTE 治疗和骨科大手术、腹部手术预防 VTE 的新型抗凝药，优点是起效快（2 h），不经肝脏代谢，不与凝血因子Ⅱ、血小板和血浆蛋白结合，生物利用度 100%，半衰期为 17～21 h，药代动力学稳定具有可预见性，无须按患者体质量调整剂量，皮下注射每天 1 次，无须常规监测凝血指标，使抗凝治疗更加易化，由于与血小板无相互作用，HIT 和出血并发症少于 UFH，此外，非动物源性无病原污染的风险。因由肾排泄，对于肾功能损害轻度(Ccr>50 mL/min)者无须减量，中度(Ccr 20～50 mL/min)者建议减量，重度(Ccr ≤20 mL/min)者应禁用。

(2)间接凝血因子Ⅹa抑制剂：比磺达肝癸钠结合抗凝血酶的力度强30倍，生物利用度100%，半衰期120 h，1周给药1次。药物不导致血小板聚集，也不会发生HIT，在治疗VTE试验中，VTE复发率和出血率优于艾卓肝素。

(3)利伐沙班：是第1个口服直接凝血因子Ⅹa抑制剂，能抑制游离及与纤维蛋白结合的因子Ⅹa活性，降低凝血酶原活性，因此可减少凝血酶和纤维蛋白的凝块生成，防止血栓形成和发展。生物利用度>80%，双重途径排泄，1/3经肝代谢从粪中排出，66%经肾排泄，故禁用于肌酐清除率<30 mL/min患者，肾功能损害不严重的患者仍可用此药，但应减量。半衰期9 h，可固定剂量，治疗窗宽，无须常规凝血功能检测，与食物、药物相互作用小。有试验证明利伐沙班治疗急性DVT疗效不差于标准抗凝组(低分子量肝素+维生素K拮抗剂)，持续治疗的疗效明显优于安慰剂组。有研究以固定剂量利伐沙班单药治疗肺栓塞，其疗效不差于标准抗凝组，严重出血事件发生率降低51%，利伐沙班具有可预测的量-效反应关系，依从性好，治疗方案简化，缩短住院时间，特别适用于血流动力学稳定、无须呼吸支持治疗的肺栓塞患者及高出血风险的肺栓塞患者。涉及12 500例全髋及全膝关节成形术RECORD 1～4全球临床试验，证实利伐沙班比依诺肝素能更好预防VTE。

(4)阿哌沙班：口服吸收快速，生物利用度>50%，血浆峰浓度时间3～4 h，半衰期10～14 h，25%经肾排泄，部分经肝，极少发生药物相互作用。有试验证实，应用阿哌沙班2.5 mg，每天2次与依诺肝素相比较，膝关节形成术后VTE发生率相似或减少，出血减少。

(5)达比加群酯：可直接抑制凝血酶活性和抗血小板聚集，血浆峰浓度时间2 h，半衰期14～17 h，生物利用度为72%，口服，部分经肝代谢，从粪中排泄，80%由肾排泄，显著肾功能损害者禁用。极少发生药物相互作用。预防全髋及全膝关节成形术，VTE优于或等于低分子量肝素，而大出血发生率相似。

5.上肢深静脉血栓和浅表静脉血栓的抗凝治疗

(1)上肢深静脉血栓：无论是否由置入中心静脉导管所致腋静脉或上肢近端的上肢深静脉血栓，建议低分子量肝素或磺达肝癸钠治疗至少3个月(需导管留置可保留，抗凝治疗与导管留置时间一致)。

(2)浅表静脉血栓：血栓长度至少5 cm患者可给予磺达肝癸钠2.5 mg，每天1次或低分子量肝素治疗45 d。

6.特殊情况下抗凝治疗

(1)妊娠期：双香豆素类药物可通过胎盘，对胎儿有潜在的致畸危险，因此对长期维生素K拮抗剂治疗的育龄女性需注意避孕，对准备妊娠的女性应经常进行妊娠试验监测。由于在妊娠6～12周时服用华法林，10%～25%的胎儿可发生鼻、骨骼和肢体发育不良，以及中枢神经系统和眼部异常(视神经萎缩、小眼)，而低分子量肝素不能通过胎盘，对胎儿无影响，因此在妊娠头3个月可用低分子量肝素替代华法林。华法林可导致胎儿出血(包括颅内出血)、胎盘早期剥离，甚至死亡，因此在产前6周也应禁用维生素K拮抗剂。妊娠期间可持续皮下给予调整剂量低分子量肝素(根据体质量调整剂量，如达肝素钠100 IU/kg，每12小时1次皮下注射)，总疗程至少3个月。在分娩时或剖宫产前至少24 h停用，产褥期发生VTE危险性较高，因此一旦产科出血停止即应给予低分子量肝素充分抗凝，在分娩后第1天开始口服华法林，按规定抗凝治疗，疗程

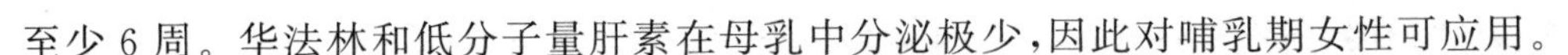

至少 6 周。华法林和低分子量肝素在母乳中分泌极少,因此对哺乳期女性可应用。

(2)围术期:为避免 UFH、低分子量肝素发生最大抗凝作用时间出现在大手术后 6～8 h,抗凝治疗可在大手术后 12～24 h 进行,为便于调节剂量和控制抗凝强度,一旦发生出血可用鱼精蛋白有效中和,推荐首选 UFH 抗凝治疗(普通肝素不使用首剂负荷量,4 h 后检查 APTT)。如果手术部位有出血应推迟抗凝治疗。手术后使用肝素剂量宜比常规剂量略小,治疗中应密切观察患者血压、血小板、血红蛋白及有无出血情况,尤其是手术部位。围术期如必须溶栓治疗者应延缓,必要时采用导管碎栓、取栓、局部溶栓介入治疗方法。适应证:①在术后 2 周内;②有出血潜在危险。此外,可放置腔静脉滤器但应慎重。

(3)恶性肿瘤:合并 VTE 恶性肿瘤者的病死率要高于无 VTE 者(7.98%vs14.85%),初始治疗应用低分子量肝素,疗程至少 6 个月,6 个月后对于有转移或接受化疗的活动期患者应给予长期抗凝治疗,直到癌症治愈。与华法林相比,低分子量肝素能更有效地预防 VTE 复发,调节肿瘤生长、增生、浸润、转移和瘤血管生成等抗癌作用,因此可延长患者生存期。

7.抗凝/抗血小板治疗期间手术或进行其他侵入性治疗

对于发生 VTE 高危患者,为避免抗凝治疗期间手术可能引起大出血,和因手术减弱或停止抗凝治疗引起的发生血栓栓塞风险,可在手术前暂停华法林,实施皮下 LWMH 或静脉 UFH 的过度抗凝疗法。术前 5 d 停用华法林使 INR 调整至正常,对于术前 1～2 d INR 仍高(>1.5)者可口服维生素 K 1～2 mg 以调整 INR。停用华法林期间,采用低分子量肝素或 UFH,低分子量肝素须在术前第 2 天、第 3 天给予 200 IU/kg,皮下注射,每天 1 次,手术前 24 h 停用低分子量肝素,对于采用 UFH 过度抗凝的患者可在术前 4～6 h 停用,如止血功能基本恢复的患者可在术后 12～24 h 继续服用华法林,术后根据不同患者出血风险灵活掌握低分子量肝素或 UFH 抗凝的时间。出血风险高的手术在术后 48～72 h 恢复低分子量肝素,对于进行一般性皮下组织手术(如皮下静脉或动脉穿刺,口腔、白内障手术,皮肤治疗)和介入性治疗(如无创伤性内镜检查、小型外科手术)患者,和发生 VTE 低至中危的患者,不需要采用过度抗凝疗法,华法林可在术前5 d 减量继续治疗,手术前 INR 调整至 1.3～1.5,术后恢复原剂量治疗或在术前 2～3 d 停止维生素 K 拮抗剂,服用阿司匹林者也不停用。对于需要紧急手术者(如女性生产),可尽快用维生素 K(<5 mg静脉推注或口服)中和维生素 K 拮抗剂抗凝治疗,当 INR<1.5 时才考虑手术;如要立即重建正常止血效果,还可补充新鲜血浆,输入浓缩凝血酶原复合物 500～1 500 IU,或重组因子 1α,可每隔 12 h 重复给予维生素 K,对于接受阿司匹林和氯吡格雷等抗血小板治疗的患者,建议手术前停用氯吡格雷 5 d(继用阿司匹林),对于急需手术者建议输注血小板。术后 24 h 或血流动力学稳定后可继续抗血小板治疗。

(四)溶栓治疗

溶栓疗法是通过内源性或外源性纤溶酶原激活剂,直接或间接将血浆蛋白纤溶酶原转化为纤溶酶迅速降解纤维蛋白,使 24 h 内肺动脉内血栓迅速溶解、改善肺组织再灌注、减少肺动脉阻力、动脉静脉氧分压差、降低肺动脉压、改善右心室功能、增加肺毛细血管血容量,减少急性血流动力学不稳定急性高危 PTE 患者的病死率、病残率和复发率。

1.常用溶栓药物

(1)链激酶(SK):是从乙型溶血性链球菌分离纯化的非酶蛋白,可与纤溶酶原非共价相结合,形成激活型复合物,使其他纤溶酶原分子转变成纤溶酶,使血栓的纤维蛋白降解。SK 具有抗原性,循环抗体可灭活药物,引起严重的变态反应,因此至少 6 个月内不能重复使用,而重组链激酶(r-SR)虽抗原性较弱,但对于3个月内有链球菌感染者也不能重复使用。

(2)尿激酶(UK):是从人尿或人胚肾细胞培养液分离的类胰蛋白酶,有高、低两个分子量型,直接激活纤溶酶原转化成纤溶酶发挥溶解纤维蛋白作用,UK无抗原性。

(3)重组组织型纤溶酶原激活剂(rt-PA):是一种糖蛋白,用各种细胞系重组DNA技术生产,无抗原性,可直接激活纤溶酶原转化成纤溶酶,导致纤维蛋白降解。rt-PA具有高度血栓蛋白亲和力和选择性,较少激活血液循环系统其他纤溶酶原,因此比SK或UK更具有特异性,出血发生率也较低。

2.适应证

(1)深静脉血栓形成的溶栓治疗:髂股静脉急性DVT,症状<14 d、功能良好、预期生存时间≥1年,出血风险小者,推荐导管溶栓治疗,可使血栓部分或完全溶解,减轻症状,减少严重出血风险、致命性PTE发生、DVT复发及PTS血栓栓塞后综合征发生,提高生活质量;导管溶栓后应继续联合抗凝治疗,部分导管溶栓的患者还可进行球囊扩张或支架治疗。急性上肢DVT的治疗与下肢DVT相同。

(2)PTE的溶栓治疗:①低血压或休克的急性高危PTE;②部分急性中危PTE:出血风险低,临床表现或抗凝治疗后临床过程提示低血压风险大时(明显呼吸困难、焦虑、发绀;颈静脉充盈,静息呼吸每分钟>26次,HR每分钟>110次,肝大,明显下肢水肿,影像学检查右心功能障碍或扩大);③危重复发性PTE;④急性PTE伴有难治性低氧血症或严重呼吸衰竭。

3.禁忌证

(1)绝对禁忌证:①近期(6个月内)活动性胃肠道出血;②2个月内的脑血管意外、颅内或脊柱创伤或外科手术;③中枢神经系统损害或肿瘤。

(2)相对禁忌证:①难以控制的重症高血压[收缩压>22.7 kPa(180 mmHg),舒张压>14.7 kPa(110 mmHg)];②不能用压迫止血部位的血管穿刺、器官活检或分娩;③进展性肝脏疾病;④血小板计数<100×10^9/L;⑤15 d内的严重创伤;⑥1个月内的神经外科或眼科手术;⑦近期心肺复苏;⑧感染性心内膜炎;⑨妊娠及产后1周;⑩糖尿病并发视网膜出血;⑪肺栓塞并发咯血;⑫高龄>70岁。

4.投药方案的选择

溶栓治疗采用中等或大剂量、较短时间。如2 h内静脉滴入方法优于长时间静脉滴注如24 h,不推荐常规使用局部肺动脉内导管引导溶栓治疗,不论是选用rt-PA、UK或者是SK,都能达到改善血流动力学的效果,但rt-PA溶栓迅速,即刻效果更好,对于高危患者尤为合适,而急性髂股静脉DVT可导管溶栓治疗。

(1)溶栓治疗方案:①UK,20 000 IU/kg,2 h静脉滴注,或者4 400 IU/kg,10 min静脉注射,随后2 200 IU/(kg·h),12 h持续静脉滴注,两种给药方法疗效、安全性相似;②SK,1 500 000 IU,2 h内静脉输入,或SK负荷量250 000 IU,30 min内静脉滴注,继以100 000 IU/h持续静脉滴注24 h。链激酶具有抗原性,用药前需肌内注射苯海拉明或地塞米松以防变态反应;③rt-PA,50~100 mg,2 h静脉滴注;④瑞替普酶(r-PA),新型溶栓药,在国外已开始应用,血栓溶解迅速,用法:10 IU负荷量静脉推注,30 min后重复10 IU。

(2)溶栓治疗最佳时间窗:因肺组织氧供丰富,肺梗死发生率仅10%,即使发生也相对比较轻,肺栓塞溶栓治疗的目的是溶解血栓、疏通血管。溶栓治疗越早越好,对症状发生14 d的患者仍有效,症状2周以上溶栓也有一定疗效。鉴于可能存在血栓动态形成过程,溶栓治疗时间窗不

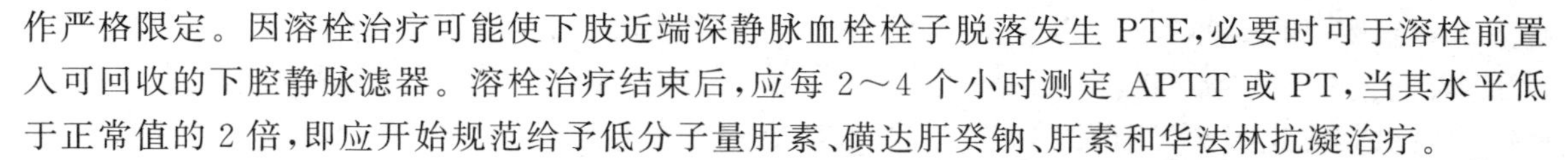

作严格限定。因溶栓治疗可能使下肢近端深静脉血栓栓子脱落发生 PTE,必要时可于溶栓前置入可回收的下腔静脉滤器。溶栓治疗结束后,应每 2～4 个小时测定 APTT 或 PT,当其水平低于正常值的 2 倍,即应开始规范给予低分子量肝素、磺达肝癸钠、肝素和华法林抗凝治疗。

(3)溶栓治疗疗效评价:起效迅速,可在治疗后最初几天显现,应观察治疗后患者的呼吸困难等症状,心率、血压、脉压等血流动力学指标,以及动脉血气分析指标是否改善,急性右心功能不全表现是否减轻,超声心动图、核素肺灌注显像、CTPA、肺动脉造影等栓塞直接征象是否改善。

5.特殊情况下的溶栓治疗

(1)肺栓塞二次溶栓问题:通常急性高危肺栓塞溶栓治疗只需进行 1 次。如溶栓后原正常肺组织新出现较大面积肺栓塞,在无出血并发症时,可进行第 2 次溶栓。而对初次溶栓治疗无反应,即有持续血流动力学不稳定和右心功能不全者(约占 8%),特别是肺动脉主干或主要分支被栓子阻塞时,目前多推荐介入治疗,经静脉导管碎解和抽取血栓或外科肺动脉血栓摘除术(病死率和 PTE 复发率均低于 2 次溶栓治疗)。对于发病时间较长(有时病程难以确定)的肺栓塞(多伴肺动脉高压、DVT,通常是 CTEPH),如一次溶栓治疗无效无须进行第 2 次,否则不仅可加重病情,还可能引起出血的危险。重复溶栓治疗应在首次溶栓复查后(通常在第 2 天)出现上述情况时进行,溶栓药的剂量通常小于首次剂量,药物种类可与首次相同,但 SK 例外。

(2)咯血患者的溶栓治疗:大约 1/3 急性 PTE 患者发生咯血,可来源于肺梗死出血,也可能是肺组织坏死后支气管动脉血溢流。因咯血多发生在外周较细肺动脉栓塞患者,病情较轻,血流动力学稳定,一般抗凝治疗即可。当急性高危 PTE 并发咯血,或溶栓抗凝治疗后 PTE 复发伴咯血,是否溶栓治疗应权衡利弊,并征求家属同意,具备以下几点可以考虑溶栓治疗:①高危 PTE 伴血流动力学不稳定者;②原有心肺疾病的急性次高危 PTE 者;③无其他溶栓禁忌证或潜在性出血疾病者。溶栓治疗前检验患者血型,准备新鲜冷冻血浆和对抗纤溶酶原活性的药物。

(3)妊娠期合并急性 PTE 的溶栓治疗:溶栓治疗在妊娠期一般仅用于合并血流动力学不稳定的急性高危 PTE 者。172 例接受溶栓治疗的孕妇结果显示 2.9%发生非致死性出血,1.7%胎儿死亡,无孕妇死亡,因此溶栓治疗安全有效,在分娩时不主张溶栓治疗,除非患者濒临死亡而又不能立即进行外科手术取栓,溶栓药物不能通过胎盘,使用方法与非妊娠者相同。经溶栓(和抗凝)治疗后能否继续妊娠应根据以下方面综合评估:①治疗后效果;②肺动脉压力高低;③患者的心功能状态;④能否耐受继续抗凝治疗。对于经溶栓治疗后肺动脉压仍高、心功能较差,不能长期耐受抗凝治疗的孕妇应终止妊娠。

(4)右心血栓的溶栓治疗:多位于右心房的右心血栓也被称为迁移性栓子,因 UCG 检查在 PTE 诊断的普及,使右心血栓检出率增加,发生率为 3%～23%。右心血栓的病死率为 27.1%,经多变量分析表明,溶栓疗法优于抗凝疗法,溶栓治疗病死率可下降到 11.3%,差异比值比(OR)为 0.33,溶检治疗可作为手术安全有效的替代治疗。

(5)心脏停搏的溶栓治疗:约 1%急性肺栓塞可引起心脏停搏,病死率＞70%,临床表现为心脏无收缩,心电活动消失。溶栓治疗可提高心肺复苏成功率 50%～68%。恢复心跳和血液循环,对因 PTE 心搏骤停,除常规心肺复苏外,应于复苏 15 min 后立即给予 rt-PA 50 mg 和 5 000 IU UFH,如在 30 min 内无自主循环,可追加等剂量的 rt-PA 和 UFH。其他可选的溶栓治疗方案为 UK 100 万～300 万 IU 或 SK 2.5 万～7.5 万 IU 静脉注射。

6.溶栓治疗并发症

出血发生率 5%～10%,致死性出血发生率 1%,颅内出血发生率 1.2%,约半数死亡。在涉及7个国家52家医院，2 454例急性PTE患者的调查结果显示，304例溶栓治疗者总体出血发生率22%，其中12%需要输血，颅内出血发生率为3%，高龄、高血压、体质量指数增高及肺血管造影是出血的危险因素。国人246例急性PTE溶栓治疗出血，发生率较低，仅8.86%，多数为穿刺部位皮肤出血，颅内出血发生率为0.41%。溶栓治疗的其他并发症包括发热、变态反应、低血压、恶心、呕吐、肌痛、头痛。

(五)其他治疗

1.介入治疗

经皮导管取栓术、碎栓术及导管引导下的溶栓治疗，其方法比手术安全、创伤小，可迅速恢复肺血流，改善血流动力学状态。用猪尾旋转导管破裂巨大血栓或抽吸取栓，并用局部溶栓药溶栓治疗，48 h后肺动脉平均压明显下降，有效率为60%，病死率为20%。介入治疗的适应证：高危的急性肺栓塞，溶栓治疗禁忌或失败或溶栓治疗起效前(约数小时)可能休克死亡的患者。介入治疗存在一定并发症，包括心血管结构的穿孔或破裂、心脏压塞、肺出血、致命性肺栓塞、失血、心律失常、造影剂所致肾病、过敏、血肿、假性动脉瘤和动静脉瘘等。

2.外科治疗

肺动脉血栓清除术适用于危及生命伴有休克的急性高危肺栓塞，或肺动脉主干或主要分支完全堵塞，而有溶栓治疗禁忌证或溶栓、介入手术治疗失败和溶栓治疗起效前(约数小时)可能休克死亡者。手术成功率为70%，1年存活率为86%。下肢DVT手术取栓适应证为髂股静脉血栓形成，导管溶栓效果不佳或溶栓禁忌；预期寿命年、症状未超过72 h，静脉功能状态好；术后需规范抗凝治疗。肺动脉血栓内膜剥离术(PEA)是CTEPH治疗的第一选择，患者不论症状轻重均应评估能否实施，适应证是心功能Ⅲ～Ⅳ级、肺血管阻力>300(dyn·s)/cm^5、外科能达到的中心肺动脉堵塞和无严重伴随疾病。无适应证或PTE后持续肺动脉高压的患者需行肺动脉高压靶向治疗和长期华法林抗凝治疗。

3.腔静脉滤器(VCF)

以阻截下肢近端DVT脱落的栓子，降低PTE发生。不推荐在抗凝基础上常规使用VCF。VCF适应证：①存在全剂量抗凝治疗禁忌证；②下肢近端DVT溶栓治疗前；③经充分抗凝治疗后肺血栓栓塞症复发或加重者；④抗凝治疗严重并发症，无法继续抗凝；⑤因CTEPH进行肺动脉血栓内膜剥脱术者。置入VCF者一旦出血风险消除应抗凝治疗，VCF的并发症包括滤器错位、移位、倾斜、血栓脱落、滤器折断、腔静脉穿孔、滤器血栓等。置入滤器后需长期华法林抗凝治疗。

(刘丹丹)

第七节　特发性肺纤维化急性加重

特发性肺纤维化急性加重指特发性肺纤维化患者出现急剧、原因不明的临床恶化，缺乏感染、肺栓塞和心功能不全等因素。特发性肺纤维化患者在病程中可以出现一次或多次急性加重。

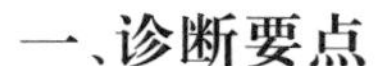

一、诊断要点

(一)病史

有特发性肺纤维化的基础,不过,少数特发性肺纤维化患者以特发性肺纤维化急性加重为首发症状起病。特发性肺纤维化急性加重的发病率不详,部分患者有一些诱因,如支气管肺泡灌洗、肺活检(外科肺活检、CT 引导下肺活检)、劳累、感冒等。

(二)病因与发病机制

特发性肺纤维化急性加重的病因和发病机制尚不明确。目前认为可能与病毒感染(EB 病毒、疱疹病毒)、胃-食管反流等有关。

(三)临床表现

特发性肺纤维化的基础病情不同,发生特发性肺纤维化急性加重时的临床表现也不尽相同;但几乎所有的患者均表现为呼吸困难呈急性或亚急性加重。一般新发的呼吸困难或呼吸困难急剧加重发生在近 30 d 内。常伴有咳嗽加重、发热、乏力等症状;部分患者还有咯血。发绀、肺部爆裂音等特发性肺纤维化表现也可能加重,还常伴有杵状指。

(四)实验室检查

在特发性肺纤维化急性加重时,常伴有外周血白细胞、C 反应蛋白、乳酸脱氢酶升高。有研究认为,外周血中乳酸脱氢酶、中性粒细胞弹性蛋白酶、延液化糖链抗原(KL-6)的升高作为特发性肺纤维化急性加重的血清学标记,KL-6 还可以作为疗效和预后的观察指标;在某些医院还未将 KL-6 应用于临床。

(五)影像学检查

1.胸部 X 线检查

双肺弥漫性磨玻璃影,部分实变。胸部 X 线片不能很好地反映特发性肺纤维化急性加重的肺内病变情况,但鉴于其辐射低、价格廉,可用于特发性肺纤维化急性加重患者的动态观察。

2.胸部 CT 检查

尤其是 HRCT,能很好地反映特发性肺纤维化急性加重的肺内病变情况,并可根据肺内病变范围和表现来判断预后。特点:在原有特发性肺纤维化病灶基础上出现新发的磨玻璃影和(或)实变影。文献报道,可将特发性肺纤维化急性加重的 HRCT 表现分为周围型、多灶型、弥漫型3 类,多灶型和弥漫型多提示病情重、预后不良。

(六)肺功能

在原有基础上出现肺功能指标的进一步恶化,主要表现为用力肺活量和(或)薄层层析法、吸入一氧化碳的弥散量进一步恶化。动脉血气分析发现明显加重的低氧血症,氧合指数明显下降,部分患者可达急性肺损伤、急性呼吸窘迫综合征水平。

(七)病理学

特发性肺纤维化急性加重的典型肺病理学表现为在原有特发性肺纤维化特点的基础上,出现弥漫性肺泡损伤表现:间质性水肿、Ⅱ型肺泡上皮细胞增生、肺泡内机化、透明膜形成等。有文献认为,特发性肺纤维化急性加重的肺病理可表现为如下 3 型:弥漫性肺泡损伤、机化性肺炎、纤维化背景下的大量成纤维细胞灶,但以弥漫性肺泡损伤多见。

(八)诊断标准

目前较为常用的是 Collard 等制订的诊断标准。

(1)既往或现诊断为特发性肺纤维化。

(2)近 30 d 内出现无其他原因可解释的呼吸困难加重或新出现的呼吸困难。

(3)临床上有低氧血症的客观证据，如 PaO_2 较基础值降低 1.3 kPa(10 mmHg)以上。

(4)在符合两侧网状影或蜂窝影等典型的普通型间质性肺炎(UIP)型 HRCT 表现的基础上，出现新的磨玻璃影和(或)实变影。

(5)气管内吸引物或支气管肺泡灌洗液无明显的肺部感染证据。

(6)排除心功能不全、肺栓塞、气胸和其他原因所致急性肺损伤。

在使用该标准时，如资料缺乏，不能满足以上所列的标准，例如病程＞30 d 或未能进行气管内吸引物或支气管肺泡灌洗液的病原学检查，可诊为疑似特发性肺纤维化急性加重。

二、鉴别诊断

(一)感染

特发性肺纤维化患者继发感染时，尤其是肺孢子菌、巨细胞病毒等感染时，以及真菌感染早期，可以出现类似的影像学表现，可经进一步的病原菌的血清学、支气管肺泡灌洗液和痰病原学检查等排除。

(二)肺栓塞

特发性肺纤维化患者由于活动耐量下降、体内炎症等因素，可出现肺栓塞，出现类似特发性肺纤维化急性加重的表现。*D*-二聚体的检测，必要时 CT 肺血管重建等有助于鉴别诊断。

(三)心功能不全、心肌缺血(严重时为心肌梗死)

可合并于特发性肺纤维化患者，出现类似特发性肺纤维化急性加重的临床表现，及时行心脏彩超、心电图、心肌酶学检测等有助于鉴别。

(四)其他

如肺泡出血、药物性肺损害等，都可以出现类似的表现，支气管肺泡灌洗液为血性、有相关用药史有助于鉴别。

三、治疗与预后

特发性肺纤维化急性加重的治疗尚未达成共识，目前还是以糖皮质激素(部分文献建议大剂量冲击治疗)、细胞毒性药物、抗凝治疗等为主，但尚无随机对照研究结果证实以上治疗方案的疗效。

(一)糖皮质激素

在排除肺部感染后，可以使用大剂量糖皮质激素冲击治疗：甲泼尼龙 500～1 000 mg/d×3 d，以后序贯足量激素维持，逐渐减量。也有报道建议甲泼尼龙 2 mg/kg×14 d，之后逐渐减量。

(二)细胞毒性药物

常用的细胞毒性药物有环磷酰胺、环孢素等，有人提倡环磷酰胺冲击治疗，也有人提倡常规用量治疗。

(三)抗凝

在急性加重期予低分子量肝素抗凝，可能改善特发性肺纤维化急性加重预后；微血栓可能是特发性肺纤维化急性加重的发病因素之一；特发性肺纤维化急性加重后患者的活动明显受限、体

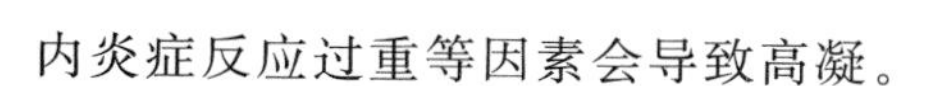
内炎症反应过重等因素会导致高凝。

(四)其他

鉴于特发性肺纤维化急性加重很难与感染相鉴别，在病初，建议加用抗生素治疗；若心功能正常的患者，可考虑在病初加用丙种球蛋白治疗。

此外，特发性肺纤维化急性加重患者都有明显的低氧血症，合适的氧疗支持是治疗特发性肺纤维化急性加重的基础和重要策略。可以根据低氧血症的程度予以鼻导管吸氧、面罩吸氧、无创通气支持、机械通气支持等。

(五)预后

特发性肺纤维化急性加重起病急、病情重，目前尚无有效的治疗方案，预后差；很大一部分特发性肺纤维化患者死于特发性肺纤维化急性加重。

(刘洪波)

第八节　重症肺炎

肺炎根据发生环境不同分为社区获得性肺炎和医院获得性肺炎。社区获得性肺炎是指在医院外罹患的感染性肺实质炎症，包括具有明确潜伏期的病原体感染而在入院后平均潜伏期内发病的肺炎。而医院获得性肺炎则指患者入院时不存在，入院后 48 h 后发生的，由各种病原体引起的肺实质炎症。

重症肺炎是近年来提出的概念，是为了区别于普通肺炎，强调了患者病情的严重性及积极治疗的迫切性。重症肺炎目前仍没有明确的定义，目前认为因病情严重而需要进入重症医学科监护、治疗的肺炎为重症肺炎。重症肺炎分为重症社区获得性肺炎和重症医院获得性肺炎。

一、病因

正常的呼吸道防御机制使气管隆凸以下的呼吸道无菌。免疫功能受损或进入下呼吸道的病原体毒力较强或数量较多时，则易发生肺炎。细菌入侵方式主要为口咽部定植菌吸入和带菌气溶胶吸入，前者是肺炎最重要的发病机制。细菌直接种植、邻近部位感染扩散或其他部位感染经血道弥散者少见。

(一)社区获得性肺炎

社区获得性肺炎简称社区肺炎。社区肺炎是相对于医院肺炎而言，故需排除在医院内感染而出院后发病的肺炎，但包括在医院外受到感染，尚在潜伏期，因其他原因住院后始发病者；也包括敬老院、疗养院等一些特殊场所发生的肺炎。常见病原体为肺炎链球菌、流感嗜血杆菌、化脓性链球菌、军团菌、厌氧菌及病毒、支原体和衣原体等。

(二)医院获得性肺炎

患者入院时不存在，也不处于潜伏期，而于入院 48 h 后发生的肺炎。常见病原体以铜绿假单胞菌与其他假单胞菌、肺炎杆菌、大肠埃希菌、阴沟与产气肠杆菌、变形杆菌、不动杆菌以及葡萄球菌和真菌等。

（三）重症肺炎的易患因素

易患因素：①年龄>65 岁；②长期服用糖皮质激素；③恶性肿瘤、白血病患者及其放疗、化疗后；④久住重症监护病房的患者；⑤接受气管插管、气管切开及机械通气者；⑥胸腹部手术者；⑦慢性病如脑血管病、糖尿病、肝及肾功能不全患者；⑧脓毒症患者；⑨长期使用广谱抗生素者；⑩烧伤。

二、发病机制

（一）微循环功能障碍

休克型肺炎基本的病理生理改变为微循环功能障碍。细菌的毒素及细菌的代谢产物除直接损害机体组织细胞外，还激活人体某些潜在体液和细胞介导反应系统（包括补体系统、交感-肾上腺髓质系统、激肽系统、血凝与纤溶系统等），造成广泛细胞损害，影响器官功能；周围血液分布显著失常，广泛的微血管容积改变，且有血浆成分渗漏，使循环血量减少；微血管动静脉分流增加，动脉-静脉血氧含量差缩小，组织细胞供氧减少，影响细胞正常代谢；血浆外渗血液浓缩、黏稠及血凝系统被激活，血液常呈高凝状态，容易发生弥散性血管内凝血，更加重循环功能障碍。临床分“暖休克”与“冷休克”两种类型，早期表现为暖休克，进展阶段出现冷休克，是一个连续过程的两个阶段。暖休克又称高排低阻型休克，高排是为了适应感染、发热、心率加快等高耗氧的需要，也与仅受体兴奋有关；周围血管阻力降低则是某些血管活性物质（激肽、色胺、组胺等）大量释放的效应。冷休克又称低排高阻型休克，低排的原因为循环血量降低，回心血量不足，低血压使冠状血管灌流不足，毒素、心肌抑制因子及严重酸中毒等，影响心肌功能；周围血管阻力增高则是 α 受体兴奋、儿茶酚胺大量释放的效应。最后呈低排低阻（临终失代偿）。

（二）细胞损伤的脏器功能损害

细菌毒素直接作用、微循环灌流不足、组织缺血缺氧、弥散性血管内凝血，是导致细胞损害及多系统、器官功能损害最终致衰竭的根本原因。休克时重要脏器改变如下。

1.肾

肾皮质血管痉挛，肾小管因缺血、缺氧发生坏死、间质水肿，肾小球滤过率降低。晚期毛细血管内广泛微血栓形成及持续肾血管痉挛，引起急性肾小管坏死、肾功能障碍，最后导致急性肾衰竭。

2.肺

除肺部本身炎症改变外，休克致肺微血管收缩、阻力增加，动静脉短路开放肺分流量增加；毛细血管灌流不足，组织细胞缺血缺氧，肺泡表面活性物质分泌减少，肺顺应性降低，肺泡萎陷、不张，肺泡上皮和毛细血管内皮细胞肿胀，加大了空气-血液屏障，造成通气与血流比例失调和氧弥散功能障碍，PaO_2 下降，全身缺氧；肺泡毛细血管渗透性增加，血浆外渗，致间质水肿和透明膜形成；肺泡毛细血管广泛微血栓形成，更加重了肺实质损害，最终导致急性呼吸窘迫综合征。

3.心

当舒张压降至 5.3 kPa（40 mmHg）以下时，出现冠状动脉血流减少，心肌内微循环灌流不足，心肌缺血缺氧、代谢紊乱、酸中毒、高血钾，致心肌细胞变性、坏死和断裂、间质水肿，小血管微血栓形成，在心肌抑制因子参与作用下，心肌功能明显受损以至心力衰竭。

4.肝

肝内血管收缩，血流减少，肝血管窦和中心静脉内血液瘀滞及微血栓阻塞，致肝细胞损害，肝

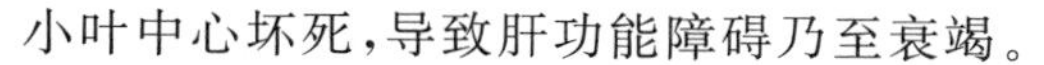

小叶中心坏死，导致肝功能障碍乃至衰竭。

5.脑

脑细胞是贮糖量最低、需氧量最高的器官，完全有赖于血流灌注。休克早期，由于儿茶酚胺影响，脑供血不受或少受影响。当血压下降至 8.0 kPa(60 mmHg)以下时，脑灌流量即受到影响，血流量减少，组织缺氧，脑细胞受损，出现弥散性血管内凝血，则影响更为明显。

毛细血管通透性增加，血浆外渗，引起脑水肿，颅内压增高，最后造成不可逆性脑损害。

6.胃肠道

胃肠道小血管痉挛，血流量减少，引起胃肠道缺血，继而发生淤血，黏膜局灶性或弥散性水肿、出血、梗死、上皮剥脱及浅表性胃、肠黏膜溃疡或糜烂，有弥散性血管内凝血时，可发生大出血。

三、病理

(一)肺炎链球菌肺炎

常呈大叶或肺段、亚段的肺炎。早期主要为水肿液和浆液析出；中期为红细胞渗出；后期有大量白细胞和吞噬细胞积集，肺组织实变；最后为肺炎吸收消散。整个病变过程中没有肺泡壁和其他肺结构的破坏或坏死，肺炎消散后肺组织可完全恢复正常而不遗留纤维化或肺气肿。

(二)其他细菌性肺炎

有上述类似病理过程，似多数伴有不同程度的肺泡囊破坏。如金黄色葡萄球菌肺炎病变消散时可形成肺气肿。革兰氏阴性杆菌肺炎多为双侧小叶性肺炎，常有多发坏死性空洞或脓肿。

(三)支原体肺炎

肺部病变呈片状或融合性支气管肺炎或间质性肺炎，肺泡内可含少量渗出液。支气管黏膜细胞可有坏死和脱落，并有中性粒细胞浸润。胸膜可有纤维蛋白渗出和少量渗液。

(四)病毒性肺炎

常呈细支气管及其周围炎和肺间质炎症，肺泡腔可有渗出、肺泡间隔大量单核细胞浸润、肺泡水肿、透明膜形成。肺炎病灶可为局灶性或弥散性，病变吸收后可遗留肺纤维化。

四、临床表现

(一)重症社区获得性肺炎

1.全身表现

肺炎患者大多出现发热，一般为急性发热，热型可为稽留热或弛张热，伴或不伴畏寒、寒战；部分身体衰弱患者可仅表现为低热或不发热。其他的表现有全身不适感、头痛、肌肉酸痛、食欲缺乏、恶心、呕吐等，病情严重者可出现意识障碍或精神异常。

2.呼吸系统表现

肺炎所致的典型临床表现以咳嗽、咳痰为主要症状，常咳黄脓痰或白黏痰，部分患者咯铁锈色痰或血痰；胸痛也是肺炎的常见表现之一，一般在深吸气或剧烈咳嗽时出现；病情严重时可有气促、呼吸困难表现，伴有唇、甲发绀等缺氧体征。重症社区获得性肺炎者由于双肺出现弥散性损害，导致进行性低氧血症，出现进行性呼吸困难、窘迫等急性呼吸窘迫综合征的临床表现。

咳嗽、咳痰、咯血、胸痛、呼吸困难被认为是典型肺炎患者的五大症状。某些病原体感染所致肺炎的临床表现可不典型，仅表现为干咳、少痰、气促等，但重症者也出现进行性呼吸困难及严重缺氧的急性呼吸窘迫综合征表现。

早期肺部体征表现为局部的异常体征，如局部叩诊呈浊音至实音、触觉语颤增强、听诊可闻及肺泡呼吸音减弱、局部湿啰音等。随着病情发展至病变弥散的重症社区获得性肺炎时，表现为呼吸急促、窘迫，可有鼻翼翕动，而且出现发绀等明显缺氧表现，肺部体征为广泛的肺实变征，肺泡呼吸音明显减弱，而湿啰音改变多不明显。

3.肺外表现

重症社区获得性肺炎患者病情进展迅速，除呼吸系统损害外，常引起身体其他脏器损害。严重肺炎时，可出现机体炎症反应异常，从而引起 SIRS、败血症、MODS 等的一系列病理生理过程。除了肺是最常受累的器官，随着病情的进展，其他脏器可相继出现不同程度的功能损害。

循环系统功能的损害较为常见，表现为顽固性休克、低血压、组织低灌注表现，一般液体复苏治疗难以纠正，须应用血管活性药物才能改善。临床研究表明，肺炎患者需进入 ICU 的原因主要是需机械辅助通气和因严重休克而需循环支持治疗。循环功能的损害可影响其他器官的血流灌注，促进其功能损害的发生。

肾也是较常受损的器官，表现为少尿、无尿，血尿、肌酐呈进行性升高。肾功能损害的发生可导致病情进一步加重，并可影响治疗方案的实施，致使预后更差。

其他脏器可序贯地出现不同程度的损害，如消化道、肝、血液系统、神经系统、内分泌系统等，出现相应的功能不全表现。

(二)重症医院获得性肺炎

医院获得性肺炎起病隐匿，临床表现初期可不典型，病情进展至重症医院获得性肺炎时，肺炎症状可较明显，包括咳嗽、咳痰、呼吸困难等。患者若有基础病则一般有不同程度加重，如合并慢性阻塞性肺疾病者出现严重呼吸衰竭等。随着病情的进展，炎症反应也进行性加重，可导致其他器官功能的损害，包括感染性休克、急性肾衰竭等。感染性休克是重症医院获得性肺炎患者较常出现的临床征象，也是患者需进入 ICU 监护的常见原因之一；同时因为循环功能的不稳定，致使其他器官的灌注受影响，出现不同程度的功能损害，导致 MODS 的发生。

五、辅助检查

(一)实验室检查

应常规检测血常规、C 反应蛋白、降钙素原、血气分析、生化全项、BNP、凝血功能等检查。血常规检查白细胞计数可升高，尤其是中性粒细胞比例升高，也可正常或降低。动脉血气分析可出现动脉血氧分压下降、二氧化碳分压下降，甚至代谢性酸中毒，高乳酸血症（>3 mmol/L），乳酸增高常反应组织灌注不足，低血压休克。合并慢性或急性肺疾病患者可出现二氧化碳分压升高。部分患者可出现肝、肾功能异常、低钾、低钠血症、心肌酶增高、凝血功能异常、心功能不全等肺外表现。

(二)X 线检查

直接了解肺部的变化，是诊断肺炎的重要手段，胸部 CT 对肺内及胸膜病变及不典型的 X 线胸片具诊断和评估价值。①典型的细菌性肺炎表现为边缘模糊的片状或斑片状阴影，可有支气管充气征，可分布于大叶或段、亚段；可单侧或双肺。②革兰氏阴性杆菌常呈下叶支气管肺炎改变。③老年人的吸入性肺炎易出现在上叶后段或下叶背段，右肺多见。④病毒性肺炎多表现为两肺多发、多肺段的肺实质和间质病变，表现为网格样或毛玻璃样改变，严重时为两肺弥散性毛

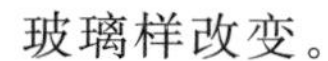
玻璃样改变。

（三）病原学检查

1.诊断方法

包括血培养、痰革兰氏染色和培养、血清学检查、胸腔积液培养、支气管吸出物培养或肺炎链球菌和军团菌抗原的快速诊断技术。此外，可以考虑侵入性检查，包括经皮肺穿刺活检、经过防污染毛刷（经过支气管镜检查或支气管肺泡灌洗）获取标本。

（1）血培养：重症肺炎患者均应行血培养，对指导抗生素的应用有很高的价值。一般在发热初期采集，如已用抗菌药物治疗，则在下次用药前采集。采样以无菌法静脉穿刺，以防污染；成年人每次10～20 mL，婴儿和儿童0.5～5 mL。血液置于无菌培养瓶中送检。24 h内采血标本3次，并在不同部位采集可提高血培养的阳性率。

（2）痰液细菌培养：嘱患者先行漱口，并指导或辅助患者深咳嗽，留取脓性痰送检。约40%患者无痰，可经气管吸引术或支气管镜吸引获得标本。标本收集在无菌容器中。痰量的要求为普通细菌＞1 mL、真菌和寄生虫3～5 mL、分枝杆菌5～10 mL。标本要尽快送检，不得超过2 h，延迟将减少葡萄球菌、肺炎链球菌及革兰氏阴性杆菌的检出率。在培养前必须先挑出脓性部分涂片作革兰氏染色，低倍镜下观察，判断标本是否合格，镜检鳞状上皮＞10个，低倍视野就判断为不合格痰，即标本很可能来自口咽部而非下呼吸道。多核细胞数量对判断痰液标本是否合格意义不大，但是纤毛柱状上皮和肺泡巨噬细胞的出现提示来自下呼吸道的可能性大。在气管插管后立即采取的标本不考虑细菌定植痰液培养，结果阴性也并不意味着无意义，合格的痰标本分离不出金黄色葡萄球菌或革兰氏阴性杆菌就是排除这些病原菌感染的强有力的证据。革兰氏染色阴性和培养阴性应停止针对金黄色葡萄球菌感染的治疗。

（3）痰涂片染色：可根据痰液涂片革兰氏染色的结果选用针对革兰氏阳性或阴性细菌的抗生素；涂片细菌阳性时常常预示着痰培养阳性；涂片细菌与培养出的细菌一致时，可证实随后的痰培养出的细菌为致病菌。结核感染时抗酸染色阳性。真菌感染时痰涂片可多次查到霉菌或菌丝。痰液涂片在油镜检查时见到典型的肺炎链球菌或流感嗜血杆菌有诊断价值。

（4）其他：在军团菌病的流行地区或有近期2周旅行的患者，除常规的培养外，需要用缓冲碳酵母浸膏做军团菌的培养尿抗原检查，可用于肺炎链球菌和军团菌的检测，不受抗生素使用的影响。对于军团菌的检测，在发病的第一天就可阳性，并持续数周，但血清型1以外的血清型引起的感染常被漏诊。快速流感病毒抗原检测阳性可考虑抗病毒治疗。肺活检组织细菌培养、病理及特殊染色是诊断肺炎的“金标准”。

2.细菌学检查结果诊断意义的判定

（1）确定：①血或胸液培养出病原菌；②经纤维支气管镜或人工气道吸引的标本培养到病原菌浓度≥10^5 cfu/mL（半定量培养＋＋），支气管肺泡灌洗液标本≥10^4 cfu/mL（半定量培养＋～＋＋），防污染毛刷或防污染支气管肺泡灌洗标本10^3 cfu/mL（半定量培养＋）；③呼吸道标本培养到肺炎支原体或血清抗体滴度呈4倍以上升高；④血清肺炎衣原体抗体滴度呈4倍或4倍以上升高；⑤血清中军团菌直接荧光抗体阳性且抗体滴度4倍升高，或尿中抗原检测为阳性可诊断军团菌感染；⑥从诱生痰液或支气管肺泡灌洗液中发现肺孢子虫；⑦血清或尿的肺炎链球菌抗原测定阳性；⑧痰中分离出结核分枝杆菌。

（2）有意义：①合格痰标本培养优势菌中度以上生长（＞＋＋＋）；②合格痰标本少量生长，但与涂片镜检结果一致；③入院3 d内多次培养到相同细菌；④血清肺炎衣原体抗体滴度≥1：32；

⑤血清中嗜肺军团菌试管凝聚试验抗体滴度一次高达1∶320或间接荧光试验多为1∶320或4倍增高达1∶128。

(3)无意义：①痰培养有上呼吸道正常菌群的细菌(如草绿色链球菌、表皮葡萄球菌、非致病奈瑟菌、类白喉杆菌等)；②痰培养为多种病原菌少量生长。

(四)生物标志物检测

C反应蛋白和降钙素原是近年来临床上常用的判断感染的生物学指标。

六、诊断

首先需明确肺炎的诊断，社区获得性肺炎是指在医院外罹患的感染性肺实质(含肺泡壁即广义上的肺间质)炎症，包括具有明确潜伏期的病原体感染而在入院后平均潜伏期内发病的肺炎，简单地讲，是住院48 h以内及住院前出现的肺部炎症。社区获得性肺炎临床诊断依据：①新近出现的咳嗽、咳痰，或原有呼吸道疾病症状加重，并出现脓性痰，伴或不伴胸痛；②发热；③肺实变体征和(或)湿啰音；④血白细胞计数$>10\times10^9/L$或$<4\times10^9/L$，伴或不伴核左移；⑤胸部X线检查显示片状、斑片状浸润性阴影或间质性改变，伴或不伴胸腔积液。以上1～4项中任何一项加第5项，并排除肺结核、肺部肿瘤、非感染性肺间质性疾病、肺水肿、肺不张、肺栓塞、肺嗜酸性粒细胞浸润症、肺血管炎等，即可建立临床诊断。

关于重症肺炎尚未有公认的定义。在中华医学会呼吸病学分会公布的《社区获得性肺炎诊断和治疗指南》中，将肺炎患者出现下列情况列为重症肺炎的表现：①意识障碍；②呼吸频率>30次/分钟；③$PaO_2<8.0$ kPa(60 mmHg)，氧合指数(PaO_2/FiO_2)<40.0 kPa(300 mmHg)，需行机械通气治疗；④血压<8.0 kPa(60 mmHg)；⑤X线胸片显示双侧或多肺叶受累，或入院48 h内病变扩大>50%；⑥少尿：尿量<20 mL/h，或<80 mL/4 h，或急性肾衰竭需要透析治疗。医院获得性肺炎中晚发性发病(入院>5 d、机械通气>4 d)和存在高危因素者，即使不完全符合重症肺炎规定标准，亦视为重症。

2007年，美国胸科学会和美国感染病学会制定了新的《社区获得性肺炎治疗指南》，对重症社区获得性肺炎的诊断标准进行了新的修正。主要标准：①需要创伤性机械通气；②需要应用升压药物的脓毒血症休克。

次要标准包括：①呼吸频率>30次/分钟；②氧合指数(PaO_2/FiO_2)<33.3 kPa(250 mmHg)；③多肺叶受累；④意识障碍；⑤尿毒症[BUN>7.1 mmol/L(20 mg/dL)]；⑥白细胞减少症(白细胞计数$<4\times10^9/L$)；⑦血小板减少症(血小板$<100\times10^9/L$)；⑧体温降低(中心体温<36 ℃)；⑨低血压需要液体复苏。符合1条主要标准，或至少3项次要标准即可诊断。

重症医院获得性肺炎的定义与重症社区获得性肺炎相近。ATS和IDSA制定了《成人医院获得性肺炎、呼吸机相关性肺炎、重症社区获得性肺炎处理指南》。《指南》中界定了重症社区获得性肺炎的范围：在90 d内因急性感染曾住院多2 d；居住在医疗护理机构；最近接受过静脉抗生素治疗、化疗或者30 d内有感染伤口治疗；住过一家医院或进行过透析治疗。因为重症社区获得性肺炎患者往往需要应用针对多重耐药(MDR)病原菌的抗菌药物治疗，故将其列入医院获得性肺炎和呼吸机相关性肺炎的范畴内。

七、鉴别诊断

重症肺炎可以表现不典型，而许多非肺炎疾病的表现可类似典型肺炎，鉴别诊断具有重要

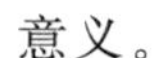

意义。

(一)表现不典型的重症肺炎的鉴别

1.脑炎或脑膜炎

老年人的重症肺炎可无典型的肺炎表现,可无咳嗽,甚至无发热,仅表现为意识障碍,如谵妄、淡漠或昏迷,易被误诊为脑炎或脑膜脑炎。X线胸片应作为常规检查,以明确是否肺炎、是否有肺部并发症。早期的粟粒性肺结核、部分肺孢子虫肺炎X线胸片可正常,应提高警惕,仔细除外。脑CT、脑脊液检查也是必需的,出现异常支持脑炎、脑膜炎的诊断,但结核性脑膜炎常有肺结核存在,脑隐球菌感染常有肺部隐球菌感染,应引起注意。患者有头痛、呕吐时也可误诊为脑血管病,脑CT检查可助鉴别。

2.急腹症

肺炎累及膈胸膜可引起上腹痛,易被误诊为急性胆囊炎、急性胰腺炎、消化性溃疡等。病情重时才就诊检查可出现淀粉酶升高、肝功能损害、黄疸、麻痹性肠梗阻等,使鉴别更困难。对于多系统损害患者应警惕重症肺炎,胸部X线检查必不可少。

(二)与肺炎表现相似疾病的鉴别

1.肺栓塞

有发热的肺栓塞因有胸痛、多发肺部阴影、呼吸困难、低氧血症、血白细胞计数增高等很容易误诊为重症肺炎。诊断要点关键在于对有肺栓塞高危因素的患者提高警惕,对有下肢深静脉血栓形成、卧床、手术后患者应行心脏超声肺动脉压估测、CT肺动脉造影、肺通气,灌注扫描等明确诊断。

2.风湿性疾病引起的肺病变

如皮肌炎、系统性红斑狼疮、类风湿关节炎、血管炎等,有时全身表现不明显,影像表现同肺炎不能区别。有关抗体检测或活组织病理检查有助于鉴别。

3.肿瘤

肺肿瘤、淋巴瘤、白血病肺浸润等都可表现为发热、肺浸润影,必要时行病理、骨髓细胞学等检查。

4.过敏性肺炎

急性患者在吸入大量抗原4 h后出现胸闷、呼吸困难和干咳,并伴有发热、寒战、乏力、头痛和躯体痛等全身症状。双肺可闻及湿啰音,部分可有哮鸣音和发绀。X线检查双肺可见小结节影或者斑片状浸润影。血气分析可有低氧血症。吸入激发试验有助于诊断。抗原接触史对诊断具有重要意义。

八、治疗

(一)重症社区获得性肺炎

β内酰胺类(头孢噻肟、头孢曲松或氨苄西林/舒巴坦)联合阿奇霉素或喹诺酮类。铜绿假单胞菌感染选用具有抗假单胞菌活性的β内酰胺炎(哌拉西林/他唑巴坦、头孢吡肟、亚胺培南或美罗培南)联合以下3项之一:①环丙沙星或左氧氟沙星(750 mg);②一种氨基糖苷类药加阿奇霉素;③一种氨基糖苷类药加一种抗肺炎链球喹诺酮类药。耐甲氧西林金黄色葡萄球菌感染,加万古霉素、替考拉宁或利奈唑胺。一旦病原微生物明确即应直接针对其进行治疗。

(二)重症医院获得性肺炎的抗菌治疗

1.经验性治疗

(1)轻、中症医院获得性肺炎:常见病原体有肠杆菌科细菌、流感嗜血杆菌、肺炎链球菌、甲氧西林敏感金黄色葡萄球菌(MSSA)等。抗菌药物选择第2代、第3代头孢菌素(不必包括具有抗假单胞菌活性者)、β内酰胺类/β内酰胺酶抑制剂;青霉素过敏者选用氟喹诺酮类或克林霉素联合大环内酯类。

(2)重症医院获得性肺炎:常见病原体有铜绿假单胞菌、耐甲氧西林金黄色葡萄球菌、不动杆菌、肠杆菌属细菌、厌氧菌。抗菌药物选择喹诺酮类或氨基糖苷类联合下列药物之一:①抗假单胞菌β内酰胺类,如头孢他啶、头孢哌酮、哌拉西林、替卡西林、美洛西林等;②广谱β内酰胺类/β内酰胺酶抑制剂(替卡西林克拉维酸、头孢哌酮舒巴坦钠、哌拉西林他佐巴坦);③碳青霉烯类(如亚胺培南);④必要时联合万古霉素(针对金黄色葡萄球菌);⑤当估计真菌感染可能性大时应选用有效抗真菌药物。

2.抗病原微生物治疗

(1)金黄色葡萄球菌:首选苯唑西林或氯唑西林单用或联合利福平、庆大霉素。替代:头孢唑啉或头孢呋辛、克林霉素、复方磺胺甲噁唑、氟喹诺酮类。金黄色葡萄球菌首选(去甲)万古霉素单用或联合利福平或奈替米星;替代(须经体外药物敏感试验)氟喹诺酮类、碳青霉烯类或替考拉宁。

(2)肠杆菌科(大肠埃希菌、克雷伯菌、变形杆菌、肠杆菌属等):首选第2代、第3代头孢菌素联合氨基糖苷类(参考药物敏感试验可以单用)。替代:氟喹诺酮类、氨曲南、亚胺培南、β内酰胺类/β内酰胺酶抑制剂。

(3)流感嗜血杆菌:首选第2代、第3代头孢菌素、新大环内酯类、复方磺胺甲噁唑、氟喹诺酮类。替代:β内酰胺类/β内酰胺酶抑制剂(氨苄西林舒巴坦钠、阿莫西林克拉维酸)。

(4)铜绿假单胞菌:首选氨基糖苷类、抗假单胞菌β内酰胺类(如哌拉西林他佐巴坦、替卡西林克拉维酸、美洛西林、头孢他啶、头孢哌酮舒巴坦钠等)及氟喹诺酮类。替代:氨基糖苷类联合氨曲南、亚胺培南。

(5)不动杆菌:首选亚胺培南或氟喹诺酮类联合阿米卡星或头孢他啶、头孢哌酮舒巴坦钠。

(6)军团杆菌:首选红霉素或联合利福平、环丙沙星、左氧氟沙星。替代:新大环内酯类联合利福平、多西环素联合利福平、左氧氟沙星。

(7)厌氧菌:首选青霉素联合甲硝唑、克林霉素、β内酰胺类/β内酰胺酶抑制剂。替代:替硝唑、氨苄西林、阿莫西林、头孢西丁。

(8)真菌:首选氟康唑,酵母菌(新型隐球菌)、酵母样菌(念珠菌属)和组织胞质菌大多对氟康唑敏感。两性霉素B抗菌谱最广,活性最强,但不良反应重,当感染严重或上述药物无效时可选用。替代:5-氟胞嘧啶(念珠菌、隐球菌)、咪康唑(芽生菌属、组织胞质菌属、隐球菌属、部分念珠菌)、伊曲康唑(曲菌、念珠菌、隐球菌等)。

(9)巨细胞病毒:首选更昔洛韦单用或联合静脉用免疫球蛋白(ⅣIG)或巨细胞病毒高免疫球蛋白。替代:膦甲酸钠。

(10)卡氏肺孢子虫:首选复方磺胺甲噁唑,其中SMZ 100 mg/(kg·d)、TMP 20 mg/(kg·d),口服或静脉滴注,6 h。替代:喷他脒2~4 mg/(kg·d),肌内注射;氨苯砜,100 mg/d联合TMP 20 mg/(kg·d),口服,6 h。

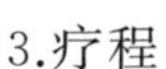

3.疗程

应个体化。其长短取决于感染的病原体、严重程度、基础疾病及临床治疗反应等。以下是一般的建议疗程。

流感嗜血杆菌 10～14 d,肠杆菌科细菌、不动杆菌 14～21 d,铜绿假单胞菌 21～28 d,金黄色葡萄球菌 21～28 d,其中金黄色葡萄球菌可适当延长疗程。卡氏肺孢子虫 14～21 d,军团菌、支原体及衣原体 14～21 d。

(三)重症肺炎的支持治疗

1.机械通气

重症肺炎累及各脏器功能,在治疗上除营养、液体等一般意义上的支持外,各脏器的功能支持十分重要,重症肺炎患者不同器官功能损害机制各不相同,治疗各异,但核心问题是呼吸功能的支持。通过呼吸支持,有效纠正缺氧和酸中毒,则是防止和治疗心、肾功能损害的基础。重症肺炎需要机械通气支持者从 58%增为 88%,在有基础疾病、免疫抑制、营养不良、老年人和伴有败血症者,需要机械通气的比例明显升高。导致呼吸衰竭或急性呼吸窘迫综合征的病原体包括肺炎链球菌、军团菌、肠道 G^- 杆菌、金黄色葡萄球菌、卡氏肺孢子虫、结核分枝杆菌、流感病毒、呼吸道合胞病毒等。

肺炎并发呼吸衰竭的病理生理特征是肺实变导致通气/血流比例失调,并伴有肺泡毛细血管膜损伤和肺水肿。不同病原体引起的损害可以不同,如病毒多为间质性肺炎,肺泡毛细血管的损伤重于肺实质,而卡氏肺孢子虫肺炎主要是肺泡内大量泡沫状分泌物渗出;但到了后期,肺间质损害反而可能并不突出。无论肺实质与肺间质损害何者为重,肺炎并发呼吸衰竭的生理学改变与急性呼吸窘迫综合征相似,包括顽固性低氧血症、肺内分流、肺顺应性降低等。需要指出,肺炎并发呼吸衰竭或急性呼吸窘迫综合征尽管病变可以是弥散性的,但实际上并不均匀,故有两室(病变肺区和功能正常肺区)或三室(病变肺区、功能正常肺区和功能接近正常肺区)模型之说。机械通气的目标应是使病变肺区萎陷的肺泡重新充氧,而避免功能正常或接近正常的肺泡过度充气和膨胀,既改善气体交换,又能使用于肺泡充盈的压力消耗和气压伤并发症降至最低程度。为实现这一目标,呼吸机应用参数应是低吸气压(低潮气量),适当延长吸气时间和适当使用呼气末正压,呼气末正压调节的原则为在确保 $FiO_2<0.5$,$PaO_2>8.0$ kPa(60 mmHg)的情况下,使用最低的呼气末正压。在广泛单侧肺炎导致呼吸衰竭患者,有人建议单侧通气,以免既未能充分改善患侧通气反使健侧通气大量增加而恶化通气,血流比例失调。但单侧通气需要双腔气管插管,实践上颇有困难。我们采用健侧卧位机械通气的方法,颇为有效。原有慢阻肺并出现 CO_2 潴留者,机械呼吸应注意改善通气,纠正呼吸性酸中毒,但也并不要求 $PaCO_2$ 降至正常,重在纠正低氧血症和减轻呼吸肌劳累。

机械通气的衔接可凭借面罩和人工气道(气管插管与切开)两种方式。一般认为衔接方式的选择重点应参考患者意识状态、呼吸道分泌物多少及呼吸肌劳累程度等,对于意识欠清、不能自主排痰和呼吸肌疲劳的患者应当采用气管插管。在已经接受抗生素治疗无效,而病原学诊断不明者尤应尽早气管插管,一方面行呼吸支持为抢救患者争取时间,另一方面以便直接从下呼吸道采样,进一步作病原学检查。

2.营养等支持治疗

重症肺炎因炎症、发热、低氧血症、呼吸功增加及交感神经系统兴奋等因素可使患者处于高代谢状态,故治疗初即应予以营养支持。

(1)营养支持的方案:①采用高蛋白、高脂肪、低糖类的胃肠外营养液。②蛋白质、脂肪、糖类的热量比分别为20%、20%~30%和50%。③每天的蛋白质摄入量为1.5 g~2 g/kg,卡氮比为(628~753)kJ:1 g,危重患者可高达(837~1 255.2)kJ:1 g。④每天适量补充各种维生素及微量元素。依据临床情况调整电解质用量,尤其注意补充影响呼吸功能的钾、镁、磷等元素。

(2)营养支持的途径和方法:①肠道内营养又可分部分肠内营养和全肠道内营养。重症肺炎一般采用全肠道内营养,通过鼻胃插管、胃肠道造瘘的方法给予支持治疗,通常选择对患者较易接受的鼻胃插管。肠道内营养为营养支持的最佳途径,因为它符合肠道生理过程;降低呼吸衰竭患者的上消化道出血的发生率;避免营养液对患者肝实质的影响(肝脂肪变性),操作技术、护理要求相对简便;可避免肠道外营养过程中易出现的可怕的并发症。②部分肠道内和肠道外营养。③肠道外营养又可分部分肠外营养和全肠外营养。通过外周静脉营养和深静脉营养予以治疗,具体选择取决于营养液的剂型、成分、渗透浓度及外周静脉条件。

(四)重型肺炎的具体治疗方案

1.氧气吸入

休克时组织普遍缺氧,故即使无明显发绀,给氧仍属必要。可经鼻导管输入。输入氧浓度以40%为宜,氧流量为5~8 L/min。

2.抢救休克

(1)补充血容量:如患者无心功能不全,快速输入补充有效血容量是首要的措施。首次输入1 000 mL,于1 h内输完最理想。开始补液时宜同时建立两条静脉通路:一条快速扩容,补充胶体液;另一条静脉滴注晶体液。输液的程序原则为“晶胶结合、先胶后晶、胶一晶三、胶不过千”,输液速度为“先快后慢、先多后少”,力争在数小时内逆转休克,尤其最初1~2 h措施是否有力乃是成功的关键。抗休克扩容中没有一种液体是完善的,需要各种液体合理组合,才能保持细胞内、外环境的相对稳定。①胶体液:常用药物为右旋糖酐-40,其作用为提高血浆胶体渗透压,每克右旋糖酐-40可吸入细胞外液20~50 mL,静脉注射后2~3 h作用达高峰,4 h后消失,故需快速滴入。同时,它还有降低血液黏稠度,疏通微循环的作用。用法及用量:500~1 000 mL/d,静脉滴注。或输入琥珀酰明胶、聚明胶肽(菲克雪浓)及新鲜血浆。②晶体液:常用的平衡盐溶液有乳酸钠林格液或2:1溶液,平衡盐溶液的组成成分与细胞外液近似,应用后可按比例分布于血管内的细胞外液中,故具有提高功能性细胞外液容量的作用。代谢后又可供给部分碳酸氢钠,对纠正酸中毒有一定功效。③各种浓度葡萄糖液:5%、10%葡萄糖液主要供给水分和能量,减少消耗,不能维持血容量;25%~50%葡萄糖则可提高血管内渗透压,具有短暂扩容及渗透性利尿作用,故临床上也可作为非首选的扩容药应用。

(2)纠正酸中毒:休克时都有酸中毒。组织的低灌流状态是酸中毒的基本原因,及时纠正酸中毒,可提高心肌收缩力,降低毛细血管通透性,提高血管对血管活性药物的效应,改善微循环并防止弥散性血管内凝血的发生。5%碳酸氢钠最为安全有效,宜首选。它具有以下优点:解离度大,作用快,能迅速中和酸根;为高渗透性液体,兼有扩容作用,可使2~3倍的组织液进入血管内。补碱公式:所需补碱量=(目标CO_2CP-实测CO_2CP)×3体质量(kg)。目标CO_2CP一般定为20 mmol/L。估算法:欲提高血浆CO_2结合力1 mmol/L,可给5%碳酸氢钠约0.5 mL/kg。

(3)血管活性药物:血管活性药物必须在扩容、纠酸的基础上应用。

1)血管收缩药物:此类药物可使灌注适当增高,从而改善休克。但是如果使用不当,则使血管强烈收缩,外周阻力增加,心排血量下降,反而减少组织灌注,使休克向不可逆方向发展,加重

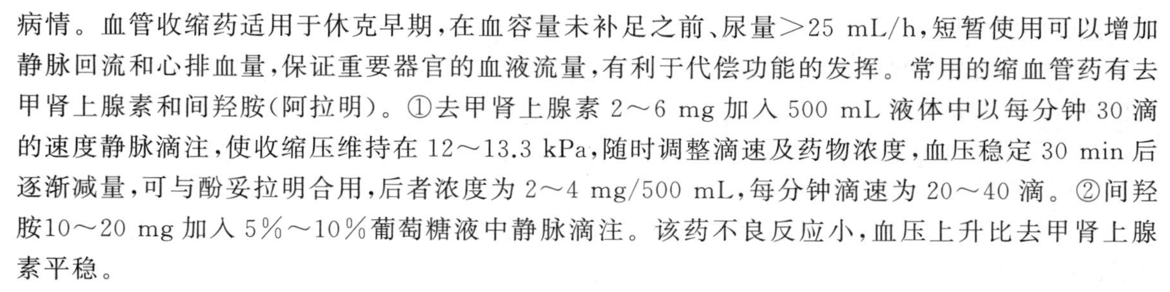
病情。血管收缩药适用于休克早期，在血容量未补足之前、尿量＞25 mL/h，短暂使用可以增加静脉回流和心排血量，保证重要器官的血液流量，有利于代偿功能的发挥。常用的缩血管药有去甲肾上腺素和间羟胺（阿拉明）。①去甲肾上腺素 2～6 mg 加入 500 mL 液体中以每分钟 30 滴的速度静脉滴注，使收缩压维持在 12～13.3 kPa，随时调整滴速及药物浓度，血压稳定 30 min 后逐渐减量，可与酚妥拉明合用，后者浓度为 2～4 mg/500 mL，每分钟滴速为 20～40 滴。②间羟胺10～20 mg 加入 5%～10%葡萄糖液中静脉滴注。该药不良反应小，血压上升比去甲肾上腺素平稳。

2）血管扩张剂：近年来认识到休克的关键不在血压而在血流。由于微循环障碍的病理基础是小血管痉挛，故目前多认为应用血管扩张药物较应用缩血管药物更为合理和重要。但应在补充血容量的基础上给予。

3）多巴胺：小剂量对周围血管有轻度收缩作用，但对内脏血管则有扩张作用，用后可使心肌收缩力增强，心排血量增加，肾血流量和尿量增加，动脉压轻度增高，并有抗心律失常作用。大剂量则主要起兴奋 α 受体作用，而产生不良后果。用法和用量：10～20 mg 加入葡萄糖溶液500 mL中，以每分钟 20～40 滴速度静脉滴注。

4）异丙肾上腺素：能扩张血管，增强心肌收缩力和加快心率，降低外周总阻力和中心静脉压。1 mg 加入葡萄糖 500 mL 中，每分钟 40～60 滴。

5）酚妥拉明：为 α 受体阻滞剂，药理作用以扩张小动脉为主，也能轻度扩张小静脉。近年来，研究认为此药对 β 受体也有轻度兴奋作用，可增加心肌收缩力，加强扩张血管作用，明显降低心脏不良反应，而不增加心肌氧耗，并具有一定的抗心律失常作用，但缺点是增加心率。此药排泄迅速，给药后 2 min 起效，维持时间短暂。停药 30 min 后消失，由肾脏排出。用法：抗感染性休克时酚妥拉明通常采用静脉滴注给药。以 10 mg 酚妥拉明稀释于 5%葡萄糖液 100 mL，开始时用 0.1 mg/min 的速度静脉滴注，逐渐增加剂量，最高可达 2 mg/min，同时严密监测血压、心率，调整静脉滴注速度，务求取得满意疗效。其不良反应主要有鼻塞、眩晕、虚弱、恶心、呕吐、腹泻、血压下降、心动过速。肾功能减退者慎用。

6）山莨菪碱：山莨菪碱是胆碱能受体阻滞剂，能直接松弛痉挛血管，兴奋呼吸中枢，抑制腺体分泌，且其散瞳作用较阿托品弱，无蓄积作用，半衰期为 40 min，毒性低，故为相当适用的血管扩张剂。山莨菪碱的一般用量，因休克程度不同、并发症不同、病程早晚、个体情况而有差异。早期休克用量小，中、晚期休克用量大。一般由 10～20 mg 静脉注射开始，每隔 5～30 min 逐渐加量，可为每次 40 mg 左右，直至血压回升、面色潮红、四肢转暖。可减量维持。山莨菪碱治疗的禁忌证：过高热（39 ℃以上），但降温后仍可应用；烦躁不安或抽搐者，用镇静剂控制后仍可应用；血容量不足，须在补足有效血容量的基础上使用；青光眼、前列腺肥大。

3.抗生素的应用

在获得痰、尿及其他体液培养结果以前，开始治疗时只能凭经验估计病原菌。选用强有力的广谱杀菌剂，待致病菌明确后再行调整。剂量宜大，最好选用 2～3 种联合应用。抗生素应用的原则是“足量、联合、静脉、集中”最好选用对肾脏无毒或毒性较低的抗生素。

低肺炎链球菌耐药发生率时（＜5%），首选头孢或青霉素/β-内酰胺酶抑制剂；高肺炎链球菌耐药发生率时（＞5%）或居住养老院的老年患者：首选第 3 代头孢。替代：第 4 代头孢，亚胺培南西司他丁（泰能），环丙沙星或新喹诺酮类。

如伴有慢性阻塞性肺疾病或支气管扩张而疑有铜绿假单胞菌感染时，首选头孢他啶加氨基糖苷类，也可加用环丙沙星。

对有厌氧菌感染可能的卧床患者或伴有系统疾病者，首选氨基青霉素/β-内酰胺酶抑制剂加克林霉素或亚胺培南西司他丁。

目前常用的抗生素有如下几类。

(1)青霉素类。

1)青霉素：对大多数革兰氏阳性球菌、杆菌，革兰氏阴性球菌，均有强大的杀菌作用，但对革兰氏阴性杆菌作用弱。目前，青霉素主要大剂量用于敏感的革兰氏阳性球菌感染，在感染性休克时超大剂量静脉滴注。金葡菌感染时应做药物敏感试验。大剂量青霉素静脉滴注由于它是钾盐或钠盐，疗程中需随时监测血清钾、钠。感染性休克时用量至少用至$(800\sim960)\times10^4$ U/d，分次静脉滴注。

2)半合成青霉素。①苯唑西林(苯唑青霉素，新青霉素Ⅱ)：本品对耐药金葡菌疗效好，4～6 g/d，分次静脉滴注。②氨苄西林：主要用于伤寒、副伤寒、革兰氏阴性杆菌败血症等。成人用量为3～6 g/d，分次静脉滴注或肌内注射。③羧苄西林：治疗铜绿假单胞菌败血症，成人10～20 g/d，分次静脉滴注或肌内注射。

3)青霉素与β内酰胺类抑制剂的复合制剂：阿莫西林克拉维酸钾，用于耐药菌引起的上呼吸道、下呼吸道感染，皮肤软组织感染，术后感染和尿道感染等。成人每次1片(0.375 mg)，每天3次，口服；严重感染时每次2片，每天3次。

4)氨苄西林钠舒巴坦钠：对大部分革兰氏阳性菌、革兰氏阴性菌及厌氧菌有抗菌作用。成人每天1.5～12 g，分3次静脉注射，或每天2～4次，口服。

(2)头孢菌素类：本类抗生素具有抗菌谱广、杀菌力强，对胃酸及β-内酰胺酶稳定，变态反应少等优点。

1)第1代头孢菌素：本组抗生素特点为对革兰氏阳性菌的抗菌力较第2代、第3代强，故主要用于耐药金葡菌感染，对革兰氏阴性菌作用差；对肾脏有一定毒性，且较第2代、第3代严重。①头孢唑啉：成人2～4 g/d，肌内注射或静脉滴注。②头孢拉定：成人2～4 g/d，静脉滴注，每天用量不超过8 g。

2)第2代头孢菌素：本组抗生素的特点为对革兰氏阳性菌作用与第1代相仿或略差；对多数革兰氏阴性菌作用增强，常用于大肠埃希菌属感染；部分对厌氧菌高效；肾脏毒性小。①头孢孟多：治疗重症感染，成人用至8～12 g/d，静脉注射或静脉滴注。②头孢呋辛：治疗重症感染，成人用至4.5～8 g/d，分次静脉注射或肌内注射。

3)第3代头孢菌素：本组抗生素的特点为对革兰氏阳性菌有相当的抗菌作用，但不及第1代和第2代；对革兰氏阴性菌包括肠杆菌、铜绿假单胞菌及厌氧菌如脆弱类杆菌有较强的作用；其血浆半衰期长，有一定量渗入脑脊液；对肾脏基本无毒性。①头孢他啶：临床上用于单种的敏感细菌感染，以及两种或两种以上混合细菌感染。成人用量1.5～6 g/d，分次肌内注射或静脉滴注。②头孢曲松：成人1 g/d，分次肌内注射或静脉滴注。③头孢哌酮：成人6～8 g/d，分次肌内注射或静脉滴注。

(3)氨基糖苷类抗生素：本类抗生素对革兰氏阴性菌有强大的抗菌作用，且在碱性环境中增强。其中卡那霉素、庆大霉素、妥布霉素、阿米卡星等对各种需氧革兰氏阴性杆菌具有高度的抗菌作用。厌氧菌对本类抗生素不敏感。本类抗生素应用时须注意老年人应慎用；休克时肾血流减少，用量不要过大，还要注意复查肾功能；尿路感染时应碱化尿液；与呋塞米、依他尼酸、甘露醇

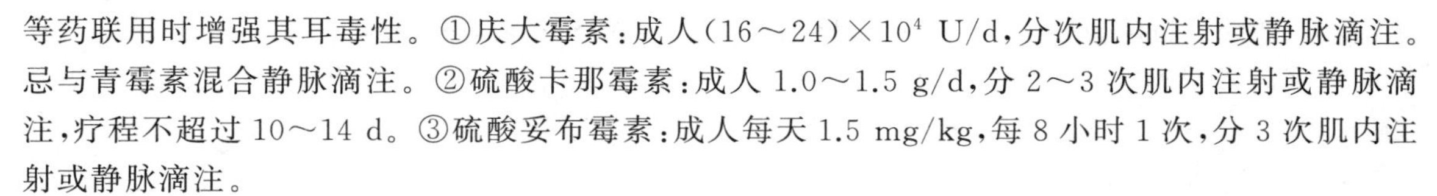

等药联用时增强其耳毒性。①庆大霉素：成人$(16\sim24)\times10^4$ U/d，分次肌内注射或静脉滴注。忌与青霉素混合静脉滴注。②硫酸卡那霉素：成人 1.0～1.5 g/d，分 2～3 次肌内注射或静脉滴注，疗程不超过 10～14 d。③硫酸妥布霉素：成人每天 1.5 mg/kg，每 8 小时 1 次，分 3 次肌内注射或静脉滴注。

(4)大环内酯类抗生素：大环内酯类抗生素作用于细菌细胞核糖体 50S 亚单位，阻碍细菌蛋白质的合成，属于生长期抑菌药。本品主要用于治疗耐青霉素的金葡菌感染和青霉素过敏的金葡菌感染。近年来常用阿奇霉素。阿奇霉素：成人 500 mg，每天 1 次口服，或 0.25～0.5 g 加入糖或盐水中静脉滴注。

(5)喹诺酮类抗生素：喹诺酮类抗生素以细菌的脱氧核糖核酸为靶，阻碍 DNA 回旋酶合成，使细菌细胞不再分裂。喹诺酮按发明的先后及抗菌性能不同，为 1 代、2 代、3 代。第 1 代喹诺酮只对大肠埃希菌、痢疾杆菌、克雷伯菌及少部分变形杆菌有抗菌作用。具体品种有萘啶酸和吡咯酸，因疗效不佳现已少用。第 2 代喹诺酮在抗菌谱方面有所扩大，对肠杆菌属、枸橼酸杆菌属、铜绿假单胞菌、沙雷杆菌也有一定抗菌作用。主要有吡哌酸。第 3 代喹诺酮的抗菌谱进一步扩大，对葡萄球菌等革兰氏阳性菌也有抗菌作用。目前临床主要应用第 3 代喹诺酮。其主要不良反应有胃肠道反应，中枢反应如头痛、头晕、睡眠不良等；可致癫痫发作；可影响软骨发育，孕妇及儿童慎用。

(6)万古霉素：用于耐甲氧西林的葡萄球菌。成人每天 1～2 g，分 2～3 次静脉滴注。

4.非抗微生物治疗

非抗微生物治疗领域，有 3 种方法最有希望，急性呼吸衰竭时的无创通气，低氧血症的治疗和免疫调节。

(1)无创通气：持续气道正压(持续气道正压通气)用于卡氏肺孢子虫肺炎的辅助治疗。在重症社区获得性肺炎，用无创通气后似乎吸收及康复更快。将来的研究应弄清无创通气能在多大程度上避免气管插管，对疾病结果到底有无影响。

(2)治疗低氧血症：需机械通气治疗的重症肺炎患者低氧血症的病理生理机制是肺内分流和低通气区肺组织的通气/血流比例失调。

(3)免疫调节治疗：①粒细胞集落刺激因子，延长中性粒细胞(PMN)体外存活时间，扩大中性粒细胞的吞噬活力，增强呼吸爆发。促进 PMN 的成熟和肺内流。重组粒细胞集落刺激因子在非粒细胞减少的肺炎球菌和假单胞菌肺炎动物使用显示可增加外周血支气管肺泡灌洗液中白细胞数量，增强细菌的清除和动物成活率。②IFN-γ，促进巨噬效应细胞的功能，包括刺激呼吸爆发，抗原递呈，启动巨噬细胞起源的 TNF 释放，增强巨噬细胞体外吞噬和抗微生物活力。对 PMN 有类似作用。在体内，IFN-γ 缺乏可造成肺对细胞内病原体的清除障碍。③CD40L，促进 T 细胞和 B 细胞、树突状细胞(DCs)的有效作用，直接刺激 B 细胞。在清除细胞内细菌的细胞免疫反应和清除细胞外细菌的体液免疫反应中起作用。动物试验显示有增强肺清除呼吸道合胞病毒(RSV)和防止卡氏肺孢子虫肺炎发展的作用。④CpG 二核苷酸，选择性增强 NK 细胞活力，激活抗原递呈细胞，上调 CD40，启动Ⅰ型细胞因子反应，对外来抗原产生细胞毒性 T 细胞(CTL)。

5.激素的使用

皮质激素有广泛的抗感染作用：预防补体活化、减少 NO 的合成、抑制白细胞的黏附和聚集、减少血小板活化因子、TNF-α、IL-1 和前列腺素对不同刺激时的产生。大样本的、随机的研究和荟萃分析显示大剂量、短疗程的激素治疗不能降低败血症或脓毒性休克患者的病死率。一项38个患者的随机对照、双盲研究，使用氢化可的松（50 mg 静脉滴注，6 h 1 次）或氟氢可的松（50 mg，口服，每天 1 次）7 d。肾上腺功能不全者，28 d 存活率要显著高于安慰剂对照组。在肾上腺功能无法测试或出结果前，对升压药依赖、有败血性休克的机械通气和有其他器官功能障碍者，使用激素可能合理。

九、预防控制策略与展望

重症社区获得性肺炎的预防控制措施目前尚无定论，但随着分子生物学的发展，使得各种肺部感染常见病原体如肺炎链球菌疫苗的研制有了明显的进步，为肺部感染的防治开辟了一条新的途径。肺炎球菌疫苗为 23 价多糖荚膜疫苗，可覆盖 90%以上的侵袭性肺炎球菌，在免疫功能正常的成人中总有效率达 75%。尽管如此，对疫苗的有效性仍有争议，应用尚不广泛。目前新的肺炎球菌疫苗的研制主要向结合疫苗发展，将多糖与载体蛋白共价结合，增加多糖的免疫原性。而降低重症医院获得性肺炎高发病率、高病死率和高医疗资源消耗关键在于预防。在国际上被证明能有效降低医院获得性肺炎发病率的措施：医护人员洗手避免交叉污染；置患者于半卧位减少口咽部分泌物吸入；采用硫糖铝替代 H_2受体阻滞剂、抗酸剂，以防治应急性消化道溃疡等经济而简便的措施，我国临床医学者应对此引起足够的重视和深入的研究。

目前备受关注的预防措施或研究还有以下几点。

(1)声门下可吸引气管导管和防定植导管，避免气囊上方分泌物潴留与吸入及减少细菌在导管壁的黏附与定植。

(2)气路设计湿热交换器以防止冷凝水形成和反流进入气道，因为冷凝水是一个很危险的“细菌库”。

(3)呼吸道湿化提倡采用加温湿化器，而不用雾化器。前者颗粒大，不易进入肺泡，且经加温能杀灭多数病原菌，后者则不然。

(4)选择性消化道脱污染。基于对消化道革兰氏阴性杆菌易位和内源性感染机制的认识，20 世纪 80 年代初就提出选择性消化道脱污染预防医院获得性肺炎，即设计一种预防性抗生素应用方案（主要包括胃肠道不吸收的多黏菌素 E 和两性霉素 B），清除胃肠道和口咽部需氧革兰氏阴性杆菌和真菌，避免其移行和易位。多数学者认为选择性消化道脱污染能有效降低医院获得性肺炎发生率，但能否降低病死率不能肯定。选择性消化道脱污染作为一个重要技术措施，需进一步深入研究其适应证、方案标准化、防止耐药等。

（刘丹丹）

第九节　肺性脑病

肺性脑病是由慢性胸肺疾病伴有呼吸衰竭，出现缺氧与二氧化碳（CO_2）潴留而引起以精神及神经系统症状为主要表现的一种综合征。突出表现为严重呼吸性酸中毒、自主呼吸减弱及中枢神经系统功能障碍的精神神经症状。

肺性脑病是我国独特应用的疾病诊断名词，相当于国际文献所称的“二氧化碳麻醉”，主要病

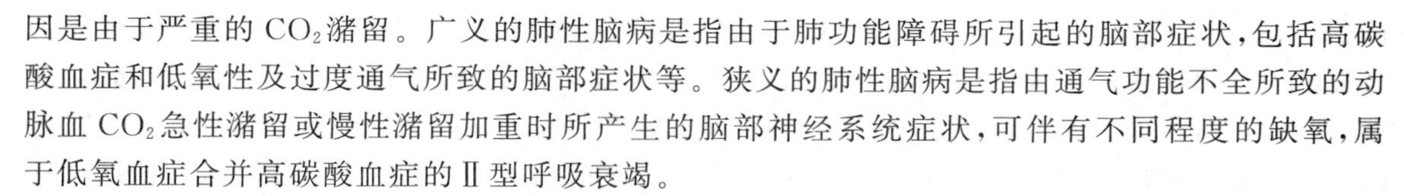

因是由于严重的CO_2潴留。广义的肺性脑病是指由于肺功能障碍所引起的脑部症状，包括高碳酸血症和低氧性及过度通气所致的脑部症状等。狭义的肺性脑病是指由通气功能不全所致的动脉血CO_2急性潴留或慢性潴留加重时所产生的脑部神经系统症状，可伴有不同程度的缺氧，属于低氧血症合并高碳酸血症的Ⅱ型呼吸衰竭。

本症是慢性胸肺疾病的一个严重并发症，常伴有程度不同的多脏器损害，病死率高达30%。

一、病因与发病机制

慢性阻塞性肺疾病为肺性脑病的基础病因，以慢性肺心病所致者多见。导致肺性脑病的常见诱因：①急性呼吸道与肺部感染，严重支气管痉挛，气道内痰液阻塞，使原已受损的肺通气功能进一步下降致体内CO_2潴留。②医源性因素，如镇静剂应用不当，高浓度吸氧，导致呼吸抑制而加重CO_2麻醉状态；不适当应用脱水剂及利尿剂，致痰液黏稠而加重气道阻塞。③慢性阻塞性肺疾病伴有右心衰竭时，由于脑血流量减少，加重脑缺氧及脑代谢功能紊乱。

肺性脑病的发病机制尚未完全阐明，但目前认为低氧血症、CO_2潴留和酸中毒3个因素共同损伤脑血管和脑细胞是最根本的发病机制。

脑组织耗氧量大，占全身耗氧量的1/5～1/4。中枢皮质神经元细胞对缺氧最为敏感。通常完全停止供氧4～5 min即可引起不可逆的脑损害。对中枢神经影响的程度与缺氧的程度和发生速度有关。当PaO_2降至8.0 kPa(60 mmHg)时，可以出现注意力不集中、智力和视力轻度减退；当PaO_2迅速降至5.3～6.7 kPa(40～50 mmHg)及其以下时，会引起一系列神经精神症状，如头痛、不安、定向与记忆力障碍、精神错乱、嗜睡；低于4.0 kPa(30 mmHg)时，意识丧失乃至昏迷；PaO_2<2.7 kPa(20 mmHg)时，只需数分钟即可造成神经细胞不可逆性损伤。

慢性胸肺疾病严重呼吸衰竭时，肺泡通气功能极度下降，呼吸道中气流阻力增加，致使肺内CO_2排出障碍而在肺泡内潴留；血中CO_2增加和潴留，体内缺氧，降低了主要缓冲系统HCO_3^-/H_2CO_3的比值(正常为20∶1)而使血中pH下降，当pH<7.35，$PaCO_2$升高到9.3 kPa(70 mmHg)时，临床就出现呼吸性酸中毒；若$PaCO_2$>10.7 kPa(80 mmHg)，pH<7.35，加上CO_2潴留使脑血管扩张、脑血流量增加，以及脑血管壁通透性增强，引起颅内压增高及脑水肿，临床病例早期常表现为头痛(晚上加重)、白天嗜睡、晚上失眠、多汗以及皮质中枢兴奋表现，如易激动、烦躁等精神症状；$PaCO_2$>17.3 kPa(130 mmHg)，pH<7.35时，则出现皮质中枢抑制状态，表情淡漠、神思恍惚、精神错乱，出现昏迷，即所谓CO_2麻醉状态。然而，临床观察表明，肺性脑病的发生与CO_2潴留的急缓有密切关系：CO_2在短期内急剧潴留，易诱发肺性脑病；CO_2缓慢潴留不易发生肺性脑病；且与脑脊液pH直接相关。有时观察到血pH很低时，脑脊液pH并不低，患者清醒；若患者血pH不低而脑脊液pH很低，则患者意识障碍；表明患者意识障碍与脑脊液pH明显降低呈正相关，而和血pH不相关。可能的原因是，HCO_3^-和H^+缓慢地通过血-脑屏障，而CO_2能较迅速地通过血-脑屏障和细胞膜，在脑组织内、毛细血管和脑脊液中很快平衡，使脑脊液的$PaCO_2$在短时间急剧升高，脑脊液的pH迅速下降，从而造成动脉血与脑脊液中的pH出现不一致的脑脊液酸中毒，导致患者意识障碍，神志不清。而在慢性CO_2潴留时，$PaCO_2$虽然增高，但由于脑脊液中的HCO_3^-能逐渐代偿，促使脑脊液pH维持在正常范围，则不宜发生肺性脑病。因此，肺性脑病的发生与脑脊液$PaCO_2$急剧上升和脑脊液的pH迅速下降呈正相关。

缺氧及CO_2潴留均会使脑血管扩张，血流阻力降低，血流量增加以代偿脑缺氧。缺氧和酸中毒还能损伤血管内皮细胞使其通透性增高，导致脑间质水肿；缺氧使细胞ATP生成减少，造

成 Na^+-K^+ 泵功能障碍，离子经细胞膜的正常运转功能遭到破坏，因钠泵不能运转，以致钾离子从细胞内移出而进入组织间隙和血液，而 Na^+ 和 H^+ 则进入细胞内取代 K^+，结果导致细胞内 H^+ 浓度增加，加重细胞内酸中毒，由于细胞内 Na^+ 增加与进入细胞内的 Cl^- 结合成 NaCl，则引起细胞内渗透压升高，细胞外水分进入细胞内，结果致细胞内 Na^+ 及水增多，形成脑细胞水肿。以上情况均可引起脑组织充血、水肿和颅内压增高，压迫脑血管，进一步加重脑缺血、缺氧，形成恶性循环，严重时出现脑疝。另外，神经细胞内的酸中毒可引起抑制性神经递质 γ-氨基丁酸生成增多，加重中枢神经系统的功能和代谢障碍。

肺性脑病还与严重缺氧时的肝、肾功能障碍和体内氨基酸代谢失衡有关。所以当芳香族氨基酸增多、支链氨基酸降低时，因脑组织的芳香族氨基酸增多而导致假神经递质的合成，影响脑的正常功能。

二、临床表现

(一)临床表现

1.神经精神系统表现

根据临床神经精神系统的表现特征不同，可分为 3 种类型。

(1)抑制型：此种类型意识障碍依据程度分为嗜睡、浅昏迷、昏迷。早期可能仅表现为表情淡漠、记忆力减退、头晕或头痛、动作欠灵活，晚期则发展为嗜睡、谵妄，甚至昏迷。抑制型出现在酸中毒的患者中多，病死率相对较低，为 36%。

(2)兴奋型：表现为谵妄、多语、躁动、动作离奇重复(如抓空，搔头)、打人、失定向力、迫害妄想症等。兴奋型肺性脑病在合并碱中毒时多见，病死率高，约为 80%。

(3)混合型：明显的意识障碍和兴奋症状，甚至精神错乱交替出现，病死率为 50%。这类患者中，医源性因素诱发的多见，可能与治疗方案不够恰当有关。

2.运动性神经系统表现

(1)面部及肌体肌肉颤动、肢体抽搐、癫痫样发作、牙关紧闭、颈强直、肌张力增加、面瘫、二便失禁或潴留、腱反射消失或亢进、踝阵挛、各种病理反射阳性等。

(2)颅内压升高：肺性脑病患者也可以出现颅内压升高的症状和体征，如剧烈头痛、呕吐、血压升高等，但多数患者的症状和体征并不明显。

3.眼部表现

(1)球结合膜充血、水肿：往往与二氧化碳潴留使脑血管扩张、脑血流增加和颅内压增高、静脉回流障碍等因素有关。

(2)瞳孔改变：多以瞳孔缩小最为常见，是肺性脑病的早期表现，一旦出现瞳孔忽大忽小或两侧瞳孔不对称，多提示有脑水肿并发脑疝形成的可能。

(3)眼底改变：观察眼底，可能发现部分患者可能出现不同程度的眼底视网膜静脉曲张、视盘水肿，甚至眼底出血。

(二)动脉血气分析

血气分析对患者的诊断十分重要，是肺性脑病的主要实验室检查依据。常见酸碱平衡失调有以下几种。

1.呼吸性酸中毒

在未经治疗的肺性脑病中,呼吸性酸中毒最为多见。主要表现是 $PaCO_2$ 升高,pH 下降或正常,BE≥+2.5 mmol/L。

2.呼吸性酸中毒合并代谢性碱中毒

主要表现是 $PaCO_2$ 升高,pH 升高或正常,BE>+2.5 mmol/L,多见于经过治疗的肺性脑病患者,如脱水、利尿、机械通气后等。

3.呼吸性酸中毒合并代谢性酸中毒

呼吸性酸中毒合并代谢性酸中毒是肺性脑病中较严重的一种酸碱平衡失调类型,经常出现在肾功能不全或严重缺氧的患者中。主要表现 $PaCO_2$ 升高,pH 下降,BE<-2.5 mmol/L。

三、临床分型与临床分级

(一)临床分型

根据其神经精神症状,可将肺性脑病分为 3 型。①抑制型:以神志淡漠、嗜睡、昏迷等中枢神经抑制状态为主。②兴奋型:以烦躁不安、谵妄、多语等神经兴奋症状为主。③不定型:抑制与兴奋症状交替出现。

(二)临床分级

(1)轻型:神思恍惚、淡漠、嗜睡、精神异常或兴奋、多语而无神经系统异常体征者。

(2)中型:浅昏迷、谵妄、躁动,肌肉轻度抽动或语无伦次,对各种刺激反应迟钝、瞳孔对光反应迟钝而无上消化道出血或弥散性血管内凝血等并发症。

(3)重型:昏迷或出现癫痫样抽搐,对各种刺激无反应、反射消失或出现病理性神经体征;可合并上消化道出血、弥散性血管内凝血或休克。

四、诊断

肺心病患者出现精神神经症状时,首先应考虑肺性脑病(简称肺脑)。但肺心病患者出现精神症状者并不一定是肺脑。临床上应注意慢性肺心病时除肺脑外,可致精神神经症状的原因有脑动脉粥样硬化、严重电解质紊乱如低钠、低钾、低镁、低钙、低磷血症、严重碱中毒、休克、感染中毒性脑病、脑卒中等。脑病诊断步骤如下。

(一)动脉血气分析

肺脑往往有严重的缺氧伴失代偿性呼酸,可合并其他酸碱紊乱,如二氧化碳潴留。

(二)病史

有无急性呼吸道感染,应用大量利尿剂、肾上腺皮质激素、碱性药物或镇静剂等病史。

(三)体征

肺脑早期可出现不同程度的球结膜水肿,血压升高或正常,肢体温暖、多汗。休克者则血压下降,四肢湿冷。应注意有无神经定位体征,严重碱中毒及低镁血症者肢体可呈强直性痉挛。

(四)脑脊液或颈静脉血气体分析

脑压多升高,两者 pH 均降低,呈失代偿性呼吸性酸中毒。

五、鉴别诊断

(一)脑血管疾病

由于肺心病大多为老年人,故可合并脑血管疾病。主要鉴别点为呼吸衰竭程度与精神神经症状不平行。从血气分析结果看,一般肺心病患者若出现精神神经症状,而血气分析结果尚未达到引起肺脑水平时,则除发生肺脑外还应考虑为脑动脉硬化。这是因为肺部感染引起轻度缺氧,促使已低下的脑循环进一步恶化所致。脑血栓形成者则有肢体瘫痪等定位体征,不难鉴别。

(二)严重电解质紊乱、酸碱失衡

严重的低钠血症可出现神志淡漠、嗜睡、昏睡,有时精神异常,甚至昏迷。低氯低钾性碱中毒或二氧化碳排出后碱中毒者,因氧离曲线左移而使氧合血红蛋白在组织中不易释放氧,导致组织缺氧加重,常常发生精神神经症状,结合病史、电解质检查和血气分析,可作出鉴别。

(三)感染中毒性脑病

其临床表现在感染同时或在感染的极期发生。有脑膜刺激征、高热、昏迷、抽搐,一般无发绀,$PaCO_2$正常。腰穿检查显示脑脊液压力大多增高,细胞数正常或稍高。脑症状一般在感染控制后 1～2 d 消失。

此外,精神神经症状亦可因休克、弥散性血管内凝血、肝性脑病、尿毒症、药物等原因造成。因此肺心病患者出现精神症状,不一定完全由于缺氧和二氧化碳潴留所致,可为其他原因引起,或与缺氧和二氧化碳潴留同时存在,因素是多方面的,故在肺心病出现精神神经症状,诊断肺脑时,一定要仔细询问病史,重视体检,并结合电解质检查和血气分析,慎重地加以鉴别,否则有可能造成严重后果。

(四)低钠血症

血钠<132 mmol/L 则可诊断为低钠血症,当血钠<120 mmol/L、血浆渗透压<240 mmol/L时,大多出现症状,如乏力、抽搐、易激动、嗜睡、失眠、肌张力减低、腱反射迟钝,病理征(+)。神经系统改变的机制为血钠下降造成细胞外渗透压下降,水分从细胞外进入细胞内导致细胞水肿,特别是脑细胞水肿为主要原因。其精神症状与肺脑抑制症状极其相似,因此易造成误诊。它要求医师对肺心病、肺脑的诊断标准要熟练掌握,思考问题要辨证灵活,尤其是在有电解质紊乱时诊断更应慎重。老人和儿童对低钠血症较成人相对敏感,容易出现症状。

六、治疗

肺性脑病的病情复杂,并发症多,治疗上应根据致病原因及病情变化的不同阶段,分别对待,关键在于改善通气功能。为此,必须采取以下综合措施。

(一)控制感染

呼吸道感染是肺脑发生的主要诱因,也是导致死亡的主要原因。能否控制肺部感染是抢救肺性脑病成败的关键,如能及早控制感染,改善通气障碍,肺性脑病即可减少或免于发生。鉴于患者大多为老年人,病程长,有些感染的临床表现常不典型。有的仅表现为精神症状或食欲缺乏、恶心、极度乏力及心力衰竭等呼吸系统以外的症状,因此应引起注意。常有反复呼吸道感染,经常应用抗生素史,在痰菌检查出来前,应立即抗菌治疗,近年来研究证实,该病呼吸道感染的病原菌以革兰氏阴性杆菌占优势。故应及早采用对革兰氏阴性杆菌为主的广谱抗生素或抑制不同菌种的两种以上抗生素联合用药。原则是抗生素足量、联合应用,静脉滴注,观察 3～5 d 判定效

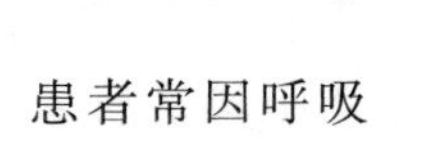

果。痰细菌培养阳性者，应根据药物敏感试验调整抗生素。用药时间至少半月。患者常因呼吸道咳痰不畅，成为人为的细菌培养基。因此，在肺部严重感染的病例，除足量的抗生素外，还要积极排痰。

(二)纠正电解质紊乱和酸碱失衡

肺脑患者最容易出现的酸碱失衡为呼酸、呼酸合并代酸和呼酸合并代碱。后者多为不恰当利尿致低氯、低钾和低钠，从而造成呼酸合并代碱。对单纯呼酸，只要积极控制感染、改善通气和合理给氧即可纠正。呼酸合并代酸者，应适当补充碳酸氢钠(每次5%碳酸氢钠液20～60 mL)。对呼酸合并代碱者，应积极补充钾和氯，并酌情应用精氨酸或乙酰唑胺。近年来，学者在肺心病患者常规补充氯化钾(在患者有尿的前提下)，已明显减少了呼酸合并代碱的发生。此外，有人认为硫酸镁2.5 g加入液体中静脉滴注，并用氯化钾，可激活钠泵、钙泵、氢泵，减轻脑细胞内钠、钙潴留，缓解支气管平滑肌和肺小动脉平滑肌痉挛，降低肺动脉压和改善微循环。

(三)正确氧疗

通过增加吸入氧浓度来纠正患者缺氧状态的治疗方法即为氧疗。氧疗目标是使 SaO_2 上升至90%以上或 PaO_2 >8.0 kPa(60 mmHg)，同时不使 $PaCO_2$ 上升超过1.3 kPa(10 mmHg)或pH<7.25。氧疗无疑能纠正肺性脑病患者的低氧血症，改善高碳酸血症和酸碱平衡。但若氧疗方法和给氧浓度掌握不当，会导致病情加重，甚至危及生命。肺性脑病因呼吸性酸中毒，有严重高碳酸血症，呼吸中枢对 CO_2 刺激不敏感，此时靠低氧刺激颈动脉窦及主动脉弓的化学感受器以兴奋呼吸。若突然吸入高浓度氧，则可使上述化学感受器不敏感，反而致使呼吸抑制，通气量减少，CO_2 潴留更多，加重呼吸衰竭和肺性脑病病情。因此，对未行机械通气的患者给氧原则仍以持续性、低浓度、低流量为准。一般吸氧浓度为28%～30%，氧流量为1～2 L/min。鼻导管或鼻塞法是长时间连续低流量给氧常用的方法，吸氧浓度(%)＝21＋4×氧流量(L/min)。也可用面罩给氧。

此外，过量吸氧使换气冲动传入到呼吸肌的作用减弱，导致肺泡通气功能障碍，易致所谓的吸氧性呼吸停止。因此，在吸氧的同时配伍呼吸兴奋剂，以利有效通气，便可防止上述情况的发生。

(四)保持呼吸道通畅、增加通气量、改善 CO_2 潴留

积极改善通气，纠正缺 O_2 和 CO_2 潴留是抢救肺性脑病的关键性措施。

1.清除痰液

肺性脑病由于呼吸道感染，痰多黏稠，致使痰液不易引流或咳出；并因支气管痉挛、黏膜及黏膜下水肿和纤毛破坏，稠痰更不易咳出，可采用以下措施。

(1)痰液黏稠者：可用祛痰剂如溴己新8 mg，每天3次；氨溴索30 mg，每天3次；鲜竹沥液10～20 mL，每天3次；10%氯化铵10 mL，每天3次；棕色合剂10 mL，每天3次，及其他中药止咳祛痰。氨溴索静脉、肌内及皮下注射，成人每次15 mg，每天2次；也可加入液体中静脉滴注。

(2)无效或积痰干结者：可用药物雾化吸入或超声热蒸汽雾化吸入治疗。

(3)咳痰无力者：可采用翻身、叩背、体位引流等措施帮助排痰。必要时可在给氧情况下，通过纤维支气管镜吸引气管、支气管内的分泌物。

2.解除支气管痉挛

可用各种支气管扩张剂，以茶碱类、皮质激素和 β_2 受体激动剂最常用。

(1)茶碱类：能解除支气管痉挛，兴奋呼吸中枢，增加心排血量和冠脉流量，利尿，增强呼吸肌与膈肌收缩力量，使通气量增加，PaO_2上升，$PaCO_2$降低，肺动脉压下降。用法：0.1～0.2 g每天3次口服；或用0.125～0.25 g加入25%葡萄糖液20 mL中缓慢静脉注射。注射速度≤0.25 mg/(kg・min)，静脉滴注维持量为0.6～0.8 mg/(kg・h)，每天注射量一般≤1.0 g。应注意：本药剂量过大会引起恶心、呕吐等消化道症状，继而可有心悸、兴奋、心律失常、抽搐等；若已有心肌损害、心律失常、癫痫与活动性溃疡病者，不宜用。合用西咪替丁、喹诺酮类、大环内酯类药物等可影响茶碱代谢而使其排泄减慢，应减少用药量。

(2)皮质激素：可用甲泼尼龙80～160 mg或氢化可的松300～500 mg加入液体中静脉滴注。

(3)β_2受体激动剂：常用的有沙丁胺醇、特布他林、福莫特罗、丙卡特罗、克仑特罗等，可酌情选用。

3.呼吸兴奋剂的应用

呼吸兴奋剂可刺激呼吸中枢或主动脉弓、颈动脉窦化学感受器，在气道通畅的前提下提高通气量，从而纠正缺氧和促进CO_2的排出，减轻CO_2潴留，尚能使患者暂时清醒，有利于咳痰、排痰。它须与氧疗、抗感染、解痉和排痰等措施配合使用，方能更好发挥作用。应用时注意以下几点。

(1)气道必须通畅，否则会增加耗氧量。

(2)脑缺氧或脑水肿未纠正而出现频繁抽搐者慎用；伴有高血压、动脉粥样硬化、癫痫的患者慎用。

(3)若停用呼吸兴奋剂最好逐渐减量或延长给药间隔，使患者呼吸中枢兴奋性逐步恢复，不宜突然终止。

(4)应严格掌握呼吸兴奋剂的适应证：它常用于慢性阻塞性肺病伴有呼吸中枢敏感性降低，或应用镇静催眠药、氧疗使低氧刺激消失后引起的呼吸抑制，或肺性脑病氧疗过程中及机械呼吸撤离前后配合应用；对以肺换气功能障碍为主所导致的呼吸衰竭患者不宜使用。既往常用尼可刹米、洛贝林，用量过大可引起不良反应，现已基本不用。取而代之的有多沙普仑，常用20～50 mg加入液体中静脉滴注，该药对镇静催眠药过量引起的呼吸抑制和慢性阻塞性肺疾病并发急性呼吸衰竭有显著的呼吸兴奋效果。

(5)药物选择：纳洛酮是阿片受体阻断剂，有兴奋呼吸中枢作用，可行肌内或静脉注射，每次0.4～0.8 mg；也可1.2～2.8 mg加入5%葡萄糖液250 mL中静脉滴注。

4.机械通气

呼吸衰竭时应用机械通气能维持必要的肺泡通气量，降低$PaCO_2$；改善肺的气体交换效能；使呼吸肌得以休息，有利于恢复呼吸肌功能。急性呼吸衰竭患者昏迷逐渐加深，呼吸不规则或出现暂停，呼吸道分泌物增多，咳嗽和吞咽反射明显减弱或消失时，应行气管插管使用机械通气。机械通气过程中应根据血气分析和临床资料调整呼吸机参数。

若患者具备以下基本条件，可行无创正压通气。①清醒能够合作。②血流动力学稳定。③不需要气管插管保护(即患者无误吸、严重消化道出血、气道分泌物过多且排痰不畅等情况)。④无影响使用鼻/面罩的面部创伤。⑤能够耐受鼻/面罩。在慢性阻塞性肺疾病急性加重早期给予无创机械通气可以防止呼吸功能不全加重，缓解呼吸肌疲劳，减少后期气管插管率，改善预后。

(五)其他治疗

1.脑水肿的治疗

对重症者可以采取轻度或中度脱水，并以缓慢的或中等速度利尿为宜，再辅以冰帽、降温等

物理措施。常用制剂为20%甘露醇0.125～0.250 g/kg，快速静脉滴注，每天1～2次。也可使用β-七叶皂苷钠5～10 mg静脉注射，每天1～2次，或20 mg/d加入液体中静脉滴注。肾上腺皮质激素对缺氧所致的脑水肿也有良好的作用。

2.防治心力衰竭

慢性肺心病出现心功能不全以右心衰竭为主。一般经过氧疗、控制呼吸道感染、改善肺功能后，症状可减轻或消失，不需常规使用利尿剂和强心剂。较重者或经上述治疗无效者可选用小剂量缓效利尿剂。氢氯噻嗪25 mg，每天1～3次；螺内酯40 mg，每天1～2次。对肺性脑病出现脑水肿或重度水肿者可选用呋塞米20 mg缓慢静脉注射。应注意利尿剂可引起低血钾、低血氯，诱发或加重代谢性碱中毒；利尿过多可致血液浓缩、痰液黏稠加重气道阻塞。当慢性呼吸衰竭伴有左心功能不全时，可考虑适当使用强心苷类药物。用药原则是选用小剂量(常规用量的1/3～1/2)、作用快、排泄快的强心剂。常以毛花苷C 0.2～0.4 mg或毒毛花苷K 0.125～0.25 mg加入葡萄糖液20 mL内缓慢静脉注射(20 min)。应注意纠正缺氧、防治低血钾，不宜依据心率的快慢观察疗效。如患者血压稳定，可考虑使用血管紧张素转化酶抑制剂治疗。

3.镇静剂的应用

对肺性脑病患者的谵妄、狂躁不安和精神症状，在排除代谢性碱中毒后，应着重改善肺泡通气，避免用能加重呼吸抑制的镇静剂，如吗啡、哌替啶、巴比妥类药物、氯丙嗪等。必要时可用东莨菪碱0.3～0.6 mg肌内注射，或地西泮10 mg肌内注射。也可用中成药醒脑静注射液(安宫牛黄注射液)2～4 mL肌内注射。

4.脑细胞代谢与保护剂的应用

如细胞色素C、辅酶A、ATP、胞磷胆碱、脑活素、纳洛酮等。

5.支持疗法

可酌情输给血浆、复方氨基酸及人体清蛋白，以增强机体抵抗力。补给B族维生素、维生素C等。

6.防治并发症

包括心力衰竭、休克、上消化道出血、弥散性血管内凝血等。

(张芳芳)

第十节　肺转移性肿瘤

肿瘤远处转移是恶性肿瘤的主要特征之一。肺脏有着丰富的毛细血管网，承接来自右心的全部血流，并且由于肺循环的低压、低流速的特点，使得肺成为恶性肿瘤最常见的转移部位之一。此外，肿瘤还可以通过淋巴道或直接侵犯等多种方式转移到肺，尸检发现20%～54%死于恶性肿瘤患者发生了肺转移，但仅有部分患者在生前被发现(表6-3)。血供丰富的恶性肿瘤更容易发生肺部转移，如肾癌、骨肉瘤、绒毛膜癌、黑色素瘤、睾丸肿瘤、睾丸畸胎瘤、甲状腺癌等。大多数肺部转移瘤来自常见的肿瘤，如乳腺癌、结直肠癌、前列腺癌、支气管癌、头颈部癌和肾癌。

表 6-3　原发恶性肿瘤肺内转移情况

原发肿瘤	临床发现(%)	尸检发现(%)
黑色素瘤	5	66～80
睾丸生殖细胞瘤	12	70～80
骨肉瘤	15	75
甲状腺瘤	7	65
肾癌	20	50～75
头颈部肿瘤	5	15～40
乳腺癌	4	60
支气管肺癌	30	40
结肠直肠癌	<5	25～40
前列腺癌	5	15～50
膀胱癌	7	25～30
子宫癌	<1	30～40
子宫颈癌	<5	20～30
胰腺癌	<1	25～40
食管癌	<1	20～35
胃癌	<	20～35
卵巢癌	5	10～25
肝细胞癌	<1	20～60

一、转移途径

恶性肿瘤肺部转移的途径有 4 种:血行转移、淋巴道转移、直接侵犯和气道转移。血行转移是恶性肿瘤肺部转移的主要方式。肺部有着丰富的毛细血管网,并且位于整个循环系统的中心环节,来自原发病灶的肿瘤栓子,经过静脉系统、肺动脉,很易被肺脏捕获,在适宜的微环境下肿瘤细胞发生增殖,形成转移肿瘤。经血行转移的肿瘤多位于肺野外带及下肺野等毛细血管丰富的部位,以多发转移病灶多见,少数情况下为孤立病灶。

经淋巴道转移在肺转移瘤中相对少见,肿瘤栓子首先通过血流转移到肺毛细血管,继而侵犯肺外周的淋巴组织,并沿淋巴管播散,临床上表现为肺淋巴管癌病,常见于乳腺癌、肺癌、胃癌、胰腺癌或前列腺癌的转移。原发肿瘤也可以先转移到肺门或纵隔淋巴结,再沿淋巴道逆行播散到肺,这种转移方式少见。

发生在肺脏周围的肿瘤皆有可能通过直接侵犯的方式转移到肺,如起源于胸壁的软组织肉瘤、起源于纵隔的原发瘤、食管癌、乳腺癌、贲门癌、肝癌、后腹膜肉瘤等。恶性肿瘤经气道转移罕见,理论上头颈部肿瘤、上消化道肿瘤及气管肿瘤有可能通过这种方式转移,但临床上很难证实。

二、临床表现

90%的肺转移瘤患者有已知的原发肿瘤或原发肿瘤的症状,但 80%～95%肺部转移瘤本身没有症状。当肿瘤巨大、阻塞气道或出现胸腔积液时会出现呼吸困难。突然出现的呼吸困难与

 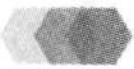

胸腔积液突然增加、气胸或肿瘤内出血有关。气道转移瘤在肺部转移肿瘤中非常罕见,临床上表现为喘鸣、咯血、呼吸困难等症状,常见于乳腺癌、黑色素瘤等。肿瘤侵犯胸壁可以出现胸痛。个别患者在发现肺部转移瘤时没有原发肿瘤的症状,应积极寻找原发肿瘤,特别是胰腺癌、胆管癌等容易漏诊的肿瘤。淋巴管癌病的患者主要表现为进行性加重的呼吸困难和干咳、发绀,一般无杵状指,肺部体征轻微,常有细湿啰音。

三、影像学检查

常规的胸部X线摄影(chest X-ray,CXR)是发现肺部转移瘤的首选方法,胸部CT较CXR的敏感性高,其分辨率是3 mm,而CXR仅能发现7 mm以上的病变,尤其是肺尖、近胸壁和纵隔的病变更容易漏诊。但CT扫描费用较高,特异性较CXR没有增加。如果CXR发现肺部有多发的转移灶,没有必要再进行CT检查,但以下情况应进行CT检查:CXR正常、没有发生其他部位转移的畸胎瘤、骨肉瘤;CXR发现肺内孤立性转移灶或打算进行手术切除的肺部转移瘤。对于高度危险的肿瘤,如骨和软组织肉瘤、睾丸畸胎瘤、绒毛膜癌等,应3~6个月复查胸部CT,连续随访2年。

肺部转移瘤通常表现为多发结节影,由于发生转移的时间不同,结节常大小不等,直径3~15 mm,或者更大,同样大小的结节,提示是同一时间发生,结节位于肺野外带,尤其是下肺野。小于2 cm的结节常常是圆形的,边界清楚。较大的病灶尤其是转移性腺癌,边缘不规则,有时呈分叶状。4%的转移瘤有空洞,常见于鳞癌,上肺的空洞性病变比下肺多见,但多发性空洞性病变可能是良性病变,如Wegener肉芽肿。出血性转移灶表现为肿瘤周围的晕征,常见于绒毛膜癌,有时也见于血管肿瘤,如血管肉瘤或肾细胞癌。

肺部转移瘤的单发结节影少见,占所有单发结节影的2%~10%。容易形成单发结节的肿瘤包括结肠癌、骨肉瘤、肾癌、睾丸癌、乳腺癌、恶性黑色素瘤等。结肠癌尤其是来源直肠乙状结肠的结肠癌,占孤立性肺部转移瘤的1/3。

肺淋巴管癌病主要表现为弥漫的网索状、颗粒状或结节状阴影,支气管壁增厚,动脉轮廓模糊,CXR可见Kerley B线。20%~40%的患者有肺门及纵隔淋巴结肿大,30%~50%的患者有胸腔积液或心包积液。但CXR检查难以发现早期的肺淋巴管癌病,在早期诊断肺淋巴管癌病方面高分辨CT有更大优势。

氟脱氧葡萄糖正电子发射断层扫描(FDG-PET)用于鉴别肺部良恶性病变的特异性较CT和CXR高,PET检查能够提供更多的信息。但PET的分辨率不高,直径小于1 cm的病变显像不佳,一些肉芽肿和炎症病变也可能出现假阳性结果。近年来CT与PET联合应用的CT-PET技术已在临床广泛应用,明显提高了恶性肿瘤诊断和鉴别诊断的敏感性和特异性,但目前此项检查的费用较高。

四、组织学检查

由于转移瘤主要位于胸膜下,因此经胸针吸活检是组织学检查最常用的方法。其诊断肺部恶性病变的敏感性为86.1%,特异性98.8%,但对肺淋巴管癌病的诊断价值有限。气胸是最常见的并发症,发生率为24.5%,但需要插管的仅6.8%。其他并发症包括出血、空气栓塞、针道转移较少见。

气管镜检查可以采用多种手段获取组织标本,如经支气管镜肺活检、气管镜引导下针吸活检、刷检、肺泡灌洗等。对于外周病变,支气管检查的阳性率不到50%,但淋巴管癌病的诊断率较高。

电视胸腔镜可以取代开胸肺活检用于肺转移瘤的诊断，并可同时进行手术治疗，并发症少，诊断特异性高。

此外，经食管超声引导下的纵隔淋巴结针吸活检、纵隔镜下纵隔淋巴结活检对于诊断肺部转移瘤也有一定的参考价值。

五、治疗

(一)手术治疗

手术是肺部转移瘤首选的治疗方法，和不能手术的患者相比，能够手术切除的肺部转移瘤患者的长期生存率明显改善，在满足手术条件的患者中(不论肿瘤类型)，预计超过1/3的患者能获得长期生存(＞5年)。接受肺转移瘤切除术的患者应满足以下条件：没有肺外转移灶(如果有肺外转移灶，这些转移灶应能够接受手术或其他方法的治疗)；患者的机体状态能够耐受手术；转移病灶能够完全切除，并能合理地保护残存的正常肺组织；原发肿瘤能被完全控制或切除。

手术方式主要包括胸骨正中切开术、胸廓切开术、横断胸骨双侧胸廓切开术和胸腔镜手术(VATS)，各种手术方式的优劣，见表6-4。手术以剔除术为主，病灶切除时使肺膨胀，尽可能保留肺组织，应避免肺叶或全肺切除术。

表6-4 肺转移瘤切除术比较

手术方式	优点	缺点
胸骨正中切开术	行双侧胸腔探查，疼痛轻	不利于肺门后病灶，左肺下叶病灶的切除。胸骨放射治疗是胸骨正中切开术的绝对禁忌证
胸廓切开术	标准手术方式，暴露好	只能暴露一侧胸腔，疼痛明显；双侧胸腔探查多需分期手术
横断胸骨双侧胸廓切开术	可以行双侧胸腔探查，改进下叶暴露，便于探查纵隔病变及胸腔的情况	切断了乳内动脉，痛苦增加
胸腔镜手术(VATS)	胸膜表面显示清楚，疼痛轻，住院时间短和恢复快，并发症很少	不能触诊肺脏，无法发现从肺表面不能看见的或CT未能查出的病变，可能增加住院费用

肺部转移瘤即使在完全切除后仍有一半的患者会复发，中位复发时间是10个月，再手术患者的预后明显好于未手术患者，5年、10年生存率分别为44%、29%及34%、25%。目前再发肺转移瘤的手术适应证仍无明确的定论，一般认为对于年龄较轻、一般状况较好的患者，如果再发肺转移较为局限，原发肿瘤的恶性程度较低，原发肿瘤已被控制且无其他部位的远处转移，心肺功能能耐受手术的情况下可以考虑再次手术治疗。

肺转移瘤患者手术本身的并发症较低，手术死亡率为0～4%。能够手术的肺转移瘤患者总的5年生存率可为24%～68%，但不同组织类型的肿瘤预后有很大的差异，手术后预后较好的肿瘤为畸胎瘤、绒毛膜癌、睾丸癌，其次是肾癌、大肠癌和子宫癌等，预后较差的是肝癌和恶性黑色素瘤。转移灶切除是否完全对预后也有影响，完全切除患者的5年、10年生存率分别为36%和26%，而不完全切除者则分别为22%和16%。无瘤间期(disease-free interval，DFI)是指原发肿瘤切除至肺转移出现的时间，DFI越长，预后越好。肿瘤倍增时间(tumor-doubling time，TDT)反映的是转移瘤的发展速率，TDT也是患者预后的重要预测指标，TDT越长，预后越好，如果TDT≤60 d则不应进行手术治疗。

(二)化学治疗

除手术以外,对化学治疗敏感的肿瘤或不能手术的肺部转移瘤仍应进行全身化学治疗,如霍奇金淋巴瘤和非霍奇金淋巴瘤、生殖细胞肿瘤对化学治疗非常敏感,乳腺癌、前列腺癌和卵巢癌对全身化学治疗也有较好的反应。软组织肉瘤对化学治疗不敏感,但联合转移瘤切除术仍能改善患者的预后。除全身化学治疗外,对于不能手术的患者可以考虑局部栓塞和化学治疗,由于肿瘤局部药物浓度较高,在减轻化学治疗引起的全身反应的同时,可以提高治疗局部肿瘤的疗效。

(三)放射治疗

放射治疗对于肺转移瘤患者的长期生存没有益处,对于气道阻塞的患者,放射治疗可以作为姑息性治疗方法。

(庄月军)

第十一节　原发性支气管肺癌

一、概述

原发性支气管肺癌(简称肺癌)起源于支气管黏膜或腺体。肺癌是严重危害人类健康的疾病,根据世界卫生组织公布的资料显示,肺癌无论是发病率(120 万/年)还是死亡率(110 万/年),均居全球癌症首位。我国人口占世界人口 20%,肺癌发病率和死亡率却分别占世界人口的 35.6%和 37.6%。此外,由于诊断偏晚,我国肺癌患者五年存活率仅为 15.6%。要改善肺癌预后,急切需要改变目前的诊疗模式,需要端口前移,重心下沉,普及筛查,提高早期肺癌诊断率。同时依靠规范有序的分期和根据其临床行为制定多学科的治疗(综合治疗)方案,为患者个体提供可能治愈或有效缓解的优选方法。

二、病因学

肺癌的病因和发病机制尚未完全清楚。研究表明与下列因素有关。

(一)吸烟

大量研究表明,吸烟是肺癌死亡率进行性增加的首要原因。烟雾中的尼古丁、3,4-苯并芘、亚硝胺和少量放射性元素钋等均有致癌作用,尤其易致鳞癌和未分化小细胞癌。动物实验中也可通过纸烟烟雾和焦油诱发肺癌。严格设计的回顾性和前瞻性研究均表明,与不吸烟者比较,吸烟者发生肺癌的危险性平均高 9～10 倍,重度吸烟者至少为 10 倍。吸烟量与肺癌之间存在着明显的量-效关系,开始吸烟的年龄越小,吸烟时间越长,吸烟量越大,肺癌的发病率和患者死亡率越高。一支烟的致癌危险性相当于 1～4 mrad 的放射线,每天吸 30 支烟,相当于 120 mrad 的放射线剂量。被动吸烟或环境吸烟也是肺癌的病因之一,其风险增加 20%～30%。戒烟后 2～15 年期间肺癌发生的危险性进行性减少,此后的发病率相当于终身不吸烟者。

(二)大气污染

研究表明工业废气中致癌物质污染大气,特别是细颗粒物(PM2.5)可含有 3,4-苯并芘、氧化亚砷、放射性物质、镍铬化合物、不燃的脂肪族碳氢化合物等致癌物质。美国癌症协会对 1 200 万成人开展的前瞻性队列研究发现，长期暴露 PM2.5 浓度每增加 10 $\mu g/m^3$，肺癌死亡的相对危险度为 1.14(95%CI 1.04～1.23)。另一项对 6 338 名不吸烟的成年人开展长达 15 年的队列研究发现，长期暴露 PM10(即平均空气动力学直径<10 μm 的大气颗粒物)与男性肺癌死亡存在显著正相关，每年 PM10 浓度超过 100 $\mu g/m^3$ 43d，男性肺癌死亡相对危险度为 2.38(95%Cl 1.42～3.97)；PM10 浓度每增加 24.08 $\mu g/m^3$，男性肺癌死亡相对危险度为 3.36(95%CI 1.57～7.19)；后续研究认为 PM10 中包含的 PM2.5 起主要作用。一项欧洲报告对 9 个欧洲国家开展的 17 项长期队列研究进行前瞻性分析，发现长期暴露 PM2.5 与肺腺癌的发病增加有关；PM2.5 每增加 5 $\mu g/m^3$，肺腺癌的发病风险比为 1.55 (95%CI 1.05～2.29)。

(三)职业因素

工业生产中接触与肺癌发病有关的特殊物质有石棉、砷、铬、镍、铍、煤焦油、芥子气、三氯甲醚、氯甲甲醚、烟草的加热产物，以及铀、镭等放射性物质衰变时产生的氡和氡子气、电离辐射和微波辐射等。这些因素可使肺癌发生危险性增加 3～30 倍。从接触到发生肺癌的时间与暴露的程度有关，通常超过 10 年，平均为 16～17 年。其中石棉是世界公认的致癌物质，可能是人类肺癌中最常见的职业因素。接触石棉的工人中，肺癌、胸膜和腹膜间皮瘤的发病率平均较高，潜伏期可达 20 年或更久。此外，铀暴露和肺癌发生之间也有很密切的关系，特别是小细胞肺癌，吸烟可明显加重这一危险性。

(四)遗传与基因改变

目前研究提示肺癌可能是一种外因通过内因而诱发的疾病。上述外因均可诱发细胞恶性转化和不可逆性基因改变，包括原癌基因激活、抑癌基因失活、自反馈分泌环活化和影响细胞凋亡，从而导致细胞生长失控。通常这些基因改变是在长时间多步骤、随机产生的。尽管癌基因诱发癌变的机制尚不清楚，但最终会涉及细胞关键性生理功能失调，包括增殖、凋亡、分化、信号传递与运动等。与肺癌发生和发展关系密切的基因主要有*Ras* 和*Myc* 基因家族，以及*c-erbB-2*、*Bcl-2*、*c-fos*、*Cjun* 基因，以及相关的*p53*、*Rb*、*CDKN2*、*FHIT* 等抑癌基因。此外，还包括错配修复基因，如*hMSH2* 和*hPMS1* 的异常和端粒酶的表达等。我国研究表明，两个新基因位点(*13q12.12* 和*22q12.2*)和几个遗传变异(*3q28*、*5p15.33*、*13q12.12* 和*22q12.2*)与中国汉族肺癌易感性有关。

(五)其他因素

大剂量电离辐射可引起肺癌，但不同射线产生的效应不同。慢性阻塞性肺疾病是肺癌的危险因素，相当于甚至超过吸烟的风险。控制吸烟因素后，肺功能检测存在气流受限者可增加肺癌风险 4～6 倍。对 5 800 例轻度气流受限和有吸烟史患者为期 5 年的随访研究表明，肺癌是首要的死亡原因。但气流受限是否易感肺癌，抑或气流受限与肺癌均起源于同一因素尚不清楚。美国癌症学会发现患有结核病者患肺癌的危险度是正常人群的 10 倍，其组织学类型主要是腺癌。此外，病毒感染、真菌毒素(黄曲霉)等，也可能对肺癌的发生起一定作用。也有研究表明饮食因素与肺癌发生有关。回顾性和前瞻性研究均显示，水果有保护作用，蔬菜消费可降低肺癌发病风险。但是也有研究表明重度吸烟者服用维生素 E 后会增加肺癌发病风险。

三、组织病理学与分子病理学

(一)组织病理学

临床常将肺癌概括为非小细胞肺癌和小细胞肺癌两类。但目前从病理学角度又将其主要分

为鳞癌、腺癌、大细胞癌和小细胞癌四类。

1.鳞癌

鳞癌多为中央型，中央型肿瘤形成腔内息肉状肿块或侵袭支气管壁到周围组织，并且可能阻塞支气管腔而导致分泌物潴留、肺不张、支气管扩张和感染性支气管肺炎。有时鳞癌也可发展成周围型，易形成中央性坏死和空洞。在显微镜下鳞状细胞癌显示角化、角株形成和(或)细胞间桥。这些特征依分化程度而不同，在分化好的肿瘤中明显而在分化差的肿瘤中呈局灶性。鳞癌也常通过侵犯血管和淋巴管后转移到局部淋巴结或远处。

2.腺癌

腺癌常表现为周围型结节或肺实质肿块，可能出现明显的中央灰白纤维化伴有胸膜皱褶。显微镜下可见腺癌由新生的立方细胞和柱状细胞构成，易于形成由纤维基质支持的腺样结构。细胞含有明显的核仁，核可变大或不规则，胞质中可见黏蛋白。在早期腺癌即可侵犯血管和淋巴管，在原发瘤引起症状前常已转移。国际肺癌研究学会、美国胸科学会和欧洲呼吸学会公布了肺腺癌的国际多学科分类。新分类推荐不再使用肺泡细胞癌这一诊断术语，而代以原位腺癌、微浸润腺癌和浸润性腺癌。原位腺癌的定义为局限性，肿瘤细胞沿肺泡壁呈鳞屑样生长，无间质、血管或胸膜浸润的小腺癌(≤3 cm)。微浸润腺癌则被定义为孤立性、以鳞屑样生长方式为主且浸润灶≤0.5 cm 的小腺癌(≤3 cm)。原位腺癌和微浸润腺癌通常表现为非黏液型或极罕见黏液型亚型，这两类患者若接受根治性手术，则其疾病生存率分别为 100%或接近 100%。对于浸润性腺癌提倡全面而详细的组织学诊断模式。新分类不再推荐使用混合性亚型浸润性腺癌，因 70%～90%手术切除的肺腺癌为浸润性腺癌，其中约 80%由多种组织学亚型混合组成。原来的非黏液性肺泡细胞癌主要以沿肺泡壁生长方式，如肿瘤浸润灶最大直径＞0.5 cm，则诊断为贴壁状为主的浸润性腺癌，其他亚型分别为腺泡状为主、乳头状为主、微乳头为主和实性为主伴有黏液产物的浸润性腺癌。浸润性腺癌按主要的组织学亚型命名，如肿瘤内其他亚型成分＞5%，而不是以前大多数研究所采用的＞10%，也应在病理报告中注明，并报告各亚型所占百分比。原来的黏液性肺泡细胞癌依据沿肺泡壁生长还是浸润性生长，分类为黏液性原位腺癌、黏液性微浸润腺癌和浸润性黏液腺癌。

3.小细胞肺癌

小细胞肺癌常局限性发生于大支气管，浸润支气管壁，造成管腔狭窄。显微镜下可见相当于淋巴细胞 2～4 倍大小恶性细胞组成的肿瘤。很多细胞处于有丝分裂状态，细胞核充满染色质，核仁大小类似。通常胞质不多，有些称为中间亚型的小细胞肺癌可有较多的胞质。由于小细胞肺癌在发生发展的早期多已转移到肺门和纵隔淋巴结，并易侵犯血管，在诊断时大多已有肺外转移。

4.大细胞肺癌

由带丰富胞质的较大恶性细胞组成，与鳞癌、腺癌比较，缺乏自身特征。倾向于发生在周围肺实质，其诊断率与送检标本是否得当及病理学检查是否全面有关，电镜研究常会帮助确诊。此类肿瘤生长迅速，易侵犯淋巴结和血管，常转移到局部淋巴结和远处器官。

5.其他

有研究表明，将肿瘤分为不同的细胞类型并不意味着它只由一种类型的细胞组成，只说明该细胞类型占优势。如果对肿瘤的整体标本进行充分的组织学检查，很多肺癌可有两种甚至四种细胞类型，其中以鳞癌、腺癌常见。还可将鳞癌和腺癌进一步区分为分化好，中度分化和分化差

3种。分化好者常生长慢、转移晚，预后较好。小细胞肺癌和大细胞肺癌基本是未分化的，不适合这种区分。

（二）分子病理学

肺癌精准医学不仅需要了解患者临床症状包括主诉、症状、体征、生化、影像及计算程序等信息，更重要的是掌握和理解肺癌的基因组学、蛋白组学、代谢组学及其他分子分型信息。一个有生命力的靶向药物必须具备明确的靶基因、靶人群及有效的检测方法，准确的检测是实现精准治疗的基础与关键。目前应用于临床两大明确治疗靶点即表皮生长因子受体基因突变和间变性淋巴瘤激酶基因重排，针对这两种基因变异型的酪氨酸激酶抑制剂的上市，使得相应的阳性患者临床疗效得以明显提升，而表皮生长因子受体野生型或间变性淋巴瘤激酶基因重排阴性患者从中获益有限。

1.表皮生长因子受体

表皮生长因子受体酪氨酸激酶抑制剂是治疗非小细胞肺癌疗效最重要的预测因子。突变通常发生于外显子18～21，其中包括常见的19外显子缺失，21外显子*L858R*点突变以及与表皮生长因子受体酪氨酸激酶抑制剂耐药相关的20外显子*T790M*点突变。多项研究证实，在非选择性中国非小细胞肺癌患者中，表皮生长因子受体总突变率30%左右，腺癌患者突变率约50%，不吸烟腺癌可以为60%～70%，而鳞癌患者仍有10%的表皮生长因子受体突变率。因此，需要提高临床医师常规进行表皮生长因子受体突变检测的意识。

2.棘皮动物微管相关蛋白4-间变性淋巴瘤激酶

棘皮动物微管相关蛋白4-间变性淋巴瘤激酶融合基因是新发现的非小细胞肺癌驱动基因，主要存在于不吸烟或少吸烟的肺腺癌患者中，且通常与表皮生长因子受体基因不同时存在于同一患者。目前报道的间变性淋巴瘤激酶基因融合的发生率在非小细胞肺癌中大概为4%。用于检测融合基因的方法有多种，包括免疫组织化学方法、荧光原位杂交技术和逆转录聚合酶链式反应，目前标准的检测方法是荧光原位杂交技术，已有获得美国食品药品监督管理局批准的商业试剂盒供临床应用。

3.血管内皮生长因子

血管内皮生长因子是正常组织和肿瘤组织血管发生和血管生成过程中重要的调节因子。通过与血管内皮生长因子受体结合发生作用，引起细胞内酶联反应，从而促进血管内皮有丝分裂、增殖，增强血管通透性，诱导血管的发生和生成，促进细胞迁移及黏附，并抑制细胞凋亡，发挥促肿瘤作用。因而血管内皮生长因子和血管内皮生长因子受体成为抗肿瘤药物靶点。

4.程序性死亡受体1/程序性死亡受体配体1

近年来，免疫治疗在肺癌领域中有了长足的进步。肿瘤细胞免疫治疗主要包括肿瘤免疫靶点、肿瘤疫苗和过继性细胞免疫治疗三方面。目前正在进行研究的免疫靶点有细胞毒性T淋巴细胞相关蛋白4和程序性死亡受体1。其中以激活T细胞消灭肿瘤的程序性死亡受体1/程序性死亡受体配体1免疫靶向治疗最为引人注目。

四、临床表现

早期肺癌患者无症状，需在筛查时发现。因为肺癌相关症状或体征就诊者，可按部位分为支气管-肺局部、肺外胸内扩展、胸外转移和非转移性胸外表现四类。

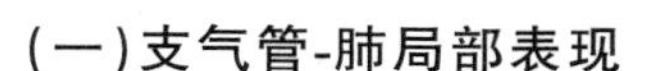

(一)支气管-肺局部表现

患者常有刺激性干咳,或被其描述为“吸烟性咳嗽”。少数表现为高调金属音性咳嗽或刺激性呛咳。肿瘤向管腔内生长时可有间歇或持续性血痰,表面糜烂严重侵蚀大血管者可出现咯血,但少见大咯血者。肿瘤向支气管内生长并引起部分阻塞时,可有呼吸困难、喘息,偶尔表现为哮鸣,听诊可发现局限或单侧哮鸣音。气道阻塞还可引起阻塞性肺炎和肺不张。阻塞性肺炎表现为肺炎或肺脓肿,伴发热、咳嗽等呼吸道症状。因其经抗生素治疗即可改善,易误诊为炎症。近半数患者可有模糊或难以描述的胸痛或钝痛,可为炎症波及部分胸膜或胸壁引起,也可为肿瘤侵犯所致。

(二)肺外胸内扩展表现

肿瘤向肺外生长进入胸腔、胸壁、纵隔或侵犯附近结构和神经,可引起相应症状。肿瘤或转移性癌性淋巴结肿大压迫喉返神经可引起声音嘶哑,多见于左侧。上腔静脉阻塞综合征是由于上腔静脉被附近肿大的转移性淋巴结压迫或右上肺的原发性肺癌侵犯,以及上腔静脉内癌栓阻塞静脉回流引起。表现为头面部和上半身瘀血水肿、颈部肿胀、颈静脉怒张,患者常主诉领口进行性变紧,前胸壁可见到扩张的静脉侧支循环。

肺尖部肺癌又称肺上沟瘤,易压迫颈部交感神经引起同侧瞳孔缩小、上眼睑下垂、额部少汗等体征,称为 Horner 综合征。

约 10%的患者有不同程度的胸腔积液,通常提示肺淋巴回流受阻或肿瘤转移累及胸膜。1%的患者表现为吞咽困难,是由于肿瘤转移至食管旁的淋巴结造成食管部分阻塞引起。

(三)胸外转移表现

胸腔外转移的症状和体征以小细胞肺癌居多,其次为未分化大细胞肺癌、腺癌、鳞癌。可表现为颅内转移的神经症状,包括颅内压增高,如头痛、恶心、呕吐、精神状态异常。少见的症状为癫痫发作、偏瘫、小脑功能障碍、定向力和语言障碍。此外还可有脑病,小脑皮质变性,外周神经病变,肌无力及精神症状。

肿瘤转移到骨骼可引起骨痛和病理性骨折。常见于小细胞肺癌。大多为溶骨性病变,少数为成骨性。肿瘤转移至脊柱后可压迫椎管引起局部压迫和受阻症状。此外,也常见股骨、肱骨和关节转移,甚至引起关节腔积液。

少数肺癌也可转移到腹部。部分小细胞肺癌可转移到胰腺,表现为胰腺炎症状或阻塞性黄疸。其他细胞类型的肺癌也可转移到胃肠道、肾上腺和腹膜后淋巴结,多无临床症状,需要依靠计算机体层成像(computed tomograph,CT)、磁共振成像(magnetic resonance imaging,MRI)或正电子发射体层成像作出诊断。

(四)胸外表现

非转移性胸外表现称为副肿瘤综合征。少数肺癌患者的初诊是因为全身症状,或这些与肿瘤远处转移无关的缺乏特异性的症状和体征,主要表现为以下几方面。

1.皮质醇增多症

常见于小细胞肺癌或支气管类癌综合征。2%～5%的小细胞肺癌患者会有这一表现,在瘤组织中甚至循环血中可测到促肾上腺皮质激素增高。这种激素虽然有自主生理性作用,但不同于正常的激素,因为地塞米松不能抑制促肾上腺皮质激素在尿中的终末代谢物尿 17-羟皮质类固醇。

2.抗利尿激素分泌

可引起厌食、恶心、呕吐等水中毒症状，还可伴有逐渐加重的神经并发症。其特征是低钠(血清钠<135 mmol/L)，低渗(血浆渗透压<280 mOsm/kg)。

3.类癌综合征

典型表现为皮肤、心血管、胃肠道和呼吸功能异常。主要为面部、上肢躯干的潮红或水肿、胃肠蠕动增强、腹泻、心动过速、喘息、瘙痒和感觉异常。这些阵发性症状和体征与肿瘤释放不同的血管活性物质有关，除5-羟色胺外，还包括缓激肽、血管舒缓素和儿茶酚胺。

4.异位促性腺激素

并发异位促性腺激素的肺癌不多，大部分是大细胞肺癌，主要为男性轻度乳房发育和增生性骨关节病。

5.低血糖

这是胰岛素分泌增加或胰岛素样活动的结果，见于鳞癌，切除肿瘤后可减轻。

6.高钙血症

可由骨转移或肿瘤分泌过多甲状旁腺素相关蛋白引起，常见于鳞癌。患者表现为嗜睡、厌食、恶心、呕吐和体质量减轻及精神变化。切除肿瘤后血钙水平可恢复正常。

7.神经肌肉表现

癌性神经肌肉病变是肺癌最常见的非转移性胸外表现，发生率近15%。一组病例研究发现，其中56%为小细胞肺癌，22%为鳞癌，16%为大细胞肺癌，5%为腺癌。半数患者没有其他的肺癌症状，而且1/3的神经肌肉病变发生在其他症状出现前或肺癌明确诊断前一年，因此推论这些症状与转移无关。主要异常：①小脑退行性变，如共济失调、眩晕、构音障碍；②运动神经病变，表现为进行性消耗，虚弱和肌纤维自发性收缩；③多神经炎，合并混合的运动和感觉障碍；④感觉性神经病变，常开始于麻木，有时面部肢体疼痛，逐渐丢失全身的各种感觉，反射减弱，偶尔出现耳聋；⑤精神异常，进行性痴呆，时有抑制性精神错乱、木僵或精神不稳定；⑥肌病，表现为萎缩性轻瘫，特别是肢体肌肉和近端肢体；⑦多发性肌炎，特别是肌肉和近端肢体肌肉疲劳，如盆部和大腿肌肉，消耗明显而且有原发肌纤维变性；⑧自主神经系统异常，如体位性低血压；⑨骨骼表现，支气管肺癌最常见的末梢体征是杵状指，有时合并肥大性骨关节病。

五、诊断

在诊断中需要具有充分警惕性，通过筛查提高早期诊断率，才有可能明显改善预后。

(一)低剂量CT

对低剂量CT肺癌一度存在较大争议。长达10年的大样本肺癌低剂量CT筛查研究证实了低剂量计算机体层摄影的年度筛查可发现85%的Ⅰ期肺癌，而筛查后进行手术切除的Ⅰ期肺癌患者，10年生存率为92%。之后又有多项临床试验显示低剂量计算机体层摄影对Ⅰ期肺癌的发现率为71%～100%。尽管如此，反对者们认为这些低剂量CT研究均未设对照组，也未提出筛查的安全性，因此并不能作为低剂量CT的可行证据。为回答这些问题，美国国家癌症研究所进行了一项大规模的低剂量计算机体层摄影对比胸片筛查肺癌的随机对照研究国家肺部筛查试验。国家肺部筛查试验研究将53 454位肺癌高危人群随机分为低剂量CT组和胸片组，低剂量计算机体层摄影组诊断的肺癌人数为645例/万人，而胸片组仅诊断了572例/万人。低剂量计算机体层摄影组肺癌死亡数为247例/万人，而胸片组为309例/万人。最终低剂量CT肺癌相

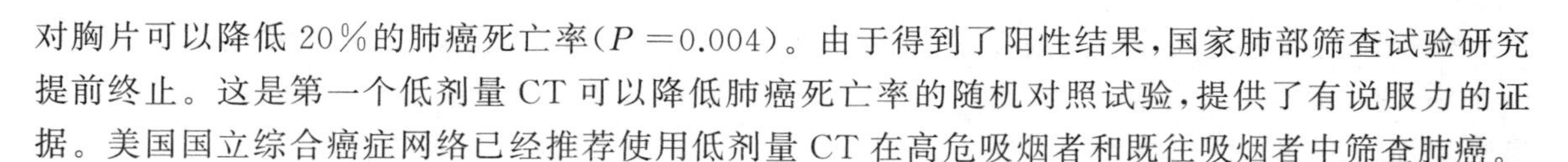

对胸片可以降低 20%的肺癌死亡率（$P = 0.004$）。由于得到了阳性结果，国家肺部筛查试验研究提前终止。这是第一个低剂量 CT 可以降低肺癌死亡率的随机对照试验，提供了有说服力的证据。美国国立综合癌症网络已经推荐使用低剂量 CT 在高危吸烟者和既往吸烟者中筛查肺癌。

（二）值得警惕的临床特点

特别是 40 岁以上的吸烟者，具有以下特点者应立即采取相应检查进行诊断和鉴别诊断：①持续 2 周以上的刺激性咳嗽，治疗无效；②原有慢性呼吸道疾病，近期出现咳嗽性质改变；③单侧局限性哮鸣音，不因咳嗽改变；④反复同一部位肺炎，特别是肺段肺炎；⑤原因不明的肺脓肿，无异物吸入史和中毒症状，抗生素治疗效果差；⑥原因不明的关节疼痛及杵状指（趾）；⑦影像学发现局限性肺气肿，肺段或肺叶不张，相关支气管有可疑狭窄；⑧孤立性圆形、类圆形病灶和单侧肺门阴影增浓、增大；⑨原有稳定性肺结核病灶，其他部位出现新病灶，抗结核治疗后病灶反而增大或形成空洞，痰结核分枝杆菌阴性；⑩不明原因的迁移性，栓塞性下肢静脉炎。

（三）影像学检查

1.中央型肺癌

肿瘤向管腔内生长时可引起支气管阻塞征象。阻塞不完全时呈现段、叶局限性气肿。阻塞完全时，则表现为段、叶不张。肺不张伴有肺门淋巴结肿大时，下缘可表现为倒 S 状影像，是中央型肺癌特别是右上叶中央型肺癌的典型征象。引流支气管被阻塞后，易导致远端肺组织继发性肺炎或肺脓肿。抗生素治疗后吸收多不完全，易复发。若肿瘤向管腔外生长，可产生单侧性、不规则的肺门肿块。肿块亦可能由支气管肺癌与转移性肺门或纵隔淋巴结融合而成。CT 支气管三维重建技术（仿真内镜）可发现肺段支气管以上管腔内的肿瘤或狭窄。

2.周围型肺癌

早期多呈局限性小斑片或者小结节状阴影，边缘不清，密度较淡，易误诊为炎症或结核。随着肿瘤增大，可形成直径为 0.5～1 cm 密度较高、边缘毛糙的小结节状阴影。肿瘤增大至直径 2～3 cm 后，则呈边界清楚，圆形或类圆形密度增高影，表现为分叶状，有脐凹或细毛刺状阴影。直径小于 3 cm 的类圆形阴影在影像学中被称为肺结节。其中依据其密度分为实性结节；磨玻璃结节，密度较淡，肺内磨玻璃密度影；混合型结节，中间实性，周围密度较淡。高分辨 CT 可清晰地显示肿瘤分叶、边缘毛刺、胸膜凹陷征，甚至钙质分布类型、支气管充气征和空泡征。

如果肿瘤向肺门淋巴结蔓延，可见其间引流淋巴管增粗形成条索状阴影伴肺门淋巴结增大。癌组织坏死与支气管相通后，表现为厚壁、偏心、内缘凹凸不平的癌性空洞。继发感染时，洞内可出现液平。腺癌影像学表现多种多样，可表现为类似支气管肺炎的斑片状浸润阴影。偶可表现为两肺大小不等的结节样阴影，随病情发展逐渐增多、增大，甚至融合成肺炎样片状阴影。病灶间常有增深的网状阴影，有时可见支气管充气征。

常规胸片分辨率有限和存在死角，很难发现直径小于 5 mm 病变，少数支气管内肿瘤和原位癌也可漏诊。因此，对于不能排除肺癌者，需要及时 CT 检查。病灶边缘处不光滑、有毛刺常提示为恶性病变。然而，病灶边缘光滑也不能排除恶性病变。病灶内存在钙化，尤其是位于中央，均匀环状或爆米花样分布常提示为良性病变，但原发性支气管肺癌偶可出现偏心钙化。

（四）支气管镜检查

近年经支气管镜肺活检、气管镜超声引导针吸活检、食管镜超声引导针吸活检和自荧光纤维支气管镜等已被广泛地应用于中央型和周围型病变的诊断。对肺癌早期诊断发挥越来越重要的作用。对于支气管镜可见的支气管内病变，刷检的诊断率可达 92%，活检诊断率可达 93%。支气管镜检查的缺点是活检得到的标本量较少，偶尔在处理黏膜下深部病变时，活检钳不能夹到恶性细胞，可出现假阴性结果，此时增加支气管镜针吸检查可提高诊断率。经支气管镜肺活检可显著提高周围型肺癌的诊断率。对于直径大于 4 cm 的病变，诊断率可在 50%～80%。但对于直径小于 2 cm 的病变，诊断率仅为 20%左右。

气管镜超声引导针吸活检现已能做到实时引导穿刺过程，可以安全地穿刺第 2、3、4、7、10、11、12 组淋巴结。食管镜超声引导针吸活检适合于第 9、8、7、6 组和第 5 组淋巴结活检，对直径<1 cm 的淋巴结也能准确穿刺。自荧光纤维支气管镜可实时采集图像，检测出气管支气管黏膜中很小区域的荧光变化。对气管支气管树上异常荧光区域黏膜的活检可增加小的恶变前病灶（发育异常）或早期恶变（原位癌）的检出率。超声支气管镜可将支气管镜和超声系统联合起来，弥补肉眼的不足、提高外周孤立肺结节活检的阳性率、提高对纵隔淋巴结分期的准确度、提高早期支气管内肿瘤（原位癌）的检出率，并可指导局部治疗。

（五）细胞学检查

1.痰细胞学检查

如果收集痰标本方法得当，3 次以上的系列痰标本可提高中央型肺癌的诊断率。如果患者的痰量不多，可通过吸入加温的 10%～15%生理盐水或 20%丙烯乙二醇导痰。

2.针吸细胞学检查

可经皮或经支气管镜进行针吸细胞学检查。还可在超声、X 线或 CT 引导下进行，目前常用的主要为浅表淋巴结和经超声引导针吸细胞学检查。

（1）浅表淋巴结针吸细胞学检查：可在局麻或不麻醉时对锁骨上或腋下肿大的浅表淋巴结做针吸细胞学检查。对于质地硬、活动度差的淋巴结可得到很高的诊断率。

（2）经皮针吸细胞学检查：病变靠近胸壁者可在超声引导下针吸活检，病变不紧贴胸壁时，可在透视或 CT 引导下穿刺针吸或活检。由于针刺吸取的细胞计数有限，可出现假阴性结果。为提高诊断率，可在病灶多点穿刺。约 29%的病变最初细胞学检查为阴性，重复检查几次后发现恶性细胞。因此，对于最初针吸细胞学阴性的高危人群，还需进一步做针刺细胞学随访或肺活检等其他诊断性检查，直到病理证明为恶性或特异性的良性病变为止。行该检查时，25%～30%的患者可并发气胸。肺压缩少于 25%者通常可自行吸收，气胸量较多者需胸穿抽气或闭式引流。发生气胸的主要诱发因素是原有慢性阻塞性肺疾病。有研究表明给慢性阻塞性肺疾病患者做经皮针吸细胞学检查后，气胸发生率可达 46%，而无慢性阻塞性肺疾病者仅有 7%。

（3）经支气管镜针吸细胞学检查：对于周围型病变和气管、支气管旁淋巴肿大或肿块，可经支气管镜针吸细胞学检查。与支气管镜肺活检合用时，可将中央型肺癌的诊断率提高到 95%，弥补活检钳夹不到黏膜下病变时所造成的漏诊。

（六）其他活组织检查

手术摘除浅表淋巴结，如锁骨上、前斜角肌或腋下淋巴结行病理检查，可判断有无肿瘤转移及其细胞类型。通过纵隔镜检查明确有无纵隔淋巴结转移，对判断手术切除肿瘤可能性颇有帮助。胸腔积液性质不明，疑有胸膜肿瘤或肺癌转移时，可采用胸膜活检或在胸腔镜直视下活组织检查。

（七）剖胸探查

对高度怀疑肺癌的病例，经上述各种方法检查都未能确诊，可耐受手术者，应及时剖胸探查，以免失去手术切除机会。

(八)核医学检查

正电子发射体层成像对肺癌的敏感性可达95%,对发现转移病灶也很敏感,特异性最多达90%,可作为临床上肺癌分期、评价疗效以及复发和转移的参考依据。

(九)肿瘤标志物检查

目前尚无特异性肺癌标志物应用于临床诊断,如下检查可作为诊断和鉴别诊断参考:①促胃液素释放肽前体,可作为小细胞肺癌的诊断和鉴别诊断的首选标志物;②神经特异性烯醇化酶,用于小细胞肺癌诊断和治疗反应监测;③癌胚抗原,目前血清中癌胚抗原的检查主要用于判断肺癌预后以及对治疗过程的监测;④细胞角蛋白片段19,对肺鳞癌诊断的敏感性、特异性有一定参考意义;⑤鳞状细胞癌抗原,对肺鳞癌疗效监测和预后判断有一定价值。如果在随访阶段发现肿瘤标志物进行性增高,需要排除早期肺癌。

六、分期

肺癌分期对选择恰当的治疗方法和判断预后具有重要意义,肺癌精准医疗也依赖于准确的分期。分期是依据其解剖范围,用简洁的语言来描述原发瘤的位置和大小,向肺外生长的情况,有无局部、肺门和纵隔淋巴结的转移及远处脏器的转移。

(一)TNM分期

美国联合癌症分类委员会和国际抗癌协会公布了肺癌的TNM分期及临床分期,具体如表6-5、表6-6。

表6-5　肺癌的TNM分期

分期	依据
原发肿瘤(T)	
T_X	未发现原发肿瘤,或者通过痰细胞学或支气管灌洗发现癌细胞,但影像学及支气管镜无法发现
T_0	无原发肿瘤的证据
T_{is}	原位癌
T_1	肿瘤最大径≤3 cm,周围包绕肺组织及脏层胸膜,支气管镜见肿瘤侵及叶支气管,未侵及主支气管
T_{1mi}	微小浸润性腺癌
T_{1a}	肿瘤最大径≤1 cm
T_{1b}	1 cm<肿瘤最大径≤2 cm
T_{1c}	2 cm<肿瘤最大径≤3 cm
T_2	3 cm<肿瘤最大径≤5 cm;或者肿瘤侵犯主支气管(不常见的表浅扩散型肿瘤,不论体积大小,侵犯限于支气管壁时,虽可能侵犯主支气管,仍为T_1),但未侵及隆突;侵及脏层胸膜;有阻塞性肺炎或者部分或全肺肺不张。符合以上任何1个条件即归为T_2
T_{2a}	3 cm<肿瘤最大径≤4 cm
T_{2b}	4 cm<肿瘤最大径≤5 cm
T_3	5 cm<肿瘤最大径≤7 cm;或任何大小肿瘤直接侵犯以下任何1个器官,包括胸壁(包含肺上沟瘤)、膈神经、心包;同一肺叶出现孤立性癌结节。符合以上任何1个条件即归为T_3
T_4	肿瘤最大径>7 cm;无论大小,侵及以下任何1个器官,包括纵隔、心脏、大血管、隆突、喉返神经、主气管、食管、椎体、膈肌;同侧不同肺叶内孤立癌结节

续表

分期	依据
区域淋巴结(N)	
N_X	区域淋巴结无法评估
N_0	无区域淋巴结转移
N_1	同侧支气管周围和(或)同侧肺门淋巴结以及肺内淋巴结有转移,包括直接侵犯而累及的
N_2	同侧纵隔内和(或)隆突下淋巴结转移
N_3	对侧纵隔、对侧肺门、同侧或对侧前斜角肌及锁骨上淋巴结转移
远处转移(M)	
M_X	远处转移不能被判定
M_{1a}	局限于胸腔内、对侧肺内癌结节、胸膜或心包结节或恶性胸膜(心包)渗出液
M_{1b}	超出胸腔的远处单器官单灶转移(包括单个非区域淋巴结转移)
M_{1c}	超出胸腔的远处单器官多灶转移/多器官转移。

注:大部分肺癌患者的胸腔积液是由肿瘤所引起的,如果胸腔积液的多次细胞学检查未能找到癌细胞,胸腔积液又是非血性和非渗出性的,临床判断该胸腔积液与肿瘤无关,这种类型的胸腔积液不影响分期。

表 6-6 TNM 与临床分期的关系

临床分期	TNM 分期
隐匿性癌	$T_{is}N_0M_0$
0 期	$T_{is}N_0M_0$
ⅠA_1期	$T_{1mi}N_0M_0$,$T_{1a}N_0M_0$
ⅠA_2期	$T_{1b}N_0M_0$
ⅠA_3期	$T_{1c}N_0M_0$
ⅠB 期	$T_{2a}N_0M_0$
ⅡA 期	$T_{2b}N_0M_0$
ⅡB 期	$T_1(T_{1a}\sim T_{1c})N_1M_0$,$T_{2a}N_1M_0$,$T_{2b}N_1M_0$,$T_3N_0M_0$
ⅢA 期	$T_1(T_{1a}\sim T_{1c})N_2M_0$,$T_2(T_{2a}\sim T_{2b})N_2M_0$,$T_3N_1M_0$,$T_4N_0M_0$,$T_4N_1M_0$
ⅢB 期	$T_1(T_{1a}\sim T_{1c})N_3M_0$,$T_2(T_{2a}\sim T_{2b})N_3M_0$,$T_3N_2M_0$,$T_4N_2M_0$
ⅢC 期	$T_3N_3M_0$,$T_4N_3M_0$
ⅣA 期	任何 T、任何 N、M_{1a},任何 T、任何 N、M_{1b}
ⅣB 期	任何 T、任何 N、M_{1c}

(二)小细胞肺癌分期

小细胞肺癌分期采用的是局限和广泛两期分类法。局限型指肿瘤局限于一侧胸腔内,包括有锁骨上和前斜角肌淋巴结转移的患者,但无明显上腔静脉压迫、声带麻痹和胸腔积液。广泛型则指超过上述范围者。新的指南建议在此基础上加入 TNM 分期,后者一方面更适用于手术治疗患者的分期,另一方面由于放疗技术的改进,也适用于对局限期患者进行精准 N 分期来确定放射野。

根据两种分期的定义,局限期小细胞肺癌等同于任何 T、任何 N、M_0期,除去多发肺结节的

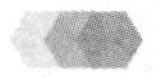

T_3～T_4期；广泛期小细胞肺癌等同于任何 T、任何 N、M_{1a}/M_{1b}期，包括多发肺结节的 T_3～T_4期。

（三）分期方法

为使分期准确，需要无创和有创检查明确其解剖范围，即用最简单最经济的方法评估原发瘤的位置和大小，向肺外生长的情况，有无局部、肺门和纵隔淋巴结的转移及远处脏器的转移。

1.无创检查

常用技术包括胸部 CT、正电子发射计算机体层显像、头颅 MRI、腹部 CT 或超声以及全身骨显像等。对于已确诊或高度怀疑肺癌的患者，应常规行胸部及腹部（包括肝脏和双侧肾上腺）增强 CT 扫描、头颅 MRI 及全身骨显像检查，以排除肺外远处转移。

2.有创检查

纵隔淋巴结有创检查技术主要有纵隔镜、内镜针吸活检等。随着支气管镜肺活检、气管镜超声引导针吸活检、超声内镜引导细针穿刺抽吸术等新技术的应用和成熟，纵隔镜有逐渐被替代的趋势。

3.选择分期方法考虑因素

（1）无创分期技术：为评估有无纵隔淋巴结受累，可采用 CT 和正电子发射计算机体层显像。CT 判断纵隔淋巴结转移的敏感性为 60%左右，特异性为 80%左右。正电子发射体层成像可通过检测组织细胞内葡萄糖代谢情况来判断病变的良恶性。对于 CT 扫描显示纵隔淋巴结肿大的病例，用正电子发射体层成像判断其良恶性准确性更高，但有部分为假阳性，如肉芽肿和炎性反应病变。MRI 也可用于评价纵隔有无转移，但仅在评价肺上沟瘤和判定肺癌有无侵犯胸壁和心包时具有优越性。由于纵隔内肿大的淋巴结也可能是炎症或其他非新生物，所以正电子发射体层成像发现的纵隔淋巴结肿大仍需组织学检查。最好在开胸术前，接受创伤性的分期手段检查，如经皮、胸、经纤维支气管镜针吸细胞学检查或活检，甚至纵隔镜检查。头部评估首选 MRI 或 CT 增强扫描，MRI 较 CT 在确定脑转移方面更为敏感。

（2）支气管镜检查：可用于疾病的分期，判定肿瘤是否接近或累及隆突。肿瘤侵犯隆突或与其距离少于 2 cm 时常很难进行切除，预后差。经支气管镜针吸细胞学检查可评估肿瘤对支气管周围的侵犯，有无局部或气管、支气管旁和纵隔淋巴结转移，帮助分期，但其敏感性受操作者经验的影响较大。经皮针吸细胞学检查也可用于判断肿大的纵隔和肺门病变，也受检查者经验的影响。

（3）纵隔镜和纵隔切开术：被用于直接探查或从纵隔摘取活组织标本。可通过纵隔镜完全评价上纵隔，也可通过纵隔切开术探查隆突下和左前主动脉周围区域病变，但较难得到活检标本。纵隔镜对判定有无纵隔淋巴结转移，选择恰当的治疗方法和判定预后均有重要意义。病变对侧纵隔淋巴结转移（Ⅲb）常被认为是开胸手术的绝对禁忌证。同侧纵隔淋巴结受累（Ⅲa）可考虑肺切除加根治性淋巴结清除。很多医师认为仅仅当胸部 X 线片或胸部 CT 提示肺门和纵隔淋巴结肿大明显时，或者不适合剖胸检查时才做纵隔镜检查。患者已接受纵隔放疗或气管切开术后，纵隔镜是禁止的。有上腔静脉阻塞者由于大静脉压力较高，纵隔镜检查也有危险。对于年老患者和肺功能储备受限没有必要为诊断目的而开胸手术时，可通过支气管镜、经皮针刺活检等来确诊。对于肺上沟瘤有上腔静脉综合征的患者没有必要为诊断而开胸。

（4）锁骨上窝淋巴结活检：可帮助某些病例得到明确的组织学诊断和判断肿瘤的可切除性。仅仅在确实触到斜角肌三角淋巴结后，才去做淋巴结活检。不提倡去活检触不到的淋巴结，因其阳性率少于 10%。

(5)实验室检查:对分期也有帮助作用,如血钙、血常规和肝功能。贫血、血小板计数减少或成白红细胞增多性末梢血可由于肿瘤直接侵犯到骨髓所致。高钙血症可由于肿瘤转移到骨或肿瘤分泌甲状旁腺样激素,肝功能异常可提示肝内转移或肝外阻塞。外周血涂片异常者可接受单(双)侧骨髓穿刺检查或活检。

(6)其他:因为小细胞肺癌胸外转移频率高,通常推荐使用常规的头颅、骨、肝、肾上腺等多器官 CT 扫描或者正电子发射计算机体层显像。因为骨髓累及率近 50%,也有推荐常规骨髓检查(骨穿及活检),可在无末梢血异常或无骨扫描阳性时即发现骨转移。对于局部治疗[胸部放疗和(或)手术切除者]或参加临床试验的患者,应鼓励进一步分期研究来全面发现无症状的转移灶。

七、鉴别诊断

(一)肺结核

1.肺结核球

应与周围型肺癌相鉴别。结核球多见于年轻患者,病灶多见于结核好发部位,如肺上叶尖后段和下叶背段。一般无症状,病灶边界清楚,密度高,可有包膜。有时含钙化点,周围有纤维结节状病灶,多年不变。

2.肺门淋巴结结核

易与中央型肺癌相混淆,多见于儿童、青年,多有发热、盗汗等结核中毒症状。结核菌素试验常阳性,抗结核治疗有效。肺癌多见于中年以上成人,病灶发展快,呼吸道症状比较明显。痰脱落细胞检查和支气管镜检查有助于鉴别诊断。

3.粟粒型肺结核

应与弥漫分布的肺腺癌相鉴别。通常粟粒型肺结核患者年龄较轻,有发热、盗汗等全身中毒症状,呼吸道症状不明显。X 线检查表现为细小、分布均匀、密度较淡的粟粒样结节病灶。经支气管镜肺活组织检查,常可帮助明确诊断。

(二)肺炎

约 1/4 的早期肺癌以肺炎形式表现,需与一般肺炎鉴别。若起病缓慢,无毒性症状,抗生素治疗后炎症吸收缓慢,或同一部位反复发生肺炎时,应考虑到肺癌可能,尤其是段、叶性病灶,伴有体积缩小者。肺部慢性炎症机化,形成团块状的炎性假瘤,也易与肺癌相混淆。但炎性假瘤往往形态不整,边缘不齐,有密度较高的核心,易伴有胸膜增厚,病灶长期无明显变化。

(三)肺脓肿

癌性空洞继发感染,应与原发性肺脓肿鉴别。前者先有肺癌症状,如刺激性咳嗽、反复血痰,随后出现感染、咳嗽加剧。原发性肺脓肿起病急,中毒症状严重,多有寒战、高热、咳嗽、咳大量脓臭痰等症状。胸部 X 线检查表现为均匀的大片状炎性阴影,空洞内常见较深液平。血常规检查可发现白细胞和中性粒细胞增多。

(四)结核性胸膜炎

结核性胸膜炎的胸腔积液多为透明、草黄色,有时为血性。癌性胸腔积液则多为血性。肿瘤阻塞淋巴管时,可引起漏出性胸腔积液。胸腔积液常规,发现结核分枝杆菌和病理检查,有助于诊断。

(五)结节病

典型的结节病表现为双侧肺门及纵隔对称性淋巴结肿大,可伴有肺内网状、结节状或片状阴

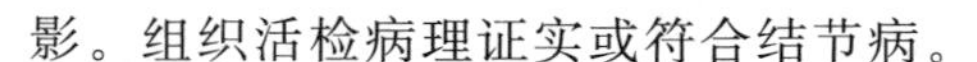

影。组织活检病理证实或符合结节病。

(六)纵隔淋巴瘤

颇似中央型肺癌,常为双侧性,可有发热等全身症状,但支气管刺激症状不明显,痰脱落细胞检查阴性。

(七)肺部良性肿瘤

许多良性肿瘤在影像学上与恶性肿瘤相似。其中尤以支气管腺瘤、错构瘤等更难鉴别。

八、治疗

为达到精准医疗目的,治疗方案应该根据分期、组织学和分子病理决定。非小细胞肺癌可为局限性,外科手术或放疗可根治,但对化疗的反应较小细胞肺癌差。通常小细胞肺癌发现时已转移,难以通过外科手术根治,主要依赖化疗、靶向治疗和(或)综合治疗。

(一)非小细胞肺癌

1.Ⅰ、Ⅱ期

对于可耐受手术的Ⅰ、Ⅱ期非小细胞肺癌,首选手术。术前化疗(新辅助化疗)可使许多原先不能手术者降级而能够手术,电视胸腔镜外科手术可用于早期肺癌或肺功能欠佳的周围型病变的患者。术前需进行全身综合评估,如心、肺功能和动脉血气等。在心、肺功能允许情况下,选择安全的肺切除、肺叶切除、楔形切除或肺段切除等术式。通常单肺切除需第一秒用力呼气量＞2 L,肺一氧化碳弥散量＞60%;肺叶切除需第一秒用力呼气量＞1.5 L,肺一氧化碳弥散量＞50%。如果术前第一秒用力呼气量和肺一氧化碳弥散量均＜40%预计值,手术后死亡率增加。有研究表明,楔形切除和肺段切除局部复发率较肺叶和肺切除明显升高。肺叶和肺切除的死亡率分别为3%和9%。对于大于70岁的患者,单肺切除死亡率可为16%～25%。此外在术中应注意周围淋巴结清扫。对于ⅠA期($T_{1a/b}$,N_0)患者,术中发现切缘阴性需术后随访,若切缘阳性则首选再次切除或放疗。对于ⅠB期(T_{2a},N_0)和ⅡA期(T_{2b},N_0)患者术中切缘阴性需继续观察或给予高危者化疗,若切缘阳性则首选再次切除±化疗或放疗＋化疗。此外,对于ⅡA期($T_{1a/b}$～T_{2a},N_1)和ⅡB期(T_3,N_0;T_{2b},N_1)患者术中切缘阴性,推荐辅助化疗±放疗,若切缘阳性则应再次切除联合化疗或放化疗联合治疗。对于拒绝手术或无法手术的患者,可选择立体定向放疗。

2.可手术的Ⅲ期

对于可手术切除的ⅢA期肺癌[单侧纵隔累及(N_2),肿瘤(T_3)累及胸壁、膈肌或胸膜和肺上沟瘤]往往单纯手术难以充分延长生存期。与单纯手术或术后放疗相比,新辅助化疗序贯放疗或同步放化疗能够明显改善生存率。此外,对于术中切缘阴性ⅢA期(T_1～T_3,N_2)患者,可行辅助化疗联合放疗,若切缘阳性则行术后辅助放化疗。放疗射线可损伤肺实质和胸内其他器官,如脊髓、心脏和食管,对有严重肺部基础疾病的患者也应注意。

3.难以手术的Ⅲ期

对T_1～T_2,T_3(≥7 cm),纵隔活检为N_2者应做脑MRI、放射性核素骨扫描和其他有无转移的全身评估检查,有条件者可考虑正电子发射计算机体层显像扫描。若评估后未发现全身转移,则行根治性同步放化疗或诱导化疗±放疗。若诱导化疗后疾病无进展,可考虑手术±放化疗或±放疗(若起始治疗未用)。若疾病进展则行局部病灶放疗(若起始治疗未用)±化疗,对有全身播散者的治疗同M_1方案。化疗联合放疗可采取同步或序贯的策略。与序贯放化疗相比,同步放化疗的中位生存期更长，但早期多见毒性反应。

4.Ⅳ期

该期患者中70%预后差，其中行为状态(PS)评分为0(无症状)、1(有症状，完全能走动)、2(卧床时间<50%)、3(卧床时间>50%)和4(卧床不起)的患者相应中位生存期分别为34周、25周、17周、8周和4周。治疗目标为规范管理、适当应用放疗、化疗和正确使用止痛药物。

(1)化疗+靶向治疗：化疗应仔细权衡其利弊。联合化疗可有效增加生存率、缓解症状和改善生命质量。标准一线化疗方案(表6-7)为选用顺铂或卡铂联合紫杉醇、多西他赛、吉西他滨或长春瑞滨。化疗有效率为20%～50%，中位生存期8～10个月，1年生存率30%～35%，2年生存率10%～15%。两药联合优于单一药物，疗程为4～6个周期。对非小细胞肺癌有活性的二线药物，包括多烯紫杉醇和培美曲塞二钠均已应用到临床，也取得了较好效果。为开展“个体化治疗”和改善患者预后，建议检测腺癌、大细胞癌和组织学类型不明确非小细胞肺癌的表皮生长因子受体突变和棘皮动物微管相关蛋白4-间变性淋巴瘤激酶融合基因。对于无突变或阴性者，若其体力状况评分为0～1分，一线治疗可采用下列方案之一：①含铂双药化疗；②贝伐珠单抗联合化疗(若符合标准)；③体力状况评分为3～4分者只能接受支持治疗。

表6-7 非小细胞肺癌化疗方案

项目	方案
一线化疗方案	顺铂75 mg/m²(第1天)或卡铂AUC 5(第1天)联合紫杉醇175 mg/m²(第1天)，每3周1次
	顺铂75 mg/m²(第1天)或卡铂AUC 5(第1天)，联合多西他赛75 mg/m²(第1天)，每3周1次
	顺铂75 mg/m²(第1天)或卡铂AUC 5(第1天)，联合吉西他滨1 000～1 250 mg/m²(第1天，第8天)，每3周1次
	顺铂75 mg/m²(第1天)或卡铂AUC 5(第1天)，联合长春瑞滨25 mg/m²(第1天，第8天)，每3周1次
二线化疗方案	多西他赛75 mg/m²(第1天)，每3周1次
	培美曲塞500 mg/m²(第1天)，每3周1次

(2)表皮生长因子受体突变的靶向治疗：对于表皮生长因子受体突变者，可选用靶向治疗。目前已有部分药物在晚期非小细胞肺癌治疗中显示出较好的临床疗效，其中包括表皮生长因子受体-酪氨酸激酶抑制剂和西妥昔单抗。表皮生长因子受体酪氨酸激酶抑制剂，如吉非替尼、厄洛替尼和国产埃克替尼等可考虑用于化疗失败者或者无法接受化疗的患者。对于表皮生长因子受体基因突变检测阳性的患者，一线治疗也可考虑上述的表皮生长因子受体酪氨酸激酶抑制剂。一般不推荐对吸烟的鳞癌患者检测表皮生长因子受体突变(小标本鳞癌除外)，可直接采用一线化疗方案治疗。对体力状况评分为0～2分的鳞癌患者可采用化疗；对体力状况评分为3～4分者只采用支持治疗。当肿瘤进展时采用二线治疗，若有效或疾病稳定，则在完成4～6个周期治疗后再次评估。

(3)棘皮动物微管相关蛋白4-间变性淋巴瘤激酶融合基因阳性的靶向治疗：针对棘皮动物微管相关蛋白4-间变性淋巴瘤激酶融合基因阳性的患者，可用间变性淋巴瘤激酶抑制剂克唑替尼进行靶向治疗。与间变性淋巴瘤激酶阴性的非小细胞肺癌患者相比，间变性淋巴瘤激酶阳性患者年龄较轻，但预后较差。克唑替尼是间变性淋巴瘤激酶和*c-MET*基因或其变异体的双重阻断剂。多项临床试验显示，对于间变性淋巴瘤激酶阳性的非小细胞肺癌患者，克唑替尼具有显著

的治疗效果。

(4)肺癌免疫靶向治疗:肿瘤学术会议上公布的 Check-Mate 017 及 Check-Mate 057 分别探讨了程序性死亡受体 1 抑制剂纳武单抗相比于多西他赛在进展期鳞癌及非鳞癌非小细胞肺癌患者中的作用。Check-Mate 017 是在晚期肺鳞癌患者的二线治疗中进行的纳武单抗与多西他赛的头对头比较,结果显示纳武单抗相比多西他赛延长了总生存期($HR=0.62$,$P=0.0004$)3.2 个月。而且在鳞癌患者中,不管程序性死亡受体配体 1 是否有表达,这种受益均存在。基于该试验结果,美国食品药品监督管理局已批准了抗程序性死亡受体 1 药物纳武单抗用于治疗在经以铂为基础化疗期间或化疗后发生疾病进展的转移性鳞性非小细胞肺癌,从而为难治性的转移性肺鳞癌提供了一条可选的方案,这也在最新版的美国国立综合癌症网络指南中得到了推荐。而 Check-Mate 057 则证实在晚期肺腺癌患者中纳武单抗相比多西他赛同样可提高 2.8 个月的总生存期,接受纳武单抗的患者具有更高的有效率、更长的生存期和更少的不良反应,该现象在程序性死亡受体配体 1 水平较高的患者中尤其明显。ECC 会议上报道了该研究的进一步分析结果,18 个月的随访结果表明,纳武单抗的优势持续体现,相比于多西他赛,纳武单抗能够降低 28%的死亡率。Check-Mate 057 研究还探讨了程序性死亡受体配体 1 表达对免疫治疗疗效的预测,对于程序性死亡受体配体 1 高表达患者,免疫治疗明显优于化疗。而对于不表达程序性死亡受体配体 1 的患者,免疫治疗并不优于标准化疗。帕博利珠单抗是一种针对程序性死亡受体配体 1 阳性患者的免疫抑制剂,研究显示该药可使非小细胞肺癌患者获得 6.3 个月的无进展生存期,已获得了美国食品药品监督管理局批准而上市,但其获益需要选择靶点人群。另外一个程序性死亡受体配体 1 药物阿替利珠单抗的结果也已公布,阿替利珠单抗和多西他赛组的总生存期分别为 11.4 个月和 9.5 个月,无统计学差异。该研究的亮点在于既检测肿瘤细胞的程序性死亡受体配体 1,也检测了淋巴细胞的程序性死亡受体配体 1。双检测同时阳性的患者,免疫治疗的有效率可以达到 39%,显示出生物标志物的重要作用。

(5)支持治疗:适当的支持治疗包括营养支持,化疗时给予止吐药,用顺铂治疗时补充体液和盐水。监测血细胞计数和出血或感染征象,以便在必要时给予促红细胞生成素和粒细胞集落刺激因子,并且根据粒细胞计数的最低点调整化疗剂量。改良的止吐药可使患者耐受性提高。

(6)放疗:如果患者原发瘤阻塞支气管引起阻塞性肺炎、咯血、上呼吸道或上腔静脉阻塞等症状,应考虑放疗,也可给予无症状者预防性治疗。通常 1 个疗程为 2～4 周,剂量 30～40 Gy,缓解症状概率依次为咯血 84%、上腔静脉综合征 80%、骨转移疼痛 66%、呼吸困难 60%、咳嗽 60%、肺萎陷 23%,以及声带麻痹 6%。心脏压塞可行心包穿刺术和放疗,颅脑和脊髓压迫或臂丛神经受累亦可给予姑息放疗。对于颅脑转移和脊髓压迫者,也可给予地塞米松(25～75 mg/d,分 4 次),并迅速减至缓解症状所需的最低剂量。

(7)转移灶治疗:尽管腺癌常见颅脑转移,但尚无证据表明需要预防性颅脑放疗。胸腔转移很常见,可采用的治疗方案为胸穿抽液,注射化疗药物博来霉素每次 45～60 mg 或丝裂霉素每次 10～20 mg,同时给予地塞米松每次 5～10mg,常可取得明显疗效。如果反复出现积液且伴有症状,可置胸腔引流管注入滑石粉等封闭胸腔。先通过引流管彻底引流胸腔积液后,注入 1%利多卡因 15 mL 和 50 mL 生理盐水,然后将 10 g 无菌滑石粉(溶于 100 mL 生理盐水)注入胸腔。若可耐受则夹管 4 h,同时嘱患者转换体位以促进药物分布。在引流量<100 mL/d 24～48 h 后拔除引流管。也可用胸腔镜治疗大量恶性胸腔积液。术后或放疗后出现气管内肿瘤复发,可经支气管镜给予掺钕钇铝石榴石激光或其他微创治疗,可使 80%～90%患者缓解。

(二)小细胞肺癌

1.局限期

(1)手术切除:虽然小细胞肺癌患者中30%~40%为局限期,但仅有5%在临床分期时表现为周围性肺结节且无纵隔淋巴结转移,手术治疗可取得明显疗效。纵隔淋巴结阴性的术后患者,仅仅需要EP方案化疗(依托泊苷+顺铂),5年生存率为30%~60%;对于纵隔淋巴结阳性患者,除化疗外还需放疗。

(2)放疗联合化疗:对于大多数局限期小细胞肺癌患者,同步放化疗优于序贯放化疗。临床荟萃分析结果表明,在以铂类为基础的化疗30 d内进行胸部放疗,其5年生存率明显高于30 d后开始放疗的患者。同步放化疗可缩短总治疗时间,增加治疗强度,并有协同抗肿瘤作用。至于放疗剂量,美国国立综合癌症网络指南建议的胸部照射剂量为45 Gy,每次1.5 Gy,每天2次;或60~70 Gy,每次1.8~2.0 Gy,每天1次。由于小细胞肺癌细胞增殖快,理论上认为超分割方案(放疗总剂量不变的情况下,减少每次放疗的剂量,增加放疗次数)应优于常规方案,但患者3级放射性食管炎的发生率较高。目前尚不清楚若在生物剂量等效的情况下,较大剂量的常规放疗与超分割放疗的疗效是否有差异。超分割方案是否真正优于常规方案仍有待进一步临床试验验证。

(3)预防性脑照射:对于治疗后完全或部分缓解的局限期患者,预防性脑照射(25 Gy、10次分割,或30 Gy、10~15次分割)能够降低脑转移和死亡率。然而预防性脑照射可导致大脑认知功能异常,在老年患者中尤须注意。

2.广泛期

(1)主要采用化疗,常用方案为依托泊苷+顺铂或卡铂(表6-8为具体化疗方案及剂量)。化疗每3周为1个周期,共4~6个周期。与顺铂比较,卡铂较少发生恶心、呕吐和神经毒性。化疗后达到完全缓解或部分缓解的广泛期患者可考虑预防性脑照射,具体剂量同局限期小细胞肺癌,此外,还可考虑20 Gy的5次分割放疗。但对体力状况评分差(3~4分)或精神心理功能障碍的患者不推荐预防性脑照射。

表6-8　小细胞肺癌化疗方案

项目	方案
一线化疗方案	
1.局限期小细胞肺癌	顺铂75 mg/m^2(第1天)或卡铂AUC 5~6(第1天)+依托泊苷100 mg/m^2(第1天~第3天),每3周1次
	对于放疗+化疗,推荐应用顺铂/依托泊苷
2.广泛期小细胞肺癌	顺铂75 mg/m^2(第1天)或卡铂AUC 5~6(第1天)+依托泊苷100 mg/m^2(第1天~第3天),每3周1次
	顺铂60~75 mg/m^2(第1天)或卡铂AUC 5,(第1天)+伊立替康60 mg/m^2(第1天,第8天,第15天),每4周1次
二线治疗方案(目前尚无标准治疗方案)	
(1)进入临床试验	
(2)2~3个月复发,体力状况评分为0~2	紫杉醇或多西他赛或拓扑替康或伊立替康或异环磷酰胺或吉西他滨

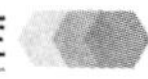

续表

项目	方案
(3)3个月<复发<半年	拓扑替康或紫杉醇或多西他赛或伊立替康或吉西他滨或长春瑞滨或CAV联合用药(环磷酰胺+阿霉素+长春新碱)
(4)半年后复发	可用初始方案

(2)支持治疗:小细胞肺癌伴发的急性并发症,如上腔静脉阻塞综合征、脊髓压迫症、脑转移所致颅内高压等常可危及生命,应强调及早局部放疗。指南推荐应在化疗前对有症状的部位进行放疗,除非必须立即进行全身化疗。

(3)免疫靶向治疗:在小细胞肺癌治疗方面,免疫治疗同样也显示了良好的疗效。篮子试验研究表明,对于先前经过多次治疗的程序性死亡受体配体1阳性广泛期小细胞肺癌患者,高亲和力人源化单克隆程序性死亡受体1抗体帕博利珠单抗展现了显著的抗肿瘤活性:总缓解率为35%,且缓解具有持续性。Check-Mate 032则证实纳武单抗单药治疗及纳武单抗+伊匹木单抗联合用药均为复发性小细胞肺癌患者带来了持续缓解。

(4)副肿瘤综合征的治疗:如抗利尿激素分泌过多综合征、异位皮质醇增多症、类癌综合征和皮肤副肿瘤综合征等。通常伴发的内分泌和皮肤副肿瘤综合征容易治疗,但对有神经系统异常者疗效往往不佳。对伴发的抗利尿激素分泌过多综合征需限制液体,对有症状者还应补钠及积极有效的抗肿瘤治疗。也应重视对患者伴发的疼痛、感染、乏力的姑息对症治疗。

(5)健康教育:因为吸烟与小细胞肺癌的发生密切相关,应该积极劝告吸烟者戒烟。有研究发现,放疗期间吸烟与放射性肺炎发生率增加有关。持续吸烟和复吸患者的第二肿瘤风险明显增加,且较戒烟患者预后差。此外,吸烟患者治疗耐受性下降,并可加重口腔溃疡导致味觉丧失、口干、疲乏和体质量下降。戒烟后可减少患者疲劳和呼吸困难、改善活动体力、睡眠和情绪。

(三)免疫调节治疗

随着肿瘤特异性移植抗原的发现,拓展了一系列特异和非特异性肿瘤免疫治疗研究。部分免疫调节剂,如短小棒状杆菌、左旋咪唑、可溶性肿瘤抗原试用于临床后取得了有限疗效。胸腺素、肿瘤浸润性淋巴细胞也可起到一定辅助治疗作用。

(四)中药

部分中药具有一定免疫调节作用和抑瘤作用,不良反应不大。但尚缺乏反应率较高的能使肺癌达到部分或完全缓解的多中心临床验证的药物。

九、预防与预后

肺癌的防治预防最重要,避免接触发病危险因素,如吸烟和以PM2.5为主的大气污染,加强职业接触中劳动保护,有助于减少肺癌发病。不吸烟和及早戒烟可能是预防肺癌最有效的措施。遗憾的是仅有5%~20%患者戒烟成功,其原因与尼古丁成瘾有关,需选用戒烟药物协助成功戒烟。预后取决于早发现、早诊断、早治疗。有研究表明肺癌的筛查可以发现Ⅰ期肺癌,并可提高患者生存率。

由于早期诊断困难致使肺癌预后差,86%的患者在确诊后5年内死亡。只有15%的患者在确诊时病变局限,5年生存率可达50%。因此,肺癌的预后取决于早发现、早诊断、早治疗。应改变目前的诊疗模式,需要端口前移,重心下沉,普及筛查,提高早期肺癌诊断率。随着肿瘤研究技术的不断改进，如CAD辅助低剂量计算机体层摄影、正电子发射计算机体层显像、分子成像、基因组学等的研究，对肺癌的早期发现、综合诊断及治疗将有极大的价值。同时依靠规范有序的分期和根据其临床行为制定多学科的治疗(综合治疗)方案，为患者个体提供可能治愈或有效缓解的优选方法。

(刘丹丹)

第十二节　结核性脓胸

一、概述

结核性脓胸是由于结核分枝杆菌及其分泌物进入胸腔引起的胸腔特异性、化脓性炎症。结核分枝杆菌经淋巴或血液循环引起胸腔感染；或肺内结核病灶直接侵犯胸膜；或病灶破裂将结核分枝杆菌直接带入胸腔，并同时使气体进入胸腔而形成脓气胸，甚至支气管胸膜瘘；淋巴结结核或骨结核的脓肿破溃也可形成脓胸。

有研究显示，结核性脓胸大多为肺结核的并发症，近90%的结核性脓胸有结核性胸膜炎的病史。发生脓胸的原因多系胸穿抽液不彻底，或因胸腔积液少未做胸穿抽液而造成脓胸，可见急性结核性胸膜炎延误诊治或治疗不当是结核性脓胸形成的重要原因。

二、治疗方法

结核性脓胸早期治疗应给予全身的营养支持及合理的化学治疗，局部行胸腔穿刺抽液、胸腔闭式引流及冲洗给药等，有手术条件时选择手术治疗。

(一)全身治疗

1.化学治疗

结核性脓胸的治疗原则同结核性胸膜炎，但由于多数患者在形成结核性脓胸之前服用过抗结核药，因此，结核性脓胸在急性期可选择4～5种可能敏感的药治疗，强化期治疗2～3个月，继续期用3～4种药治疗6～9个月。总疗程不少于12个月。

2.营养支持

结核性脓胸是一种消耗性疾病，常有混合感染，在抗感染的同时予以补液，注意水、电解质平衡。慢性结核性脓胸常伴有不同程度的营养不良、贫血，应补充蛋白质丰富的膳食，必要时可补充氨基酸等。

(二)局部治疗

1.胸腔穿刺

胸腔穿刺是结核性脓胸治疗的主要措施。结核性脓胸在化疗的同时，隔天或每2～3天胸腔穿刺抽液1次，胸腔积液争取一次抽尽。抽液后胸腔内给药，如异烟肼0.1～0.3 g，利福平0.15～0.3 g等药。

2.胸腔引流术

胸腔闭式引流术是一种创伤小且简便易行的治疗方法，可使少数结核性脓胸患者得到治愈，又可为必要的根治性手术创造条件。

对少数年龄大、体质差、中毒症状严重而又不能耐受进一步手术的结核性脓胸患者，胸腔闭式引流术不仅能迅速缓解中毒症状、终止病情进一步发展而且可作为永久性的治疗方法；对反复胸穿效果不好、中毒症状严重、混合感染、心肺压迫症状明显以及合并支气管胸膜瘘的患者，通过胸腔闭式引流术，将脓液尽快排尽，减少中毒症状，防止结核病变播散，解除心肺压迫症状，使被压缩的肺及时复张。

肺结核病灶破溃入胸腔致结核性脓胸者，常常伴有混合感染和肺内活动病变，应及时行胸腔闭式引流术，通过引流可减轻全身结核中毒症状，减少患者剧咳症状，有利于防止肺、支气管播散及肺部感染的控制，肺内结核病灶趋于稳定时方可考虑手术治疗。

胸腔引流分为胸腔闭式引流和开放引流两种类型。经闭式引流后胸腔脓液少于 50 mL/d 或更少时夹闭引流管，观察 1～2 d 无明显引流液后拔除引流管。胸腔闭式引流适应证：①反复胸腔穿刺抽液不能缓解中毒症状或脓液黏稠不易抽吸；②作为脓胸外科手术前的过渡性治疗，一般引流 2～3 个月；③张力性脓气胸；④并发支气管胸膜瘘。目前中心静脉导管胸腔置入引流脓液的方法应用越来越广泛。将中心静脉导管置入胸腔，1 h 内引流量小于 1 000 mL，24 h 内引流量小于 1 500 mL。每周 3 次通过引流管应用 0.9%氯化钠溶液 500 mL 反复冲洗脓腔后注入药品，注入后闭管 3 h，放开引流管将胸内液体排出。

3.胸腔冲洗

经胸腔穿刺向胸腔注入冲洗液，清洁局部，提高疗效。碳酸氢钠为碱性溶液，结核分枝杆菌在 pH 为 6.8～7.2 的条件下生长活跃，碳酸氢钠胸腔冲洗可迅速改变胸腔酸碱度，使胸腔 pH 偏碱性，破坏结核分枝杆菌及其他细菌的生长环境，有效抑制结核分枝杆菌生长。因此碳酸氢钠可通过改变微生物的酸性环境而抑菌，而且碳酸氢钠液可溶解黏蛋白，清除有机物。用 5%碳酸氢钠溶液（一般小于 500 mL）注入脓腔。冲洗液保留 6～8 h 后抽出，1 d 1 次。亦可冲洗后胸腔注入抗结核药品及抗生素。可根据脓腔大小决定胸腔冲洗的间隔时间。有支气管胸膜瘘者禁用胸腔冲洗。

4.药品注入

结核性脓胸常含有大量纤维蛋白，使积液黏稠，形成多房分隔及胸膜纤维化，常规治疗效果不佳。尿激酶为纤维蛋白溶解药，能水解蛋白，无抗原性，可直接激活纤溶酶原，同样可以降解纤维蛋白原，主要用于肺栓塞、冠状动脉血栓等的治疗。Moulton 首次成功应用尿激酶胸腔内注入治疗包裹性积液，从此该疗法推广应用。目前可单次给予尿激酶 10 万～20 万 U 注入胸腔，可较好溶解纤维分隔。根据情况，可多次注入尿激酶治疗结核性脓胸。

（唐林军）

第十三节 结核性胸膜炎

结核性胸膜炎（Ⅴ型）虽非肺部病变，但在临床上因与肺结核关系密切，在结核病防治工作中同样实行治疗管理，故此，结核病新分类法中仍将该病单独列为一型。本病为常见病。

一、病因与发病机制

结核性胸膜炎是由结核菌及其代谢产物进入正处于高度过敏状态的机体胸膜腔中所引起的胸膜炎症。为儿童和青少年原发感染或继发结核病累及胸膜的后果。此时肺内可同时有或无明显结核病灶发现。结核菌到达胸膜腔的途径有三种方式。

(一)病变直接蔓延

邻近胸膜的结核病变,如胸膜下干酪样病变、胸壁结核或脊柱结核等病灶破溃皆可使结核菌及其代谢产物直接进入胸膜腔。

(二)淋巴播散

肺门及纵隔淋巴结结核,由于淋巴结肿胀,淋巴引流发生障碍,结核菌通过淋巴管逆流至胸膜或直接破溃于胸膜腔。

(三)血行播散

急性或亚急性血行播散型结核感染也可造成胸膜炎,多为双侧及并发腹膜等浆膜腔炎症。

结核性胸膜炎往往在结核菌素试验阳转后的数周或数月发生,因此,机体变态反应性增强是结核性胸膜炎发病的重要因素之一。当机体处于高度变态反应状态,结核菌及其代谢产物侵入胸膜,则引起渗出性胸膜炎,当机体对结核菌变态反应较低,则只形成局限性纤维素性胸膜炎(即干性胸膜炎)。少数患者由干性胸膜炎进展为渗出性胸膜炎。胸膜炎症早期先有胸膜充血、水肿和白细胞浸润占优势,随后淋巴细胞转为多数,胸膜内皮细胞脱落,其表面有纤维蛋白渗出,继而浆液渗出,形成胸腔积液,胸膜常有结核结节形成。

二、临床表现

结核性胸膜炎多发生于儿童和40岁以下的青壮年。按病理解剖可分为干性胸膜炎和渗出性胸膜炎两大类,临床表现各异。

(一)干性胸膜炎

干性胸膜炎可发生于胸膜腔的任何部分。其症状轻重不一,有些患者很少或完全没有症状,而且可以自愈。有的患者起病较急,有畏寒,轻度或中度低热,但主要症状是局限性针刺样胸痛。胸痛是因壁层和脏层胸膜互相贴近摩擦所致,故胸痛多位于胸廓呼吸运动幅度最大的腋前线或腋后线下方,深呼吸和咳嗽时胸痛更显著。如病变发生于肺尖胸膜,胸痛可沿臂丛放射,使手疼痛和知觉障碍;如在膈肌中心部,疼痛可放射到同侧肩部;病变在膈肌周边部,疼痛可放射至上腹部和心窝部。由于胸痛患者多不敢深吸气,故呼吸急促而表浅,当刺激迷走神经时可引起顽固性咳嗽。查体可见呼吸运动受限,局部有压痛,呼吸音减低。触到或听到胸膜摩擦音,此音不论呼气或吸气时均可听到而咳嗽后不变为其特点。此时,胸膜摩擦音为重要体征。

(二)结核性渗出性胸膜炎

病变多为单侧,胸腔内有数量不等的渗出液,一般为浆液性,偶见血性或化脓性。

按其发生部位可分为肋胸膜炎(又称典型胸膜炎)、包裹性胸膜炎、叶间胸膜炎、纵隔胸膜炎、膈胸膜炎、肺尖胸膜炎。

典型渗出性胸膜炎起病多较急,有中度或高度发热、乏力、盗汗等结核中毒症状,发病初期有胸痛,多为刺激性剧痛,随胸腔积液出现和增多,因阻碍壁层和脏层胸膜的互相摩擦,胸痛反而减轻或消失。但可出现不同程度的气短和呼吸困难,病初多有刺激性咳嗽,痰量通常较少,转移体位因胸液刺激胸膜可引起反射性干咳。体征随胸腔积液多少而异，少量积液可无明显体征；如果急性大量积液，因肺、心、血管受压，呼吸面积减少，心搏出量减少，患者可出现呼吸困难、端坐呼吸、发绀。患侧胸廓饱满，肋间隙增宽，呼吸运动减弱，气管纵隔向健侧移位；叩诊积液部位呈浊音或实音，其顶点位于腋后线上，由此向内、向下形成弧线，构成上界内侧低外侧高的反抛物线（Ellis 线）。如胸腔积液位于右侧则肝浊音界消失，如位于左侧则 Traube 氏鼓音区下降。听诊呼吸音减弱或消失。由于接近胸腔积液上界的肺被压缩，在该部听诊可发现呼吸音并不减弱反而增强。在压缩的肺区偶可听到湿啰音。积液吸收后，往往遗留胸膜粘连或增厚，此时，患侧胸廓下陷，呼吸运动受限，轻度叩浊，呼吸音减弱。

纵隔胸膜炎常和典型胸膜炎并存，除一般结核中毒症状外，大量积液可引起压迫症状，如胸骨区疼痛、咳嗽、呼吸困难、吞咽困难、心悸、胃痛、呕吐、肩痛等。膈胸膜炎（肺底积液）右侧多于左侧，偶见于双侧，常有低热、气短、咳嗽、胸痛、肩痛、上腹痛或腰痛等。

三、X 线特点

干性胸膜炎：胸透时可见患侧横膈运动受限；病变局限时胸部 X 线片无明显异常，纤维蛋白渗出物厚度为 2～3 mm时，可见肺野透亮度减低。

渗出性胸膜炎：可因部位、积液量多少不同，而有不同的 X 线表现。

（一）典型胸膜炎

X 线表现为游离性胸腔积液。

1.小量积液

液体首先积聚于横膈后坡下部及后肋膈角，故站立后前位检查难以发现，需采取多轴透视，转动患者体位，使患者向患侧倾斜 60°；行立位透视，肋膈角或侧胸壁下缘液体可易显示，或采取患侧在下的侧卧位进行水平投照，方能发现液体沿胸壁内缘形成窄带状均匀致密阴影。待积液增至 300 mL 以上时，可使外侧肋膈角变浅、变钝或填平。透视下液体可随呼吸及体位的变化而移动。此点可与轻微的胸膜粘连相鉴别。

2.中量积液

由于液体的重力作用而积聚于胸腔下部肺的四周，表现为均匀致密阴影，肋膈角完全消失。后前位片上有从外上方向内下方呈斜行外高内低的弧形线，膈影界限不清。

3.大量积液

液体上缘可达第二肋间或一侧胸腔完全呈均匀致密阴影，此外，纵隔向健侧移位，肋间隙增宽及膈下降等征象。

（二）包裹性胸膜炎

胸膜炎时，脏层与壁层胸膜的粘连使积液局限于胸腔的某一部位，称为包裹性积液。多发生于侧后胸壁，偶尔发生于前胸壁及肺尖部。切线位表现为自胸壁向肺野突出，大小不等的半圆形或梭形致密影，密度均匀，边缘光滑锐利。若靠近胸壁，其上下缘与胸壁夹角呈钝角。

（三）叶间积液

可以是单纯局限于叶间隙的积液或有时与游离性积液并存。可发生于水平裂与斜裂。右水平裂有积液时，后前位见水平裂增宽，略呈梭状影。斜裂有积液时，正位 X 线诊断较困难，可呈圆形或片状阴影，边缘模糊，似肺内病变。侧位、前弓位检查易于识别，则见典型之梭状阴影，密度均匀，边缘光滑，梭状影的两尖端延伸与叶间隙相连。液体量多时可呈球形阴影。游离性积液进入叶间裂时常在斜裂下部，表现为尖端向上的三角形阴影。

（四）肺底积液

聚积在肺底与膈肌之间的积液称为肺底积液。右侧多见，偶见于双侧。X 线可见下肺野密度增高，与膈影相连，由于液体将肺下缘向上推移，可呈现向上突出的圆弧状影，易误认为膈肌升高。正位 X 线检查时，正常横膈顶的最高部位在内侧 1/3 处，而肺底积液时，形似“横膈”阴影的最高点偏于外侧 1/3 处，边缘较光滑。胸透时，当晃动患者可见积液阴影波动；若使患者向患侧倾斜 60°，可使积液流入侧胸壁而显露膈肌并可见膈肌活动，另可见同侧下肺纹理呈平直且变密集。侧位胸部 X 线片可见积液呈密度均匀的下弦月状；若采用平卧前后位，肺底的液体流到后背部胸腔，表现为患侧肺野密度均匀增高，“横膈抬高”现象消失而较直；立起时，液体又回到肺底，肺野亮度恢复正常。如侧卧于患侧行横照，积液与侧胸壁显示一清晰带状阴影，此法对诊断积液量少的流动型病例较敏感。A 型超声或 B 超检查有助于本病的诊断。如肺底面胸膜粘连而液体不能流出，可采用人工气腹确定诊断。

（五）纵隔胸腔积液

常与典型胸膜炎并存，可发生于上、下、前、后纵隔旁腔隙。上纵隔少量积液时，呈带状三角形致密影，位于纵隔两旁，基底向下，外缘锐利，向内上可达胸膜顶部。积液多时，外形可呈弧形突出或分叶状。下纵隔积液时，X 线表现为尖端向上，基底向下的三角形致密影。前下纵隔积液可鼓出于心影旁，似心脏扩大或心包积液。后纵隔脊柱旁区的纵隔积液，正位可显示一片密度较淡、边缘模糊的阴影，但当转到侧后斜位，使 X 线方向与积液的边缘一致时，则积液边缘清晰，呈现为沿脊柱旁的三角形或带状阴影，类似椎旁脓肿或扩张的食管。但定位时，下部比上部宽为其特征。

四、诊断

(1)多见于儿童及青少年。多数患者发病较急，有发热、干咳、胸痛，或先有结核中毒症状，大量胸腔积液时有呼吸困难。部分患者有结核接触史或既往史。

(2)胸膜摩擦音和胸腔积液的体征。

(3)血液白细胞计数正常或稍高，血沉快。胸腔积液为渗出液，多为草黄色，少数患者也可呈血性，其中以淋巴细胞为主。乳酸脱氢酶常增高，抗结核抗体阳性。胸腔积液中不易找到结核菌，结核菌培养约 1/5 为阳性。但胸腔积液 TB-PCR 阳性率高。

(4)胸部 X 线检查可见有胸腔积液的影像。

(5)结核菌素试验呈阳性反应。

(6)B 超检查可见积液征象。

(7)应排除其他原因引起的胸腔积液，必要时可行胸膜穿刺活检，穿刺取胸腔积液进行 TB-RNA、TB-DNA联合检测，或基因芯片法检测。

五、治疗

结核性胸膜炎的治疗原则：①早期正规应用抗结核药物、②积极抽液、③适当使用皮质激素。使其尽量减少胸膜肥厚粘连，减轻肺功能的损害，防止成为脓胸，预防肺内、肺外结核病的发生或发展。

化疗方案及疗程：可根据患者肺内有无结核病灶，以及初治或初治失败的复治患者的具体情况选用不同的方案。

胸腔穿刺抽液：少量胸腔积液一般不需抽液，或只做诊断性穿刺。但有中量积液应积极抽液，以减轻中毒症状，解除对肺及心血管的压迫，使肺复张，纵隔复位，防止胸膜肥厚粘连而影响肺功能。一般每周可抽液2～3次，直到积液甚少不易抽出为止。胸穿抽液偶尔并发"胸膜反应"，患者表现头晕出汗，面色苍白，心悸脉细，四肢发凉，血压下降，应立即停止抽液，让患者平卧，多能自行缓解。必要时可皮下注射0.1%的肾上腺素0.5 mL，呼吸兴奋剂，吸氧等措施，密切观察神志、血压变化，注意防止休克的发生。抽液应缓慢，抽液量应视患者耐受情况而定，初次抽液可在1 000 mL内，后酌情增加抽液量。抽液过多过快可使胸腔压力骤减，发生"肺复张后肺水肿"及循环障碍。肺水肿患者表现为咳嗽、气促、咳大量泡沫状痰，双肺遍布湿啰音，PaO_2下降，X线显示肺水肿征。应立即吸氧，酌情使用大量糖皮质激素和利尿剂，控制入水量，注意纠正酸碱平衡。胸腔抽液后，抗结核药物不必胸腔内注入，因全身用药后，胸腔积液药物已达有效浓度。

关于皮质激素的应用：糖皮质激素有抗炎、抗过敏、降低机体敏感性、减少胸腔积液渗出、促进吸收、防止胸膜粘连和减轻中毒症状等作用。在有急性渗出、症状明显、积液量多时，可在有效化疗和抽液的同时使用强的松或泼尼松龙。待体温正常，积液日渐吸收后，逐渐减量，一般疗程为4～6周。减量过程中须密切注意中毒症状和积液的反跳回升。

单纯的结核性脓胸可在全身应用抗结核药物的情况下，定期胸腔穿刺抽液，并以2%～4%碳酸氢钠溶液或生理盐水反复冲洗胸腔，然后向胸腔注入抗结核药物和抗生素。少数脓胸有时需采用开放引流法。对有支气管胸膜瘘者不宜冲洗胸腔，以免细菌播散或引起窒息。必要时可考虑外科手术。

六、预后

化疗时代以前，大约25%渗出性胸膜炎患者在2年内发生进行性肺结核，或有的发生肺外结核。进入化疗时代后，结核性胸膜炎预后一般良好。只要早期合理治疗，可使渗液完全吸收，不发生以上继发症。但若发现过晚或治疗不当，仍可形成广泛胸膜肥厚粘连，影响肺功能，或转为结核性脓胸，或发生肺结核、肺外结核病等。

（王冠军）

第七章

消化系统急危重症

第一节 消化道出血

一、概述

消化道出血是指从食管到肛门之间消化道的出血，是消化系统常见的急症。其中，屈氏韧带以近的消化道出血称为上消化道出血；屈氏韧带至回盲部出血称为中消化道出血；回盲部以远的消化道出血称为下消化道出血。消化道出血临床表现多为呕血、黑便或血便等，伴有贫血及血容量减少，甚至休克。

为便于诊治和评判预后，临床上常依病因不同将上消化道出血分为以下两大类：①非静脉曲张性上消化道出血，是指屈氏韧带以上的消化道的非静脉曲张性疾病引起的出血，包括胰管或胆管的出血和胃空肠吻合术后吻合口附近疾病引起的出血。②食管胃底静脉曲张出血，是指由于肝硬化等病变引起的门静脉高压，致使食管和(或)胃壁静脉曲张，在压力升高或静脉壁发生损伤时，曲张静脉发生破裂出血。临床上主要表现为呕血、黑便、便血和周围循环衰竭征象。其特征是起病突然，出血量大且易反复，病情凶险，病死率高。

二、病因

消化道出血病因很多，大多是上消化道本身病变(溃疡、炎症、肿瘤)所致，少数是全身性疾病的局部表现(如各类紫癜、白血病、再生障碍性贫血等)。

(一)上消化道出血的病因

1.最常见的病因

消化性溃疡、食管胃底静脉曲张破裂、急性糜烂出血性胃炎和胃癌，这些病因占上消化道出血的80%～90%。

2.其他病因

(1)食管疾病，如食管贲门黏膜撕裂综合征、食管癌、食管损伤(器械检查、异物或放射性损伤，强酸、强碱等化学剂所致损伤)、食管炎、食管裂孔疝、主动脉瘤破入食管等。

(2)胃十二指肠疾病，如十二指肠球炎、息肉、恒径动脉破裂(胃恒径动脉病)、胃间质瘤、门静脉高压性胃病、胃黏膜脱垂、血管瘤、吻合口溃疡、异物或放射性损伤、十二指肠憩室、促胃液素

瘤等。

(3)胆道出血,如胆管或胆囊结石、胆道蛔虫病、胆道术后损伤、肝癌、肝脓肿或肝血管瘤破入胆道等。

(4)胰腺疾病累及十二指肠,如胰腺癌或急性胰腺炎并发脓肿溃破等。

(二)中消化道出血的病因

肠血管畸形、克罗恩病、肠憩室、钩虫感染、各种良恶性肿瘤(小肠间质瘤、淋巴瘤、腺癌、神经内分泌肿瘤)、缺血性肠病、肠系膜动脉栓塞、肠套叠及放射性肠炎等。

(三)下消化道出血的病因

最常见的是肛管疾病(痔、肛裂、肛瘘)。其他常见的病因有肠息肉、结肠癌、静脉曲张、神经内分泌肿瘤、炎症性病变(溃疡性结肠炎、缺血性肠炎、感染性肠炎等)、肠道憩室、血管病变、肠套叠等。

(四)全身性疾病

不具特异性地累及部分消化道,也可弥散于全消化道。常见的有:①血管性疾病,如过敏性紫癜、动脉粥样硬化、结节性多动脉炎、系统性红斑狼疮等;②血液病,如血友病、原发性血小板减少性紫癜、白血病、弥散性血管内凝血及其他凝血机制障碍性疾病;③其他,如尿毒症、流行性出血热或钩端螺旋体病等。

三、临床表现特点

消化道出血的临床表现主要取决于出血量、出血速度、出血部位及性质,同时与患者在出血当时的全身情况(包括年龄、有无贫血、心肾功能状况等)有关。

(一)呕血与黑便

是上消化道出血的特征性表现。上消化道出血后均有黑便,但不一定有呕血。一般而言,幽门以下出血时常以黑便为主,而幽门以上出血则引起呕血并伴有黑便,幽门以上出血量少者可无呕血。十二指肠出血量多时,部分血液反流至胃内,亦可引起呕血。呕血和黑便的性状,主要决定于出血的部位、出血量及在胃或肠道内停留的时间。若在胃停留的时间长,血液经胃酸作用后变成酸性血红素而呈咖啡色或赤豆色;若出血量大,在胃内停留的时间短,未经胃酸充分混合即呕吐,则为鲜红或暗红色或伴有血块。若在肠道内停留时间长,血中的血红蛋白的铁与肠内硫化物结合生成为硫化铁而呈柏油样黑色;相反,出血量大,速度快而急,刺激肠蠕动加快则呈鲜红色或暗红色血便,易误诊为中消化道出血或下消化道出血。有时低位小肠或回盲部出血量少,在肠道停留时间较长,粪便亦可呈黑色,但一般不呈柏油状,需注意与上消化道出血鉴别。

(二)血便和暗红色大便

多为中消化道出血或下消化道出血的临床表现,一般不伴呕血。

(三)失血性周围循环衰竭

少量出血或缓慢中量出血,可无明显症状或仅有头昏。急性大量出血时,有效循环血量下降,出现头晕、心悸、恶心、乏力、口渴、晕厥、四肢湿冷、皮肤苍白、烦躁,甚至意识模糊。老年患者因有脑动脉硬化,虽出血量不太大,也可出现神志淡漠或意识不清。

(四)发热

大量出血后,多数患者在 24 h 内常出现低热,一般不超过 38.5 ℃,可持续 3～5 d,随后自行恢复正常。发热的原因尚不明,可能是血容量减少、贫血、周围循环衰竭、血分解蛋白的吸收等因素导致体温调节中枢的功能障碍所致。

(五)氮质血症

依发生机制,可分为以下3种。

(1)肠源性氮质血症:是在大量出血后,血液蛋白的分解产物在肠道被吸收,以致血中氮质升高。一般在出血数小时后,血尿素氮就开始上升,24～48 h可达高峰,多数不超过14.3 mmol/L(40 mg/dL),若无继续出血,1～2 d后即可降至正常。

(2)肾前性氮质血症:是由于失血性周围循环衰竭造成肾血流暂时性减少,肾小球滤过率和肾排泄功能降低,以致氮质潴留。在纠正低血压、休克后,血尿素氮可迅速降至正常。

(3)肾性氮质血症:是由于严重而持久的休克造成肾小管坏死(急性肾衰竭),或失血更加重了原有肾病的肾脏损害所致。在出血停止的情况下,氮质血症常持续4 d以上,经过补足血容量,纠正休克而血尿素氮不能降至正常者,应考虑肾性氮质血症的存在。

(六)贫血和血常规变化

(1)大量出血后均有急性失血性贫血,但在出血早期(10 h内)由于血管及脾脏代偿性收缩,血细胞比容与血红蛋白可无明显改变。此后,组织液渗入血管内,使血液稀释,一般需经3～4 h才出现贫血,出血后24～72 h血液稀释到最大限度。贫血程度除取决于失血量外,还和出血前有无贫血基础、出血后液体平衡状况等因素有关。在出血后骨髓有明显代偿性增生,24 h内网织红细胞即见增高,至出血后4～7 d可为5%～15%,以后逐渐降至正常。

(2)因失血后的应激性反应,白细胞可迅速增多,2～5 h后可为$(10～20)\times 10^9$/L,血止后2～3 d恢复正常。

四、诊断

(一)确定消化道出血

根据呕血、黑便、血便和失血性周围循环衰竭的临床表现,呕吐物或黑便隐血试验呈强阳性,血红蛋白、红细胞计数与血细胞比容下降的实验室证据,可作出消化道出血的诊断。但必须排除消化道以外的出血因素:①呕血与黑便首先应与鼻、咽、喉、口腔等部位出血(如鼻出血、拔牙、扁桃体切除术等)吞下血液或进食禽畜血液所致者区别;口服骨炭、铁或铋剂、某些中药等出现黑色粪便,应与黑便区别。注意病史询问和局部检查即可鉴别。②呕血须与咯血鉴别。此外,少数消化道出血患者首发症状为晕倒、出冷汗、心慌、四肢发冷等休克或休克前期的表现,此时尚未出现呕血或血便,易被误诊和漏诊。因此,凡患者有急性周围循环衰竭,除排除中毒性休克、过敏性休克、心源性休克或重症急性胰腺炎,以及子宫异位妊娠破裂、自发性或创伤性肝、脾破裂、动脉瘤破裂、胸腔出血等疾病外,还要考虑急性消化道大出血的可能。体检有肠鸣音过度活跃常提示有消化道出血,直肠指检有助于早期诊断。

(二)出血程度的评估与周围循环状态的判断

1.出血程度的评估

(1)失血量的判断与临床分级:成人每天消化道出血>5 mL,粪便隐血试验即出现阳性;每天出血量>50 mL可出现黑便;胃内积血量>250 mL可引起呕血。一次出血量<400 mL时,多不引起全身症状;出血量>400 mL时,可出现头昏、心悸、乏力等症状;短时间内出血量>1 000 mL,可出现休克表现。因呕血与黑便混有胃内容物与粪便,而部分血液贮留在胃肠道内未排出,故难以根据呕血或黑便量精确判断出血量。常根据临床综合指标判断失血量的多少,对出血量判断通常分为：大量出血（急性循环衰竭，需输血纠正者。一般出血量在1 000 mL以上或血容量减少20%以上）、显性出血（呕血或黑便，不伴循环衰竭）和隐性出血（粪便隐血试验阳性）。临床可以根据血容量减少导致周围循环的改变（伴随症状、脉搏和血压、化验检查）来判断失血量，并根据患者年龄、有无伴发病、失血量等指标将上消化道出血严重程度分为轻、中、重度三级（表7-1）。

表7-1 上消化道出血病情严重程度分级

分级	年龄（岁）	伴发病	失血量（mL）	血压（kPa）	脉搏（次/分钟）	血红蛋白（g/L）	症状
轻度	<60	无	<500	基本正常	正常	无变化	头昏
中度	<60	无	500～1 000	下降	>100	70～100	晕厥、口渴、少尿
重度	>60	有	>1 000	收缩压10.7	>120	<70	肢冷、少尿、意识障碍

（2）体位倾斜试验：方法为先测平卧位时的血压（V_0）、脉搏（P_0），改为半卧位3 min后，再测血压（V_1）、脉搏（P_1），符合下列条件之一者，提示失血量在1 000 mL以上。①$V_0-V_1>1.3$ kPa（10 mmHg）；②$P_1-P_0>20$次/分钟；③改半卧位后出现头晕、晕厥。必须在输液通路建立后才能进行，休克者禁做此试验。

（3）血红蛋白、红细胞与血细胞比容的测定：在连续测定中，三者迅速下降，表示继续出血，经输血纠正血容量后，与出血前比较，血红蛋白每下降10 g/L提示失血容量约400 mL。

2.周围循环状态的判断

急性大出血严重程度的估计最有价值的指标是血容量减少所导致周围循环衰竭的临床表现，而周围循环衰竭又是急性大出血导致死亡的直接原因。因此，对急性消化道大出血患者，应将对周围循环状态的有关检查放在首位，并据此做出相应的紧急处理。血压和心率是关键指标，需进行动态观察，综合其他相关指标加以判断。如患者体位倾斜试验阳性，则提示早期循环血容量不足。如收缩压<12.0 kPa（90 mmHg），心率>120次/分钟，伴有面色苍白，四肢湿冷，烦躁不安或神志不清，则表明有严重大出血导致的休克，需积极抢救。

（三）出血是否停止的判断

临床上不能单凭血红蛋白在下降或大便柏油样来判断出血是否停止或持续。因为一次出血后，血红蛋白的下降有一定过程；而一次出血后柏油样大便持续天数受患者排便次数及出血量的影响。如每天排便1次，出血量在1 000 mL左右者，柏油样大便可持续1～3 d，隐血试验阳性可达1周；若出血量在2 000 mL左右，柏油样大便可持续4～5 d，隐血试验阳性达2周。应综合分析，特别是血压与脉搏的反复测定，直至恢复正常并趋稳定，尿量足（>30 mL/h），患者一般情况明显恢复者，方可认为已无活动性出血。有下列表现者，应认为有持续出血或再出血：①反复呕血或柏油样便次数及量增多，质稀薄，甚至排出暗红或鲜红色血便，伴肠鸣音亢进；②胃管抽出物有较多新鲜血；③周围循环衰竭的表现经积极补充血容量仍未见改善，或曾一度好转又很快恶化；④在补液量和排尿量足够的情况下，原无肾脏病变患者的血尿素氮持续或再次升高；⑤血红蛋白、红细胞和血细胞比容持续下降，血中网织红细胞持续增高。

“肝硬化门静脉高压食管胃底静脉曲张出血的防治共识”关于食管胃底静脉曲张出血继续出血或再出血的评估。①提示食管胃底静脉曲张出血出血未控制的征象：72 h内出现以下表现之一者为继续出血。6 h内输血4个单位以上，生命体征不稳定。收缩压<9.3 kPa（70 mmHg），

心率＞100 次/分钟或心率增加＞20 次/分钟；间断呕血或便血，收缩压下降幅度超过 2.7 kPa（20 mmHg）或心率增加＞20 次/分钟，继续输血才能维持血红蛋白含量稳定；药物或内镜治疗后新鲜呕血，在没有输血的情况下，血红蛋白含量下降 30 g/L 以上。②提示食管胃底静脉曲张出血再出血的征象：出现以下表现之一者为再出血。出血控制后再次有活动性出血的表现[呕血或便血；收缩压下降幅度超过 2.7 kPa（20 mmHg）或心率增加＞20 次/分钟；在没有输血的情况下，血红蛋白含量下降 30 g/L 以上]。早期再出血：出血控制后 72 h～6 周内出现活动性出血。迟发性再出血：出血控制 6 周后出现活动性出血。

（四）出血部位与病因的诊断

对消化道大出血的患者，应首先纠正休克，然后尽快查找出血的部位与病因，以决定进一步的治疗措施和判断预后。一般通过询问病史、体检和必要的辅助检查，可明确出血的部位和病因。

1.病史与体检

详细地询问病史和系统地体检，仍是出血病因与部位诊断的基础。约 50%的患者可据此作出病因诊断。慢性、周期性、节律性上腹痛多提示出血来自消化性溃疡，特别是在出血前疼痛加剧，出血后减轻或缓解，更有助于消化性溃疡的诊断。有服用非甾体抗炎药等损伤胃黏膜的药物或应激状态者，可能为急性糜烂出血性胃炎。对中年以上的患者近期出现上腹痛，伴有厌食、消瘦者，应警惕胃癌的可能性。既往有病毒性肝炎、血吸虫病或酗酒病史，并有肝病与门静脉高压的临床表现，可能是食管胃底静脉曲张破裂出血。还应注意既往有无类似出血史、诊治情况等。

2.内镜检查

胃镜和结肠镜是诊断上、下消化道出血病因、部位和出血情况的首选检查方法，它不仅能直视病变、取活检，对于出血病灶还可进行及时准确的止血治疗。多主张在出血后 24～48 h 进行检查，称为急诊胃镜和结肠镜检查。这可大大提高出血病因诊断的准确性，因为有些病变（如急性糜烂出血性胃炎）可在短短几天内愈合而不留痕迹；有些病变（如血管异常）在活动性出血或近期出血期间才易于发现；对同时存在两个或多个病变者可确定其出血所在。在急诊内镜检查前须先纠正休克、补充血容量，改善贫血及使用止血药物。如有大量活动性上消化道出血，可先插胃管抽吸胃内积血，并用生理盐水灌洗，以免积血影响观察。有内镜检查禁忌证者不宜做此检查：如果心率＞120 次/分钟，收缩压＜12.0 kPa（90 mmHg）或较基础收缩压降低＞4.0 kPa（30 mmHg）、血红蛋白＜50 g/L 等，应先迅速纠正循环衰竭，血红蛋白上升至 70 g/L 后再行检查。危重患者内镜检查时应进行血氧饱和度和心电图、血压监护。

（1）非静脉曲张性上消化道出血的内镜检查：①内镜检查能发现上消化道黏膜的病变，应尽早在出血后 24～48 h 进行，并备好止血药物和器械。②内镜检查无食管胃底静脉曲张并在上消化道发现有出血病灶，非静脉曲张性上消化道出血诊断可确立。③内镜检查时根据溃疡基底特征，可用来判断病变是否稳定，凡基底有血凝块、血管显露等易于再出血。内镜检查时对出血灶病变应作 Forrest 分级。内镜下诊断活动性出血是指病灶有喷血或渗血（Forrest Ⅰ型）；近期出血是指病灶呈黑褐色基层、粘连血块、血痂或见隆起的小血管（Forrest Ⅱ型）；仅见到病灶，但无上述表现，如果能排除其他出血原因，也考虑为原出血灶（Forrest Ⅲ型）。④应仔细检查贲门、胃底部、胃体垂直部、胃角小弯、十二指肠球部后壁及球后处，这些部位是易遗漏病变的区域。

（2）食管胃底静脉曲张出血的内镜检查：①内镜检查见有食管或胃曲张静脉出血，食管胃底静脉曲张出血诊断即可成立；内镜检查时发现粗大曲张静脉和胃内血液而无其他可以识别的出

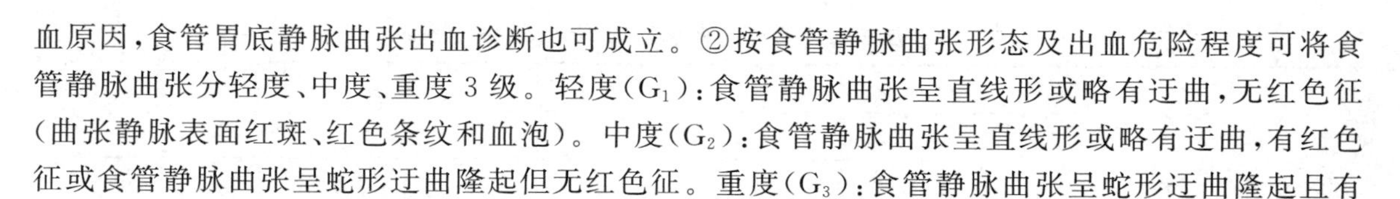

血原因，食管胃底静脉曲张出血诊断也可成立。②按食管静脉曲张形态及出血危险程度可将食管静脉曲张分轻度、中度、重度3级。轻度(G_1)：食管静脉曲张呈直线形或略有迂曲，无红色征(曲张静脉表面红斑、红色条纹和血泡)。中度(G_2)：食管静脉曲张呈直线形或略有迂曲，有红色征或食管静脉曲张呈蛇形迂曲隆起但无红色征。重度(G_3)：食管静脉曲张呈蛇形迂曲隆起且有红色征或食管静脉曲张呈串珠状、结节状或瘤状(不论是否有红色征)。

(3)胶囊内镜检查：十二指肠降段以远的小肠病变所致的消化道出血因胃肠镜难以到达，是常规内镜诊断的盲区。不明原因消化道出血既往是指常规内镜检查(胃镜和结肠镜)不能确定出血来源的持续或反复消化道出血，多为小肠出血(如小肠的肿瘤、梅克尔憩室和血管病变等)，是消化道出血诊断的难点。胶囊内镜的运用，使很多小肠病变得以诊断，是目前小肠出血的一线检查方法。该检查在出血活动期或静止期均可进行，对小肠病变诊断阳性率在60%～70%，在此基础上发现的病变，可用推进式小肠镜从口侧或肛侧进入小肠，进行活检或进行内镜治疗。目前不明原因消化道出血的新定义为全胃肠镜检查(胃镜、结肠镜，胶囊内镜)不能明确病因的持续或反复发作的消化道出血。

3.X线钡餐检查

目前已多为胃镜检查所替代。但对经胃镜检查出血原因未明、疑病变在十二指肠降段以下小肠段，则有特殊诊断价值。对某些解剖部位的改变，如胃黏膜脱垂、食管裂孔疝的诊断却优于一般胃镜检查。一般宜在出血完全停止3 d后谨慎进行。

4.血管造影

对内镜检查无阳性发现或不适宜进行内镜检查者如有严重的心、肺合并症，且仍有活动性出血的患者可做选择性血管造影，对肠血管畸形、小肠平滑肌瘤等有很高的诊断价值，并可同时进行介入治疗。

5.手术探查

各种检查不能明确的出血灶、持续大出血危及患者生命，必须手术探查。

(五)预后评估与危险性分级

如何早期识别再出血及死亡危险性高的患者，并给予加强监护和积极治疗，此为急性消化道出血处理的重点。提示预后不良、危险性增高的主要因素：①高龄患者(＞65岁)；②有严重伴随病(心、肺、肝、肾功能不全，脑卒中等)；③本次出血量大或短期内反复出血；④特殊病因和部位的出血(如食管胃底静脉曲张破裂出血伴肝衰竭)；⑤消化性溃疡伴有内镜下活动性出血，或近期出血征象。此外，食管胃底静脉曲张出血48 h内肝静脉压力梯度＞2.7 kPa(20 mmHg)是其可靠的预后不良预测因子。

Rockall评分系统(表7-2)依据患者年龄、休克状况、伴发病、内镜诊断和内镜下出血征象5项指标，将上消化道出血患者分为高危、中危或低危三级，积分≥5者为高危，3～4分为中危，0～2分为低危。在Rockall评分系统中，若仅根据年龄、休克表现及伴发病三个指标评判疾病危险度，称为临床Rockall评分系统，可适用于无条件获取急诊内镜资料的基层医院；若同时有急诊内镜资料参与评估，称为完全Rockall评分系统。如出血患者，61岁，收缩压为14.0 kPa(105 mmHg)，心率为110次/分钟，胃镜下可见一巨大溃疡，活检显示胃腺癌，附血凝块，无伴发病。则该患者Rockall积分＝年龄(1)＋心动过速(1)＋无伴发病(0)＋胃癌(2)＋近期出血征象(2)＝6分，为高危患者。

表 7-2 急性上消化道出血患者的 Rockall 评分系统

变量	评分			
	0	1	2	3
年龄(岁)	<60	60～79	>80	
休克	无休克,收缩压>13.3 kPa (100 mmHg),心率<100 次/分钟	心动过速,收缩压>13.3 kPa (100 mmHg),心率>100 次/分钟	低血压,收缩压<13.3 kPa (100 mmHg),心率>100 次/分钟	
伴发病	无		心力衰竭、缺血性心脏病和其他重要伴发病	肝衰竭、肾衰竭和肿瘤播散
内镜下出血征象	无或有黑斑		上消化道血液潴留,黏附血凝块,血管显露或喷血	
内镜诊断	食管贲门黏膜撕裂综合征,无病变	溃疡等其他病变	上消化道恶性疾病	

五、治疗要点

及早补充血容量、防治继续出血和再出血及病因治疗。其中,抗休克、迅速补充血容量应放在一切医疗措施的首位。

(一)一般急救措施

患者应取平卧位休息,保持呼吸道通畅,避免呕血时引起窒息,吸氧。保持静脉通道通畅。严密观察患者的神色、血压、脉搏、出血量和尿量;定期复查血红蛋白、红细胞、血细胞比容、血尿素氮。烦躁不安者可给予镇静剂,如地西泮 10 mg 肌内注射,对肝病患者忌用巴比妥类药物。呕血者宜暂禁食,但少量出血者宜进流质(因为胃内空虚产生饥饿的不正常的胃收缩不利于止血),活动性出血停止后可逐渐改变饮食的质与量。推荐对活动性出血或大出血患者应插入胃管,以观察出血是否停止。意识障碍和排尿困难者需留置导尿管,危重大出血者必要时进行中心静脉压测定,老年患者常需心电、血氧饱和度、呼吸监护。

(二)积极补充血容量

迅速补充血容量是处理消化道大出血的首要措施。立即查血型和配血,尽快建立有效的静脉输液通道,尽快补充血容量。在配血过程中,可先输平衡液或葡萄糖盐水。失血量较大(如减少 20%血容量以上)时,可输入血浆等胶体扩容剂。改善急性失血性周围循环衰竭的关键是要输血,一般输浓缩红细胞,严重活动性大出血考虑输全血。下列情况为紧急输血指征:①收缩压<12.0 kPa(90 mmHg),食管胃底静脉曲张出血时<10.7 kPa(80 mmHg),或较基础收缩压下降幅度>4.0 kPa(30 mmHg);②血红蛋白<70 g/L(食管胃底静脉曲张出血时血红蛋白<50 g/L),血细胞比容<25%;③心率增快(>120 次/分钟)。输血量以使血红蛋白>90 g/L 为宜,依失血量而定。输血注意事项:①输血开始时,速度应加快,以尽快把收缩压升高至 10.7～12.0 kPa(80～90 mmHg)水平,待血压稳定、病情改善后则减慢输血、输液速度,避免依赖升压药来维持血压。②避免输血、输液过多、过快,导致急性肺水肿,尤其是对有心、肺、肾疾病及老年患者。③防止枸橼酸中毒,一般每输血 600～900 mL 可从静脉注入 10%葡萄糖酸钙 10 mL,以防低钙。④大量输注库存血时易引起高钾血症,应注意给予高渗葡萄糖,必要时加用适量胰岛素。⑤肝硬化门静脉高压静脉曲张破裂出血时，应输新鲜全血，除恢复血容量外，还因其含有多种凝血因子和血小板成分，对止血有益；还可避免输库存血（含氨多）过多诱发肝性脑病。另外，输入的血约为失血量的 2/3 或 3/4，以避免门静脉压力增高致再出血的危险。对于食管胃底静脉曲张出血，以维持血流动力学稳定并使血红蛋白维持在 80 g/L 以上；过度输血或输液可能导致继续或重新出血；避免仅用氯化钠溶液补足液体，以免加重或加速腹水或其他血管外液体的蓄积；必要时应及时补充凝血因子、凝血酶原复合物等；血小板＜50×10^9/L 者，可输注血小板。对于急性大量出血者，应尽可能施行中心静脉导管置管和中心静脉压监测，以指导液体复苏。在补足液体的前提下，如血压仍不稳定，可以适当地选用血管活性药物（如多巴胺）以改善重要脏器的血液灌注。血容量充足的指征：①神志清楚或好转，无明显脱水貌；②收缩压为 12.0～16.0 kPa（90～120 mmHg）；③脉搏＜100 次/分钟；④尿量＞40 mL/h，血钠＜18.7 kPa（140 mmHg）。

（三）止血措施

1.非静脉曲张性上消化道出血的止血措施

非静脉曲张性上消化道出血是指除食管胃底静脉曲张破裂出血以外的其他病因引起的上消化道出血。包括消化性溃疡、急性糜烂出血性胃炎、促胃液素瘤、食管裂孔疝等所致的出血。止血措施主要有以下几种。

（1）药物治疗止血：①抑制胃酸分泌药物，血小板聚集及血浆凝血功能所诱导的止血作用需在 pH＞6.0 时才能有效发挥，而且新形成的凝血块在 pH＜5.0 的胃液中会迅速被消化。因此，抑制胃酸分泌，提高胃内 pH 具有止血作用。质子泵抑制剂，是治疗非静脉曲张性上消化道出血的首选止血药物。质子泵抑制剂常用制剂有奥美拉唑、泮托拉唑和兰索拉唑等。质子泵抑制剂给药方法及剂量：高危患者应静脉给药，如奥美拉唑静脉推注 80 mg 后，以 8 mg/h 输注 72 h；如低危患者可口服给药，如奥美拉唑 20 mg，每 6 小时 1 次，持续 5 d。H_2受体拮抗剂：雷尼替丁 50 mg缓慢静脉注射，每 6～12 小时 1 次，或用 150～300 mg 加入液体中持续静脉滴注；或法莫替丁 20 mg 溶入生理盐水或葡萄糖液 20 mL 中，缓慢静脉注射，每天 2 次。中和胃酸药：将胃内容物抽尽，用氢氧化铝凝胶 60 mL 经胃管注入，15 min 后测胃液 pH，若＜6，再注入 60 mL，以后每小时测 pH 1 次，使其值维持在＞6。②奥曲肽，是人工合成的生长抑素类似品。能抑制胃酸、胃蛋白酶和促胃液素分泌，促进胃黏膜生长，能选择性引起内脏循环血量减少和门脉压下降。用法为 100 μg 皮下注射，每天 2～4 次。③巴曲酶，是酸性止血剂，含有凝血激酶和凝血酶样物质，可直接作用于内、外源性凝血系统形成凝血活酶，促进凝血酶的形成而起到凝血作用。用法为首次静脉注射与肌内注射各 1 kU，继而每天肌内注射 1 kU。无明显毒副作用。④凝血酶，本品是从猪血提取、精制而得的凝血酶无菌制剂。能直接作用于出血部位的纤维蛋白原，使其转变为纤维蛋白，促使血液凝固、填塞出血点而止血；尚有促进上皮细胞的有丝分裂而加速创伤愈合的作用。其特点是局部止血迅速，疗效显著，无明显不良反应，但出现变态反应时，应立即停用。首次剂量宜大（8 000 U～2 万 U），溶入 50～100 mL 生理盐水或牛奶、豆汁内口服或胃管内注入，每 2～6 小时 1 次，应用次数视病情而定。凝血酶遇热或在酸性环境中均易失去活性，故溶液温度不要超过 37 ℃，同时给予抑酸药物（如 H_2受体拮抗剂、质子泵抑制剂）以便得以发挥最大作用。本品切忌血管内或肌内注射。⑤其他止血药物，以下止血药物对非静脉曲张性上消化道出血的确切效果未能证实，不作为一线药物使用。对有凝血功能障碍者，可静脉注射维生素 K_1；为防止继发性纤溶，可使用氨甲苯酸等抗纤溶药；云南白药等中药也有一定疗效。对插入胃管者可灌注硫糖铝混悬液或冰冻去甲肾上腺素溶液（去甲肾上腺素 8 mg，加入冰生理盐水 100～200 mL），应避免滥用止血药。

(2)内镜治疗止血:起效迅速、疗效确切,应作为首选。可根据医院的设备和病变的性质选用药物喷洒和注射、热凝治疗(高频电、氩气血浆凝固术、热探头、微波、激光等)和止血夹等治疗。

(3)介入治疗止血:选择胃左动脉、胃十二指肠动脉、脾动脉或胰十二指肠动脉血管造影,针对造影剂外溢或病变部位经血管导管滴注血管升压素或去甲肾上腺素,导致小动脉和毛细血管收缩,使出血停止。无效者可用吸收性明胶海绵栓塞。

(4)手术治疗止血:药物、内镜和介入治疗仍不能止血、持续出血将危及患者生命时,须不失时机进行手术。

2.食管胃底静脉曲张出血的止血措施

食管胃底静脉曲张出血活动性出血的止血措施主要有药物治疗止血、内镜治疗止血、经颈静脉肝内门体分流术止血、气囊压迫止血、外科手术止血等。

(1)药物治疗止血:在活动性食管胃底静脉曲张出血时,应首选药物治疗或药物联合内镜下治疗。目前认为有效的止血药物主要有生长抑素及其类似物和血管升压素及其类似物。①生长抑素及其类似物,能选择性地直接作用于内脏血管平滑肌,使内脏循环血量降低,从而减少门静脉及其侧支循环血量,降低门静脉压。该类药物止血效果肯定,因不伴全身血流动力学改变,故短期使用几乎没有严重不良反应,已成为治疗食管胃底静脉曲张出血最常用药物。生长抑素及其类似物与内镜治疗联合应用,效果优于单一药物或内镜治疗。常用的品种:a.14 肽天然生长抑素,用法为首剂 250 μg 静脉缓注,继以 250 μg/h 持续静脉滴注,维持 3～5 d;如仍有出血,可增加剂量至 500 μg/h 维持。本品半衰期极短,注射后 2 min 作用消失,应注意滴注过程中不能中断,若中断超过 5 min,应重新注射首剂。b.奥曲肽,是 8 肽的生长抑素类似物,半衰期较天然生长抑素长 30 倍,常用量为首剂 50～100 μg 静脉缓注,继以 25～50 μg/h 持续静脉滴注,首次控制出血率为 85%～90%,无明显不良反应,持续应用 3～5 d 或更长时间。c.伐普肽,是新近人工合成的生长抑素类似物,用法为起始剂量 50 μg 静脉缓注,继以 50 μg/h 持续静脉滴注。②血管升压素及其类似物,也是治疗食管静脉曲张破裂出血的常用药物,通过收缩全身及肠系膜动脉、肝动脉等内脏血管,减少门脉血流量,降低曲张静脉压力,达到止血的目的。a.垂体后叶激素,含血管升压素和催产素。推荐用法是 0.2 U/min 持续静脉滴注,观察治疗反应,可逐渐增加剂量至0.4 U/min(目前国内所用垂体后叶激素含等量升压素与缩宫素)。垂体后叶激素虽能减少门静脉血流量、门体侧支循环血量和曲张静脉压力,止血有效率为 60%～80%,但病死率未获降低,且不良反应较多(如腹痛、血压升高、心律失常、心绞痛,严重者可致心肌梗死)。加用硝酸甘油可增强血管升压素的降门静脉压力作用,减少其心血管不良反应,提高止血有效率和耐受性,对存活率无影响,且联用硝酸甘油后的不良反应仍高于特利加压素、生长抑素及其类似物。为减少不良反应,静脉持续使用最高剂量血管升压素的时间≤24 h。联用硝酸甘油(其剂量为每 15～30 分钟舌下含 0.4～0.6 mg,或以 10～50 μg/min 静脉滴注)。冠心病、高血压、孕妇、肾功能不全者禁用。b.特利加压素,是血管升压素的合成类似物,可持久有效地降低肝静脉压力梯度、减少门静脉血流量,且对全身血流动力学影响较小。止血效果肯定,不良反应少。其止血效果优于血管升压素,与生长抑素、血管升压素联用硝酸甘油、气囊压迫和内镜治疗相当。特利加压素的推荐起始剂量为每 4 小时静脉注射 2 mg,出血停止后可改为每天 2 次,每次 1 mg,一般维持5 d,以预防早期再出血。③抗生素的应用,活动性出血时常存在胃黏膜和食管黏膜炎性水肿,预防性使用抗生素有助于止血,并可减少早期再出血及预防感染。荟萃分析表明,抗生素可

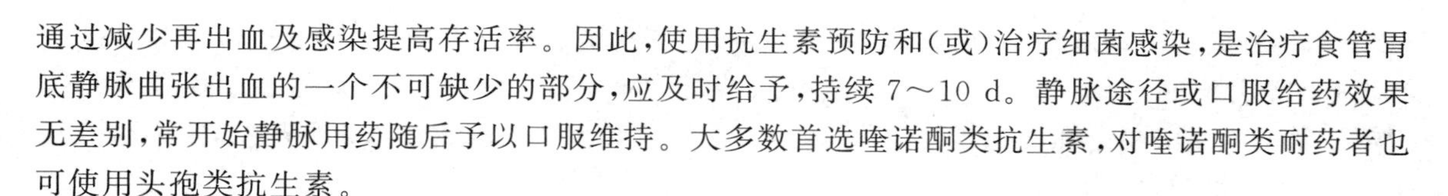

通过减少再出血及感染提高存活率。因此，使用抗生素预防和（或）治疗细菌感染，是治疗食管胃底静脉曲张出血的一个不可缺少的部分，应及时给予，持续 7～10 d。静脉途径或口服给药效果无差别，常开始静脉用药随后予以口服维持。大多数首选喹诺酮类抗生素，对喹诺酮类耐药者也可使用头孢类抗生素。

（2）内镜治疗止血：目的是控制急性食管静脉曲张出血，并尽可能使静脉曲张消失或减轻以防止其再出血。一般经药物治疗（必要时加气囊压迫）大出血基本控制，患者基本情况稳定，在进行急诊内镜检查（出血后 24～48 h）同时进行治疗。方法有内镜下硬化剂注射治疗、内镜下曲张静脉套扎治疗和内镜下组织黏合剂注射治疗，均是治疗食管胃底静脉曲张出血的一线疗法。

（3）气囊压迫止血：将三腔二囊管或四腔二囊管插入上消化道内，将胃气囊和（或）食管气囊充气以压迫曲张静脉达到止血目的，是一种行之有效的急救方法，其疗效确切，对控制急性出血成功率高。但患者痛苦大、并发症多（如吸入性肺炎、窒息、食管炎、食管黏膜坏死、心律失常等），气囊放气后再出血率高。目前已不推荐气囊压迫作为首选止血措施，其应用宜限于药物不能控制出血时作为暂时止血用，以赢得时间去准备其他更有效的治疗措施。进行气囊压迫止血时，应根据病情 8～24 h 放气 1 次，拔管时机应在血止后 24 h，一般先放气观察 24 h 若仍无出血即可拔管。此外，在三腔二囊管压迫止血时特别要注意保护好呼吸道。当患者合并心力衰竭、呼吸衰竭、心律失常及不能肯定为食管胃底静脉曲张出血时，不宜使用。

（4）经颈静脉肝内门体分流术：是在门腔静脉分流术的基础上产生和发展起来的一种介入治疗方法。此法经颈内静脉插入穿刺导管，通过肝右静脉，在肝实质内穿刺门静脉的左支或右支，以建立起门静脉-肝静脉通道，进而用球囊扩张通道，放入可扩张性血管支架，保持分流道通畅。颈静脉肝内门体分流术将肝外门腔分流转移至肝内，可有效降低门静脉压力，同时肝内分流通道起到“限制性分流”的作用，血流方向为“进肝流向”，这就维持了肝脏所需的含“肝营养因子”的胰腺血流，使肝功能得到改善，属限制性门体分流术。由于其对急性大出血的止血率达到 95%，新近的共识认为，对于大出血和估计内镜治疗成功率低的患者应在 72 h 内行颈静脉肝内门体分流术。

（5）外科手术：急诊外科手术控制曲张静脉出血和预防再出血的效果确实，但围术期病死率高，术后肝性脑病发生率高。仅在药物和内镜治疗无效、无法施行颈静脉肝内门体分流术的情况下方可使用。Child-Pugh C 级肝硬化患者不宜施行急诊外科手术。

3.中下消化道出血的止血治疗

（1）炎症及免疫性病变：如重型溃疡性结肠炎、克罗恩病、过敏性紫癜等，应通过抗炎达到止血目的。①肾上腺皮质激素：大出血时，氢化可的松 300～400 mg/d 或甲泼尼龙 40～80 mg/d 静脉滴注。病情缓解后可改口服泼尼松 20～60 mg/d。②生长抑素及其类似物：大出血时用法同前述。少量慢性出血可用奥曲肽 100 μg 皮下注射，1～3 次/天。③5-氨基水杨酸类药物：几乎不被吸收，可抑制肠黏膜的前列腺素合成和炎症介质白三烯的形成，对肠道炎症有显著的抗炎作用。适用于炎症性肠病伴少量慢性出血。常用柳氮磺吡啶、奥沙拉嗪或美沙拉嗪，剂量为 4 g/d，分 4 次口服。

（2）肠血管发育不良：小肠、结肠黏膜下静脉和黏膜毛细血管发育不良等血管畸形病变出血，可行内镜下高频电凝或氩离子凝固器烧灼治疗，疗效确切。凝血酶保留灌肠有时对左半结肠出血有效。

(3)各种病因的动脉性出血:急诊结肠镜检查若发现出血病灶,可在内镜下止血。对内镜不能止血的病灶,可行肠系膜上、下动脉血管介入栓塞治疗。对于弥散出血、血管造影检查无明显异常征象者或无法超选择性插管的消化道出血患者,可经导管动脉内注入止血药物,使小动脉收缩,达到止血目的。

(4)不明原因反复大量出血:经内科保守治疗仍出血不止,危及患者生命,无论出血病变是否确诊,均是急诊手术的指征。

(5)肠息肉及痔疮:前者常在内镜下切除,后者可通过局部药物治疗、注射硬化剂及结扎疗法止血。

(马淑红)

第二节 食管穿孔

食管穿孔指由于创伤或者食管本身病变引起食管壁全层穿破。按其发病部位分为颈段食管穿孔、胸段食管穿孔和下段食管穿孔。

一、病因与发病机制

(一)医源性创伤

各种医源性创伤包括食管扩张治疗、麻醉插管、食管静脉曲张硬化剂治疗、内镜检查(包括胃镜及十二指肠镜)用力粗暴、内镜下取异物及手术时误伤等,此外纤维支气管镜检查及插胃管也可能引起食管穿孔意外。食管扩张治疗以气囊扩张治疗贲门失弛缓症时容易发生食管穿孔,而内镜引导下探条扩张治疗器质性狭窄引起食管穿孔也非少见,一般来说,贲门失弛缓症在扩张时要达到治疗目的则必须使气囊内压力能使部分肌层撕裂,从术者的直觉来讲就是镜下见有少量出血,但是其程度则往往不易掌握,如果并发有食管裂孔疝或膈上憩室者在扩张时较易发生穿孔;食管静脉曲张硬化剂治疗出现穿孔常危及生命,曲张血管内大量注射无水乙醇以及聚桂醇等硬化剂使食管穿孔的可能性大大增加,但血管内注射组织黏合剂一般并不会出现穿孔;内镜下取异物特别是较大且锐利的异物较易引起穿孔;三腔二囊管压迫止血引起的穿孔较多见,其与食管囊过度充气及压迫时间过长有关。

(二)食管异物

常见的有鱼骨、鸡骨以及牙签、金属异物的误吞,发生在食管生理性狭窄部位较多见。

(三)食管病变

食管化学性、物理性灼伤,食管癌,食管急性炎症,食管癌慢性穿孔可能并发食管-支气管瘘。

二、临床表现

食管穿孔主要表现为胸骨后痛、腹痛、发热、吞咽困难、皮下气肿、黑便甚至呕血,部分患者可无明显症状,下段穿孔者患者可能表现有腹肌强直,伴有胸腔积液者胸部叩诊呈实音。

三、诊断

食管穿孔的预后与及早采取相应的治疗方法有关,因此早期诊断十分重要。

（一）食管异物穿孔

异物通常较长，早期症状并不典型，部分病例可能并发食管-胸主动脉瘘，胸部X线检查可能无特异性发现，内镜检查时必须小心轻柔，食管造影对诊断极有帮助。

（二）食管扩张治疗穿孔

内镜下食管气囊扩张后须仔细检查食管下段及贲门处黏膜撕裂状态，一般患者在扩张术中会有胸骨后疼痛等不适症状，如果患者在扩张术后胸痛呈进行性加重，要考虑是否食管已经发生穿孔，此类患者术后严密观察非常重要。

（三）食管静脉曲张硬化治疗

发生率较低，一旦患者术后出现胸痛、发热时要注意警惕食管穿孔。

（四）食管造影检查

食管造影特异性较高，一般以水溶性造影剂较为理想，因其对纵隔刺激性较小，造影剂外泄是确诊的直接依据，但是应警惕有少数食管穿孔者尤其是尖锐异物引起的穿孔常常会出现无造影剂外溢等假阴性现象。

（五）胸部CT检查

胸部CT检查能证实有否纵隔积气，并能揭示穿孔的部位及是否有积液或积脓等。

（六）内镜检查

虽可明确食管穿孔特别是异物损伤的部位，但要切记操作勿粗暴，勿过度充气，否则可能会使穿孔加重。

（七）其他检查

出现胸腔积液时可口服亚甲蓝，此时若胸穿抽液发现亚甲蓝染色可立即确诊。

四、治疗

对于易发生医源性穿孔的操作，操作前要严格禁食，常规应用抗生素有助于改善其预后，诊断一经确立，要立即采取措施，根据不同的基本情况采取内科保守治疗、内镜治疗或者手术治疗。

（一）内镜治疗

对于穿孔较小，出血量不大及周围无明显感染者首选内镜治疗，有学者应用自制自膨式金属支架成功治疗了良性食管狭窄气囊扩张术后穿孔，对食管癌慢性穿孔并发支气管瘘者应当选用带膜金属支架。

（二）内科保守治疗

适用于症状较轻，继发感染不明显或者单纯性穿孔者，内科治疗时要注意严密观察生命体征、严格禁食，静脉应用抗生素特别是第三代头孢菌素和新型氨基糖苷类抗生素、应用强效H_2受体拮抗剂（如法莫替丁、雷尼替丁等）或质子泵抑制剂（奥美拉唑、泮托拉唑等）、肠道外营养，鼻胃管引流有一定的帮助，要注意适当应用止吐药防止穿孔周围继发感染，对于伴有胸腔积液者应在B超引导下穿刺引流。随着抗生素及全胃肠外营养疗法的进展，可选择保守治疗的条件比以前更宽：①新近发生的穿孔或食管壁外周被包裹者；②食管穿孔被充分地包裹在纵隔内或在纵隔和壁层胸膜之间，没有造影剂漏入邻近的体腔；③穿孔后的液体被充分地引流回食管中，仅伴有轻微的胸膜感染；④在穿孔发生后至就诊时未进食；⑤穿孔部位无外伤，近端无梗阻性病变；⑥患者无明显的临床症状；⑦无明显的败血症症状和明显的生理学改变。

（马淑红）

第三节 食管贲门黏膜撕裂综合征

食管贲门黏膜撕裂综合征由Mallory和Weiss首先报道，又称为Mallory-Weiss综合征，是指剧烈呕吐和腹压骤然升高等因素(如剧烈咳嗽、举重、用力排便等)所导致的食管下段和胃贲门部黏膜纵向撕裂出血。出血可轻微，但若撕裂累及小动脉则引起严重出血。后来Hardy首先应用内镜做出诊断。该病是上消化道出血的重要病因之一，占上消化道出血的3%～15%，男性多于女性，发病高峰多在30～50岁。

一、病因与发病机制

食管贲门黏膜撕裂症发病的最根本原因是腹压力或胃内压力的骤然升高，在呕吐时，胃内压力急剧升高，可为16.0～21.3 kPa(120～160 mmHg)，甚至高达26.7 kPa(200 mmHg)，而胸内食管内压一般仅有6.7 kPa(50 mmHg)，这种骤然升高的压力差极易使食管黏膜撕裂，食管黏膜下层与胃贲门部有丰富的血管丛。其撕裂的血管多为黏膜下横行动脉，容易造成大出血。

胃内压力升高的主要原因为呕吐和剧烈干呕。60%以上的患者发病前有大量饮酒及暴食史，其他病因如妊娠呕吐、食管炎、急性胃肠炎、消化性溃疡、急性胆囊炎、急性胰腺炎、尿毒症、糖尿病酮症、放置胃管、内镜检查等。

凡能引起胃内压力增高的任何情况均可发生食管贲门黏膜撕裂，如剧烈咳嗽、举重、用力排便、酗酒、分娩、胸外按摩、癫痫发作、哮喘持续状态、食管裂孔疝、麻醉期间的严重呃逆等，其中尤以食管裂孔疝常诱发撕裂，并同时影响撕裂的部位。静息时有食管裂孔疝的患者，撕裂多位于胃的贲门部；而不伴有食管裂孔疝者，撕裂多位于食管的远端。由于呕吐而产生的一过性裂孔疝，撕裂多骑跨于食管和胃交界处。

二、诊断步骤

(一)病史采集

典型表现为先有干呕或剧烈呕吐，随后出现呕血或黑便，大多数患者表现为无痛性出血。出血量与黏膜撕裂范围、程度和位置有关，严重者可引起休克和死亡，但多数患者出血量较少。有的甚至仅有黑便或呕吐物带有血丝。

(二)体格检查

轻者多无明显的体征。出血量大者可出现贫血、循环障碍甚至休克等。

(三)辅助检查

1.胃镜检查

胃镜检查是诊断该病的最有效手段，应列为首选检查方法。胃镜应在出血24 h内或在出血即时进行。胃镜下可见食管与胃交界处或食管远端、贲门黏膜的纵行撕裂，撕裂多为单发，少数为多发，裂伤一般长3～20 mm，宽2～3 mm。

2.X线气钡双重造影

可见不规则充盈缺损，有时钡剂位于溃疡龛影内，有时可看到出血灶附近的钡剂位于溃疡龛

影内，有时可看到出血灶附近的钡剂充盈缺损区。

3.选择性腹腔动脉造影

可检出速度为每分钟 0.5 mL 的出血，可见造影剂自食管和胃的交界处溢出，沿食管向上或下流动，可显示食管黏膜的轮廓，适用于钡餐、内镜检查阴性的患者。

三、诊断要点

(一)诊断要点

诊断依据有：①有导致腹压增高的诱因和明显病史；②出现频繁呕吐，继之呕血的临床表现；③X 线气钡双重造影、选择性腹腔动脉造影和内镜检查有确诊价值。

(二)鉴别诊断要点

本病需与自发性食管破裂、消化性溃疡、糜烂性出血性胃炎、食管胃底静脉曲张破裂等引起的上消化道出血相鉴别。

1.自发性食管破裂

多发生在暴饮、暴食及其他原因所致剧烈呕吐后，常有液气胸的发生，吞咽、饮水、进食后胸痛加剧。

2.消化性溃疡

消化性溃疡有慢性、节律性、周期性中上腹部疼痛；可有反酸、嗳气、恶心、呕吐及其他消化不良的症状，胃镜检查可明确诊断。

3.糜烂性出血性胃炎

一般为少量、间歇性出血，可自止，也可大出血引起呕血和(或)黑便；确诊有赖于胃镜，但宜在出血后 24～48 h 内进行。

4.食管胃底静脉曲张破裂

病情急、出血量大，常有肝炎或肝硬化等病史，肝功能化验异常，胃镜可明确诊断。

(三)临床亚型

胃镜下可将食管贲门黏膜撕裂综合征的裂伤出血分为 5 类：①活动性动脉性喷血；②活动性血管渗血；③可见血管显露；④裂伤处黏附有新鲜血痂；⑤单纯性裂伤。

四、治疗

(一)治疗原则

治疗包括镇静止吐、减少或避免腹压增加、补充血容量、药物止血和介入治疗等保守疗法，无效时应手术结扎出血血管、缝合撕裂黏膜。

(二)治疗计划

1.一般治疗

出血时给予禁食，出血停止后 24 h 可以进食流质。必要时可以放置胃管抽出胃内容物，避免饱餐的胃加剧撕裂。

(1)积极补充血容量：保证充足的静脉通道，必要时输血，需保持血细胞比容在 30%以上，血红蛋白浓度在 70 g/L 以上。但应避免输血及输液量过多引起急性肺水肿或再出血。

(2)药物止血：只有当胃内 pH>6.0 时，才能有效地形成血小板聚集及血液凝固。所以须快速提升胃内 pH。通常静脉给予制酸剂、H_2 受体拮抗剂(如西咪替丁、法莫替丁等)或质子泵抑制剂（如奥美拉唑等）抑制胃酸分泌，目前临床上多采用后者。

(3)止呕：可肌内注射甲氧氯普胺，必要时静脉推注中枢止呕药。

2.内镜治疗

随着内镜技术的发展，治疗内镜技术在消化道出血紧急止血中起着非常重要的作用，对出血量大、活动性出血或内镜发现有近期出血的患者都应进行内镜止血治疗。

(1)注射止血术：其机制是通过向撕裂边缘或出血点注射药物，以压迫、收缩血管或通过局部凝血作用达到止血目的。注射止血术操作简便，疗效确切，费用低廉。但要注意并发症的发生，如食管穿孔、食管狭窄、贲门狭窄、高血压、心律失常等，故不宜反复注射，应严格控制注射药物的浓度，同时应注意监测血压、心率等。

(2)金属钛夹止血术：该方法是近年来国内外广泛开展的一种有效的内镜止血术。其基本方法是在内镜直视下，利用金属止血夹，直接将出血血管或撕裂的黏膜夹持住，起到机械压迫止血及缝合作用，能达到立即止血及预防再出血的目的。主要适用于有活动性及再出血迹象的撕裂患者。该方法止血率高，安全，操作简便，组织损伤小，并发症少，仅个别报道有穿孔发生。钛夹通常在1～3周自行脱落，随粪便排出体外。

(3)微波止血术：微波治疗可使组织中的极性离子在瞬间发生局部高速振荡，从而产生高温，使蛋白凝固，达到止血的目的。该方法操作简便，疗效确切，不影响撕裂黏膜愈合。但由于食管没有浆膜层，撕裂的部位较薄，不宜反复操作，以防壁性损伤和穿孔。

(4)其他：电凝止血术利用高频电流通过人体产生热效应，使组织凝固，从而止血。方法与微波止血术相似。电凝止血术疗效可为80%～90%，其并发症主要有穿孔和出血。其他还有热探头止血术、激光光凝治疗等，其基本原理均为使局部产生高温，达到组织凝固止血的目的。

3.动脉栓塞治疗

对于经保守治疗和内镜治疗失败的患者，可考虑行动脉栓塞治疗，食管贲门部主要由胃左动脉供血，可栓塞胃左动脉或其食管支。该方法止血迅速可靠，但需要有经验的介入医师进行操作。

4.手术治疗

对于经保守治疗或内镜治疗失败的患者。应行紧急手术治疗，结扎出血的血管。

(三)治疗方案的选择

对有活动性出血或胃镜发现有近期出血血痂的患者建议采用胃镜治疗。撕裂较表浅且有活动性出血者，选择局部注射止血术、微波和电凝治疗；活动性动脉出血或有血管显露者，选择金属夹止血。胃镜治疗安全、简单、组织损伤小，但不宜反复进行，同时应控制药物浓度和剂量。

五、病情观察与处理

(一)病情观察要点

(1)卧床休息，严密监测生命体征及每小时尿量，保持呼吸道通畅，避免呕吐时引起窒息。

(2)定期复查血常规，必要时监测中心静脉压，尤其是老年患者。

(3)注射止血术后要注意并发症的发生，如食管穿孔、食管狭窄、贲门狭窄、高血压、心律失常等，故不宜反复注射，应严格控制注射药物的浓度，同时应注意监测血压、心率等。

(4)复查大便常规及潜血试验。

(5)必要时可复查内镜。

(二)疗效判断与处理

1.疗效判断

血红蛋白、红细胞计数及血细胞比容测定。上述指标可以用于失血程度的估计,但由于这些指标在急性失血后并不能立即反映出来,故不能以此作为早期判断出血量的依据。此外,上述指标亦受出血前有无贫血、脱水和缺氧等因素的影响。因此,动态地观察血红蛋白含量、红细胞计数及血细胞比容等的变化则更有意义。

2.处理

对于常规处理后仍有出血或再次出血的患者可采用胃镜治疗;对保守治疗和胃镜治疗失败的患者可考虑动脉栓塞或手术治疗。

六、预后评估

大多数患者经积极补液、禁食、制酸、保护黏膜及止血等治疗后,出血大多可自行停止,撕裂处大多数在1周内愈合。

(赵延波)

第四节　食　管　癌

我国是食管癌的高发国家,又是食管癌病死率最高的国家。中华人民共和国成立以后,进行了肿瘤流行病学调查,基本查清了全国食管癌的发病、死亡情况及地区分布,并对食管癌高发区进行了多学科的综合考察和研究。建立了现场防治点,开展了食管癌的病因流行病学研究和防治工作,尤其是对食管癌的癌前期疾病进行中西医结合治疗,对降低发病率起了有益的作用。

近年来,对食管癌的分段有了新的认识,多数胸外科医师对气管分叉以下食管癌采用左侧开胸进行肿瘤切除,气管分叉以上以右侧开胸切除率较高,食管胃吻合口应在颈部进行。吻合技术的先进、吻合器的应用已使吻合口瘘的发生率有明显降低。

高能射线的应用、食管癌定位技术和照射技术的改进及辐射增敏剂的研究和应用,使食管癌的放疗效果有所提高。术前放疗的随机分组前瞻性研究肯定了术前放疗的意义,并在许多医院推广。

但食管癌的疗效仍不够理想,提高疗效的关键在于早期发现、早期诊断和早期治疗。相信食管癌的流行病学、病因学研究将为食管癌的防治带来进展,对食管癌的综合治疗将进一步提高其远期疗效。

一、病因学

(一)吸烟与饮酒

长期吸烟和饮酒与食管癌的发病有关。有人研究,大量饮酒者比基本不饮酒者发病率要增加50余倍,吸烟量多者比基本不吸烟者高7倍;酗酒嗜烟者的发病率是既不饮酒又不吸烟者的156倍。一般认为饮烈性酒者患食管癌的危险性更大。根据一项研究,饮用威士忌和当地的土酒危险性最大,而啤酒最小。某地区调查显示,用烟斗吸自己种的烟叶的人食管癌发病率比吸纸烟者高。

(二)食管的局部损伤

长期喜进烫的饮食也可能是致癌的因素之一。各种原因引起的经久不愈的食管炎,可能是食管癌的前期病变,尤其伴有间变细胞形成者癌变危险性更大。有学者报道,食管炎和食管癌关系十分密切,食管炎往往比食管癌早发 10 年左右。食管炎也好发于中胸段食管,在尸检中食管炎往往和癌同时存在。

(三)亚硝胺类化合物

亚硝胺类化合物是一种很强的致癌物。中国科学院肿瘤研究所在人体内、外环境的亚硝胺致癌作用研究中发现,食管癌高发区居民食用的酸菜中和居民的胃液、尿液中,除有二甲基亚硝胺(NDMA)、二乙基亚硝胺(NDEA)外,还存在能诱发动物食管癌的甲基苄基亚硝胺(NMBZA)、亚硝基吡咯烷(NPYR)、亚硝基胍啶(NPIP)等,并证明食用的酸菜量与食管癌发病率成正比。此前报道用 NMBZA 诱导人胎儿食管癌获得成功,为亚硝胺病因提供了证据。汕头大学医学院报道,广东南澳县的生活用水、鱼露、虾酱、咸菜、萝卜干中,亚硝酸盐、硝酸盐、二级胺含量明显升高,这些居民常食用的副食品在腌制过程中常有真菌污染,霉菌能促使亚硝酸盐和食物中二级胺含量增加。

(四)霉菌作用

河南医科大学从某地区的粮食和食品中分离出互隔交链孢霉 261 株,它能使大肠埃希菌产生多种致突变性代谢产物,其产生的毒素能致染色体畸变,主要作用于细胞的 S 和 G_2 期。用黄曲霉毒素、交链孢属和镰刀菌等喂养 Wistar 大鼠,能使大鼠食管乳头状瘤变和癌变已得到实验证实。

(五)营养和微量元素

综观世界食管癌高发区,一般都在土地贫瘠、营养较差的贫困地区,膳食中缺乏维生素、蛋白质及必需脂肪酸。这些成分的缺乏,可以使食管黏膜增生、间变,进一步可引起癌变。有些地区如新疆哈萨克族,以肉食为主,很少吃新鲜蔬菜,米面粮食吃得很少,营养供给极不平衡,维生素明显缺乏,尤其是维生素 C 及维生素 B_2 缺乏。瑞典在食管癌高发区粮食中补充了维生素 B_2 后,明显降低了发病率。微量元素铁、钼、锌等的缺少也和食管癌发生有关。钼的缺少可使土壤中硝酸盐增多。调查发现河南林县水土中缺少钼,可能和食管癌的高发有关。文献报道,高发区人群中血清钼、发钼、尿钼及食管癌组织中的钼都低于正常水平。钼的抑癌作用已被美国等地学者们所证实。

(六)遗传因素

人群的易感性与遗传和环境条件有关。食管癌具有比较显著的家族聚集现象,高发地区连续 3 代或 3 代以上出现食管癌患者的家族屡见不鲜。如伊朗北部高发区某一村庄中有 12 个家庭共 63 人,其中患食管癌者 14 人,而 13 人是一对夫妻的后裔。由高发区移居低发区,即使长达百余年,也仍保持相对高发。

(七)其他因素

进食过快、进食粗硬食物可能引起食管黏膜损伤,反复损伤可以造成黏膜增生间变,最后导致癌变。某些食管先天性疾病,如食管憩室、裂孔疝,或经常接触石棉、铅等可能和食管癌的发病有一定联系。癌症经放疗数年后,在放射范围内又可诱发另一癌症的报道也不罕见。

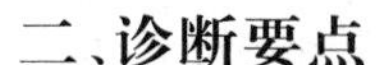

二、诊断要点

（一）临床表现

1.早期症状

在食管癌的始发期和发展早期，局部病灶处于相对早期阶段，出现症状可能是由于局部病灶刺激食管引起食管蠕动异常或痉挛，或因局部炎症、肿瘤浸润、食管黏膜糜烂、表浅溃疡所致。发生的症状一般比较轻微而且时间较为短暂，其间歇时间长短不一，常反复出现，时轻时重，间歇期可无症状，可持续1～2年甚至更长时间。主要症状为胸骨后不适、烧灼感或疼痛，食物通过时局部有异物感或摩擦感，有时吞咽食物在某一部位有停滞或轻度梗阻感。下段食管癌还可引起剑突下或上腹不适、呃逆、嗳气。上述症状均非特异性，也可发生在食管炎症和其他食管疾病时，食管癌的症状常与吞咽食物有关，进食时症状加重，而食管炎患者在吞咽食物时这些症状反而减轻或消失。

2.中晚期症状

（1）吞咽困难：是食管癌的典型症状。由于食管壁具有良好的弹性及扩张能力，一般出现明显吞咽困难时，肿瘤常已侵犯食管周径2/3以上，此时常已伴有食管周围组织的浸润和淋巴结转移。吞咽困难在开始时常是间歇性的，可以由于食物堵塞或局部炎症水肿而加重，也可以因肿瘤坏死脱落或炎症的水肿消退而减轻。但随着病情的发展，总的趋向是进行性加重且呈持续性，其发展一般比较迅速，多数患者如不治疗可在梗阻症状出现后1年内死亡。吞咽困难的程度与病理类型有关，缩窄型和髓质型病例较为严重，其他类型较轻。也有约10%的患者就诊时并无明显吞咽困难。吞咽困难的严重程度与肿瘤大小、手术切除率和生存率等并无一定的关系。

（2）梗阻：严重者常伴有反流，持续吐黏液，这是食管癌的浸润和炎症反射性地引起食管腺和唾液腺分泌增加所致。黏液积存于食管内可以反流，引起呛咳甚至吸入性肺炎。

（3）疼痛：胸骨后或背部肩胛间区持续性钝痛常提示食管癌已有外侵，引起食管周围炎、纵隔炎，但也可以是肿瘤引起食管深层溃疡所致。下胸段或贲门部肿瘤引起的疼痛可以发生在上腹部。疼痛严重不能入睡或伴有发热者，手术切除的可能性较小，应注意肿瘤穿孔的可能。

（4）出血：食管癌患者有时也会因呕血或黑便而来院诊治。肿瘤可浸润大血管特别是胸主动脉而造成致死性出血。对于有穿透性溃疡的病例特别是CT检查显示肿瘤侵犯胸主动脉者，应注意出血的可能。

（5）声音嘶哑：常是肿瘤直接侵犯或转移淋巴结压迫喉返神经所引起，但有时也可以是吸入性炎症引起的喉炎所致，间接喉镜有助于鉴别。

（6）体质量减轻和厌食：因梗阻进食减少，营养情况日渐低下，消瘦、脱水常相继出现，但患者一般仍有食欲。患者在短期内体质量明显减轻或出现厌食症状常提示肿瘤有广泛转移。

3.终末期症状和并发症

（1）恶病质、脱水、衰竭：是食管梗塞致滴水难入和全身消耗所致，常同时伴有水、电解质紊乱。

（2）肿瘤浸润：穿透食管侵犯纵隔、气管、支气管、肺门、心包、大血管等，引起纵隔炎、脓肿、肺炎、肺脓肿、气管食管瘘、致死性大出血等。

（3）全身广泛转移引起的相应症状：如黄疸、腹水、气管压迫致呼吸困难、声带麻痹、昏迷等。

(二)病理分型与分期

1.早期食管癌的大体病理分型

近年来对早期食管癌的研究,尤其是对早期食管癌切除标本的形态学研究,可将早期食管癌分成 4 个类型。

(1)隐伏型:在新鲜标本上,病变略显粗糙,色泽变深,无隆起和凹陷。标本固定后,病灶变得不明显,镜下为原位癌,是食管癌最早期阶段。

(2)糜烂型:病变黏膜轻度糜烂或略凹陷,边缘不规则呈地图样,与正常组织分界清楚,糜烂区内呈颗粒状,偶见残余正常黏膜小区。在外科切除的早期食管癌中较为常见。

(3)斑块型:病变黏膜局限性隆起呈灰白色斑块状,边界清楚,斑块最大直径<2 cm。切面质地致密,厚度在 3 mm 以上,少数斑块表面可见有轻度糜烂,食管黏膜纵行皱襞中断。病理为早期浸润癌,肿瘤侵及黏膜肌层或黏膜下层。

(4)乳头型或隆起型:肿瘤呈外生结节状隆起,乳头状或息肉状突入管腔,基底有一窄蒂或宽蒂,肿瘤直径 1~3 cm,与周围正常黏膜分界清楚,表面有糜烂并有炎性渗出,切面灰白色均质状。这一类型在早期食管癌中较少见。

有学者对某医院手术切除的 100 例早期食管癌标本作大体病理分型研究,早期食管癌除上述 4 个类型外,可增加 2 个亚型:①表浅糜烂型为糜烂型的一个亚型,特点是糜烂面积小而表浅,一般不超过 2.5 cm,病变边缘无下陷,周围正常黏膜无隆起,表浅糜烂常多点出现,一个病灶内可见几个小片状糜烂近于融合,病理为原位癌或原位癌伴浸润或黏膜内癌。②表浅隆起型是从斑块型中分出的一个亚型,特点是病变黏膜轻微增厚或表浅隆起,病变范围较大,周界模糊,隆起的黏膜粗糙,皱襞紊乱、增粗,表面似卵石样或伴小片浅表糜烂。病理为原位癌,少数为微小浸润癌。

2.中晚期食管癌的大体病理分型

(1)髓质型:肿瘤多累及食管周径的大部或全部,大约有一半病例超过 5 cm。肿瘤累及的食管段明显增厚,向管腔及肌层深部浸润。肿瘤表面常有深浅不一的溃疡,瘤体切面灰白色,均匀致密。

(2)蕈伞型:肿瘤呈蘑菇状或卵圆形突入食管腔内,隆起或外翻,表面有浅溃疡。切面可见肿瘤已浸润食管壁深层。

(3)溃疡型:癌组织已浸润食管深肌层,有深溃疡形成。溃疡边缘稍有隆起,溃疡基部甚至穿透食管壁引起芽孔,溃疡表面有炎性渗出。

(4)缩窄型:病变浸润食管全周,呈环形狭窄或梗阻,肿瘤大小一般不超过 5 cm。缩窄上段食管明显扩张。肿瘤切面结构致密,富含增生结缔组织。癌组织多浸润食管肌层,有时穿透食管全层。

(5)腔内型:肿瘤呈圆形或卵圆形向腔内突出,常有较宽的基底与食管壁相连,肿瘤表面有糜烂或不规则小溃疡。腔内型食管癌的切除率较高,但远期疗效并不佳。

3.分期

国际抗癌联盟(UICC)对食管癌的 TNM 分期进行了修订。首先对食管的分段进行了修改。以往食管的分段为颈段食管从食管入口(下咽部)到胸骨切迹,上胸段从胸骨切迹到主动脉弓上缘(T_6 下缘),中胸段从主动脉弓上缘到肺下静脉下缘(T_8 下缘),下胸段从肺下静脉下缘到贲门入口(包括膈下、腹段食管)。这一分段方法的缺点是 X 线片上不能辨认肺下静脉,主动脉弓随

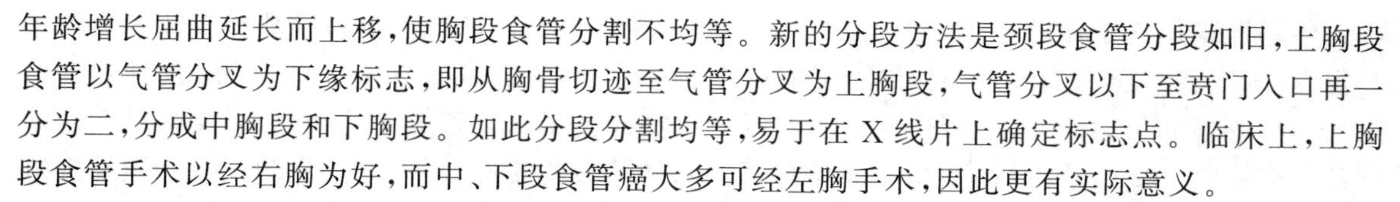

年龄增长屈曲延长而上移，使胸段食管分割不均等。新的分段方法是颈段食管分段如旧，上胸段食管以气管分叉为下缘标志，即从胸骨切迹至气管分叉为上胸段，气管分叉以下至贲门入口再一分为二，分成中胸段和下胸段。如此分段分割均等，易于在X线片上确定标志点。临床上，上胸段食管手术以经右胸为好，而中、下段食管癌大多可经左胸手术，因此更有实际意义。

UICC制定的TNM国际食管癌分期如下。

(1)原发肿瘤(T)分期如下。

T_X：原发肿瘤不能评估。

T_0：原发肿瘤大小、部位不详。

T_{is}：原位癌。

T_1：肿瘤浸润食管黏膜层或黏膜下层。

T_2：肿瘤浸润食管肌层。

T_3：肿瘤浸润食管外膜。

T_4：肿瘤侵犯食管邻近结构(器官)。

(2)区域淋巴结(N)分期如下。

N_X：区域淋巴结不能评估。

N_0：区域淋巴结无转移。

N_1：区域淋巴结有转移。

区域淋巴结的分布因肿瘤位于不同食管分段而异，对颈段食管癌，锁骨上淋巴结为区域淋巴结；对中、下胸段食管癌，锁骨上淋巴结为远隔淋巴结，如有肿瘤转移为远处淋巴结转移。同样对下胸段食管癌，贲门旁、胃左动脉旁淋巴结转移为区域淋巴结转移；对颈段食管癌，腹腔淋巴结均为远处转移。

(3)远处转移(M)分期如下。

M_X：远处转移情况不详。

M_0：无远处转移。

M_1：有远处转移。

(4)TNM分期。

0期：$T_{is}N_0M_0$。

Ⅰ期：$T_1N_0M_0$。

Ⅱa期：$T_2N_0M_0$；$T_3N_0M_0$。

Ⅱb期：$T_1N_1M_0$；$T_2N_1M_0$。

Ⅲ期：$T_3N_1M_0$；T_4，任何N，M_0。

Ⅳ期：任何T，任何N，M_1。

(三)实验检查与其他检查

1.食管功能的检查

食管功能检查分为食管运动功能检查和胃食管反流情况的测定两大类。此类检查在国外已开展30多年，近年来国内亦相继开展，简单介绍如下。

(1)食管运动功能试验：①食管压力测定，本法适用于疑有食管运动失常的患者，即患者有吞咽困难或疼痛症状而X线钡餐检查未见器质性病变者，如贲门失弛缓症、食管痉挛和硬皮病等，还可以对抗反流手术的效果进行评价或作为食管裂孔疝的辅助诊断。食管测压器可用腔内微型压力传感器或用连于体外传感器的腔内灌注导管系统。测定时像放置鼻胃管那样将测压器先置于胃内,确定胃的压力曲线后,将导管往回撤,分别测定贲门部(高压带)、食管体部、食管上括约肌和咽部等处的压力曲线,分析这些压力曲线的改变即可了解食管压力的变化,对食管运动功能异常作出诊断。②酸清除试验,用于测定食管体部排除酸的蠕动效率,方法是测试者吞服一定浓度酸 15 mL 后,正常情况下经 10～12 次吞咽动作后即能将酸全部排入胃内,需要更多的吞咽动作才能排除或根本没有将酸排除,则视为食管的蠕动无效,也就是说食管运动存在障碍。

(2)胃食管反流测定:胃食管反流的原因很多,如贲门的机械性缺陷、食管体部的推进动作不良、胃无张力、幽门功能失常、胃排空延滞等及食管癌手术后。胃内容物(特别是胃酸)反流入食管使食管黏膜长期与胃内容物接触,引起食管黏膜损伤,患者常有胃灼热、反呕、胸骨后疼痛等症状。下列试验有助于胃食管反流的测定。①食管的酸灌注试验:测试者取坐位,以每分钟 6 mL 的速度交替将生理盐水和 0.1 mol/L 盐酸灌入食管中段,以测定食管对酸的敏感性。灌酸时患者出现胃灼热、胸痛、咳嗽、反呕等症状,而灌生理盐水后症状消失为试验阳性。灌酸 30 mL 不发生症状为试验阴性。②24 h食管 pH 监测:将 pH 电极留置于下段食管高压带上方,连续监测 pH 24 h,以观察受试者日常情况下的反流情况。当 pH 降至4 以下算是一次反流,pH 升至 7 以上为碱性反流。记录患者在各种不同体位、进食时的情况,就能对患者有无反流、反流的频度和食管清除反流物的时间作出诊断。③食管下括约肌测压试验:食管下括约肌在消化道生理活动中起着保证食物单方向输送的作用,即抗胃食管反流作用。食管下括约肌的功能如何,不仅取决于它在静止时的基础压力,也取决于胸、腹压力的影响,及它对胃扩张、吞咽、体位改变等不同生理因素的反应。决定食管下括约肌功能的另一因素是它在腹内的长度。可由鼻孔插入有换能器的导管至该部位进行测定。

2.X 线钡餐检查

该法是诊断食管及贲门部肿瘤的重要手段之一,由于其检查方法简便,患者痛苦小,不但可用于大规模普查和食管癌的临床诊断,而且可追踪观察早期食管癌的发展演变过程,为研究早期食管癌提供可靠资料。食管钡餐检查时应注意观察食管的蠕动状况、管壁的舒张度、食管黏膜改变、食管充盈缺损及梗阻程度。食管蠕动停顿或逆蠕动,食管壁局部僵硬不能充分扩张,食管黏膜紊乱、中断和破坏,食管管腔狭窄、不规则充盈缺损、溃疡或瘘管形成及食管轴向异常均为食管癌重要的 X 线征象。早期食管癌和食管管腔明显梗阻狭窄者,低张双重造影检查优于常规钡餐造影。X 线检查结合细胞学和食管内镜检查,可以提高食管癌诊断的准确性。

(1)早期食管癌 X 线改变:可分为扁平型、隆起型和凹陷型。①扁平型:肿瘤扁平无蒂,沿食管壁浸润,食管壁局限性僵硬,食管黏膜呈小颗粒状改变或紊乱的网状结构。②隆起型:肿瘤向食管腔内生长隆起,表现为斑块状或乳头状隆起,中央可有溃疡形成。③凹陷型:肿瘤区有糜烂、溃疡发生,呈凹陷改变。侧位为锯齿状、不规则状,正位为不规则的钡池,内有颗粒状结节,呈地图样改变,边缘清楚。

(2)中晚期食管癌的 X 线表现:①髓质型,在食管片上显示为不规则的充盈缺损,上下缘与食管正常边界呈斜坡状,管腔狭窄。病变部位黏膜破坏,常见大小不等的龛影。②蕈伞型,在食管片上显示明显充盈缺损,其上下缘呈弧形,边缘锐利,与正常食管分界清楚。病变部位黏膜纹中断,钡剂通过有部分梗阻现象。③溃疡型,在食管片上显示较大龛影,在切线位上见龛影深入食管壁内甚至突出于管腔轮廓之外。如溃疡边缘隆起,可见“半月征”。钡剂通过时梗阻不明显。④缩窄型,食管病变较短,常在 3 cm 以下,边缘较光滑,局部黏膜纹消失。钡剂通过时梗阻较严重，病变上端食管明显扩张，呈现环型或漏斗状狭窄。⑤腔内型，病变部位食管管腔增宽，常呈梭形扩张，内有不规则或息肉样充盈缺损，病变上下界边缘较清楚锐利，有时可见清晰的弧形边缘，钡剂通过尚可。中晚期食管癌分型以髓质型最为常见，蕈伞型次之，其余各型较少见。

3.食管癌 CT 检查

CT 扫描可以清晰显示食管与邻近纵隔器官的关系。正常食管与邻近器官分界清楚，食管壁厚度不超过 5 mm，如食管壁厚度增加，与周围器官分界模糊，则表示有食管病变存在。CT 扫描可以充分显示食管癌病灶大小、肿瘤外侵范围及程度，明显优于其他诊断方法。CT 扫描还可帮助外科医师决定手术方式，指导放疗医师确定放疗靶区，设计满意的放疗计划。Moss 提出食管癌的 CT 分期：Ⅰ期肿瘤局限于食管腔内，食管壁厚度≤5 mm；Ⅱ期肿瘤伴食管壁厚度＞5 mm；Ⅲ期食管壁增厚同时肿瘤向邻近器官扩展，如气管、支气管、主动脉或心房；Ⅳ期为任何一期伴有远处转移者。CT 扫描时，重点应观察食管壁厚度、肿瘤外侵的程度、范围及淋巴结有无转移。外侵在 CT 扫描上表现为食管与邻近器官间的脂肪层消失，器官间分界不清。颈胸段食管癌 CT 扫描显示肿块向前挤压气管，形成气管压迹。轻者可见气管后壁隆起，突向气管腔内；重者肿瘤可将气管推向一侧，气管受压变形，血管移位。中胸段食管癌 CT 扫描显示食管壁增厚，软组织向前侵犯，使食管与主动脉弓下、气管隆嵴下的脂肪间隙变窄甚至消失，其分界不清。尤其是在气管分叉水平，由于肿瘤组织的外侵挤压，造成气管成角改变，有时可见气管向前移位，重者可见气管壁受压而变弯形。肿瘤向右侵犯，CT 扫描显示食管壁增厚，奇静脉窝变浅甚至消失。向左后侵犯，CT 扫描显示食管与降主动脉间的界线模糊不清。下胸段食管癌由于肿瘤的外侵扩展，CT 扫描显示左心房后壁出现明显压迹。CT 扫描不能诊断正常大小转移淋巴结，难以诊断食管周围转移淋巴结，一方面是 CT 扫描难以区别原发灶浸润和淋巴结转移，另一方面是良性的炎症改变也可引起淋巴结肿大，特别是当肿瘤坏死时，易引起淋巴结炎症反应，因此 CT 扫描对食管癌淋巴结转移的诊断价值很有限。一般认为淋巴结直径＜1.0 cm 为正常大小，1.0～1.5 cm 为可疑淋巴结，淋巴结直径＞1.5 cm 即为不正常。

CT 扫描诊断食管癌的依据是食管壁的厚度、肿瘤外侵的范围及程度，但食管黏膜不能在 CT 扫描中显示，因此 CT 扫描难以发现早期食管癌。将 CT 与 X 线检查相结合，有助于食管癌的诊断和分期水平的提高。

4.食管脱落法细胞学检查

食管脱落法细胞学检查方法简便，操作方便、安全，患者痛苦小，其准确率在 90%以上，为食管癌大规模普查的重要方法。食管脱落法细胞学检查结合 X 线钡餐检查可作为食管癌的诊断依据，使大多数患者免受食管镜检查痛苦。但食管狭窄有梗阻时，脱落细胞采集器不能通过，应行食管镜检查。

食管脱落法细胞学检查方法简便、安全，大多数患者均能耐受，但对患食管癌有出血及出血倾向者，或伴有食管静脉曲张者应禁忌做食管拉网细胞学检查；对食管癌 X 线片上见食管有深溃疡或合并高血压、心脏病及晚期妊娠者，应慎行食管拉网脱落细胞检查；对全身状况差，过于衰弱的患者应先改善患者一般状况后再做细胞学检查；合并上呼吸道及上消化道急性炎症者，应先控制感染再行细胞学检查。

5.食管镜检查

近年来，纤维食管镜被广泛应用于食管癌的诊断。纤维食管镜镜身柔软，可随意弯曲，光源在体外，插入比较容易，患者痛苦少。食管镜检查时可以在直视下观察患者肿瘤大小、形态和部位，为临床医师提供治疗的依据，同时也可在病变部位做活检或镜刷检查。食管镜检查与脱落法细胞学检查相结合，是食管癌理想的诊断方法。

(1)适应证：①患者有症状，X线钡餐检查阳性，而细胞学诊断阴性时，应先重复做细胞学检查，如仍为阴性者应该做食管镜检查及活检以明确诊断；如X线钡餐检查见食管明显狭窄病例，预计脱落法细胞学检查有困难者，应首先考虑食管镜检查。②患者有症状，细胞学诊断阳性，而X线钡餐检查阴性或X线片上仅见食管有可疑病变者，需做食管镜检查明确食管病变部位及范围。③患者有症状，细胞学诊断阳性，X线钡餐检查怀疑食管有双段病变时，为了帮助临床医师决定治疗方案的选择，需通过食管镜检查明确食管病变部位及范围；④食管癌普查中，细胞学检查阳性，而患者没有自觉症状，X线钡餐检查阴性，为了慎重起见，必须做食管镜检查，以便最后确诊。

(2)禁忌证：①严重心肺疾病、明显胸主动脉瘤、高血压未恢复正常、脑出血及无法耐受食管镜检查者；②巨大食管憩室，明显食管静脉曲张或高位食管病变伴高度脊柱弯曲畸形者；③口腔、咽喉、食管及呼吸道急性炎症者；④有严重出血倾向或严重贫血者。

(3)食管镜下表现：食管镜下早期食管癌的形态表现如下。①病变处黏膜充血肿胀，微隆起，略高于正常黏膜，颜色较正常黏膜深，与正常黏膜界线不清楚，镜管触及易出血，管壁舒张度良好。②病变处黏膜糜烂，颜色较正常黏膜为深，失去正常黏膜光泽，有散在小溃疡，表面附有黄白色或灰白色坏死组织，镜管触及易出血，管壁舒张度良好。③病变处黏膜有类似白斑样改变，微隆起，白斑周围黏膜颜色较深，黏膜中断，食管壁较硬，触及不易出血。进展期食管癌病灶直径一般在3 cm以上，在食管镜下可分为肿块型、溃疡型、肿块浸润型、溃疡浸润型及四周狭窄型等5种类型。

三、治疗

(一)放疗

1.适应证

局部区域性食管癌、一般情况较好、无出血和穿孔倾向者。

2.禁忌证

恶病质、食管穿孔、食管活动性出血或短期内曾有食管大出血者，同时合并无法控制的严重内科疾病。

3.放疗前的注意事项

放疗前应注意控制局部炎症，纠正患者营养状况，治疗重要内科合并症。放疗中应保持患者的营养供给，防止食物梗阻，进食后应多喝水，防止食物在病灶处潴留，导致或加重局部炎症，影响放疗的敏感性。

4.照射范围和靶区的确定

(1)常规模拟定位：有条件者应在定位前用治疗计划系统(TPS)优化，根据肿瘤实际侵犯范围设定照射野的角度和大小。胸段食管癌一般情况下多采用一前野二后野的三野照射技术。根据CT和食管X线片所见肿瘤具体情况，前野宽7～8 cm，二后斜野宽6～7 cm，病灶上下端各放3～4 cm。缩野时照射野的宽度不变，上下界缩短到病灶上下各放2 cm。如果肿瘤较大，也可以考虑先前后对穿照射，缩野时改为右前左后照射。颈段食管癌一般仅仅设二个正负60°角的前野，每个照射野需采用30°角的楔形滤片。

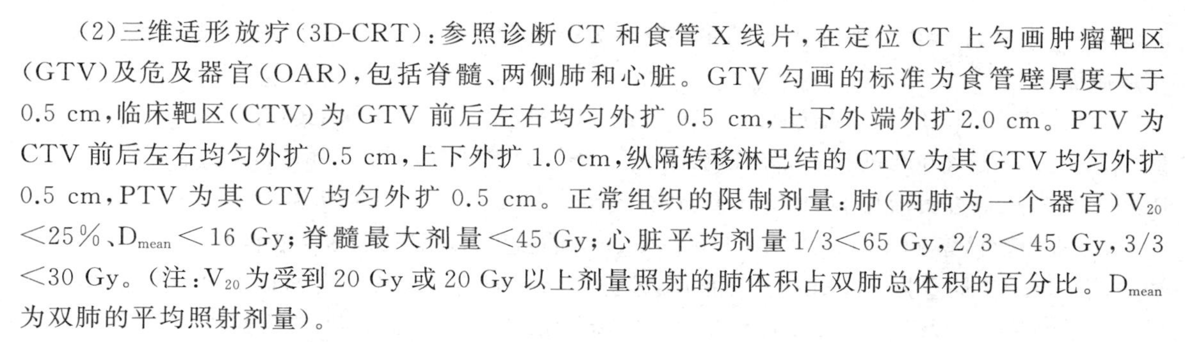

(2)三维适形放疗(3D-CRT):参照诊断CT和食管X线片,在定位CT上勾画肿瘤靶区(GTV)及危及器官(OAR),包括脊髓、两侧肺和心脏。GTV勾画的标准为食管壁厚度大于0.5 cm,临床靶区(CTV)为GTV前后左右均匀外扩0.5 cm,上下外端外扩2.0 cm。PTV为CTV前后左右均匀外扩0.5 cm,上下外扩1.0 cm,纵隔转移淋巴结的CTV为其GTV均匀外扩0.5 cm,PTV为其CTV均匀外扩0.5 cm。正常组织的限制剂量:肺(两肺为一个器官)V_{20}<25%、D_{mean}<16 Gy;脊髓最大剂量<45 Gy;心脏平均剂量1/3<65 Gy,2/3<45 Gy,3/3<30 Gy。(注:V_{20}为受到20 Gy或20 Gy以上剂量照射的肺体积占双肺总体积的百分比。D_{mean}为双肺的平均照射剂量)。

5.剂量和剂量分割

(1)单纯常规分割放疗:为每天照射1次,每次1.8～2.0 Gy,每周照射5～6次,总剂量为每6～8周60～70 Gy。

(2)后程加速超分割放疗:先大野常规分割放疗,每次1.8 Gy,1次/天,总剂量为每23次41.4 Gy;随后缩野照射,每次1.5 Gy,2次/天,间隔时间为6 h或6 h以上,总剂量为每18次27 Gy。肿瘤的总剂量为每44天41次68.4 Gy。

(3)同期放疗及化学治疗(简称化疗)时的放疗:放疗为每次1.8 Gy,1次/天,总剂量为每38天28次50.4 Gy(在放疗的第1天开始进行同期化疗),此剂量在欧美和西方国家多用。

6.非手术治疗的疗效

局部区域性食管癌行单纯的常规分割放疗的5年总生存率为10%左右,5年局控率为20%左右。后程加速超分割放疗的总生存率为24%～34%,局控率为55%左右。同期放化疗的生存率为25%～27%,局控率为55%左右。当然,放疗或以放疗为主的综合治疗的生存率高低也与患者的早晚期有密切关系。早期患者的5年生存率可达到80%以上。

(二)化疗

化疗主要用于姑息治疗,或作为以手术和(或)放疗为主的综合治疗的一种辅助方法。近年来的研究表明,放疗同期联合化疗能显著提高放疗的疗效,而且随着新的药物(或新的联合方案)的发现,化疗在食管癌治疗中的地位越来越重要。

1.适应证与禁忌证

(1)适应证:对于早期患者,同手术或放疗联合应用;对于晚期患者,用于姑息治疗(最好同其他方法联合应用);对小细胞癌患者,应同手术或放疗联合应用。

(2)禁忌证:骨髓再生障碍,恶病质及脑、心、肝、肾有严重病变且没有控制者。

2.常规用药

(1)紫杉醇+DDP:紫杉醇175 mg/m^2,静脉注射,第1天;DDP 40 mg/m^2,静脉注射,第2天,第3天。3周重复。某医院用该方案治疗了30例晚期食管癌患者,有效率为57%。Vander Gaast等治疗了31例晚期食管癌患者,有效率55%,耐受性好。

(2)TPE:紫杉醇75 mg/m^2,静脉注射,第1天;DDP 20 mg/m^2,静脉注射,第1～5天;5-FU 1 000 mg/m^2,静脉注射,第1～5天。3周重复。Son等治疗61例食管癌,有效率48%,中位缓解期5.7个月,中位生存期10.8个月,但毒副作用重,46%患者需减量化疗。

(3)L-O幽门螺杆菌+LV+5-FU:L-O幽门螺杆菌85 mg/m^2,静脉注射,第1天;LV 500 mg/m^{2}或400 mg/m^2,静脉注射,第1～2天;5-FU 600 mg/m^2,静脉滴注(22 h持续),第1～2天。Mauer等报道,34例食管癌的有效率为40%,中位有效时间为4.6个月。中位生存时间为7.1 个月，1 年生存率为 31%。主要毒性为白细胞计数下降。1 例死于白细胞计数下降的脓毒血症。

（4）CPT-11＋5-FU＋FA：CPT-11 180 mg/m^2，静脉注射，第 1 天；FA 500 mg/m^2，静脉注射，第 1 天；5-FU 2 000 mg/m^2，静脉滴注（22 h 持续），第 1 天。每周重复，共 6 周后休息1 周。Pozzo 等报道，该方案治疗了 59 例食管癌，有效率 42.4%，中位生存时间为 10.7 个月。

（5）多西紫杉醇＋CPT-11：CPT-11 160 mg/m^2，静脉注射，第 1 天；多西紫杉醇60 mg/m^2，静脉注射，第 1 天。3 周重复。Govindan 等报道，该方案治疗初治晚期或复发的食管癌，有效率 30%。毒副作用包括 71%患者出现 4 度骨髓抑制，43%患者出现中性粒细胞减少性发热。

（6）吉西他滨（GEM）＋LV＋5-FU：GEM 1 000 mg/m^2，静脉注射，第 1 天，第 8 天，第 15 天；LV 25 mg/m^2，静脉注射，第 1 天、第 8 天、第 15 天；5-FU 600 mg/m^2，静脉注射，第 1 天、第 8 天、第 15 天。每 4 周重复。该方案治疗了 35 例转移性或局部晚期食管癌，有效率为 31.4%。中位生存时间为9.8 个月。1 年生存率为 37.1%。

3.单一药物治疗

单一药物治疗食管癌，有效率不高，一般在 20%以内。较早的药物包括氟尿嘧啶（5-FU）、丝裂霉素（MMC）、顺铂（DDP）、博来霉素（BLM）、甲氨蝶呤（MTX）、米多恩醌、伊立替康（CPT-11）、多柔比星（阿霉素，ADM）和长春地辛（VDS）。新的药物包括紫杉醇、多西他赛、长春瑞滨、吉西他滨、奥沙利铂和卡铂。5-FU和 DDP 的联合方案被广泛认可，有效率为 20%～50%，是食管癌化疗的标准方案。紫杉醇联合5-FU和（或）DDP 被认为是一个对鳞癌和腺癌都有效的方案。另外，CPT-11 和 DDP 的联合方案也对部分食管鳞癌有效。

4.食管癌联合化疗方案

（1）DDP＋5-FU：DDP 100 mg/m^2，静脉注射，第 1 天；5-FU 1 000 mg/m^2，静脉滴注（持续），第 1～5 天。3～4 周重复。

（2）ECF：表柔比星 50 mg/m^2，静脉注射，第 1 天；DDP 60 mg/m^2，静脉注射，第 1 天；5-FU 200 mg/m^2，静脉滴注（持续），第 1～21 天。3 周重复。

（3）吉西他滨＋5-FU：吉西他滨 1 000 mg/m^2，静脉注射，第 1 天、第 8 天、第 15 天；5-FU 500 mg/m^2，静脉注射，第 1 天、第 8 天、第 15 天。3 周重复。

（4）DDP＋VDS＋CTX：CTX 200 mg/m^2，静脉注射，第 2 天、第 3 天、第 4 天；VDS 1.4 mg/m^2，静脉注射，第 1 天、第 2 天；DDP 90 mg/m^2，静脉注射，第 3 天。3 周重复。

（5）DDP＋BLM＋VDS：DDP 120 mg/m^2，静脉注射，第 1 天；BLM 10 mg/m^2，静脉注射，第 3～6 天；VDS 3 mg/m^2，静脉注射，第 1 天、第 8 天、第 15 天、第 20 天。4 周重复。

（6）DDP＋ADM＋5-FU：DDP 75 mg/m^2，静脉注射，第 1 天；ADM 30 mg/m^2，静脉注射，第 1 天；5-FU 600 mg/m^2，静脉注射，第 1 天、第 8 天。3～4 周重复

（7）BLM＋依托泊苷（VP-16）＋DDP：依托泊苷（VP-16） 100 mg/m^2，静脉注射，第 1 天、第 3 天、第 5 天；DDP 80 mg/m^2，静脉注射，第 1 天；BLM 10 mg/m^2，静脉注射，第 3～5 天。4 周重复。

（8）DDP＋BLM：DDP 35 mg/m^2，静脉注射，第 1～3 天；BLM 15 mg/m^2，静脉滴注（18 h 持续），第 1～3 天。3～4 周重复。

（马淑红）

第五节　急 性 胃 炎

一、概述

急性胃炎是指各种原因引起的胃黏膜急性炎症和损伤。临床上急性发病，常表现为上腹部疼痛、嗳气、恶心、呕吐和食欲减退等，其临床表现轻重不一，大多数都有比较明显的致病因素，如大量饮酒、药物、暴饮暴食、误食不洁食物等。内镜下可见黏膜充血、水肿、糜烂、出血等一过性病变。病理组织学特征表现为胃黏膜固有层见到中性粒细胞为主的炎症细胞浸润。

二、病因

导致急性胃炎发病的因素很多，有化学或物理的刺激，也有细菌或其毒素引起。化学刺激主要来自烈酒、浓茶、咖啡、香料及药物(如水杨酸盐制剂、吲哚美辛、保泰松、糖皮质激素等)，其中急性腐蚀性胃炎多是由吞服强酸、强碱及其他腐蚀剂所致。物理刺激，如过热、过冷、过于粗糙的食物及 X 线照射，均会损伤胃黏膜，引起炎症性改变。而进食被细菌或其毒素污染的食物，是导致急性胃炎最常见的一个病因。急性胃炎发病原因主要包括以下四方面。

(一)理化因素

药物因素，其中非甾体抗炎药最常见，其他如肾上腺糖皮质激素、某些抗生素及抗癌药物、乙醇等破坏黏膜屏障，引起上皮细胞损害、黏膜内出血和水肿；胆汁反流后胆盐、磷脂酶 A、胰酶破坏胃黏膜，产生多发性糜烂。物理因素，如辛辣及粗糙食物对胃黏膜造成机械性损伤。

(二)应激因素

急性应激可由严重的脏器疾病、大手术、大面积烧伤、休克、颅脑外伤、颅内疾病、精神心身因素等引起，发病机制包括胃黏膜缺血和 H^+ 反弥散。

(三)急性感染与病原体毒素

常见细菌有葡萄球菌、甲型溶血性链球菌、大肠埃希菌、嗜盐杆菌等，近年来幽门螺杆菌感染引起人们重视；病毒，如流感病毒和肠道病毒等；细菌毒素以金黄色葡萄球菌毒素常见。

(四)血管因素

常见于老年的动脉硬化患者和腹腔动脉栓塞治疗后的患者。临床上常表现为急性发作症状，表现为上腹痛、恶心、呕吐和食欲减退等急性胃炎的常见症状，药物和应激状态所致的胃炎，常以呕血或黑便为首发症状，出血量大时可导致失血性休克。由于食物中毒引起的急性胃炎，常同时发生急性肠炎而出现腹泻，严重时可有脱水、电解质紊乱、酸中毒甚至低血压。腐蚀性胃炎常引起上腹部剧痛，频繁呕吐，可伴寒战及发热。也有部分患者仅有胃镜下所见而无任何症状。体征上大多数患者仅有上腹或脐周压痛、肠鸣音亢进，特殊类型的急性胃炎可出现急腹症，甚至休克。

三、临床分型与常见分型的发病机制

(一)临床分型

急性胃炎一般分为急性单纯性胃炎、急性糜烂性胃炎、急性腐蚀性胃炎、急性化脓性胃炎，其中临床上以急性单纯性胃炎以及急性糜烂性胃炎最为常见，由于抗生素广泛应用，急性化脓性胃炎已罕见。

（二）常见分型的发病机制

1.急性糜烂性胃炎

（1）应激：大手术、大面积烧伤、严重创伤、颅内病变、败血症及其他严重脏器病变或多器官功能衰竭等，均可引起胃黏膜糜烂、出血，严重者发生急性溃疡并大量出血，如中枢神经系统病变所致者称 Cushing 溃疡，烧伤所致称为 Curling 溃疡。一般认为应激状态下胃黏膜缺血、缺氧可导致黏液和碳酸氢盐分泌不足，前列腺素 E 合成不足，上皮细胞再生能力减弱，从而破坏了胃肠黏膜的屏障和修复功能。

（2）药物：服用非甾体抗炎药（如吲哚美辛、阿司匹林等）、某些抗肿瘤药、口服铁剂或氯化钾等。这些药物除了直接损伤胃黏膜上皮外，还通过抑制环氧合酶导致前列腺素 E 合成不足，减少碳酸氢盐和黏液的分泌，降低胃肠黏膜血流灌注和细胞保护作用，削减了胃肠黏膜的屏障和修复功能。

（3）乙醇：乙醇有亲脂性和溶脂能力，高浓度时可直接破坏胃黏膜屏障，最终导致急性胃黏膜糜烂、溃疡和大出血。

2.急性单纯性胃炎

（1）物理因素：过冷、过热的食物和饮料、浓茶、咖啡、烈酒，刺激性调味品，过于粗糙的食物，药物（特别是非甾体抗炎药），均可刺激胃黏膜，破坏黏膜屏障。

（2）化学因素：阿司匹林等药物还能干扰胃黏膜上皮细胞合成硫糖蛋白，使胃内黏液减少，脂蛋白膜的保护作用削弱，引起胃腔内氢离子逆扩散，导致黏膜固有层肥大细胞释放组胺，血管通透性增加，以致胃黏膜充血、水肿、糜烂和出血等病理过程，前列腺素合成受抑制，胃黏膜的修复亦受到影响。

（3）生物因素：细菌及其毒素。常见致病菌为沙门菌、嗜盐菌、致病性大肠埃希菌等，常见毒素为金黄色葡萄球菌或毒素杆菌毒素，尤其是前者较为常见。进食污染细菌或毒素的食物数小时后即可发生胃炎，或同时合并肠炎，此即急性胃肠炎。葡萄球菌及其毒素摄入后发病更快。近年因病毒感染而引起本病者也不在少数。

（4）精神、神经因素：精神、神经功能失调，各种急重症的危急状态，以及机体的变态反应均可引起胃黏膜的急性炎症损害。

（5）其他因素：胃内异物或胃石、胃区放疗均可作为外源性刺激，导致本病。情绪波动、应激状态及体内各种因素引起的变态反应可作为内源性刺激而致病。

四、临床表现

急性胃炎轻者仅有腹痛、恶心、呕吐、消化不良的症状，严重者可有呕血、黑便，甚至失水、中毒及休克等。家庭生活中一般在暴饮暴食或食用了污染食物，服对胃有刺激的药后数小时至 24 h发病。主要临床表现有以下几点。

（一）上腹痛

正中偏左或脐周压痛，呈阵发性加重或持续性钝痛，伴腹部饱胀、不适。少数患者出现剧痛。

（二）恶心、呕吐

呕吐物为未消化的食物，呕吐后感觉舒服，也有的患者直至呕吐出黄色胆汁或胃酸。

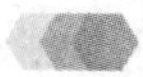

（三）腹泻

伴发肠炎者出现腹泻，随胃部症状好转而停止，可为稀便和水样便。

（四）脱水

由于反复呕吐和腹泻，失水过多引起，患者出现皮肤弹性差、眼球下陷、口渴、尿少等症状，严重者血压下降、四肢发凉。

（五）呕血与便血

少数患者呕吐物中带血丝或呈咖啡色，大便发黑或粪便隐血试验阳性。说明胃黏膜有出血情况。

五、辅助检查

（一）胃镜检查

胃镜检查有助于急性胃炎的诊断。内镜检查最好在出血发生后24～48 h进行，因病变可在短期内消失。内镜下可见弥漫分布的多发性糜烂、出血和浅表溃疡。一般非甾体抗炎药或乙醇所致者胃黏膜病损以胃窦为主，而应激因素所致者以胃体、胃底为主。吞服腐蚀剂者为胃镜检查禁忌证。

（二）实验室检查

疑有出血者应做呕吐物检验或粪便隐血试验，血常规红细胞计数、血红蛋白测定和血细胞比容。

（三）病理检查

急性胃炎病变可为弥漫性，或仅限于胃窦部黏膜的卡他性炎症。黏膜充血水肿，表面有渗出物及黏液覆盖，可有点状出血和不同程度的糜烂。因有淋巴细胞、中性粒细胞、浆细胞及少数嗜酸性粒细胞浸润，水肿、黏膜血管充血，偶有小的间质性出血，严重者黏膜下层水肿、充血。

六、诊断与鉴别诊断

（一）诊断

急性胃炎的常见症状有上腹痛、恶心、呕吐和食欲减退等。药物和应激状态所致的胃炎，常以呕吐或黑便为首发症状。食物中毒引起的急性胃炎，常同时发生急性肠炎而出现腹泻，严重时有脱水、电解质紊乱、酸中毒，甚至低血压。大多数患者仅有上腹或脐周压痛、肠鸣音亢进。

（二）鉴别诊断

本病需要与慢性胃炎等鉴别诊断。

七、治疗

急性胃炎的治疗原则包括积极治疗原发病，如去除损害因子；补液、解痉等对症支持治疗及抑酸、胃黏膜保护等药物治疗措施。治疗措施包括以下四个方面。

（一）一般治疗

去除病因，卧床休息，给予清淡易消化的流食，呕吐严重者禁食。

（二）纠正水、电解质紊乱

口服葡萄糖盐水或口服补液盐，呕吐严重或脱水者给予静脉输液。

(三)抗菌治疗

一般不用抗生素,但由细菌引起特别是伴有腹泻的患者,可口服小檗碱、吡哌酸、诺氟沙星或肌内注射庆大霉素等,小檗碱 0.3 g,每天 3 次;诺氟沙星 0.2 g,每天 2 次;庆大霉素 8 万 U,肌内注射,每天 2 次。

(四)对症治疗

腹痛明显者,可用解痉剂,如阿托品 0.5 mg,每天 3 次,或口服颠茄片 8 mg,每天 3 次;呕吐可用甲氧氯普胺 10 mg,肌内注射,每天 3 次,或口服多潘立酮 10 mg,每天 3 次;胃糜烂出现上消化道出血者,可针对性地给予冰水洗胃,止血输血,静脉滴注 H_2受体拮抗剂或质子泵抑制剂等,给予输液扩容、纠正休克等处理。

(刘 虎)

第六节 胃肠穿孔

一、概述

胃肠穿孔是在原有疾病基础上,病变侵蚀、穿透胃肠壁浆膜层,消化道内容物外溢进入腹腔,进而导致以急性腹膜炎为主要临床表现的一类疾病,是常见急、重症疾病之一。最常见的原因是消化性溃疡,其次为癌肿。由于病变不断加深,穿透肌层、浆膜层,最后穿透胃或肠壁而发生穿孔。穿孔后可发生几种不同后果。如穿孔前病变底已与胰腺、肝脏等邻近脏器发生粘连,形成穿透性溃疡,此为慢性穿孔,少数病例病变底与横结肠粘连,穿孔后形成胃结肠瘘。以上两种情况大多发生在胃、十二指肠后壁溃疡穿孔。如果病变穿孔后迅速与大网膜或附近脏器发生粘连,则可在穿孔周围形成脓肿。急性的游离穿孔是溃疡病最严重的并发症,穿孔部位大多在十二指肠第一段的前壁及幽门前区,因穿孔发生很快,局部未发生粘连,胃肠道内容物直接漏入腹腔,形成弥漫性腹膜炎,此时须急救处理。

二、病因与发病机制

(一)溃疡穿孔的病因与发病机制

1.幽门螺杆菌感染

早期认为,溃疡病的发生主要原因是胃酸分泌过多,随着 Warren 和 Marshall 发现幽门螺杆菌,对溃疡病的认识及外科干预程度发生了根本性改变。幽门螺杆菌凭借其毒性因子作用,定植于胃黏膜或胃上皮化生的十二指肠黏膜中,诱发局部炎症和免疫反应,损害局部黏膜的防御修复机制,还可增加促胃液素及胃酸的分泌,最终导致溃疡病的形成。幽门螺杆菌感染还与胃十二指肠溃疡穿孔密切相关,建议溃疡穿孔患者术后需常规实行幽门螺杆菌根除治疗。

2.非甾体抗炎药

非甾体抗炎药损伤胃十二指肠黏膜的机制包括直接的局部作用和系统作用两方面。非甾体抗炎药在胃液中呈非离子状态,容易透过黏膜上皮细胞膜进入细胞,从而在细胞内聚集而对细胞产生损伤;非甾体抗炎药的系统作用主要通过抑制环氧合酶而产生,使胃肠道中经过环氧合酶途径产生的具有细胞保护作用的内源性前列腺素合成减少，从而削弱胃肠道黏膜的保护作用机制。

3.与胃十二指肠溃疡穿孔有关的其他因素

精神紧张、过度劳累、暴饮暴食、吸烟、酗酒及洗胃等均可为溃疡穿孔的诱因，这些因素可直接或间接造成胃十二指肠黏膜损伤，降低黏膜御酸能力，其他重大创伤、休克等应激状态可使溃疡恶化而导致穿孔或直接产生应激性溃疡穿孔。

(二)癌肿穿孔的病因与发病机制

癌肿穿孔是肿瘤生长过程的一个并发症，一般认为主要发生于晚期癌症患者中，但有报道指出，早期癌症患者也可发生穿孔。肿瘤的增生、浸润、穿透胃肠壁，以及随之而来的肿瘤组织血管闭塞或萎缩，导致局部缺血性坏死，若坏死组织体积较大，或穿透性坏死未能及时瘢痕化，即可形成穿孔。此外行消化道钡餐检查、纤维胃镜、结肠镜检查及食用易发酵产气的食物等诱因，可使胃肠道内压增高，促使穿孔形成；此外，一些药物如肾上腺皮质激素及非甾体抗炎药等可降低消化道黏膜防御机制，与穿孔关系也较为密切；在行介入化疗或血管栓塞或全身化疗亦可诱发癌肿穿孔形成。

三、病理生理学

(一)病理学

溃疡病穿孔的特点：胃十二指肠溃疡穿孔多位于前壁，十二指肠溃疡发生穿孔的概率高于胃穿孔；胃溃疡穿孔多位于胃窦小弯侧，而十二指肠穿孔位于球部前壁近幽门处。胃十二指肠穿孔的直径多小于 0.5 cm，占 75%～80%；穿孔大部分情况下只有一处。在处理十二指肠穿孔时，基本不需考虑溃疡癌变的可能；而在处理胃溃疡穿孔时，则需注意溃疡癌变或胃癌本身的穿孔，因此术中需取活检或术后定期行胃镜检查。胃十二指肠溃疡穿孔的病理改变是一个动态过程，是胃肠黏膜的防御机制与破坏因子之间相互作用的结果。溃疡的发生、发展和缓解修复交替进行，这种长期作用改变了胃十二指肠的正常组织结构，正常腺体、肌层被纤维坏死组织代替，局部坏死或纤维化，随着病变的加重，最终形成溃疡穿孔。

胃癌穿孔多发生于进展期胃癌，突破浆膜的比例为 55%～82%，淋巴转移率为 57%～67%，病理类型多为溃疡性，即 Borrmann Ⅱ型及 Borrmann Ⅲ型。穿孔的位置多位于胃的中远端及前壁穿孔。Borrmann 分型是由 Borrmann 提出的胃癌大部分型法，主要根据肿瘤在黏膜面的形态和胃壁内浸润方式进行分型。①Borrmann Ⅰ型(结节蕈型)：肿瘤呈结节、息肉状，表面可有溃疡，溃疡较浅，主要向腔内生长，切面界限较清楚。②Borrmann Ⅱ型(局部溃疡型)：溃疡较深，边缘隆起，肿瘤较局限，周围浸润不明显，切面界限较清楚。③Borrmann Ⅲ型(浸润溃疡型)：溃疡底盘较大，边缘不清楚，周围及深部浸润明显，切面界限不清。④Borrmann Ⅳ型(弥漫浸润型)：癌组织在胃壁内弥漫浸润性生长，浸润部胃壁增厚变硬，皱襞消失，黏膜变平，有时伴浅溃疡，若累及全胃，则形成所谓革袋样胃。

乙状结肠、直肠是结肠肿瘤发生穿孔的主要位置(约占 50%)，其中乙状结肠占 42.3%；穿孔位于肿瘤处约占 73.1%，其余的穿孔位置一般为肿瘤的近端，大多合并梗阻(约占 60%)。位于肿瘤部位的穿孔与肿瘤本身的发展有关，肿瘤组织局部的缺血、坏死均可导致穿孔，而位于肿瘤近端的穿孔可能与炎症反应、缺血有关。

(二)胃肠穿孔的病理生理改变

胃肠穿孔形成后，胃肠内容物进入腹腔，其主要成分为食物、酸性胃液、碱性十二指肠液、胆汁、胰液、胰酶及多种肠道细菌，这些内容物具有强烈的化学腐蚀性，可迅速引起急性弥漫性腹膜炎，早期主要表现为化学性腹膜炎，产生剧烈疼痛及大量液体渗出，可导致血容量下降，严重者可导致低血容量性休克。数小时后，胃肠的消化液分泌受到抑制，漏出至腹腔的消化液也随之减少，由化学刺激导致的腹痛减轻，但此时细菌开始生长，逐渐向细菌性腹膜炎改变。致病菌为多种细菌混合感染，包括厌氧菌和需氧菌，以大肠埃希菌最为常见，其次有拟杆菌、梭状芽孢杆菌及克雷伯菌等。随着感染加重，细菌产生的毒素吸收，患者可出现中毒性休克，严重者可导致多器官功能不全。

四、临床表现

(一)胃十二指肠溃疡穿孔的临床表现

1.症状

(1)腹痛：穿孔发生时，患者顿感上腹(多为剑突下)剧烈疼痛，呈撕裂样或刀割样疼痛，难以忍受，以致被迫卧床，即使轻微活动或者略深呼吸也可加剧腹痛。早期腹痛与漏出液刺激有关，随着大量腹腔渗出液的稀释，腹痛可能减轻，但随着继发细菌性腹膜炎，腹痛可再次加剧。少数患者胃肠液漏出较少，可沿结肠旁沟往下流至右下腹和盆腔，表现为与急性阑尾炎类似的右下腹疼痛。如出现胃十二指肠的后壁穿孔，患者疼痛部位定位模糊，可出现上腹、腰背部疼痛，甚至肩背部疼痛。

(2)胃肠道症状：穿孔发生时，多数患者可出现恶心、呕吐，早期为反射性呕吐，程度较轻；呕吐物为胃内容物，随着腹膜炎的加重，导致肠麻痹的出现，呕吐物可为肠内容物，量多，而且有粪臭味。合并出现时，呕吐物可为血性或出血黑便。

(3)休克表现：早期化学性腹膜炎可导致患者剧烈腹痛，腹膜受到应激后可引起神经源性休克，或由于化学刺激导致大量腹腔渗出，进而出现低血容量性休克，患者主要表现为面色苍白、出冷汗、口干、心慌、脉搏细速及血压下降等。随着病情进展，继发细菌性腹膜炎后，患者可出现中毒性休克，表现为高热或体温不高，神志改变。

(4)其他：老年患者因机体反应差，可不具备上述典型临床表现；小儿溃疡穿孔则难以获得准确描述，但溃疡的发生常与病毒感染有关，常有腹泻、发热、上呼吸道感染等前驱症状。空腹、穿孔小、漏出物不多时，周围组织、网膜可迅速粘连封堵，使病灶局限化，表现为局限性腹膜炎，腹痛较为局限。

2.体征

(1)一般情况：溃疡病穿孔患者多呈重病容，面色苍白，表情痛苦，脱水貌，出冷汗，强迫仰卧位，呼吸浅速，病情严重者可出现四肢湿冷，脉搏细速，血压波动等早期休克表现。随着细菌性腹膜炎的出现，体温可逐渐升高。

(2)腹部体征：患者一般都表现为明显的腹膜炎体征，主要为因腹肌强烈收缩而腹式呼吸渐弱或消失，全腹压痛、反跳痛明显，上腹部更重；晚期因为肠麻痹可出现腹胀，随着消化道气体逸入腹腔，叩诊时肝浊音界可消失，腹水超过 500 mL 时，即可叩出移动性浊音，听诊肠鸣音减弱或消失。

(二)胃癌穿孔的临床表现

胃癌穿孔患者的平均年龄较溃疡病穿孔高，一般为 62.3～65.8 岁。胃癌穿孔患者在发病前多具有胃癌的一般临床表现，而且病程长达 1 年以上，这些临床表现主要包括：上腹隐痛、食欲减退、消瘦、乏力、贫血、黑便及恶心呕吐等症状。对于年龄大于 50 岁，具有胃痛史，近期出现消瘦、反复黑便等，突发上腹部剧烈疼痛合并急性弥漫性腹膜炎者应高度怀疑胃癌穿孔；对于具有长期溃疡病史，近期疼痛加重或疼痛周期及性质改变，突发上腹疼痛时也需怀疑胃癌穿孔。胃癌穿孔患者年龄较高，大多合并基础疾病，如高血压、缺血性心肌病、慢性阻塞性肺疾病及糖尿病等，这些基础疾病的存在都可增加患者术中术后的死亡率。

胃癌穿孔的体征与溃疡病穿孔类似，主要表现为腹肌强直，全腹压痛、反跳痛明显，以上腹部较为突出，如肿瘤体积较大，在麻醉后腹肌处在松弛状态时可扪及包块；当腹腔渗出液较多时，可叩出移动性浊音，肠鸣音早期可减弱或消失；晚期肿瘤患者一般体形消瘦、贫血貌，锁骨上淋巴结可触及肿大。

（三）结肠癌穿孔的临床表现

结肠内容物含细菌数量巨大，而且种类繁多，结肠癌穿孔后，结肠内容物进入腹腔，均可导致腹腔感染，根据腹腔感染的程度及转归，结肠癌穿孔可有如下四种临床表现。

1.化脓性腹膜炎

结肠内容物大量进入腹腔所致。患者表现为突发全腹剧痛，压痛、反跳痛明显，腹肌强直，由于气腹关系，可有明显腹胀。腹部 X 线检查可发现游离气体。

2.粪性腹膜炎

此类穿孔预后较差，患者常可迅速发展至急性弥漫性腹膜炎。主要临床表现：突发剧烈腹痛及腹胀，患者呈急性中毒性病容，伴发热、血压脉搏不稳定。腹部查体可见腹胀、压痛、腹肌紧张及板状腹；白细胞可增高或降低，腹部 X 线检查可见游离气体。

3.局限性脓肿

结肠内容物漏出量较少或局限时，可导致局限性脓肿，脓肿主要位于结肠周围或结肠系膜内。脓肿部位可有不同程度的持续性腹痛，局部压痛、腹肌紧张，偶可扪及肿块，伴有恶心、呕吐，便秘、便频等消化道症状，此外还可伴有心率升高、发热、血白细胞计数增高的炎症表现。

4.盆腔脓肿

盆腔位置较低，结肠穿孔后肠内容物可积聚在此。少量盆腔脓肿可无特殊症状，但脓液增多时可有体温升高、血白细胞计数增高等炎症反应，常伴有腹胀、里急后重、便秘等消化道症状或尿痛、尿频、尿急等局部刺激症状。直肠指诊时可扪及触痛性包块。B 型超声或盆腔 CT 检查多可发现盆腔脓肿。

五、辅助检查

（一）X 线检查

可为诊断穿孔提供可靠的依据，80％以上穿孔患者腹部 X 线检查存在膈下游离气体。因游离气体量的不同，在立位腹部平片中可有不同的征象，如膈下小气泡状、条带状或新月形透亮影，边缘清楚。当存在大量游离气体时，则表现为膈胃、肝膈间距增宽。后壁穿孔时，气体进入网膜囊内，卧位腹平片可见脊柱旁透亮影，而立位腹平片可见气液平面。此外，X 线腹部平片还可看出麻痹性肠梗阻、肠管扩张等急性弥漫性腹膜炎征象。在穿孔较小时或者慢性穿孔的情况下，腹部 X 线检查有时未能发现膈下游离气体，此时应注意动态检查或结合临床作出穿孔的诊断。对于无明确病史者，胃癌穿孔与溃疡病穿孔鉴别难度较大，而且大部分被误诊为胃溃疡穿孔而行剖腹探查术。

(二)实验室检查

血白细胞计数在穿孔发生后数小时明显增高,以中性粒细胞计数增高为主,继发细菌性腹膜炎后,白细胞计数可进一步增高,$>20.0\times10^9/L$,可出现核左移;由于存在脱水,血红蛋白含量及红细胞计数有不同程度的升高,同时可能存在水电解质紊乱及酸碱失衡。

(三)诊断性腹腔穿刺

胃十二指肠穿孔穿刺液为黄色、浑浊、含胆汁、无粪臭味,镜检时可见满视野白细胞或者脓球;测定氨含量较高时则说明存在胃穿孔。腹腔穿刺结果为阳性时,需鉴别有无急性胰腺炎、急性胆囊炎及其他原因引起的腹膜炎,因此腹腔穿刺不应作为常规检查。

六、诊断与鉴别诊断

(一)诊断

典型的胃十二指肠穿孔患者大多既往有溃疡症状、溃疡或消化道癌肿病史,近期有溃疡病活动或加重症状。穿孔后剧烈腹痛和明显的腹膜刺激征。结合病史、临床表现及腹部 X 线检查发现膈下游离气体即能确定诊断。但 X 线检查未发现气腹时,亦不能排除穿孔,必要时重复 X 线检查或直接手术探查。

(二)鉴别诊断

胃十二指肠穿孔主要与下列几种疾病进行鉴别诊断。

1.急性胰腺炎

两者都是由化学刺激而引起上腹剧烈疼痛,但急性胰腺炎以上腹或左上腹持续性疼痛为主,呈阵发性加剧,可放射至左肩、左侧腰背部,腹肌紧张程度也较轻。X 线检查发现膈下游离气体为两者鉴别诊断提供重要的依据。行 B 型超声、CT 检查时可见胰腺肿大,边界模糊或存在胰腺假性囊肿,这些对急性胰腺炎的诊断具有较高的价值。血清淀粉酶、穿刺液淀粉酶活性在溃疡穿孔后也可升高,但没有急性胰腺炎时升高明显。

2.急性阑尾炎

溃疡穿孔后漏出液沿结肠旁沟流至右下腹,可表现为与阑尾炎类似的右下腹疼痛。但溃疡病穿孔的腹痛以上腹部、剑突下为主,其临床症状及体征重于急性阑尾炎,X 线检查提示存在膈下游离气体时可为鉴别诊断提供帮助;消化道穿孔腹腔穿刺液多为黄色、浑浊、不臭,而急性阑尾炎则表现为脓性、有粪臭味。

3.胆石症、急性胆囊炎

表现为上腹部剧烈绞痛,可向右肩背部放射,伴畏寒、发热,合并胆管梗阻时可出现黄疸;腹部体征主要表现为上腹部压痛及反跳痛,较为局限,腹肌紧张程度不如溃疡穿孔;有时可触及肿大的胆囊,莫菲征阳性。如果血清胆红素显著增高,则可明确诊断。

七、治疗

(一)溃疡穿孔

根据患者病情及一般状况,治疗方案主要包括非手术治疗及手术治疗。

1.非手术治疗

适用于一般状况较好,就诊时间早,穿孔小,腹腔渗出量少,腹膜炎局限或呈局限化趋势,腹痛有缓解的趋势,全身状况良好,无严重感染或休克,X 线检查未发现膈下游离气体,诊断未明确

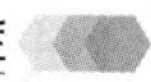

者；有严重心肺等重要器官并存疾病，无法耐受手术时也可采用保守治疗。在非手术治疗期间，早期一般处理必不可少，这些处理主要包括：有效的胃肠减压；根据有效循环血容量的高低，补充足够的液体，注意及时纠正电解质和酸碱平衡紊乱；根据感染的程度，合理选用抗生素，抗菌谱应包括抗消化道厌氧菌和需氧致病菌，一般采用头孢二代加甲硝唑，感染较重者可采用头孢三代。

2.手术治疗

(1)单纯穿孔修补缝合术：手术时间短，操作简单，创伤较轻，患者负担较小，手术风险较低，至今仍是治疗溃疡穿孔的主要手段。缝合方法为利用不可吸收线沿胃或十二指肠纵轴缝合浆肌层 2～4 针，然后覆盖大网膜打结，冲洗腹腔后即结束手术。此方法对腹膜炎和由腹腔感染引起的一系列并发症疗效显著，术后需服用组胺受体阻滞剂或质子泵抑制剂等制酸剂和进行幽门螺杆菌的根除性治疗，约 1/3 患者穿孔缝合后，经上述内科治疗一段时间，溃疡可自行愈合，但仍有 2/3 患者溃疡症状反复发作，部分患者需二次手术行胃大部分切除术。

(2)胃大部分切除术：随着手术操作技术的提高，施行急诊胃大部分切除术治疗溃疡穿孔的死亡率较平诊二次手术无显著性差异，在具有适应证的患者中，行急诊胃大部分切除术较单纯穿孔修补缝合术的死亡率也无显著性差异，此术式具有通过一次手术同时解决穿孔和溃疡两个问题的优点，减少患者因二次手术带来的痛苦与负担。但手术创伤大、时间长，术后可能出现较多的并发症，因此目前认为只在下列情况下可选择胃大部分切除术：溃疡病史长，症状重；既往有穿孔出血史；穿孔并发出血；存在幽门梗阻；怀疑有恶性病变的可能等。

(3)迷走神经切断术：迷走神经切断术一般联合穿孔修补、胃窦切除等治疗溃疡穿孔，具有降酸作用，较为符合胃肠道解剖生理，术后并发症少，死亡率低的优点。但存在胃小弯瘢痕挛缩或炎症粘连严重时，迷走神经辨别困难，使手术难以进行；如果存在幽门梗阻时，则不适合采用迷走神经切断术；此外，迷走神经切断术还存在溃疡复发率高的缺点。

(4)经皮穿刺引流术：经皮穿刺引流主要适用于一般状况较差，不能耐受手术打击的患者。这些患者一般具有如下情况：年龄较大，一般大于 60 岁；穿孔后就诊时间长，大于 72 h；存在感染性休克或合并严重基础疾病，如心肌梗死、冠心病及阻塞性气道疾病等。手术在局麻下进行，一般在右侧肋弓下取 1 cm 皮肤切口，然后植入硅胶管，见到胃十二指肠液引出时则可固定，保持引流通畅。

(二)胃癌穿孔

对于胃癌穿孔患者，应采取积极的手段进行治疗。

早期及时进行胃肠减压、禁食，抗感染、抗休克等治疗，纠正电解质及酸碱失衡。在积极进行一般处理时，及时的手术干预必不可少，在确定手术方式之前，应对病变及腹腔进行认真探查，在探查中应注意如下情况：①穿孔的位置，如果穿孔位于胃底、胃体及贲门部则应高度怀疑恶性。②病灶的形态，穿孔直径较大，大约 2.5 cm，边缘不规则时，需怀疑为恶性穿孔；如果穿孔周围有粟粒样结节，则可能为肿瘤生长已突破浆膜面。③有无转移：注意观察胃周淋巴结有无肿大，周围脏器有无转移灶；如果发现淋巴结肿大时，应注意炎性反应增生与肿瘤转移的区别，前者较为柔软，而后者小而硬，呈灰白色。在术中鉴别良性或恶性穿孔存在困难时，应取活检进行快速冰冻病理检查，但在取材时应注意无瘤原则，防止肿瘤细胞播散。

术中确定为胃癌穿孔时，手术方式的选择尚存在较大的争议。不管采用何种手术方式，首先处理的是穿孔导致的腹腔感染，在此前提下再考虑肿瘤的根治问题。一般认为患者一般状况较差，不能耐受长时间麻醉、手术打击时，应考虑单纯穿孔修补。因为，如果存在严重腹膜炎，胃及其周围解剖层次不清，淋巴结清除显得十分困难，而且术后吻合口瘘的可能性也大大增高。但是，胃癌穿孔行单纯修补术后，患者的死亡率仍然较高，除了患者本身基础疾病可导致患者死亡外，癌组织硬而脆，缺乏柔韧性及组织水肿，使缝合较为困难，穿孔缝合拉拢后，容易存在组织愈合不良，继发胃瘘的可能性很大，从而加重腹腔感染。许多胃穿孔患者术前一般状况较差，术中良恶性穿孔存在一定的鉴别困难，因此外科医师喜欢采用单纯修补术，待病理结果证实为胃癌穿孔时，行二期胃癌根治术。然而，二期手术需面对严重的腹腔粘连，手术过程较为困难，而且许多患者特别是已证实为进展期胃癌的患者，不愿意行二次手术，因此分期手术适用于一般状况较差，但肿瘤有可能切除的患者。

一般认为，胃癌穿孔是晚期肿瘤的表现之一，但也可发生于早期患者中，随着穿孔的发生，肿瘤细胞也将在腹腔中播散，术后易复发。因此，在之前外科医师一般不愿意在急诊行胃癌根治术。然而，一系列研究表明，胃癌穿孔患者急诊行胃癌根治术或姑息性切除术，手术效果并不比择期手术差。随着麻醉及手术操作技术的提高，肿瘤的切除率逐渐增高，而术中术后死亡率已逐渐下降，而且5年存活率有所上升。在一般状况尚可的患者中，胃癌穿孔首选的手术方式为 D_2 或 D_3 根治术。

总之，胃癌穿孔时肿瘤浸润程度，淋巴结转移的范围及手术的根治程度是影响患者预后的主要因素；而患者的年龄、性别、肿瘤的位置及组织学特性与预后无显著相关性。在治疗胃癌穿孔时应综合考虑各种因素，如果以腹膜炎为主要手术目的，则只要求对穿孔进行单纯修补以减少手术时间；如果以治疗胃癌为手术目的，则要求行胃癌根治术，如果术中无法明确穿孔的性质或患者一般状况较差，则可行分期手术。

（三）结肠癌穿孔

结肠癌穿孔的部位不同，其处理方式也有所不同。位于右半结肠的穿孔，患者全身情况好，腹腔污染程度较轻时，可行右半结肠切除一期吻合，腹腔引流。如果患者病情重，腹腔污染较重，可修补穿孔，末端回肠造口，腹腔引流。当肿瘤位于降结肠、乙状结肠时，可行肿瘤切除，近、远端结肠造口，二期吻合，或横结肠双腔造瘘，穿孔修补，在修补处放置引流。术中应注意行腹腔冲洗，将腹腔尽力清理干净后，于腹腔最低位放置腹腔引流。

（马淑红）

第七节　小肠肿瘤

一、非淋巴性小肠肿瘤

小肠肿瘤在小肠各部位及各层组织结构中均可发生，占胃肠道肿瘤的1%～5%。小肠良性肿瘤较恶性肿瘤多见，恶性肿瘤以转移瘤多见。

小肠任何一种细胞均可发生肿瘤，起源于小肠腺的腺瘤和腺癌及起源于平滑肌的平滑肌瘤和平滑肌肉瘤占原发性小肠肿瘤的大多数，在恶性肿瘤中50%是腺癌，其中多数位于小肠近端，而肉瘤分布于小肠各段。

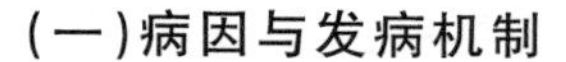

(一)病因与发病机制

小肠的致瘤因素尚属于推测性的，各种小肠肿瘤的病因可能不同。腺癌在胃和结肠好发，而小肠腺癌相对较少，这可能因小肠面积大且与下列因素有关。

1.致癌物质浓度低

小肠内液体较多且小肠蠕动快，致癌物质与肠襞接触机会减少，但动物试验给小鼠喂亚硝基脲化合物或欧洲蕨可以引起其小肠肿瘤。

2.解毒酶浓度高

小肠中对致癌物质进行解毒的解毒酶系统比胃和结肠可能高，如苯并芘是众所周知的致癌物质，各种食物中均含有少量，人类小肠含有苯井芘羟化酶可将其转化为活性低的代谢产物。现已证明在鼠类苯并芘羟化酶在小肠中较胃或结肠中浓度高。

3.菌丛

结肠中的菌丛远较小肠中的菌丛多，且结肠中含有大量的厌氧菌群，而小肠中却较少，厌氧菌能将胆汁酸转化为致癌物质。

4.免疫功能

小肠免疫系统的功能特别强大，包括体液免疫和细胞免疫，产生活性 IgA。小肠免疫可以抵御致瘤病毒；T 细胞免疫可以识别和杀灭瘤细胞。

5.小肠黏膜细胞更新速度快

小肠黏膜细胞更新速度快也可能防御瘤细胞的生长，而肿瘤细胞增生较正常肠黏膜细胞增生要慢，将两种细胞系混合竞争性生长时，增殖快速的细胞明显占优势。Lipkin 和 Quastler 认为小肠滞留的增殖细胞比胃或结肠要少，这些细胞可能包括原始的瘤转化细胞。利用氚标记的胸苷和微型自动放射显影技术对小肠黏膜细胞进行研究，表明在小肠腺体表面滞留的增殖细胞较少，这样可以解释小肠肿瘤发病率低。

(二)各种小肠肿瘤

1.原发性小肠肿瘤

(1)腺瘤和肠癌：①小肠单管状腺瘤以十二指肠最多见并可能有低度恶性。绒毛状腺瘤也常发生在十二指肠，其中约 1/3 有腺癌病灶。因此，腺瘤一般认为是癌前病变。绒毛状腺瘤较单管状腺瘤生长要大，腺瘤常为单发，组织柔软易变形，但因瘤体较大(最大腺瘤直径＞5.0 cm)，可以引起肠梗阻，也可以引起肠出血。十二指肠绒毛状腺瘤引起梗阻性黄疸时表明有恶性浸润。上消化道造影检查，绒毛状腺瘤有典型的 X 线表现，即所谓“冰激凌”或“肥皂沫”样表现，这是由于肿瘤组织呈多瓣状菜花样，钡剂嵌入绒毛分叶间隙所致，内镜活检可以确诊。②小肠腺癌也好发于十二指肠，也可发生于空肠，发生于回肠者较少见。肿瘤来源于小肠黏膜上皮细胞，一般呈息肉样突入肠腔或同时在襞内生长形成环状狭窄，局部淋巴结转移常见，晚期有广泛转移。临床上早期缺乏表现，继之可以有肠梗阻、肠出血等。小肠腺癌与多种疾病有关。

(2)平滑肌瘤与平滑肌肉瘤：起源于小肠肌层，可向腔内生长，也可向腔外生长，肿瘤界限清楚，在没有转移时组织学上难以判断是良性还是恶性。光学显微镜下有丝分裂活性可以估计其恶性程度。临床上最常见是消化道出血，肿瘤向肠腔内生长的可以引起肠套叠、肠梗阻，向肠腔外生长的可以触及包块。有 15%～20%的平滑肌瘤可以发生恶变。

(3)脂肪瘤：多来自黏膜下层，以位于回肠末端的居多，通常瘤体较小，多不超过 4.0 cm，可单发也可以多发。因肿瘤有纤维结缔组织包膜呈分叶状突入肠腔，易导致肠套叠，偶尔也可引起溃疡和出血。多在手术或尸检时发现,CT 对脂肪瘤分辨率高,对诊断有帮助。

(4)血管瘤:常为多发,可见于各段,直径可以从小如针尖至几厘米不等。常分布于黏膜表面呈球状或息肉状。临床上可以引起消化道出血,血管造影检查可做出术前诊断。Kaijser 将胃肠道血管瘤分为以下几类。①多发性血管扩张,认为与遗传有关,常发生在空肠。②多腔性血管瘤,累及结肠较小肠要多。③单腔性血管瘤,常形成息肉。④胃肠道多发性血管瘤综合征。恶性血管瘤除了转移外无特殊表现,临床上应注意 Kaposi 肉瘤,其恶性度低,主要见于男性,病变亦可累及四肢和皮肤,表现为大的蕈状出血肿瘤。病理上肿瘤含很多血管裂隙,衬以梭形细胞。

2.转移性小肠肿瘤

转移性小肠肿瘤比较常见,可能由于小肠面积相对较大,故比胃和结肠更易种植。

(1)黑色素瘤:是引起小肠癌的最常见肿瘤,约 1/3 患者找不到黑色素瘤的原发病灶,而皮肤或视网膜的黑色素瘤被切除多年后也可突然扩散至胃肠道、肝、肺等器官。胃肠道转移常为多发,可以引起肠套叠、肠梗阻或肠出血。X 线钡餐造影常显示息肉样肿块,有时中心形成溃疡表现为“牛眼”或“靶”样征。

(2)乳腺癌:是引起小肠转移癌的另一常见肿瘤,用皮质激素治疗的乳腺癌转移至胃肠的机会似乎大些。子宫颈癌、卵巢癌、结肠癌和肾癌可以直接侵及小肠,也可以通过腹膜后淋巴结直接侵及十二指肠。

(三)与腺癌有关的疾病

1.克罗恩病并发腺癌

多见于慢性克罗恩病患者,主要临床表现是肠道梗阻症状,有人认为克罗恩病并发小肠腺癌比无克罗恩病的小肠腺癌的发生率要大 100 倍,前者比后者的诊断年龄要早 10 年,这可能与慢性感染有关。

2.乳糜泻

在小肠最可能诱发淋巴瘤,但也可诱发腺癌,这可能与免疫抑制有关。临床上对乳糜泻患者进行严格无麸胶饮食,当出现下列症状,如全身不适,食欲下降,恶心和腹泻时提示小肠恶性肿瘤,当有贫血和隐性消化道出血者进一步提示腺癌。

3.Peutz-Jeghers 综合征

Peutz-Jeghers 综合征以大、小肠错构瘤样息肉,口腔黏膜、口唇和指(趾)色素斑为特征。为常染色体显性遗传,其息肉为错构瘤而不是腺瘤,可单发或多发,以空回肠多见,肠套叠为常见并发症。Reid 认为 2.4%的 Peutz-Jeghers 综合征患者出现小肠腺癌。

4.家族性息肉病综合征

家族性息肉病综合征可以伴发小肠肿瘤但机会很少。Gardner 综合征可以伴发小肠腺瘤,多见于十二指肠,特别是在壶腹周围更易恶变。

(四)临床表现

本病的临床表现一般取决于肿瘤的类型、大小,在小肠内的位置,血液供应情况及可能出现的坏死和溃疡等,肿瘤累及的范围也影响症状。如肿瘤生长在小肠浅层黏膜,如腺瘤呈息肉样突入肠腔,如果肿瘤很大,可阻塞肠腔引起肠梗阻或远端肠套叠后导致肠梗阻。腺瘤也可以形成溃疡引起消化道出血,出血可以很急,量可以很大,但多为隐性出血。

多数小肠腺癌呈环形生长,逐渐使肠腔狭窄,出现肠梗阻症状,表现为痉挛性腹痛,恶心、呕吐和腹胀,进食后症状加重,可伴有厌食,体质量下降和消化道出血,肠穿孔少见,十二指肠腺癌

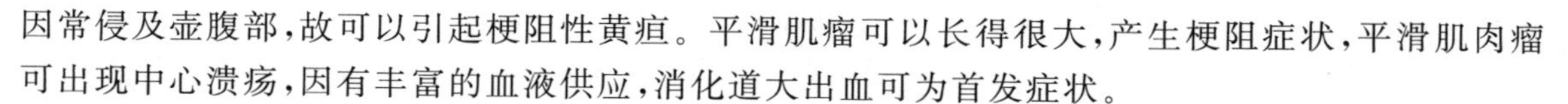

因常侵及壶腹部，故可以引起梗阻性黄疸。平滑肌瘤可以长得很大，产生梗阻症状，平滑肌肉瘤可出现中心溃疡，因有丰富的血液供应，消化道大出血可为首发症状。

总之，小肠恶性肿瘤比良性肿瘤易出现症状，良性肿瘤多在手术或尸检时偶然发现，但良性肿瘤比恶性肿瘤易引起肠套叠。

（五）诊断与鉴别诊断

小肠各种肿瘤缺乏特异性表现。痉挛性腹痛，腹胀，恶心，呕吐和急慢性肠道出血为常见症状，但也见于其他梗阻性和溃疡性肠道疾病，如克罗恩病并发癌肿很难与克罗恩病引起的症状区别。伴肠道大出血常提示溃疡性平滑肌瘤或平滑肌肉瘤。查体对诊断有帮助，但多不能确诊。黏膜色素斑是典型的Peut-Jeghers综合征的表现，腹部扪及包块提示肉瘤比腺癌可能性要大。还可以伴肝大等。

部分腺癌在小肠钡餐造影中表现为典型的环状“苹果核”或“餐巾环”样畸变。平滑肌肉瘤可以形成巨大肿块，有时中央有溃疡，平滑肌瘤最常见于 Meckel 憩室，良性肿瘤，如腺瘤易形成息肉样充盈缺损，比恶性肿瘤易致肠套叠。十二指肠腺癌与晚期胰腺癌难以区别。

管抽吸试验，棉线试验和选择性内脏动脉造影对肿瘤的定位诊断有帮助。采用标记的红细胞或锝放射性核素扫描对小肠出血也可以定位诊断。利用上消化道内镜可以诊断十二指肠肿瘤并可以活检。小肠纤维镜对诊断更有帮助。回肠末端肿瘤可以借助纤维结肠镜进行诊断。

球后消化性溃疡比十二指肠溃疡更易引起梗阻症状，需与十二指肠肿瘤鉴别，通过十二指肠镜检、活组织和细胞学检查一般可以区分。十二指肠 Brunner 腺可形成肿瘤并呈息肉样生长，因慢性高胃酸使十二指肠球部 Brunner 腺增生，常为多发性息肉，通过内镜及其活检可以鉴别。克罗恩病的慢性瘘管经久不愈或其分泌物发生变化时可能并发早期癌变。

（六）治疗

有症状的良性肿瘤一般应手术切除，手术中应尽量保留小肠，预后好。十二指肠和回肠息肉特别是有蒂的息肉可经内镜行圈套烧灼术切除。

做其他手术时偶然发现的无症状性良性肿瘤一般也应切除，以便定性诊断和预防如肠套叠和肠出血等并发症。因其他原因做钡餐检查而偶然发现的小肠良性肿瘤，一般的处理方法是对小而光滑的息肉（<2.0 cm），或黏膜下肿瘤定期做钡餐造影以防恶变。如有可能经内镜烧灼切除，或定期复查内镜进行活检和细胞学检查。对无症状的良性肿瘤如采取手术治疗时要考虑患者的年龄和一般情况。对临床上无禁忌证而内镜又未确诊者可行手术切除以便确定诊断和预防并发症。十二指肠绒毛状腺瘤基底较宽，多无蒂，一般不能经内镜切除，且因有恶变的危险应积极手术切除。

对于弥漫性多发性息肉综合征，如 Peutz-Jeghers 综合征可以经内镜切除十二指肠息肉，而行外科手术仅适用于治疗其并发症。对有症状的患者应尽可能将其息肉切除，但因可能需要反复外科手术有短肠综合征的危险，所以应尽量保留小肠。

外科手术是治疗小肠癌的根本方法。对于腺癌，手术是治疗的唯一方法，因腺癌早期即有淋巴结转移，原则上应做广泛切除术，但淋巴结转移多位于肠系膜根部，很易累及肠系膜上动脉。十二指肠腺癌易于通过后腹膜直接扩散，需要做胰十二指肠切除术。对有原位癌的绒毛状腺瘤可做单纯大范围切除，而对有十二指肠浸润癌者应做 Whipple 式手术。远端回肠腺癌手术切除包括右半结肠切除是最理想的治疗方法。

小肠腺癌行根治术的可能性为 50%，不能行根治术者姑息切除原位癌也能缓解或预防并发症。放疗和化疗对小肠腺癌效果很差。约15%已有肿瘤转移的患者予以5-FU有短暂性疗效。

平滑肌肉瘤也应采取广泛切除，与腺癌相比病程缓慢，淋巴结转移较少见，最常见的转移是腹腔直接播散或经血液转移至肺和肝脏。术后5年存活率约占50%，对有转移者，放疗和化疗一般无效。

二、原发性小肠淋巴瘤

小肠各段因其黏膜和黏膜下层都有丰富的淋巴组织，可以发生恶性淋巴肿瘤。病变可以为局灶性，也可以为弥漫性。通常将小肠淋巴瘤分为原发性和继发性，起源于小肠或最早以肠道症状为表现的淋巴瘤称为原发性小肠淋巴瘤，局灶性或多发性小肠病变为全身淋巴瘤一部分的称为继发性小肠淋巴瘤，临床上以后者多见。

淋巴瘤一般分为霍奇金淋巴瘤和非霍奇金淋巴瘤两大类。原发性小肠淋巴瘤根据组织来源又分为“Western”型和α链病。前者多见于50～60岁年龄组和10岁以下儿童，后者多见于10～30岁的人群。两者在病理学和临床上有差异，治疗和预后也不尽相同，现分述于后。

(一)“Western”型原发性小肠淋巴瘤

“Western”型原发性小肠淋巴瘤可以是单发的淋巴瘤也可以是位于正常肠黏膜中间的多发性淋巴瘤。

1.病因与发病机制

本病病因和发病机制尚不十分清楚，可能与下列因素有关：①肠道慢性炎症，抗原刺激肠道淋巴系统使淋巴组织增生；②某种病毒或其他因素在淋巴细胞增生的基础上可能有致瘤作用；③与某些腹腔疾病，如克罗恩病，Peutz-Jeghors综合征，家族性息肉病综合征有关；④环境因素对发病也有关系。

2.病理

病变可见于小肠任何一段，多数累及回肠，可以局限于一个小段，也可以为多灶性。形成霉菌样团块，其周边突起，中心形成溃疡或类似黏膜结节的增厚斑。有时为肠壁溃疡或弥漫性肠壁增厚，可以导致肠腔狭窄，甚至诱发克罗恩病。上述表现可以交替出现，也可以同时存在，尤其在病变的进展期。此外，某段弥漫性增厚可以伴有大量淋巴瘤细胞侵及其他部位的肠系膜及其淋巴结。

显微镜检查，非霍奇金淋巴瘤的各型均可以见到。但某一种大体标本以某一种组织类型更常见，如呈霉菌团块状的淋巴瘤常为单一的组织类型，它含有的淋巴细胞或免疫母细胞，这符合中度恶性淋巴瘤(弥漫性大细胞型)和高度恶性淋巴瘤(大细胞免疫母细胞型)的特点。在儿童和青少年，肿瘤常由不分裂的小细胞组成，间或为Burkitt型恶性淋巴瘤。在成年人，肿瘤由分裂的小细胞或大个的淋巴细胞组成，而以两者的混合型更常见。弥漫型远较滤泡型更常见。

3.临床表现

本病的临床表现主要为肠梗阻、肠套叠和肠穿孔引起的表现。多数患者以外科急腹症为首发症状，腹部疼痛最常见，常为痉挛性，因不全肠梗阻常伴有恶心、呕吐。全身症状有不适，乏力和体质量减轻。可以有肠道隐性出血，大量出血少见。如出现发热常表示有并发症或广泛转移。

查体腹部可以触及肿块和压痛，有广泛转移者可以有肝脾大，甚至腹水。有时有杵状指。

4.实验室检查与特殊检查

(1)实验室检查：患者可有中度贫血(多为缺铁性和营养不良性)，周围血和骨髓中很少见异

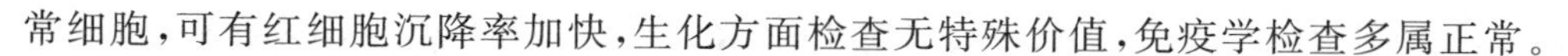

常细胞,可有红细胞沉降率加快,生化方面检查无特殊价值,免疫学检查多属正常。

(2)X线钡餐检查:小肠钡餐造影有助于小肠淋巴瘤的定位、累及范围和形态诊断。钡餐造影可见肠壁浸润,黏膜皱襞变形,节段狭窄和“动脉瘤样”扩张,也可以为息肉状。肠系膜或广泛肠道外转移时,可见外部压迫缺损。

(3)纤维内镜检查:内镜及其活组织检查对十二指肠和回肠末端病变可以确诊。

(4)影像学检查:CT和MRI可见肠壁增厚,肠壁和淋巴结受累及,为诊断提供依据。

5.诊断与鉴别诊断

临床表现和实验室检查均缺乏特异性,小肠钡餐造影和腹腔CT、MRI扫描对诊断有帮助,内镜检查及活组织检查有确诊价值,但检查部位受限制。多数患者为手术后确诊。临床上需与小肠其他肿瘤包括良性肿瘤(平滑肌瘤、腺瘤、脂肪瘤)、恶性肿瘤(癌、肉瘤和类癌)及肠道感染性疾病(如克罗恩病),肠道结核、霉菌感染等相鉴别。确诊有赖于剖腹探查及病理组织学检查。

6.治疗

采取手术切除肿瘤,化疗和(或)放疗及支持疗法的综合措施。

(1)外科手术:目前“Western”型小肠淋巴瘤手术切除是首选的治疗方法,并尽可能多切除肿瘤组织。在剖腹探查中,从肝脏、肠系膜和主动脉旁淋巴结取活检,以便了解病变累及的范围,术后辅以放疗和化疗。对有广泛转移者可以先行化疗,再行放疗或局部病灶切除。

(2)支持治疗与对并发症的治疗:对于营养不良、腹泻、出血等应给予支持治疗,如输入氨基酸、电解质、维生素及输血、输蛋白等。对有高度有丝分裂的淋巴瘤,如Burkitt淋巴瘤化疗时,由于大量细胞裂解可以引起代谢紊乱,如低钙血症,高尿酸血症和高乳酸血症等。当血清钙低于2 mmol/L时,常出现手足搐搦,此时应即刻静脉注射10%葡萄糖酸钙10 mL,每天酌情1～3次不等,直至血清钙恢复正常水平,必要时辅以镇静剂(如苯巴比妥或苯妥英钠)注射。对于高尿酸血症由于可能引起肾功能损害,处理上应多饮水,每天尿量在2 000 mL上,以利尿酸排出,同时避免进高嘌呤食物如动物内脏、骨髓、海产品、蛤蟹等,经上述方法血尿酸仍在480 μmol/L以上者,应用抑制尿酸合成的药物别嘌呤醇治疗,剂量100 mg,每天3次,可增至200 mg,每天3次,必要时合用排尿酸药如丙磺舒,初用250 mg每天2次,两周后增至500 mg每天3次,最大剂量每天不超过2 000 mg,也可用苯溴马龙25～100 mg每天1次。在应用排尿酸药治疗过程中,须口服碳酸氢钠,每天3～6 g。用药期间有痛风发作者可加用秋水仙碱,每天0.5～1.0 mg。高乳酸血症引起的代谢性酸中毒,Kassier等主张给小剂量碳酸氢钠,使 HCO_3^- 上升4～6 mmol/L而维持在14～16 mmol/L即可,对有严重的酸中毒患者纠正不宜太快。除上述方法外,必要时采用腹膜透析或血液透析。

肾上腺皮质激素在淋巴瘤化疗方案中几乎是不可缺少的。在放疗中引起全身性或局部性损伤时,可以应用激素,能迅速减轻症状,使化疗能继续进行,对于肿瘤并发症,如原因不明的发热,白细胞减少,恶病质等也可应用皮质激素,众所周知,激素用得广,时间持续长会产生一系列毒性或不良反应,其中对免疫系统的抑制作用(主要是细胞免疫),特别是同时进行放疗、化疗及淋巴瘤本身引起的免疫功能低下时,患者容易患肠道细菌或霉菌感染,尤以念珠菌感染最多见,以食道好发,主要症状有吞咽困难,胸骨后疼痛,甚至出血。对念珠菌感染引起的食道黏膜病损可应用碳酸氢钠饱和液涂敷,每1～2小时1次,也可用2%甲紫涂敷,制霉菌素0.5～1.0 g,每天4次口服(儿童酌减)或将其放入水中捣细、摇匀,边漱口边缓慢咽下,1～2周为1疗程,直至病损痊愈,培养为阴性,对疗效不佳者可改用氟尿嘧啶250～500 mg,每天4次口服,克霉唑1.0 g,每天

3次[50～60 mg/(kg·d)]也有效。对Israelii放线菌引起的病损，以青霉素治疗为首选，剂量为每天8×10^5～2.4×10^6 U，疗程至少4周，四环素、链霉素、磺胺类等也有一定疗效。对荚膜组织胞质菌感染以两性霉素B最有效，治疗应从小剂量(1～5 mg)置于5%葡萄糖500 mL中，每天滴注1次，最大剂量每天可为50～75 mg，疗程一般需3个月，总量为2.0 g左右。在应用上述抗霉菌病药物过程中需注意药物毒性及不良反应，如肝、肾损害及白细胞计数减少等。

7.预后

本病预后取决于淋巴瘤的组织类型，小肠受累的范围及有否肠外转移，其中滤泡性淋巴瘤预后最好。当有肠外组织受累时，5年存活率低于10%。多数患者在诊断后1年内死亡。存活10年以上者认为治愈。

(二)α链病(地中海淋巴瘤)

α链病是一种B淋巴细胞增生性疾病，主要涉及分泌性IgA系统。本病中的浆细胞产生单克隆免疫球蛋白分子；或在某些疾病，如骨髓瘤或γ-重链病，其细胞浸润产生多克隆的球蛋白分子，这些异常的球蛋白分子中的α链缺乏轻链。本病分为两型，一种为肠道型，最多见，另一种为呼吸道型，罕见。本病主要见于卫生和经济条件差的国家。

地中海淋巴瘤是一种原发性弥漫性肠道淋巴瘤，与α链病一样，开始为小肠良性淋巴细胞增生，多数患者血清中和空肠液中可以检测出α链病蛋白。实际上，地中海淋巴瘤与α链病是同一种疾病。由于这种淋巴瘤包括由良性浆细胞增生到恶性淋巴瘤的过程，故称为免疫增生性小肠疾病(IP-SID)淋巴瘤更合适。

1.病因与发病机制

本病病因和发病机制仍不清楚，可能与下列因素有关：①环境因素；②肠道慢性感染如慢性肠道细菌感染，寄生虫感染等；③营养不良；④遗传因素；⑤致瘤病毒的作用。

2.病理

部分或全部小肠黏膜和黏膜下层有弥漫性淋巴细胞浸润。通常累及空肠，并向十二指肠和回肠扩展，肠系膜淋巴结可以受累。

尽管大多数患者受累的小肠弥漫性增厚、变硬，但有时变化很轻微，甚至在剖腹探查时肠壁和肠系膜淋巴结可以正常。组织学检查小肠固有层有大量渗出，黏膜下层可见多形或单形细胞，渗出可引起腺管和绒毛数量减少，部分绒毛变短变宽，有时完全萎缩，表面上皮可有改变和溃疡形成。以多形细胞最多见，包括大、小淋巴细胞，免疫母细胞，浆细胞，嗜酸性粒细胞，中性粒细胞及多核巨细胞。多数淋巴细胞有浆细胞的特征：核偏移而固定和两染性胞质。多形细胞渗出的范围和各种淋巴细胞的数目随疾病进展而变化。患病早期单一形态细胞占优势，主要由成熟的几乎正常的浆细胞构成，只有少数非典型浆细胞和大个的淋巴细胞。

在晚期，淋巴瘤细胞渗出至黏膜下层，破坏肌层固有膜，甚至累及肠系膜脂肪。局部淋巴结和肠系膜淋巴结在发病早期即可受累，但不破坏淋巴结的结构，而在晚期，可有淋巴结的轮廓消失。

免疫荧光和免疫过氧化物研究表明，α链病中成熟的浆细胞含有α链但缺乏轻链，而大的淋巴细胞则不然。

3.临床表现

本病的临床表现主要为严重的肠道吸收障碍。可以有腹痛、腹泻、呕吐和体质量减轻。发病可以是隐匿的，也可以是突发的，自然病程常是进行性加重，但有时为自发性好转，查体杵状指常见，常有腹肌紧张和腹胀，晚期可有腹水及全身水肿。初诊时多无肝脾大和淋巴结肿大，晚期可有腹部包块，肠梗阻或肠穿孔。

4.实验室检查与特殊检查

(1)血常规和生化检查：患者常有轻或中度贫血，低蛋白血症，低钙血症，低钾血症及严重的脱水和电解质紊乱，低脂血症和低胆固醇血症，血清中碱性磷酸酶同工酶增加。1/3 患者有肠道寄生虫特别是蓝氏贾第鞭毛虫。

(2)肠吸收试验：D-木糖吸收试验和 Schilling 试验常不正常。

(3)免疫学检查：α 链蛋白在血清中浓度较高时，电泳法在 α_2 和 β_2 宽带区可以测出，但大多数电泳正常。免疫电泳法用 IgA 抗血清有明确诊断意义。即在 $\alpha_1 \sim \beta_2$ 后区可测出异常沉淀线，表明比正常 IgA 电泳移动度要快，但也有移动度正常者。血清中 IgG 和 IgM 常减少。由于 α 链蛋白分子量小，弥散快和免疫方法的问题，故不能定量检查。浓缩的尿液和空肠液中也可以测出 α 链蛋白。由于该异常球蛋白有聚合现象和有时不弥散，检测时可以为阴性。

(4)影像学检查：小肠钡餐造影常可见十二指肠、空肠黏膜增厚，可有假性息肉、肠腔狭窄和充盈缺损。CT 和 MRI 可见肠壁增厚，局部和肠系膜淋巴结肿大。

(5)内镜及其活组织检查：利用内镜或其他方法行小肠多处活组织检查即可确诊。

5.诊断与鉴别诊断

α 链病(地中海淋巴瘤)的早期诊断比较困难，病程晚期根据临床表现、化验结果、小肠钡餐造影及影像学检查结果可做出初步诊断，免疫电泳检测 α 链蛋白有重要意义，小肠多部位活检有确诊价值。临床上可伴有低血钾性肾病，不容忽视。本病需与各种肠道吸收障碍性疾病，乳糜泻、Whipple's 病及淀粉样变性等鉴别。鉴别各种肠道黏膜性疾病最好的方法是小肠不同部位多处活检。

6.治疗

采取何种治疗和治疗的时机尚有争议。一般认为，α 链病用药方式取决于病变侵及范围和病变发展过程。

(1)一般治疗：由于 α 链病初期患者和可疑患者寥寥无几，治疗原则仅给予一般临时措施，如对症处理，定期检查等。对所有该病患者给予支持治疗，如输入蛋白、氨基酸及维持电解质平衡等。

(2)抗生素治疗：对病变限于肠道、肠系膜和腹膜后淋巴结者，先口服抗生素治疗几个月，具体药物尚无明确规定，为避免药物的毒性和不良反应，可选用几种抗生素交替使用，对有寄生虫感染者应根治，如贾第虫感染可用甲硝唑 200～400 mg，每天 3 次，儿童 20～25 mg/(kg·d)，疗程为 1 周；或用米帕林100 mg，每天 3 次，儿童剂量为 8 mg/(kg·d)，分 3 次服，5～7 d 为 1 个疗程；也可用呋喃唑酮100 mg，每天3 次，儿童5～10 mg/(kg·d)，分 3 次服，1 周为 1 个疗程。上述3 种药物均有消化道不良反应，应予以注意。

(3)化疗：如果抗感染治疗 3 个月无好转，或在一定的时间内未缓解者(一般不超过 6 个月)或是在12 个月内才缓解者应采用化疗，如苯酸氮芥，环磷酰胺单独化疗，也可试用 CHOP 方案(羟基柔红霉素“H” 50 mg/m^2，CTX 750 mg/m^2，VCR 1.4 mg/m^2，均第 1 天静脉注射；泼尼松 25 mg/m^2，每天口服，连用5 d)。

(4)手术治疗：非晚期肿瘤如无手术禁忌证，应行剖腹探查，有些患者需二次手术探查。对有弥漫性淋巴瘤病变者，应尽可能手术切除其肿瘤，继之化疗。对是否先行腹部放疗再化疗尚有争议。

7.预后

本病自然病程可以为连续表现出症状，也可以为间断出现症状，单纯抗感染治疗可以缓解；已有报道，化疗在少数病例可以完全缓解。

（马淑红）

第八节　细菌性肝脓肿

一、概述

肝脓肿是指肝实质内单发或多发的脓性物积聚，大多是细菌性、阿米巴性或混合性脓肿，是消化系统常见严重疾病。而细菌性肝脓肿是指化脓性细菌侵入肝脏，造成局部肝组织炎症、坏死、液化，脓液积聚而形成的肝内化脓性感染。

二、流行病学

细菌性肝脓肿多继发于体内其他感染，最常见于胆道感染（尤其由胆道手术、胆管结石、恶性肿瘤、蛔虫梗阻所致感染）或身体其他脏器感染所致菌血症，常见于阑尾炎、憩室炎时细菌经肠系膜循环入门静脉侵入肝脏。炎症性肠病（尤其是克罗恩病）时肠黏膜屏障的受损亦为肝脓肿的危险因素。此外，未经治疗的口腔感染和细菌性心内膜炎所致菌血症也不可忽视。而钝性或穿透性肝损伤和邻近器官脓肿扩大至肝脏引起肝脓肿则较为少见。临床上也有部分患者的传播途径不明，称为隐源性肝脓肿。细菌性肝脓肿发病率没有明显的性别、种族或地理差异，50～70岁的年龄发病率相对较高，近年来糖尿病成为肝脓肿的易患因素。

三、病原学

之前普遍认为引起细菌性肝脓肿的病原体以肠道来源菌群为主，如大肠埃希菌及其他肠杆菌科、链球菌属及肠球菌属。随着病原菌流行病学变化及抗生素的广泛应用，过去10年间，在东南亚，肺炎克雷伯菌已取代大肠埃希菌等占据主要地位；在中欧，细菌性肝脓肿主要病原菌是大肠埃希菌、链球菌或金黄色葡萄球菌。其中肺炎克雷伯菌性肝脓肿多伴发于糖尿病患者。一方面，糖尿病患者的葡萄糖降解率减少，为白细胞提供能量功能受抑制，中性粒细胞趋化功能缺陷，杀菌活性减弱；另一方面，长期高血糖有利于细菌生长，尤其是呼吸道、泌尿道、皮肤和女性外阴部等处；同时，糖尿病患者易发生血管病变，导致局部血液循环障碍，周围组织供氧减少，不仅影响局部组织对感染的反应，也有利于厌氧菌生长和降低白细胞依赖氧的杀菌能力。

四、临床表现

细菌性肝脓肿的症状都是非特异性的。临床上常见高热、全身乏力、食欲缺乏、体质量减轻。也有5%～20%患者无发热症状。约一半患者有肝区疼痛。约1/3患者有恶心呕吐。少数患者可有黄疸，除非继发于胆道感染，否则一般出现较迟。体格检查可发现肝大、压痛、肝区叩痛。

五、辅助检查

(一)实验室检查

实验室检查血白细胞计数明显升高,核左移或有中毒颗粒。部分患者有贫血。大部分患者有红细胞沉降率增快,部分患者可出现肝功能轻度异常(血清碱性磷酸酶、谷氨酰转肽酶多增高),同时应对患者行血糖检测。

(二)影像学检查

1.X 线检查

右叶肝脓肿可有右侧膈肌升高,活动度减小;并发脓胸或支气管胸膜瘘者,肋膈角消失并有肺内阴影。

2.超声检查

超声常作为诊断首选。脓肿前期,病灶为不均匀、边界不清楚的低回声区,周围组织水肿可产生较宽的晕圈。肝脓肿液化后,表现为边缘清楚的无回声区,壁厚。脓腔内可随液化程度形成不同的回声表现。

3.CT 检查

CT 平扫时,脓腔为单发或多发低密度区,巨大脓腔的内壁不规则。病灶边界多数不清楚,脓肿壁呈稍高于脓腔低于正常肝的环形带。增强扫描后,脓肿壁可呈单环、双环甚至三环,由外到内分别为水肿组织、纤维肉芽组织和炎性坏死组织的病理结构。

4.MRI 检查

具有多序列成像及功能成像的优势,T_1W_1I 中表现为低信号,T_2W_1I 中为高信号。脓肿腔可表现为均匀或不均匀信号,注入对比剂后,肝脓肿典型表现为周边强化,而后病变中央信号缓慢升高。

六、诊断与鉴别诊断

(一)诊断

感染性疾病(尤其是胆道感染、菌血症者)出现高热、肝区疼痛及肝区叩击痛、肝大并触痛者,应高度怀疑。结合腹部 B 型超声、CT 和 MRI 诊断多不困难,B 型超声、CT 可检出直径>2 cm 脓肿病灶,而 MRI 可检出直径<2 cm 脓肿病灶。肝穿刺抽得脓液即可确诊。

(二)鉴别诊断

1.阿米巴肝脓肿

本病发展过程较为缓慢,主要为发热、肝区疼痛及肝大。粪便检查常能发现阿米巴包囊或滋养体,超声检查脓肿所在部位可显示不均匀的液性暗区(表 7-3)。

表 7-3　细菌性肝脓肿与阿米巴肝脓肿的鉴别诊断

鉴别要点	细菌性肝脓肿	阿米巴肝脓肿
流行病学	年龄 50～70 岁,无性别差异	年龄 20～40 岁,男性多发
病史	近期有胆道感染、败血症或腹部化脓性感染病史	可有阿米巴肠病史
症状	肝区疼痛,发热,寒战,乏力,食欲减退,体质量减轻	急性表现:高热,寒战,腹痛,败血症。亚急性表现:体质量减轻,发热和腹痛较少见。

续表

鉴别要点	细菌性肝脓肿	阿米巴肝脓肿
体征	肝大，腹部包块，黄疸	肝区压痛
实验室检查	白细胞计数增多，贫血，肝酶升高，胆红素升高，低蛋白血症。血培养阳性(50%～60%)	阿米巴抗原、抗体阳性(70%～95%)
影像学检查	50%为多发肿脓，肝右叶多见，边缘不规则	80%为单个脓肿，肝右叶多见，圆形或椭圆形
脓液	黄白色或有臭味	棕褐色，继发细菌感染可为黄白色，半数可查到阿米巴滋养体
治疗	抗生素治疗有效	抗阿米巴治疗有效

2.右膈下脓肿

多继发于化脓性腹膜炎或上腹部大手术后。全身反应(如寒战、发热等)和局部体征不如肝脓肿明显，但右肩牵涉痛较显著，深吸气时尤重。X线检查右膈下常有液气面出现，右侧横膈升高，膈肌运动受限。

3.原发性肝癌

巨块型肝癌中心坏死液化，继发感染时临床表现与细菌性肝脓肿相近，但前者一般情况较差，肿大肝表面不平有结节感或可触及较硬的包块，血清甲胎蛋白及脓肿穿刺病理学检查有重要鉴别意义。

4.胆道感染

多有右上腹绞痛及黄疸，压痛主要在胆囊区，肝大及肝压痛不明显。X线检查无膈肌升高、运动受限等表现，B型超声检查肝区无液性暗区。

七、治疗

(一)药物治疗

一旦考虑为细菌性肝脓肿，需尽早使用抗生素治疗。对于脓肿直径≤3 cm及散在小脓肿、脓肿早期且尚未完全液化、局部中毒症状轻者，选择应用能覆盖革兰氏阳性菌及革兰氏阴性菌的大剂量广谱抗生素，而该病多合并有厌氧菌感染，应加用抗厌氧菌药物。遵循足量、全程的用药原则，防止耐药菌株的产生。同时对合并糖尿病患者应及时药物控制血糖。

(二)介入治疗

随着影像技术的广泛应用，B型超声或CT引导下经皮肝穿刺抽脓或置管引流术已作为治疗细菌性肝脓肿的首选方案。指征：①保守治疗效果不佳。②脓肿液化明显，脓肿壁已形成。③脓肿直径>3 cm时且直径<5 cm，经反复穿刺抽脓即可获得理想疗效；对于直径≥5 cm，脓液多且不易抽净而建议行置管引流；对于脓腔≥10 cm，有学者建议在B型超声引导下从不同部位向同一脓腔分别置入2根引流管以便充分引流。④凝血功能正常，全身状况差不能耐受开腹手术者。随着介入超声技术和操作器械的发展，内镜超声引导下细菌性肝脓肿引流治疗成为一种新的选择，其优势在于可以到达经皮穿刺方式不易处理的部位(如肝尾状叶和肝左叶腹腔面脓肿)。

(三)外科手术治疗

虽经皮肝穿刺抽脓或置管引流术已成为主流，但仍无法取代外科手术治疗。手术指征：①经皮肝穿刺抽脓或引流效果不佳；②脓肿直径≥5 cm 并合并中毒症状重者；③脓肿破溃或有破溃可能者；④特殊部位脓肿（如尾状叶、膈顶部及左外叶）的脓肿；⑤伴有胆道系统疾病（胆石症、肝硬化，胆道出血等）需手术治疗者；⑥不能很好配合穿刺者。随着微创外科的进步，腹腔镜治疗可有效地处理多发性细菌性肝脓肿及对脓肿破裂后行腹腔灌洗引流。而对于部分局限性肝脓肿、脓肿壁厚或位于肝脏边缘较大脓肿有破溃可能致感染扩散者则可考虑行肝部分切除术。

（王冠军）

第九节　肝　衰　竭

一、概述

肝衰竭是多种因素引起的严重肝脏损害，导致其合成、解毒、排泄和生物转化等功能发生严重障碍或失代偿，出现以凝血功能障碍、黄疸、肝性脑病、脱水等为主要表现的一组临床症候群。

根据病理组织学特征和病情发展速度，肝衰竭可分为 4 类：①急性肝衰竭，急性起病，无基础肝病史，发病 2 周内出现以 2 期以上肝性脑病为特征的肝衰竭临床表现；②亚急性肝衰竭，起病较急，无基础肝病史，发病 2～26 周出现肝衰竭临床表现；③慢加急性肝衰竭，在慢性肝病基础上，出现急性（通常在 4 周内）肝功能失代偿的临床表现；④慢性肝衰竭，在肝硬化基础上，出现肝功能进行性减退引起的以腹水或肝性脑病等为主要表现的慢性肝功能失代偿的临床表现。

二、病因

国内最常见的是肝炎病毒，其次是药物及肝毒性物质，如抗结核药物、对乙酰氨基酚、抗代谢药物、毒蕈等。在欧美国家，药物是引起急性、亚急性肝衰竭的主要原因，以对乙酰氨基酚最常见；酒精性肝损害常导致慢性或慢加急性肝衰竭。儿童肝衰竭还可见于遗传代谢性疾病。

三、临床表现与临床分期

（一）临床表现

1.急性肝衰竭

急性起病，2 周内出现 2 期及以上肝性脑病并有以下表现者：①极度乏力，有明显厌食、腹胀、恶心、呕吐等严重消化道症状；②短期内黄疸进行性加深；③出血倾向明显，血浆凝血酶原活动度≤40％（国际标准化比值≥1.5），且排除其他原因；④肝脏进行性缩小。

2.亚急性肝衰竭

起病较急，2～26 周出现以下表现者：①极度乏力，有明显的消化道症状；②黄疸迅速加深，血清总胆红素大于正常值上限 10 倍或每天上升≥17.1 μmol/L；③伴或不伴有肝性脑病；④出血倾向明显，凝血酶原活动度≤40％（或国际标准化比值≥1.5）并排除其他原因者。

3.慢加急性肝衰竭

在慢性肝病基础上，短期内发生急性或亚急性肝功能失代偿的临床症候群，表现为：①极度乏力，有明显的消化道症状；②黄疸迅速加深，血清总胆红素大于正常值上限 10 倍或每天上升

≥17.1 μmol/L；③出血倾向，凝血酶原活动度≤40%（或国际标准化比值≥1.5），并排除其他原因者；④失代偿性腹水；⑤伴或不伴有肝性脑病。

4.慢性肝衰竭

在肝硬化基础上，肝功能进行性减退和失代偿：①血清总胆红素明显升高；②清蛋白明显降低；③出血倾向明显，凝血酶原活动度≤40%（或国际标准化比值≥1.5），并排除其他原因者；④有腹水或门静脉高压等表现；⑤肝性脑病。

（二）临床分期

根据临床表现的严重程度，亚急性肝衰竭和慢加急性肝衰竭可分为早期、中期和晚期。

1.早期

早期表现：①极度乏力，并有明显厌食、呕吐和腹胀等严重消化道症状；②黄疸进行性加深（血清总胆红素≥171 μmol/L 或每天上升≥17.1 μmol/L）；③有出血倾向，30%＜凝血酶原活动度≤40%，（或 1.5＜国际标准化比值≤1.9）；④未出现肝性脑病或其他并发症。

2.中期

在肝衰竭早期表现基础上，病情进一步发展，出现以下两条之一者即为中期。①出现 2 期以下肝性脑病和（或）明显腹水、感染。②出血倾向明显（出血点或瘀斑），且 20%＜凝血酶原活动度≤30%，（或 1.9＜国际标准化比值≤2.6）。

3.晚期

在肝衰竭中期表现基础上，病情进一步加重，有严重出血倾向（注射部位瘀斑等），凝血酶原活动度≤20%，（或国际标准化比值≥2.6），并出现以下 4 项之一者为晚期：肝肾综合征、上消化道大出血、严重感染、2 期以上肝性脑病。

四、辅助检查

（一）血清胆红素测定

常呈进行性增高，多超过 171 μmol/L，最高可达 800 μmol/L。

（二）血清转氨酶

血清谷丙转氨酶及谷草转氨酶常明显升高，尤以后者升高明显。谷草转氨酶与谷丙转氨酶的比值对估计预后有意义，存活者比值介于 0.31～0.63，死亡者比值多在 1.20～2.26。肝衰竭时，由于肝细胞大量坏死，谷丙转氨酶及谷草转氨酶活性反而迅速下降。与此形成对比的是，血清胆红素显著升高，此现象称为“胆酶分离”现象，对肝衰竭的诊断及预后有重要意义。

（三）血清胆固醇与胆固醇酯

胆固醇与胆固醇酯主要在肝细胞内合成。如果低于 2.6 mmol/L 则提示预后不良，急性肝衰竭时胆固醇脂也常明显下降。

（四）血清胆碱酯酶活力

胆碱酯酶有两种，乙酰胆碱酯酶和丁酰胆碱酯酶。后者在肝细胞内合成，肝衰竭时此酶活力常明显下降。

（五）血清白蛋白

最初可在正常范围内，如清蛋白逐渐下降则预后不良。但这种变化的敏感度不高，主要是因清蛋白的半衰期可达 3 周，其合成明显降低需 2～3 周才逐渐显现。

(六)凝血功能检查

1.凝血酶原时间

凝血因子Ⅰ、Ⅱ、Ⅴ、Ⅶ、Ⅹ中任何一种缺乏均可致凝血酶原时间延长。凝血酶原时间的表示方法有三种:①凝血酶原时间延长的秒数,比对照值延长 3 s 为异常;②国际标准化比值,>1.2为异常;③凝血酶原活动度,由凝血酶原时间计算而来。凝血酶原时间测定是目前最常用的估价肝细胞功能指标之一,但需排除维生素 K 缺乏所致的凝血酶原时间延长。

2.活化部分凝血活酶时间

参与内源性凝血系统的任何因子缺乏时均可致活化部分凝血活酶时间延长。活化部分凝血活酶时间延长首先提示因子Ⅷ、Ⅸ、Ⅺ、Ⅻ缺乏,但也提示因子Ⅰ、Ⅱ、Ⅴ、Ⅹ缺乏。肝衰竭时活化部分凝血活酶时间延长较为常见。

3.纤维蛋白原定量

由于肝细胞合成能力降低及并发弥散性血管内凝血等原因,可出现血浆纤维蛋白原含量降低。

4.凝血因子测定

凝血因子Ⅱ、Ⅴ、Ⅶ、Ⅸ、Ⅹ等明显减少。

(七)其他检查

肝炎病毒标志物及其他病毒抗体的检查有助于病因的诊断。血氨、血浆氨基酸测定有助于肝性脑病的诊断及处理。细菌学检查及鲎试验有利于确定感染的存在。电解质检查对监测患者病情极为重要。

五、诊断

肝衰竭的临床诊断需要依据病史、临床表现和辅助检查等综合分析而确定。

六、治疗要点

考虑到一旦发生肝衰竭治疗极其困难,病死率高,故对于出现以下肝衰竭前期临床特征的患者,须引起高度的重视,进行积极处理:①极度乏力,并有明显厌食、呕吐和腹胀等严重消化道症状;②黄疸升高(血清总胆红素≥51 μmol/L,但≤171 μmol/L),且每天上升≥17.1 μmol/L;③有出血倾向,40%<凝血酶原活动度≤50%(或 1.5<国际标准化比值≤1.6)。

目前肝衰竭的内科治疗尚缺乏特效药物和手段。原则上强调早期诊断、早期治疗,针对不同病因采取相应的病因治疗措施和综合治疗措施,并积极防治各种并发症。

(一)内科综合治疗

1.基础支持治疗

基础支持治疗方法:①卧床休息,减轻肝脏负担;②加强病情监测处理;③推荐肠道内营养,包括高碳水化合物、低脂、适量蛋白饮食,提供每千克体质量 35～40 kcal 总热量,肝性脑病患者需限制经肠道蛋白摄入,进食不足者,每天静脉补给足够的热量、液体和维生素;④积极纠正低蛋白血症,补充清蛋白或新鲜血浆,并酌情补充凝血因子;⑤纠正水电解质及酸碱平衡紊乱,特别要注意纠正低钠、低氯、低镁、低钾血症;⑥注意消毒隔离,加强口腔护理及肠道管理,预防医院感染发生。

2.病因治疗

在明确病因的情况下，正确的对因治疗是取得理想临床效果的关键。

(1)病毒性肝炎：对病毒性肝炎肝衰竭的病因学治疗，目前主要针对乙型肝炎病毒感染所致的患者。对乙型肝炎病毒 DNA 阳性的肝衰竭患者，不论其检测出的乙型肝炎病毒 DNA 滴度高低，建议立即使用核苷类药物抗病毒治疗，应注意晚期肝衰竭患者因残存肝细胞过少、再生能力严重受损，抗病毒治疗难以改善肝衰竭的结局。在我国上市的核苷类药物中，拉米夫定、恩替卡韦、替比夫定、阿德福韦酯等均可有效降低乙型肝炎病毒 DNA 水平，降低肝衰竭患者的病死率。考虑到慢性乙型肝炎病毒相关肝衰竭常为终身用药，应坚持足够的疗程，避免病情好转后过早停药导致复发；应注意后续治疗中病毒耐药变异，并做出及时处理。对免疫抑制剂所致乙型肝炎病毒再激活者应以预防为主，放宽核苷类药物的适应证(乙型肝炎病毒血清学标志物阳性即可)。甲型、戊型病毒性肝炎引起的急性肝衰竭，目前尚未证明病毒特异性治疗有效。对确定或疑似疱疹病毒或水痘-带状疱疹病毒感染引发的急性肝衰竭患者，可使用阿昔洛韦(5～10 mg/kg，每 8 小时静脉滴注)治疗，并应考虑进行肝移植。

(2)对乙酰氨基酚中毒所致的急性肝衰竭：应立即给予 N-乙酰半胱氨酸。

(3)药物性肝损伤所致急性肝衰竭：应停用所有可疑的药物，追溯过去 6 个月服用的处方药、中草药、非处方药、膳食补充剂的详细信息(包括服用、数量和最后一次服用的时间)。尽可能确定非处方药的成分。已有研究证明，N-乙酰半胱氨酸对药物性肝损伤所致急性肝衰竭有益。异烟肼中毒采用维生素 B_6 对抗。酒精中毒补充足量的 B 族维生素。

(4)确诊或疑似毒蕈中毒的急性肝衰竭患者，可考虑应用青霉素(剂量按每天 30 万～100 万 U/kg)和水飞蓟素。

(5)妊娠急性脂肪肝/溶血肝功能异常血小板减少综合征所导致的肝衰竭建议立即终止妊娠，如果终止妊娠后病情仍继续进展，须考虑人工肝和肝移植治疗。

3.抗感染治疗

(1)推荐常规进行血液和其他体液的病原学检测。

(2)除了慢性肝衰竭时可酌情口服喹诺酮类作为肠道感染的预防以外，一般不推荐常规预防性使用抗菌药物。

(3)一旦出现感染，应首先根据经验选择抗菌药物，并及时根据培养及药物敏感试验结果调整用药。

(4)使用强效或联合抗菌药物、激素等治疗时，应同时注意防治真菌二重感染。

4.其他治疗

(1)肾上腺皮质激素：对于激素在肝衰竭治疗中的应用尚存在不同意见。非病毒感染性肝衰竭，如自身免疫性肝炎是其适应证，可考虑使用泼尼松(40～60 mg/d)。其他原因所致肝衰竭前期或早期，若病情发展迅速且无严重感染、出血等并发症者，也可酌情使用。

(2)促肝细胞生长治疗：为减少肝细胞坏死，促进肝细胞再生，可酌情使用促肝细胞生长素和前列腺素 E_1 脂质体等药物，但疗效还需进一步确定。

(3)微生态调节治疗：可改善肝衰竭患者预后。可应用肠道微生态调节剂、乳果糖或拉克替醇，以减少肠道细菌易位或降低内毒素血症及肝性脑病的发生。

5.防治并发症

包括防治肝性脑病、脑水肿、肝肾综合征、消化道出血等，

(张　艳)

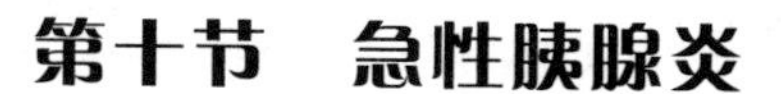

一、概述

急性胰腺炎是指多种病因引起的胰酶激活，继以胰腺局部炎性反应为主要特征，伴或不伴有其他器官功能改变的疾病。临床以急性上腹痛及血淀粉酶或脂肪酶升高为特点。大多数患者的病程呈自限性，20%～30%的患者临床经过凶险。总体病死率为5%～10%。

我国急性胰腺炎诊治指南中，将急性胰腺炎严重度分为以下3级：①轻度急性胰腺炎，具备急性胰腺炎的临床表现和生物化学改变，不伴有器官功能衰竭及局部或全身并发症，通常在1～2周恢复，病死率极低。②中度急性胰腺炎，具备急性胰腺炎的临床表现和生物化学改变，伴有一过性的器官功能衰竭(48 h内可自行恢复)，或伴有局部或全身并发症而不存在持续性的器官功能衰竭(48 h内不能自行恢复)。③重度急性胰腺炎，具备急性胰腺炎的临床表现和生物化学改变，须伴有持续的器官功能衰竭(持续48 h以上、不能自行恢复的呼吸系统、心血管或肾脏功能衰竭，可累及一个或多个脏器)。病死率较高，为36%～50%。

二、病因与发病机制

(一)病因

引起急性胰腺炎的病因甚多，常见病因为胆石症(包括胆道微结石)、高甘油三酯血症、乙醇。国内以胆石症与胆道疾病为主，占50%以上，称为胆源性胰腺炎；西方国家主要与酗酒有关，约占60%。胆石症、胆道感染或胆道蛔虫等均可引起急性胰腺炎，其中胆石症(包括胆道微结石)最常见。

1.胆石症与胆道疾病

由于在解剖上70%～80%的胰管与胆总管汇合成共同通道开口于十二指肠壶腹部，一旦结石嵌顿在壶腹部，将会导致胰腺炎与上行胆管炎，即“共同通道学说”。其他机制：①梗阻，由于上述的各种原因导致壶腹部狭窄或(和)奥狄括约肌痉挛，胆道内压力超过胰管内压力(正常胰管内压高于胆管内压)，造成胆汁逆流入胰管，引起急性胰腺炎；②奥狄括约肌功能不全，胆石等移行中损伤胆总管、壶腹部或胆道炎症引起暂时性奥狄括约肌松弛，使富含肠激酶的十二指肠液反流入胰管，损伤胰管；③胆道炎症时细菌毒素、游离胆酸、非结合胆红素、溶血磷脂酰胆碱等，也可能通过胆胰间淋巴管交通支扩散到胰腺，激活胰酶，引起急性胰腺炎。胆道微结石容易导致急性胰腺炎，因其在胆道系统内的流动性，增加了临床诊断的困难。

2.高甘油三酯血症

高甘油三酯血症性胰腺炎的发病率呈上升态势。当甘油三酯≥11.30 mmol/L，临床极易发生急性胰腺炎；而当甘油三酯＜5.65 mmol/L时，发生急性胰腺炎的危险性降低。可能与脂球微栓影响微循环及胰酶分解甘油三酯致毒性脂肪酸损伤细胞有关。但高甘油三酯血症也常出现于严重应激、炎症反应时，在急性胰腺炎伴有高甘油三酯血症时，应注意其是因还是果。

3.乙醇

大量饮酒引起急性胰腺炎的机制：①乙醇通过刺激胃酸分泌，使促胰液素和缩胆囊素分泌，促使胰腺外分泌增加；②刺激奥狄括约肌痉挛和十二指肠乳头水肿，胰液排出受阻，使胰管内压增加；③长期饮酒者常有胰液内蛋白含量增高，易沉淀而形成蛋白栓，致胰液排出不畅。暴饮暴食使短时间内大量食糜进入十二指肠，引起乳头水肿和奥狄括约肌痉挛，同时刺激大量胰液和胆汁分泌，由于胰液和胆汁排泄不畅，引起急性胰腺炎。

4.胰管阻塞

胰管结石或蛔虫、胰管狭窄、肿瘤等均可引起胰管阻塞，当胰液分泌旺盛时胰管内压增高，使胰管小分支和胰腺泡破裂，胰液与消化酶渗入间质，引起急性胰腺炎。胰腺分裂症（胰腺胚胎发育异常）时，多因副胰管经狭小的副乳头引流大部分胰腺的胰液，因其相对狭窄而引流不畅。

5.手术与创伤

腹腔手术特别是胰胆或胃手术、腹部钝挫伤等可直接或间接损伤胰腺组织与胰腺的血液供应引起胰腺炎。经内镜逆行胰胆管造影后，少数可因重复注射造影剂或注射压力过高，发生胰腺炎。近年来，经内镜逆行胰胆管造影后、腹部手术后等医源性因素诱发的急性胰腺炎的发病率呈上升趋势。

6.内分泌与代谢障碍

任何引起高钙血症的原因，如甲状旁腺肿瘤、维生素 D 过多等，均可引起胰管钙化、管内结石导致胰液引流不畅，甚至胰管破裂，高血钙还可刺激胰液分泌增加和促进胰蛋白酶原激活。

7.感染与全身炎症反应

急性胰腺炎继发于急性感染性疾病者（如急性流行性腮腺炎、甲型流感、传染性单核细胞增多症等）多数较轻，随感染痊愈而自行消退。在全身炎症反应时，作为受损的靶器官之一，胰腺也可有急性炎性损伤。

8.药物

某些药物（如噻嗪类利尿剂、硫唑嘌呤、糖皮质激素、四环素、磺胺类等）可直接损伤胰腺组织，可使胰液分泌或黏稠度增加，引起急性胰腺炎。多发生在服药最初 2 个月。

9.其他

少见原因有十二指肠球后穿透性溃疡、壶腹乳头括约肌功能不良、血管炎、先天性（胰腺分裂、环形胰腺、十二指肠乳头旁憩室等）、肿瘤性（壶腹周围癌、胰腺癌）、自身免疫性（系统性红斑狼疮、干燥综合征）、α_1-抗胰蛋白酶缺乏症等。但仍有 5%～25%的急性胰腺炎经临床与影像、生物化学等检查病因不明，称为特发性胰腺炎。

进食高脂肪饮食常是急性胰腺炎发病的诱因，应仔细寻找潜在的病因。随着生活水平的改善，目前由单纯过度进食作为病因的急性胰腺炎已显著减少。

（二）发病机制

急性胰腺炎的发病机制尚未完全阐明，已有共识的是上述各种病因，虽然致病途径不同，但有共同的发病过程，即胰腺自身消化的理论。正常胰腺分泌的消化酶有两种形式：一种是有生物活性的酶，如淀粉酶、脂肪酶和核糖核酸酶等；另一种是以前体或酶原形式存在的无活性酶，如胰蛋白酶原、糜蛋白酶原、前磷脂酶、前弹性蛋白酶、激肽释放酶原和前羟肽酶等。在正常情况下，合成的胰酶绝大部分是无活性的酶原，酶原颗粒与细胞质是隔离的，胰腺腺泡的胰管内含有蛋白酶抑制物质，灭活少量的有生物活性或提前激活的酶。这是胰腺避免自身消化的生理性防御屏障。正常情况下，当胰液进入十二指肠后，在肠激酶作用下，首先激活胰蛋白酶原，形成胰蛋白酶，在胰蛋白酶作用下使各种胰消化酶原被激活为有生物活性的消化酶，对食物进行消化。与自身消化理论相关的机制：①各种病因导致其胰泡内酶原激活，发生胰腺自身消化的连锁反应；②胰腺导管内通透性增加，使活性胰酶渗入胰腺组织，加重胰腺炎症。两者在急性胰腺炎发病中可能为序贯作用。一旦各种消化酶原激活后，其中起主要作用的活化酶有磷脂酶 A_2、激肽释放酶或胰血管舒缓素、弹性蛋白酶和脂肪酶。磷脂酶 A_2 在少量胆酸参与下分解细胞膜的磷脂，产生溶血磷脂酰胆碱和溶血脑磷脂，其细胞毒作用引起胰实质凝固性坏死、脂肪组织坏死及溶血。激肽释放酶可使激肽酶原变为缓激肽和胰激肽，使血管舒张和通透性增加，引起水肿和休克。弹性蛋白酶可溶解血管弹性纤维引起出血和血栓形成。脂肪酶参与胰腺及周围脂肪坏死和液化作用。上述消化酶共同作用，造成胰腺与邻近组织的病变，细胞的损伤和坏死又促使消化酶释出，形成恶性循环。近年的研究揭示发生急性胰腺炎时，胰腺组织的损伤过程中产生一系列炎性介质，如氧自由基、血小板活性因子、前列腺素、白细胞三烯等起着重要介导作用，这些炎性介质和血管活性物质（如一氧化氮、血栓素等）还导致胰腺血液循环障碍，又可通过血液循环和淋巴管途径，输送到全身，引起多脏器损害，成为急性胰腺炎的多种并发症和致死原因。

三、症状体征与并发症

（一）症状

1.腹痛

为本病的主要表现和首发症状，突然起病，程度轻重不一，可为钝痛、刀割样痛、钻痛或绞痛，呈持续性，可伴有阵发性腹痛加剧，不能被一般胃肠解痉药缓解，进食可加剧。疼痛部位多在中上腹，可向腰背部呈带状放射，取弯腰抱膝位可减轻疼痛。轻度急性胰腺炎腹痛 3～5 d 即缓解。重度急性胰腺炎病情发展快，腹部剧痛延续较长，可引起全腹痛。极少数年老体弱患者可无或轻微腹痛，而仅表现为明显腹胀。急性胰腺炎腹痛的机制主要是：①胰腺的急性水肿，炎症刺激和牵引其包膜上的神经末梢；②胰腺的炎性渗出液和胰液外溢刺激毗邻的腹膜和腹膜后组织，产生局限性腹膜炎；③胰腺炎症累及肠道，导致肠胀气和肠麻痹；④胰管阻塞或伴胆囊炎、胆石症引起疼痛。

2.恶心、呕吐及腹胀

多在起病后出现，有时很频繁，吐出食物和胆汁，呕吐后腹痛并不减轻。伴腹胀。极少数年老体弱患者可无或轻微腹痛，而仅表现为明显腹胀。

3.发热

发热常源于全身炎症反应综合征，多数患者有中度以上发热，持续 3～5 d。持续发热一周以上不退或逐日升高，应怀疑有继发感染，如胰腺脓肿或胆道感染等。

4.黄疸

急性胰腺炎时下列原因可引起黄疸，且不同原因的黄疸持续时间不同：①胆石症、胆道感染引起胆总管梗阻；②肿大的胰头压迫胆总管；③合并胰腺脓肿或胰腺假囊肿压迫胆总管；④合并肝脏损害等情况。

5.低血压或休克

重度急性胰腺炎常发生。患者烦躁不安、皮肤苍白、湿冷等；有极少数休克可突然发生，甚至发生猝死。

轻度急性胰腺炎患者腹部体征较轻,往往与主诉腹痛程度不十分相符,可有腹胀和肠鸣音减少,无肌紧张和反跳痛。重度急性胰腺炎患者上腹或全腹压痛明显,并有腹肌紧张,反跳痛。肠鸣音减弱或消失,可出现移动性浊音。伴麻痹性肠梗阻且有明显腹胀。腹水多呈血性。少数患者有皮肤瘀斑(因胰酶、坏死组织及出血沿腹膜间隙与肌层渗入腹壁下,致两侧胁腹部皮肤呈暗灰蓝色,称为 Grey-Turner 征;可致脐周围皮肤青紫,称为 Cullen 征)。少数患者因脾静脉栓塞出现门静脉高压,脾大。罕见横结肠坏死。腹部因液体积聚或假性囊肿形成可触及肿块。其他可有相应并发症所具有的体征。

(二)体征

包括急性胰周液体积聚、急性坏死物积聚、胰腺假性囊肿、包裹性坏死和胰腺脓肿,其他局部并发症还包括胸腔积液、胃流出道梗阻、消化道瘘、腹腔出血、假性囊肿出血、脾静脉或门静脉血栓形成、坏死性结肠炎等。

(三)并发症

1.局部并发症

局部并发症并非判断急性胰腺炎严重程度的依据。

(1)急性胰周液体积聚:发生于病程早期,表现为胰腺内、胰周或胰腺远隔间隙液体积聚。并缺乏完整包膜,可单发或多发。

(2)急性坏死物积聚:发生于病程早期,表现为液体内容物,包含混合的液体和坏死组织,坏死物包括胰腺实质或胰周组织的坏死。

(3)胰腺假性囊肿:有完整非上皮性包膜包裹的液体积聚,内含胰腺分泌物、肉芽组织、纤维组织等,多发生于急性胰腺炎起病 4 周后。

(4)包裹性坏死:是一种成熟的、包含胰腺和(或)胰周坏死组织、具有界限分明炎性包膜的囊实性结构,多发生于急性胰腺炎起病 4 周后。

(5)胰腺脓肿:胰腺内或胰周的脓液积聚,外周为纤维囊壁,增强 CT 提示气泡征,细针穿刺物细菌或真菌培养阳性。

2.全身并发症

主要包括器官功能障碍/衰竭、全身炎症反应综合征、全身感染、腹内高压或腹腔间室综合征、胰性脑病等。

(1)器官功能衰竭:急性胰腺炎的严重程度主要取决于器官功能衰竭的出现及持续时间(是否超过 48 h)。呼吸衰竭主要包括急性呼吸窘迫综合征,循环衰竭主要包括心动过速、低血压或休克,肾衰竭主要包括少尿、无尿和血清肌酐升高。

(2)全身炎症反应综合征:符合以下临床表现中的 2 项及以上,可以诊断为全身炎症反应综合征。心率>90 次/分钟;体温<36 ℃或>38 ℃;白细胞计数<4×10^9/L 或>12×10^9/L;呼吸频率>20 次/分钟或二氧化碳分压<4.3 kPa(32 mmHg)。全身炎症反应综合征持续存在将会增加器官功能衰竭发生的风险。

(3)全身感染:重度急性胰腺炎患者若合并脓毒症,病死率升高,为 50%~80%。主要以革兰氏阴性杆菌感染为主,也可有真菌感染。

(4)腹内高压和腹腔间室综合征:重度急性胰腺炎时腹内高压和腹腔间室综合征的发生率分别约为 40%和 10%,腹内高压已作为判定重度急性胰腺炎预后的重要指标之一,容易导致多器官功能障碍综合征。膀胱压测定是诊断腹腔间室综合征的重要指标,膀胱压≥2.7 kPa(20 mmHg),

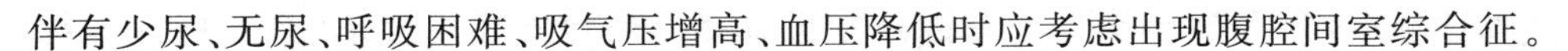

伴有少尿、无尿、呼吸困难、吸气压增高、血压降低时应考虑出现腹腔间室综合征。

(5)胰性脑病：是急性胰腺炎的严重并发症之一，发生率为5.9%～11.9%。可表现为耳鸣、复视、谵妄、语言障碍及肢体僵硬、昏迷等，多发生于急性胰腺炎早期，常为一过性，可完全恢复，也可留有精神异常。其发生与磷脂酶 A_2 损害脑细胞，引起脑灰白质广泛脱髓鞘改变有关。

四、辅助检查

1.实验室检查

(1)淀粉酶测定：强调血清淀粉酶测定的临床意义，尿淀粉酶变化仅作参考。血清淀粉酶在起病后6～12 h开始升高，48 h开始下降，持续3～5 d。血清淀粉酶超过正常值3倍可确诊为本病。尿淀粉酶在起病后12～14 h开始升高，下降缓慢，持续1～2周恢复正常。血清淀粉酶活性高低与病情不呈相关性。患者是否开放饮食或病情程度的判断不能单纯依赖于血清淀粉酶是否降至正常，应综合判断。血清淀粉酶持续增高要注意病情反复、并发假性囊肿或脓肿、疑有结石或肿瘤、肾功能不全、巨淀粉酶血症等。要注意鉴别其他急腹症(如消化性溃疡穿孔、胆石症、胆囊炎、肠梗阻等)引起的血清淀粉酶增高，但一般不超过正常值2倍。

(2)血清脂肪酶活性测定：常在起病后24～72 h开始升高，持续7～10 d。血清脂肪酶活性测定具有重要临床意义，尤其当血清淀粉酶活性已经下降至正常，或其他原因引起血清淀粉酶活性增高，血清脂肪酶活性测定有互补作用。同样，血清脂肪酶活性与疾病严重度不呈正相关。

(3)血清标志物：①C反应蛋白是组织损伤和炎症的非特异性标志物，有助于评估与监测急性胰腺炎的严重性。发病72 h后C反应蛋白＞150 mg/L提示胰腺组织坏死。②动态测定血清白细胞介素-6水平增高提示预后不良。

2.生化检查

生化检查有以下内容：①暂时性血糖升高常见，可能与胰岛素释放减少和胰高血糖素释放增加有关。持久的空腹血糖＞10 mmol/L反映胰腺坏死，提示预后不良。②暂时性低钙血症(＜2 mmol/L)常见于重度急性胰腺炎，低血钙程度与临床严重程度平行，若血钙＜1.5 mmol/L提示预后不良。

3.影像学检查

(1)超声检查：在发病初期24～48 h行腹部超声检查，是急性胰腺炎的常规初筛影像学检查，可以初步判断胰腺组织形态学变化，同时有助于判断有无胆道疾病，但受急性胰腺炎时胃肠道积气的影响，对急性胰腺炎不能做出准确判断。推荐CT扫描作为诊断急性胰腺炎的标准影像学方法，且发病1周左右的增强CT诊断价值更高，可有效区分液体积聚和坏死的范围。在重度急性胰腺炎的病程中，应强调密切随访CT检查，建议按病情需要，平均每周1次。此外，MRI也可以辅助诊断急性胰腺炎。

(2)经内镜逆行胰胆管造影和超声内镜：对急性胰腺炎的诊治均有重要作用。超声内镜主要用于诊断，尤其对于鉴别诊断恶性肿瘤和癌前病变(如壶腹部腺瘤、微小结石等)有重要意义。

(3)X线检查：胸、腹部X线平片检查对发现有无胸腔积液、肠梗阻等有帮助。

五、诊断

急性胰腺炎病因调查包括以下几种方法。①详细询问病史：包括家族史、既往病史、乙醇摄入史、药物服用史等。②基本检查：包括体格检查，计算体重指数，血清淀粉酶、血清脂肪酶、肝功能、血脂、血糖及血钙测定,腹部超声检查。③进一步检查:病毒、自身免疫标志物、肿瘤标志物(癌胚抗原、糖类抗原 19-9)测定,增强 CT 扫描、经内镜逆行胰胆管造影或磁共振胰胆管成像、超声内镜检查、壶腹乳头括约肌测压(必要时)、胰腺外分泌功能检测等。

通过详细病因调查,仔细观察全身及腹部体征变化,配合必要的辅助检查,一般能及时作出确切的判断。对不典型病例应与急性胃炎、胆囊炎、胆石症、胃肠穿孔、肠系膜动脉栓塞、肠梗阻、异位妊娠等其他急性腹痛,乃至心肺等疾病引起的腹痛相鉴别。确诊为急性胰腺炎还需进一步判断其病情严重程度,其中关键是在发病 48～72 h 内密切监测病情和实验室检查的变化,综合评判。急性胰腺炎诊断流程如图 7-1。

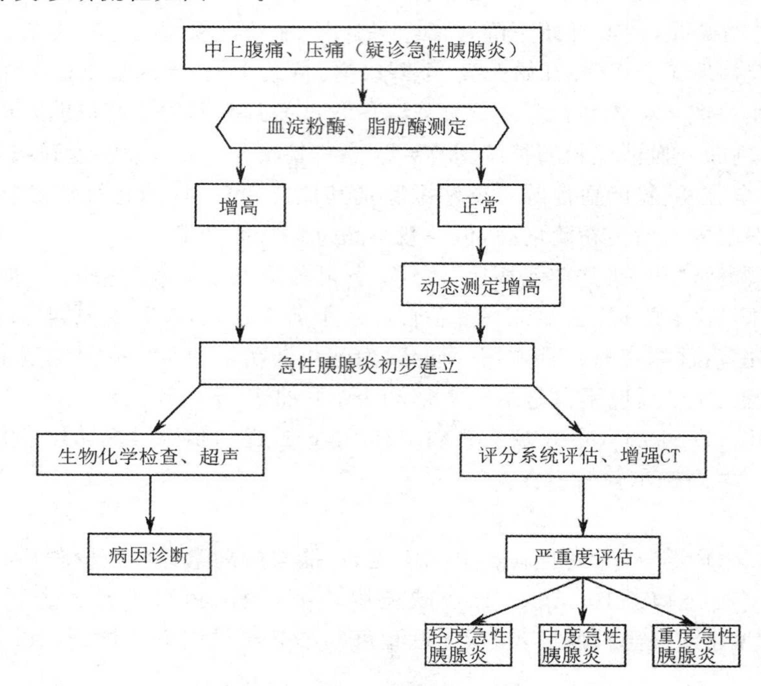

图 7-1　急性胰腺炎诊断流程图

六、治疗

(一)治疗原则

急性胰腺炎治疗的主要目标:①寻找并去除病因;②控制炎症;③防治器官功能障碍/衰竭。

急性胰腺炎,即使是重度急性胰腺炎,也应尽可能采用内科或内镜治疗。重度急性胰腺炎时经历大的手术创伤将加重全身炎症反应,增加死亡率。如果诊断为胆源性急性胰腺炎,宜尽可能在本次住院期间完成内镜治疗或在康复后择期行胆囊切除术,避免以后复发。胰腺局部并发症可通过内镜或外科手术治疗。

(二)基本处理

1.动态观测与评估

主要目的是纠正水、电解质紊乱,支持治疗,防止局部及全身并发症。观察内容包括血、尿、凝血常规测定,粪便隐血、肾功能、肝功能测定,血糖、血钙测定,心电监护,血压监测,血气分析,血清电解质测定,胸部 X 线检查,中心静脉压测定等。动态观察腹部体征和肠鸣音改变。记录

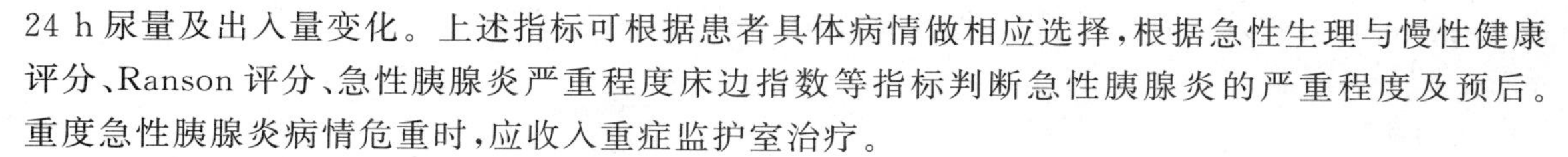

24 h 尿量及出入量变化。上述指标可根据患者具体病情做相应选择，根据急性生理与慢性健康评分、Ranson 评分、急性胰腺炎严重程度床边指数等指标判断急性胰腺炎的严重程度及预后。重度急性胰腺炎病情危重时，应收入重症监护室治疗。

2.常规禁食

食物是胰液分泌的天然刺激物，起病后短期禁食，降低胰液分泌，减轻自身消化。一般轻度急性胰腺炎需禁食 4～7 d，重度急性胰腺炎需禁食 2 周左右。对有严重腹胀、麻痹性肠梗阻者应采取胃肠减压等相关措施。在患者腹痛减轻或消失、腹胀减轻或消失、肠道动力恢复或部分恢复时可以考虑开放饮食，开始以糖类为主，如米汤或冲服藕粉等，逐步过渡到低脂饮食，避免饱餐和油腻食品。不以血清淀粉酶活性高低作为开放饮食的必要条件。

3.静脉补液

积极补足血容量，维持水电解质和酸碱平衡。

补液量包括基础需要量和流入组织间隙的液体量。输液种类包括胶体物质、0.9%氯化钠溶液和平衡液。扩容时应注意晶体与胶体的比例，并及时补充微量元素和维生素。必要时使用血管活性药物。

4.止痛治疗

疼痛剧烈时考虑镇痛治疗。在严密观察病情下，可肌内注射盐酸哌替啶 25～100 mg。不推荐应用吗啡或胆碱能受体拮抗剂，如阿托品、山莨菪碱等，因前者会收缩奥狄括约肌，后者则会诱发或加重肠麻痹。

（三）抑制胰腺分泌

抑制胰腺分泌，除了禁食与胃肠减压外，常用药物：①生长抑素及类似物具有多种内分泌活性，抑制胃酸分泌；抑制胰腺的外分泌，使胰液量、消化酶分泌减少；抑制生长激素、胰高血糖素、缩胆囊素等多种激素的释放；降低门静脉压和脾血流等。在急性胰腺炎早期应用，能迅速控制病情、缓解临床症状、减少并发症、缩短住院时间、提高治愈率。奥曲肽 0.1 mg 皮下注射，每 6～8 小时1 次；或生长抑素首剂 250 μg 缓慢静脉注射后按每小时 250 μg 的剂量持续静脉滴注。疗程均3～7 d。重度急性胰腺炎患者应尽早应用。② H_2 受体拮抗剂或质子泵抑制剂可通过抑制胃酸分泌而间接抑制胰腺分泌，还可以预防应激性溃疡的发生。可选用法莫替丁 20～40 mg，或泮托拉唑 40～80 mg 加入液体中静脉滴注，或静脉注射，1～2 次/天。

（四）蛋白酶抑制剂

蛋白酶抑制剂（乌司他汀、加贝酯、抑肽酶）能够广泛抑制与急性胰腺炎发展有关的胰蛋白酶、弹性蛋白酶、磷脂酶 A 等释放及其活性，还可稳定溶酶体膜，改善胰腺微循环，减少急性胰腺炎并发症，主张早期足量应用。

1.乌司他丁

是从人尿中提取的糖蛋白，为一种蛋白酶抑制剂，可以抑制胰蛋白酶等各种胰酶，此外，它还有稳定溶酶体膜、抑制溶酶体酶的释放，抑制心肌抑制因子产生和炎性介质的释放。用法为10 万 U加入补液 500 mL 内静脉滴注，1～2 h 滴完，1～3 次/天。

2.加贝酯

是一种非肽类蛋白分解酶抑制剂，可抑制蛋白酶、血管舒缓素、凝血酶原、弹力纤维酶等，另外对奥狄括约肌有松弛作用，仅供静脉滴注。每次 100 mg 加入 250 mL 补液内，治疗开始前 3 天每 8 小时1 次，症状减轻后改为每天 1 次，疗程为 7～10 d。滴速为 1 mg/(kg・h)，不宜>2.5 mg/(kg・h)。需注意有对多种药物过敏者、妊娠妇女及儿童禁用，给药中，一旦发生过敏现象应及时停药并对症治疗。

3.抑肽酶

可抗胰血管舒缓素，使缓激肽原不能变为缓激肽，还可抑制蛋白酶、糜蛋白酶和血清素。每天用量 10 万～20 万 U，分 2 次溶入葡萄糖液静脉滴注，疗程 1～2 周。

(五)抗生素的应用

对于非胆源性急性胰腺炎不推荐预防使用抗生素。对于胆源性轻度急性胰腺炎或伴有感染的中度急性胰腺炎和重度急性胰腺炎应常规使用抗生素。胰腺感染的致病菌主要为革兰氏阴性菌和厌氧菌等肠道常驻菌。抗生素的应用应遵循“降阶梯”策略，选择抗菌谱为针对革兰氏阴性菌和厌氧菌为主、脂溶性强、有效通过血胰屏障的药物。推荐方案：碳青霉烯类；青霉素＋β-内酰胺酶抑制剂；第三代头孢菌素＋抗厌氧菌；喹诺酮＋抗厌氧菌。疗程为 7～14 d，特殊情况下可延长应用时间。要注意真菌感染的诊断，临床上无法用细菌感染来解释发热等表现时，应考虑到真菌感染的可能，可经验性应用抗真菌药，同时进行血液或体液真菌培养。

急性胰腺炎在病程中极易感染，是病情加重的重要因素之一。其感染源多来自肠道。可采取以下措施预防胰腺感染：①导泻清洁肠道，可减少肠腔内细菌过多生长，促进肠蠕动，有助于维护肠黏膜屏障。可用 33％硫酸镁每次 30～50 mL 或芒硝。在此基础上，口服抗生素可进一步清除肠腔内及已进入门静脉系统的致病菌。②尽早恢复肠内营养，有助于受损的肠黏膜修复，减少细菌易位。

(六)营养支持

轻度急性胰腺炎患者只需短期禁食，故不需肠内或肠外营养。中度急性胰腺炎或重度急性胰腺炎患者常先施行肠外营养，待患者胃肠动力能够耐受，及早(发病 48 h 内)实施肠内营养。肠内营养的最常用途径是内镜引导或 X 线引导下放置鼻空肠管。输注能量密度为 4.187 J/mL 的要素营养物质，如能量不足，可辅以肠外营养，并观察患者的反应，如能耐受，则逐渐加大剂量。肠内营养能维持肠屏障功能，是防止肠道衰竭的重要措施。肠内营养增加肠黏膜血流灌注和促进肠蠕动，预防肠源性感染和多器官功能障碍综合征，改善疾病的严重程度和预后。通过肠黏膜与营养素的接触，可以直接向肠黏膜提供其代谢所需的营养物质，阻止肠黏膜的氧化损伤，避免肠道屏障功能的破坏和菌群易位，维持肠道内细菌的平衡和肠道免疫的“觉醒”状态改善肠道的通透性，从而限制由肠道介导的全身炎症反应。肠内营养显著降低了总的并发症的发生率，费用及住院时间明显缩短。应注意补充谷氨酰胺制剂。对于高脂血症患者，应减少脂肪类物质的补充。进行肠内营养时，应注意患者的腹痛、肠麻痹、腹部压痛等胰腺炎症状和体征是否加重，并定期复查电解质、血脂、血糖、总胆红素、血清白蛋白水平、血常规及肾功能等，以评价机体代谢状况，调整肠内营养的剂量。可先采用短肽类制剂，再逐渐过渡到整蛋白类制剂，要根据患者血脂、血糖的情况进行肠内营养剂型的选择。

(七)防治脏器功能障碍/衰竭

1.早期液体复苏

急性胰腺炎的严重程度主要取决于器官功能衰竭的出现及持续时间(是否超过 48 h)，因此积极维护脏器功能贯穿于急性胰腺炎整个诊疗中。重度急性胰腺炎时胰腺周围及腹膜后大量渗出，早期可合并全身炎症反应综合征，毛细血管渗漏增加，体液从血管渗出至腹腔及腹膜后，是造成有效血容量丢失和血液浓缩的主要原因。因此，重度急性胰腺炎发病后一经诊断应立即进行

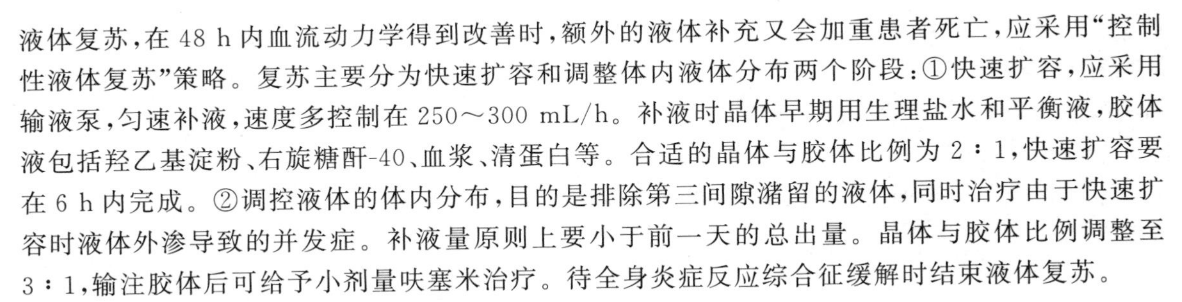

液体复苏，在 48 h 内血流动力学得到改善时，额外的液体补充又会加重患者死亡，应采用“控制性液体复苏”策略。复苏主要分为快速扩容和调整体内液体分布两个阶段：①快速扩容，应采用输液泵，匀速补液，速度多控制在 250～300 mL/h。补液时晶体早期用生理盐水和平衡液，胶体液包括羟乙基淀粉、右旋糖酐-40、血浆、清蛋白等。合适的晶体与胶体比例为 2∶1，快速扩容要在 6 h 内完成。②调控液体的体内分布，目的是排除第三间隙潴留的液体，同时治疗由于快速扩容时液体外渗导致的并发症。补液量原则上要小于前一天的总出量。晶体与胶体比例调整至 3∶1，输注胶体后可给予小剂量呋塞米治疗。待全身炎症反应综合征缓解时结束液体复苏。

2.针对急性呼吸窘迫综合征的治疗

处理包括动态监测患者血气分析，面罩吸氧或机械通气，大剂量、短程糖皮质激素的应用，有条件时行气管镜下肺泡灌洗术。

3.针对急性肾损伤/肾衰竭的治疗

主要是支持治疗，稳定血流动力学参数，必要时透析。连续性肾脏替代治疗的指征是伴急性肾衰竭，或尿量≤0.5 mL/(kg · h)；早期伴 2 个或 2 个以上器官功能障碍；全身炎症反应综合征伴心动过速、呼吸急促，经一般处理效果不明显；伴严重水电解质紊乱；伴胰性脑病。

4.预防与治疗肠道衰竭

对于重度急性胰腺炎患者，应密切观察腹部体征及排便情况，监测肠鸣音的变化。及早给予促肠道动力药物，包括生大黄、芒硝、硫酸镁、乳果糖等；给予微生态制剂调节肠道细菌菌群；应用谷氨酰胺制剂保护肠道黏膜屏障。同时可应用中药，如皮硝外敷。病情允许下，尽早恢复饮食或实施肠内营养对预防肠道衰竭具有重要意义。

5.其他脏器功能的支持

出现肝功能异常时可予保肝药物，弥散性血管内凝血时可使用肝素，上消化道出血可使用质子泵抑制剂。

(八)胆源性胰腺炎的内镜治疗

对于怀疑或已经证实的胆源性急性胰腺炎患者，如果符合重症指标和(或)有胆管炎、黄疸、胆总管扩张，或最初判断是轻度急性胰腺炎但在治疗中病情恶化者，应行鼻胆管引流或内镜下十二指肠乳头括约肌切开术。胆源性重度急性胰腺炎发病的 48～72 h 为行经内镜逆行胰胆管造影最佳时机，而胆源性轻度急性胰腺炎于住院期间均可行经内镜逆行胰胆管造影治疗。在胆源性急性胰腺炎恢复后应该尽早行胆囊切除术，以防再次发生急性胰腺炎。

(九)并发症的处理

1.局部并发症的处理

大多数急性胰周液体积聚和急性坏死物积聚可在发病后数周内自行消失，无须干预，仅在合并感染时才有穿刺引流的指征。无菌的假性囊肿及包裹性坏死大多数可自行吸收，少数直径>6 cm且有压迫现象等临床表现，或持续观察见直径增大，或出现感染症状时可进行微创引流治疗。胰周脓肿和(或)感染首选穿刺引流，引流效果差则进一步行外科手术，外科手术为相对适应证。有条件的单位应行内镜下穿刺引流术或内镜下坏死组织清除术。

2.全身并发症的处理

发生全身炎症反应综合征时应早期应用乌司他丁或糖皮质激素。连续性肾脏替代治疗能很好地清除血液中的炎性介质，同时调节体液、电解质平衡，因而推荐早期用于急性胰腺炎并发的全身炎症反应综合征，并有逐渐取代腹腔灌洗治疗的趋势。菌血症或脓毒症者应根据药物敏感试验结果调整抗生素，要由广谱抗生素过渡至使用窄谱抗生素，要足量足疗程使用。重度急性胰腺炎合并腹腔间室综合征者应采取积极的救治措施，除合理的液体治疗、抗炎药物的使用之外，还可使用血液滤过、微创减压及开腹减压术等。

（十）手术治疗

在急性胰腺炎早期阶段，除因严重的腹腔间室综合征，均不建议外科手术治疗。在急性胰腺炎后期阶段，若合并胰腺脓肿和(或)感染，应考虑手术治疗。

（唐婷妮）

第十一节 胰 腺 癌

一、概述

胰腺癌主要指起源于胰腺外分泌腺及胰管的恶性肿瘤，是胰腺恶性肿瘤中最常见的一种，占全身各种肿瘤的1%～4%，占消化道恶性肿瘤的8%～10%。由于胰腺癌早期症状隐匿，缺乏特异性表现，故早期诊断十分困难。当出现典型症状时多已属晚期，治疗效果不理想，病死率很高。各国统计5年生存率仅2%～10%。因此，胰腺癌是一种恶性程度高、进展迅速的肿瘤，预后甚差。

二、流行病学

流行病学调查资料提示发病率增高可能与长期吸烟、高脂肪和高动物蛋白质饮食、酗酒、某些化学致癌物、内分泌代谢紊乱、胰腺慢性疾病及遗传等因素有关。一般认为可能由于多种因素长期共同作用的结果。

三、临床表现

疾病临床表现取决于癌肿的部位、病程早晚、胰腺破坏的程度、有无转移以及邻近器官累及的情况。其临床特点是整个病程短、病情发展快和迅速恶化。可出现腹痛、体质量减轻、黄疸、腹块、消化不良、上消化道出血、症状性糖尿病、血管血栓性疾病、精神症状、急性胆囊炎或胆管炎、腹部血管杂音、发热、乏力等。

四、辅助检查

（一）实验室检查

目前用于胰腺癌诊断和随访的肿瘤标志物有10余种，但对胰腺癌早期诊断价值不大，阳性率较低，而且特异性不强，因此有学者认为主要用于判断胰腺癌切除后是否有残余病灶以及复发的监测。肿瘤标志物包括：糖类抗原19-9、糖类抗原242、糖类抗原50、糖类抗原125、糖类抗原494、CAM17.1、癌胚抗原、Dupan-2、胰癌胚抗原、胰腺特异性抗原、碱性胎儿蛋白、组织多肽抗原、胰腺癌检查试剂血清、胰腺癌相关抗原。胰腺相关基因检测包括抑癌基因、原癌基因。

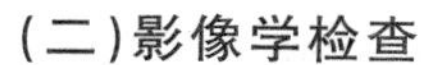

(二)影像学检查

低张十二指肠造影、实时超声显像、超声内镜检查、导管内超声、CT和CT血管造影、MRI、磁共振血管造影、磁共振胰胆管造影、超速磁共振成像、经内镜逆行胰胆管造影、经口胰管镜检查、选择性动脉造影、腹腔镜检查和腹腔镜超声检查、经皮肝穿刺胆道造影、正电子发射体层成像、胰腺活检和细胞学检查。

五、诊断与鉴别诊断

(一)诊断

(1)由于胰腺癌的临床表现无特异性,又缺乏比较准确的直接检查方法,因此早期诊断十分困难。如出现明显的食欲减退、上腹痛、与体位有关的腰痛、进行性消瘦、进行性梗阻性黄疸、上腹部摸及肿块、胆囊肿大,X线钡餐检查显示十二指肠降段内侧有压迹和双重边缘,诊断胰腺癌当无困难。但多数已属晚期,丧失根治手术的机会。

(2)为了尽早诊断,应重视下列临床表现。①无明显诱因恶心、呕吐或间断性发热。②上腹不适的部位较深,范围较广,患者常不易用手指精确点出腹部不适的范围。③黄疸;无痛性黄疸。④皮肤瘙痒。⑤上腹痛无周期性,有进行性加重现象,逐步转为隐痛、胀痛和腰背痛。⑥伴有乏力和进行性消瘦。⑦不能解释的糖尿病。⑧上腹痛或背痛伴多发性静脉血栓形成或血栓性静脉炎。

(二)鉴别诊断

1.慢性胰腺炎

常呈慢性病程,有反复的急性发作史,腹泻(或脂肪泻)较显著,而黄疸少见。如果影像学检查发现胰腺部位的钙化点,则有助于慢性胰腺炎的诊断。有些鉴别仍较困难,即使在手术中慢性胰腺炎的胰腺也可坚硬如石,或呈结节样改变。若剖腹探查鉴别仍有困难时,需作深部细针穿刺或胰腺活组织检查加以鉴别。

2.肝胰壶腹癌与胆总管癌

胆总管、肝胰壶腹和胰头三者的解剖位置邻近,三者发生肿瘤的临床表现十分相似,但在外科手术疗效和预后方面,胆总管和壶腹癌比胰头癌好。

六、治疗

(一)外科手术

至今仍是唯一能治愈胰腺癌的方法。只要条件许可,力争根治性切除,如不能切除可作姑息性手术或放置支架,或术中冷冻、无水乙醇注射或术中化疗、放疗等。

(二)内镜或腹腔镜治疗

经内镜在胆管、胰管、肠道内放置内支架,以及经腹腔镜进行胆肠吻合、胃肠吻合等方法以缓解患者的黄疸、十二指肠梗阻等症状,具有创伤小、恢复快、住院时间短等优点。

(三)化学治疗

胰腺癌对化疗不敏感。单一药物治疗胰腺癌有效率>10%者有氟尿嘧啶、丝裂霉素、表柔比星、链佐星、吉西他滨、紫杉醇、多西他赛、卡培他滨等。

(四)放疗以及放疗加化疗

胰腺癌对放射不太敏感,但放疗可使30%～50%患者腹痛和背痛得到缓解,并在一定程度上抑制肿瘤的发展。某些化疗药物（如氟尿嘧啶及其衍生物、吉西他滨等）有放射增敏作用，而放疗由于改变了血胰屏障增加了胰腺对化疗药物的通透性，因而又能增加化疗效果。

（五）生物治疗

常用的抗肿瘤生物制剂有胸腺素与转移因子、干扰素、白细胞介素-2、肿瘤坏死因子、淋巴因子激活的杀伤细胞、肿瘤浸润性淋巴细胞等皆有应用，但未见单独应用有效的报道。

（六）支持治疗

支持治疗对晚期胰腺癌及术后患者均十分重要，可选用静脉高能营养和氨基酸液输注以改善营养状况；给予多种维生素及胰酶片、多酶片等口服。中链脂肪酸可减轻脂肪泻。

（李姗姗）

第十二节　急性腹膜炎

一、概述

急性腹膜炎是由感染、化学性物质（如胃液、肠液、胆汁、胰液等）或损伤引起的腹膜急性炎症，其中以细菌感染引起者最多。

二、病因

产生急性腹膜炎的病因主要有下列几种。

（一）腹腔内脏器的急性穿孔与破裂

空腔脏器因溃疡或坏疽性病变进展而突然发生穿孔，而实质脏器也可因脓肿或癌肿而发生破裂。

（二）腹腔内脏器急性感染的扩散

如急性阑尾炎、胆囊炎、憩室炎、女性生殖道上行感染等。

（三）腹腔内脏器缺血

如肠套叠、肠扭转、嵌顿性疝、肠系膜血管栓塞或血栓形成等引起绞窄性肠梗阻。

（四）腹部外伤

如外伤穿破空腔脏器或将外界细菌引入腹腔，或腹部撞伤使内脏发生破裂。

（五）腹部手术

如手术因素使局部感染扩散、缝合口溢漏，腹腔穿刺放液或腹膜透析时忽视无菌操作。

（六）血行播散性感染

病菌由腹外病灶经血行或淋巴播散而感染腹膜，称为原发性腹膜炎。

三、病理生理

常因感染的来源和方式、病原菌的毒力和数量、患者的免疫力不同而有明显差异。感染一旦进入腹腔，腹膜立即出现炎症反应，表现为充血、水肿、渗液。渗液中含有大量纤维蛋白，可促使肠袢、大网膜和其他内脏在腹膜炎症区粘连，限制炎症的扩展。如果未能去除感染病灶、修补穿孔内脏或进行腹腔引流，或因细菌毒力过强、数量过多，或由于患者免疫功能低下，则感染扩散形成弥漫性腹膜炎。经保守治疗后炎症可逐步吸收，渗出的纤维蛋白可以机化，引起腹膜、肠袢、网膜之间的粘连，可有机械性肠梗阻的可能。若及时经手术引流、冲洗则有可能避免。

急性腹膜炎形成后，腹腔渗液中大量细菌与毒素经腹膜吸收、循淋巴管进入血液。初期，肠蠕动增加，继而减弱并发展为肠麻痹，肠腔内大量液体气体积聚，肠壁、腹膜、肠系膜水肿致大量炎性渗出物进入腹腔，造成大量水、电解质、蛋白质丢失，血容量锐减。在血容量降低和毒血症的共同作用下，肾上腺皮质分泌大量儿茶酚胺，导致心率加快、血管收缩。抗利尿激素与醛固酮的分泌增加则导致水钠潴留，并引发低钠血症。细胞外液的减少和酸中毒使心排血量降低，心脏收缩功能减退。而腹胀、膈肌上抬又使患者通气量降低，呼吸急促，导致组织低氧血症。在低血容量、低心排血量及抗利尿激素与醛固酮增加共同作用下，肾小球滤过率降低，尿量减少。由于代谢率增高而组织灌流不足，以致产生乳酸血症。

四、临床分类

Wittmann 根据 Rotstein 和 Meakins 提出的“第三类腹膜炎”的概念，以腹膜炎的病因进行分类，分为原发性腹膜炎、继发性腹膜炎（急性、化脓性）、第三类腹膜炎与腹腔脓肿四大类。此外也有根据病因、临床经过、发病部位将腹膜炎分为非细菌性（化学性）和细菌性；急性、亚急性（术后腹膜炎）和慢性（一般为特殊感染）；局限性和弥漫性腹膜炎。

（一）原发性腹膜炎

原发性腹膜炎又称为自发性腹膜炎，是一种临床上相对少见的急性或亚急性弥漫性细菌性腹膜炎，而腹腔内无明显的感染源。

原发性腹膜炎多见于儿童，成年人以女性相对多见，下列情况易发生：①肾病综合征，引起的腹膜炎占儿童革兰氏阳性菌腹膜炎的 2/3，3%～5%的肾病综合征的患儿发生原发性腹膜炎；②肝硬化腹水，是成年人原发性腹膜炎最多见的原因；③免疫缺陷，包括恶性肿瘤及使用免疫抑制剂，或进行器官移植者；④系统性红斑狼疮；⑤其他部位的感染引起的菌血症者。

1.临床表现

起病突然，有腹痛、发热与呕吐，体温常高达 39 ℃，疼痛和压痛为全腹性，但以中下腹最为明显，腹肌紧张不常见。腹部叩诊有移动性浊音。直肠指检在膀胱直肠陷凹或直肠子宫陷凹有触痛，但无肿块。

2.实验室与辅助检查

确诊腹水感染之前必须行腹腔穿刺术及腹水分型。腹水中性粒细胞计数 $\geq 0.25 \times 10^9$/L 可诊断为原发性腹膜炎。临床若符合此标准，但腹水在血培养瓶中培养仍阴性、既往无抗生素治疗史且无其他腹水中性粒细胞计数升高可解释的原因，如血性腹水、胰腺炎或腹膜结核等，可诊断为培养阴性的中性粒细胞腹水。尽管腹水培养并非诊断原发性腹膜炎所必需，但在指导抗生素治疗方面有重要意义。亦有部分患者在中性粒细胞反应之前的细菌性腹水阶段检测到感染，但中性粒细胞 $< 0.25 \times 10^9$/L，称为中性粒细胞不增高单株细菌性腹水。致病菌多为单一菌种，其中 2/3 为肠道菌。腹部 X 线片常见小肠、结肠均匀充气，双侧腹脂线消失。

3.诊断与鉴别诊断

原发性腹膜炎一般具有全身中毒症状重而腹部体征相对较轻的特点。临床上对腹水患者、菌血症患者以及免疫功能低下患者，如出现腹膜炎表现，需考虑原发性腹膜炎存在，进行腹腔穿刺液镜检、生化检测及细菌学检查，可有助于诊断。如诊断仍有困难，尤其不能排除继发性腹膜炎可能时，可考虑剖腹探查。

4.治疗

以非手术治疗为主，一旦临床考虑为原发性腹膜炎，即给予经验性抗菌治疗，治疗前应询问近期有无β-内酰胺类抗生素及喹诺酮类药物使用史，首选第三代头孢菌素类（如头孢噻肟钠）或第三代喹诺酮类抗生素，再根据腹水细菌涂片及培养结果选择或改用合适的抗生素，同时应积极加强支持治疗。并应积极治疗原发病。难以与继发性腹膜炎区别时可进行剖腹探查，术中如确定为原发性腹膜炎，可在腹腔灌洗后关闭腹腔而不置引流。

5.预后

由于早期诊断、早期有效处理以及新型抗生素的应用，原发性腹膜炎的死亡率已大大降低。对高危人群除积极治疗原发病外，可采用口服喹诺酮类抗生素等方法预防原发性腹膜炎的发生。

(二)继发性腹膜炎

继发性腹膜炎是由腹内脏器炎症、外伤、梗阻、血管栓塞或术后并发症引起。继发性腹膜炎可分为两种亚型：内脏游离穿孔（最常见于急性阑尾炎穿孔，其次为胃、十二指肠溃疡穿孔）及无穿孔的包裹性脓肿（如肾周脓肿等）。

1.临床表现

急性腹痛是最常见症状，多始于原发病变处，呈持续性剧痛而后涉及邻近部位乃至全腹，但仍以原发病变处最显著。空腔脏器穿孔引起弥漫性腹膜炎时，为急剧强烈的全腹疼痛。深呼吸、咳嗽及改变体位时可加剧腹痛。多有食欲缺乏，并常伴恶心和呕吐；发热常见，一般在 38 ℃～40 ℃，伴间歇性寒战。重症弥漫性腹膜炎有低血压或休克表现。

腹部视诊腹式呼吸变浅。触诊可发现典型的腹膜炎三联征，即腹部压痛、腹壁肌肉痉挛和反跳痛，局限性腹膜炎时，三者局限于原发病变处，而在弥漫性腹膜炎，全腹有压痛和反跳痛，甚至“板样强直”，但极度衰弱患者腹膜刺激征可很轻微或缺如。叩诊腹部呈鼓音，肝浊音界有时缩小或消失，腹腔内有多量渗出液时，可查出移动性浊音。听诊肠鸣音减弱或消失。

腹膜炎全身并发症主要有休克、肠麻痹和以肺、肾为主的多脏器功能衰竭，败血症见于 30% 患者，常由大肠埃希菌和脆弱类杆菌引起。局部并发症主要有腹内脓肿与粘连。

2.辅助检查

(1)实验室检查：常见外周血白细胞计数及中性粒细胞比例增加，但在严重的弥漫性腹膜炎，由于大量白细胞渗入腹腔，周围血中白细胞数可能不高，但中性粒细胞比例仍高。酸中毒与电解质紊乱常见。腹腔渗液为脓性，培养常可获得病原菌。

(2)影像学检查：①X 线检查，腹部立、卧位平片显示膈下游离气体有助于消化道穿孔的诊断。腹部平片示大小肠广泛充气和多个小液平是肠麻痹的征象。腹脂线模糊、消失为腹膜炎征象。膈肌上抬和胸腔少量积液是急性弥漫性腹膜炎常见的间接征象。②腹部超声实时检查和 CT 检查，有助于了解原发病因。

3.诊断与鉴别诊断

(1)诊断：继发性腹膜炎的诊断一般不难。但在老人与儿童、肥胖者、全身免疫功能低下者、原发感染病灶在盆腔者及术后仍在使用镇痛药者，由于症状和体征不明显，故应特别注意以免误诊。诊断性腹腔穿刺对于腹膜炎诊断极为重要。若为脓性渗液，腹膜炎诊断即可确立，但仍应进行细菌学检查；若为血性则需考虑有肠坏死、脾破裂、肝癌结节破裂可能。影像学检查有助于确

 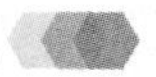

定腹膜炎的原发病变。

(2)鉴别诊断:原发性腹膜炎与继发性腹膜炎临床表现相似,但治疗措施不同,故应注意鉴别。两者的鉴别要点如下:①原发性腹膜炎主要见于肝硬化腹水、肾病综合征等免疫功能低下的患者及婴幼儿,尤其是10岁以下的女童。而继发性腹膜炎则多无此特点。②原发性腹膜炎腹部体征中的“腹膜炎三联征”不及继发性腹膜炎明显。③腹腔内有无原发感染病灶是原发性腹膜炎与继发性腹膜炎区别的关键。X线检查如果发现膈下游离气体则是继发性腹膜炎的证据。④首次腹水检测极为重要,原发性腹膜炎都为单一细菌感染,而继发性腹膜炎几乎皆是混合性细菌感染。⑤恰当的抗生素治疗48 h后,随访腹水中性粒细胞计数对两者鉴别诊断亦有帮助。原发性腹膜炎中,治疗后中性粒细胞计数较前明显降低;而继发性腹膜炎尽管已治疗,中性粒细胞计数仍升高。

4.治疗

一般而言,急性继发性腹膜炎诊断一旦明确,而又已查明或已推测到原发病灶位置,若患者情况许可,应尽早施行手术治疗,并同时冲洗、引流腹腔脓性渗出物。对已有局限化或局限化趋势的腹膜炎患者,或年老体衰、中毒症状严重者,则可先行内科支持治疗,并密切观察病情变化,必要时仍需手术治疗。内科支持治疗包括以下几种方法。

(1)卧床休息:宜前倾30°～45°半卧位,若休克严重则应当取平卧位。

(2)禁食及鼻胃管减压。

(3)纠正体液、电解质及酸碱平衡的紊乱:给予充分的输液,使每天尿量在1 500 mL左右,若能根据中心静脉压测定结果考虑输液量最好,同时应注意补充适量氯化钾或钠盐。

(4)静脉内高营养治疗,给予葡萄糖、脂肪乳剂及氨基酸溶液,改善患者的全身情况及增强免疫力。

(5)抗生素治疗:为急性腹膜炎最重要的内科疗法。继发性腹膜炎常为多种需氧菌与厌氧菌的混合感染,为覆盖可能的病原菌,可选择碳青霉烯类抗生素,而第三代头孢菌素与奥硝唑联合在目前临床上亦常用。如能获得病原菌、依据药物敏感试验结果选用抗生素更佳。

(6)镇痛:剧烈疼痛或烦躁不安者,如果诊断明确,可酌情使用哌替啶等药物。

(7)如有休克应积极进行抗休克治疗。

5.预后

尽管继发性腹膜炎的预后已有明显改善,但病死率仍在5%～10%。小儿、老人及伴心、肺、肾疾病与糖尿病者预后差。因此,对可能引起腹膜炎的腹腔内炎症性疾病及早进行适当治疗是根本预防措施。任何腹腔手术甚至包括腹腔穿刺等皆应严格执行无菌操作,肠道手术前给予抗菌药物口服可减少腹膜炎的发生。

(三)第三类腹膜炎

随着广谱抗生素和免疫抑制剂的应用,Rotstein与Meakins观察到一部分腹膜炎患者经过积极治疗,腹腔感染症状仍持续存在,并伴有低热、心血管动力参数不稳定和代谢亢进,但剖腹探查时并无继发性腹膜炎的局限性脓肿,而仅有散在的或未全局限的血清脓性液积聚。称为第三类腹膜炎。此后,各国学者对此产生不同认识,Nathens通过对重症监护室的腹腔感染患者的回顾性研究将第三类腹膜炎定义为原发性腹膜炎或继发性腹膜炎经过积极的治疗,腹腔内感染仍然持续存在或治愈后复发的腹腔感染,具有复杂院内感染的特征;而Reemst则认为第三类腹膜炎是一种弥漫性的腹膜炎,经细菌培养证实无病原菌,或为真菌感染,或为致病性弱的病原菌。

国内有学者认为腹部创伤手术后或腹部大手术后经积极治疗的存活病例，在恢复期出现的复发性或持续性腹膜炎亦为第三类腹膜炎。

第三类腹膜炎常发生于重危患者，由于宿主免疫功能低下，常导致多脏器功能衰竭以致死亡。其致病菌主要来源于肠道菌群易位，以肠球菌、念珠菌和凝固酶阴性的葡萄球菌最为常见。第三类腹膜炎目前尚无统一的治疗模式，主要治疗措施包括全身支持治疗、控制感染与污染源及有效的抗生素治疗。因此预防是关键，最重要的措施是在第一次剖腹引流时控制感染源、尽量去除坏死组织和感染源；其次，选择抗生素时应针对肠球菌和耐药的革兰氏阴性菌，对于高危患者可考虑预防性抗真菌治疗。

(王冠军)

第十三节　腹膜恶性肿瘤

一、恶性腹膜间皮瘤

恶性腹膜间皮瘤起源于腹膜间皮细胞，恶性程度高，早期诊断困难，目前尚无确切有效的治疗手段，是一种致命的恶性进展性疾病。恶性间皮瘤是一种罕见病，发病率存在地区差异，一般人群中发病率报道为(1～2)/100 万人。

(一)病因

石棉是目前公认的恶性间皮瘤首要致病因素。70%～85%的恶性间皮瘤患者有石棉接触史。其他致病因素包括暴露于其他天然纤维或人造纤维、病毒感染、慢性炎症刺激、电离辐射等。此外，遗传因素与家族性间皮瘤发生相关。

(二)病理

根据肿瘤的生长方式和大体形态可分为局限型和弥漫型。局限型极为少见，通常具有包膜，主要侵犯局部腹膜；弥漫型临床最常见，可发生于腹膜任何部位。根据肿瘤的组织学类型，可分为 3 个亚型：上皮型、肉瘤型和双相型。上皮型较常见，占 60%～75%，肉瘤型约占 20%，预后差。腹膜间皮瘤目前尚无普遍接受的分期方法，Butchart 分期对选择治疗方法有一定帮助。

(三)临床表现

恶性腹膜间皮瘤起病隐匿，临床表现缺乏特异性。症状主要表现为腹痛、腹胀、厌食、恶心、呕吐、便秘及体质量下降。60%以上的患者腹水量多且顽固，常为血性渗出液。晚期可出现发热、恶病质、不完全性肠梗阻等。少数病例可反复出现低血糖症或低钠血症和高钾血症。合并有胸膜间皮瘤的患者可伴随胸痛、呼吸困难或咳嗽等症状。

(四)辅助检查

1.实验室检查

常见贫血和低蛋白血症，偶有血小板增多。部分患者可出现非特异性糖类抗原 125 和糖类抗原 153 升高。血清中可溶性间皮素相关肽和骨桥蛋白水平升高，可作为早期诊断参考。

2.影像学检查

超声典型表现为腹水，腹膜片状或结节状增厚，并向腹腔内隆起。CT 及 MRI 可见腹膜增

厚及多发结节，并有强化。正电子发射计算机体层显像检查可帮助肿瘤分期。

3.组织学检查

若腹水细胞学检查见大量间皮细胞（＞5％）及典型的恶性间皮细胞则可明确诊断，但腹水阳性率极低。CT或B型超声引导下穿刺活检或腹腔镜取得病理是诊断该病的主要手段。

（五）鉴别诊断

恶性腹膜间皮瘤需与腹膜炎、胃肠道或盆腔恶性肿瘤腹膜转移相鉴别。患者的病史、临床表现和影像学检查可协助诊断，胃肠镜检查有助于发现胃肠道原发肿瘤，而最终诊断依赖于病理。

（六）治疗

目前主张手术为主的综合治疗。少数局限性病变应尽可能彻底切除；多数恶性腹膜间皮瘤患者为弥漫性病变，应尽量切除主要病灶。较为彻底的减瘤手术，争取残留结节小于2.5 mm，可改善患者预后。恶性腹膜间皮瘤对放疗不敏感，对化疗中度敏感。但单纯静脉化疗难以保证腹膜腔内药物浓度。因此，推荐术后尽早开始腹腔化疗。化疗药物可考虑培美曲塞单药或联合铂类。

（七）预后

恶性腹膜间皮瘤预后差，中位生存期为7.4个月。减瘤手术的彻底性、肿瘤的有丝分裂程度、患者的全身状况均与预后相关。

二、原发性腹膜癌

原发性腹膜癌是指原发于腹膜的恶性肿瘤，组织学特征与原发于卵巢的同类型肿瘤相一致，而卵巢正常或仅浅表受累。近年来逐渐更改使用“卵巢外腹膜癌”来命名。

（一）病因与发病机制

原发性腹膜癌的病因尚不明确。组织来源主要有两种学说：一种认为来源于胚胎性腺细胞恶性迁移路径上残留组织恶变；另一种观念认为腹膜上皮与卵巢上皮均来自胚胎体腔上皮，具有向米勒管分化潜能，即所谓第二米勒系统，第二米勒系统受到某种致癌刺激恶变。近年来新的学说认为输卵管可能是原发性腹膜癌的原发病灶，但这一学说还需进一步研究支持。

（二）病理

1.大体病理学特征

大体标本可见病灶弥漫分布于盆腹腔及脏器表面，双侧卵巢正常大小或稍大。

2.组织病理学特征

常见类型为低分化浆液性腺癌。米勒系统的其他组织学类型亦有报道。原发性腹膜癌与卵巢癌相比，恶性分化程度更高。

3.免疫组织化学特征

抑癌基因*p53*与癌基因*HER2*在原发性腹膜癌病例中常呈高表达。此外，*ER*和（或）*PR*高表达与患者良好预后相关。

4.分期

因原发性腹膜癌发病率低，尚无专门的分期系统，多参考卵巢癌分期系统。

（三）临床表现

原发性腹膜癌的临床表现无特异性，常表现为腹胀、腹水、食欲差等消化系统症状，偶有腹痛，疾病进展患者可出现贫血、消瘦等。影像学检查附件区一般无明显肿物，卵巢大小正常。血清检查常见糖类抗原 125 升高。

(四)诊断与鉴别诊断

诊断原发性腹膜癌首先要排除卵巢原发癌、腹膜间皮瘤及其他部位原发的腹膜转移癌。美国妇科肿瘤学组制定了原发性腹膜癌的诊断标准:①双侧卵巢正常大小(最大直径<4 cm)或为良性增大。②卵巢外的病灶大于卵巢表面的病灶。③镜下检查具备以下情况:卵巢无病变存在;肿瘤仅侵及卵巢表面上皮,无间质浸润;肿瘤侵及卵巢皮质,但瘤体<5 mm×5 mm;无论卵巢表面有无浸润,其实质内病灶<5 mm×5 mm。④无论肿瘤的分化程度如何,其组织学类型及细胞学特征与卵巢浆液性癌相似或一致。

(五)治疗

原发性腹膜癌尚无标准治疗,多参考卵巢癌进行治疗。应力争彻底切除肿瘤或达到满意的肿瘤细胞减灭,手术范围应切除全子宫、双侧附件、大网膜、阑尾,并尽力完整切除肿瘤组织。此外,淋巴结转移被认为是原发性腹膜癌最可能的转移方式,行盆腔和腹主动脉旁淋巴结清扫显得尤其必要。紫杉类和铂类是推荐的化疗用药。给药方式可选择静脉给药或腹腔给药。

(六)预后

因原发性腹膜癌误诊率高,临床分期晚,预后较差。中位生存时间为 21～26 个月。肿瘤级别、分期及肿瘤细胞减灭术是否理想、化疗是影响预后的重要因素。

(王冠军)

参考文献

[1] 冯明臣.临床重症与危重症急救[M].上海:上海交通大学出版社,2023.
[2] 郭敏.新编临床危重症诊疗与护理[M].汕头:汕头大学出版社,2023.
[3] 张文武.急诊内科学[M].北京:人民卫生出版社,2023.
[4] 闫春江.急诊与重症医学科新诊疗[M].北京:中国纺织出版社,2024.
[5] 夏朝霞,杨朝英,宗龙泽.急诊与危重症诊疗学[M].上海:上海交通大学出版社,2022.
[6] 于国华.急危重症疾病救治分析[M].郑州:河南大学出版社,2024.
[7] 尹弘伟,王敏,赵洁.临床急诊急救与重症护理[M].上海:上海交通大学出版社,2024.
[8] 邢帅.临床急诊与重症医学[M].哈尔滨:黑龙江科学技术出版社,2023.
[9] 李小悦,李恒,钟坚.急诊与重症医学[M].哈尔滨:黑龙江科学技术出版社,2023.
[10] 熊旭东,封启明.实用危重症医学[M].上海:上海科学技术出版社,2023.
[11] 于立峰,贾玉环,梁伟,等.现代急危重症急救与诊治[M].上海:上海科学技术文献出版社,2023.
[12] 颜培娥.实用常见病危重症治疗[M].上海:上海科学普及出版社,2023.
[13] 谭国平.现代急诊科疾病救治精要[M].延吉:延边大学出版社,2023.
[14] 杨丽君,张淑鹏,张晨光,等.临床急症与重症[M].上海:上海科学普及出版社,2022.
[15] 朱思良,俞森,于雪,等.急危重症救治与护理[M].天津:天津科学技术出版社,2023.
[16] 张美齐,郭丰,段军.实用急危重症处理流程[M].杭州:浙江大学出版社,2023.
[17] 刘长波,刘明波,陈国栋.现代急诊医学与重症治疗[M].上海:上海交通大学出版社,2024.
[18] 陈耀武.现代急诊与危重症临床应对策略[M].长春:吉林科学技术出版社,2023.
[19] 王福来.实用急危重症诊疗要点[M].武汉:湖北科学技术出版社,2022.
[20] 马小芹,亢翠翠,韩宝金,等.重症医学与院前急救[M].上海:上海交通大学出版社,2023.
[21] 王宇,王涛,苏红军,等.急诊急救与重症监护[M].哈尔滨:黑龙江科学技术出版社,2022.
[22] 钱义明.实用急救医学[M].上海:上海科学技术出版社,2023.
[23] 于国华.急危重症疾病救治分析[M].开封:河南大学出版社,2024.
[24] 盛鹰.新编急诊急救与重症监护[M].北京:科学技术文献出版社,2023.
[25] 邢金燕,韩小宇,贺东勇.临床危重症实践与解析[M].北京:科学技术文献出版社,2023.
[26] 宫晔,童朝阳,申捷.急重症医学[M].上海:复旦大学出版社,2022.
[27] 白斌.现代急危重症诊疗决策与典型案例[M].南昌:江西科学技术出版社,2023.
[28] 马路.常见急诊与危急重症诊断治疗[M].天津:天津科学技术出版社,2023.

[29] 鹿海旭,高秀珍,周亚.心血管疾病与危重症处理[M].上海:上海交通大学出版社,2023.
[30] 赵锦彤.急危重症疾病综合治疗[M].武汉:湖北科学技术出版社,2022.
[31] 牟燕飞,何笑冬,吴毅.常见肿瘤诊疗实践[M].北京:化学工业出版社,2024.
[32] 李岩,宋琳琳,张瑞云.急重症救治与护理技术[M].成都:四川科学技术出版社,2023.
[33] 凌霄华.临床重症救护实践[M].北京:中国人口出版社,2022.
[34] 李霞,韩珊珊,穆玉仙,等.临床危重病救治与护理技术[M].成都:四川科学技术出版社,2023.
[35] 詹庆元.呼吸支持与重症肺炎[M].北京:北京大学医学出版社,2024.
[36] 李雨晴,王导新.白细胞介素-6 在急性呼吸窘迫综合征中的生物学作用及治疗研究进展[J].临床医学进展,2024,14(4):364-371.
[37] 罗凌云,廖云华,曹新添,等.胰腺癌疼痛治疗的研究进展[J].中国疼痛医学杂志,2024,30(5):371-376.
[38] 葛坤,尹格平,段升艳.术前两种新辅助化疗方式对晚期子宫颈癌的疗效评估[J].中国医学创新,2024,21(2):27-31.
[39] 张晶晶,索丽娜,郑兆红.89 例细菌性肝脓肿的临床特征及抗感染治疗分析[J].药学实践与服务,2024,42(6):267-272.
[40] 荆梅,顾欣欣.颅脑 CT 灌注成像及磁共振成像在脑梗死患者中的应用[J].中国实用神经疾病杂志,2024,27(1):43-47.